Heidelberger Taschenbücher Band 136
Basistext Medizin, Psychologie

Grundriß der Sinnesphysiologie

Herausgegeben von R. F. Schmidt

Mit Beiträgen von
H. Altner J. Dudel O.-J. Grüsser und
U. Grüsser-Cornehls R. Klinke R. F. Schmidt
M. Zimmermann

Fünfte, neubearbeitete und erweiterte Auflage

Mit 143 zum größten Teil farbigen Abbildungen
und 141 Testfragen zur Selbstkontrolle

Springer-Verlag
Berlin Heidelberg New York Tokyo 1985

Professor Dr. med. Robert F. Schmidt
Physiologisches Institut der Universität
Röntgenring 9, 8700 Würzburg

Erscheinungstermine:
1. Auflage 1973; 2. Auflage 1976; 3. Auflage 1977; 4. Auflage 1980;
5. Auflage 1985

ISBN 3-540-13225-2
5. Auflage Springer-Verlag Berlin Heidelberg New York Tokyo
ISBN 0-387-13225-2
5th edition Springer-Verlag New York Heidelberg Berlin Tokyo

ISBN 3-540-09909-3 4. Auflage Springer-Verlag Berlin Heidelberg New York
ISBN 0-387-09909-3 4th edition Springer-Verlag New York Heidelberg Berlin

CIP-Kurztitelaufnahme der Deutschen Bibliothek
Grundriß der Sinnesphysiologie/hrsg. von R. F. Schmidt. Mit Beitr. von H. Altner ... –
5., neubearb. u. erw. Aufl.-Berlin; Heidelberg; New York; Tokyo: Springer, 1985.
(Heidelberger Taschenbücher; Bd. 136: Basistext Medizin, Psychologie)
ISBN 3-540-13225-2 (Berlin ...)
ISBN 0-387-13225-2 (New York ...)
NE: Schmidt, Robert F. [Hrsg.]; Altner, Helmut [Mitverf.]; GT

Satz und Druck: Oscar Brandstetter Druckerei GmbH & Co. KG, Wiesbaden
Bindearbeiten: J. Schäffer OHG, Grünstadt
2124/3140-543210

Vorwort zur fünften Auflage

Seit einem Dutzend Jahren erfreut sich dieses Taschenbuch der unverminderten, von Autoren und Herausgeber dankbar registrierten Aufmerksamkeit seiner Leser. Und mit dieser fünften Auflage war angesichts des in den letzten Jahren raschen Fortschritts der sinnesphysiologischen Forschung zum zweiten Mal eine gründliche Überarbeitung notwendig. Besonders deutlich ist dieser Wissenszuwachs an den in Theorie und Klinik außerordentlich gewachsenen Kenntnissen über den Schmerz zu sehen. Dies drückt sich in dieser Auflage darin aus, daß diesem Teil der Sinnesphysiologie erstmals ein selbständiges Kapitel, „Nociception und Schmerz", gewidmet ist. Angesichts der großen klinischen Bedeutung des Schmerzes erschien es dabei notwendig, die in diesem Buch im Vordergrund stehenden sinnesphysiologischen Aspekte durch Ausblicke auf Pathophysiologie, Pharmakologie und Psychologie des Schmerzes zu ergänzen.
Auch die bisher schon vorhandenen Kapitel haben eine sorgfältige Durchsicht und, soweit notwendig, eine eingehende Überarbeitung und Ergänzung erfahren. Die für die dritte Auflage von dem Stuttgarter Atelier Gay & Benz gestalteten Abbildungen konnten dabei größtenteils beibehalten werden. Einige mußten verändert oder ersetzt werden, eine Reihe anderer kam neu hinzu. Für die sorgfältige und einfühlsame Durchführung dieser graphischen Arbeiten sind wir Herrn A. R. Gattung zu großem Dank verpflichtet.
Bei nach wie vor unveränderter Zielsetzung, nämlich auf der Grundlage der Neurophysiologie eine geschlossene Einführung in die Physiologie der menschlichen Sinnesempfindungen für den Studenten der Physiologie im Haupt- und Nebenfach darzustellen, ist das Buch mit dieser Überarbeitung an den gegenwärtigen Erkenntnisstand herangeführt worden und, so hoffen wir, trotz der von der Sache her notwendigen Erweiterung des Umfanges überschaubar und leicht lesbar geblieben. Allen bisherigen Lesern, die in unerwartet zahlrei-

chen Briefen ihre Kommentare und Anregungen übermittelten, sind wir für die damit geleistete Hilfe sehr dankbar. Wir möchten diesen wertvollen Quell der Ermunterung auch in Zukunft nicht entbehren.

Die Übungsfragen am Schluß jedes Abschnittes wurden einer eingehenden Durchsicht und Überarbeitung unterzogen. Ihr Ziel ist weniger, den Leser mit dieser heute leider so beliebten Form der Examinierung vertraut zu machen, als ihm vielmehr Gelegenheit zu geben, den neu erworbenen Wissensstoff an Hand der Fragen und der angebotenen Antwortmöglichkeiten zu überdenken. Diese aktive Beschäftigung mit dem Gelernten sollte nicht nur das Behalten fördern, sondern auch zu weiterem Nachdenken anregen.

Im Namen aller Autoren möchte ich für die Hilfe und Unterstützung, die uns von vielen Seiten, insbesondere von unseren sekretariellen Mitarbeitern, bei dieser Überarbeitung zuteil wurde, sehr herzlich danken. Besonderer Dank gilt auch der Herstellungsabteilung des Springer-Verlages, vor allem Herrn R. Fischer, für die ebenso effiziente wie angenehme Zusammenarbeit und dem Verlag insgesamt für die nach wie vor sachgerechte Ausstattung und umfassende Betreuung dieses Werkes.

Würzburg, im Januar 1985 Robert F. Schmidt

Vorwort zur ersten Auflage

Die Physiologie der Sinne erforscht und gibt Auskunft über die Leistungen unserer Sinnesorgane und der ihnen zugeordneten zentralnervösen Strukturen. Dabei beschränkt sie sich nicht nur auf die Beschreibung der physikalisch-chemischen Reaktionen an diesen Strukturen (sog. objektive Sinnesphysiologie), sondern sie beschäftigt sich auch mit den Bedingungen und Gesetzmäßigkeiten, die den Empfindungen und Wahrnehmungen zugrunde liegen (sog. subjektive Sinnesphysiologie). Sie erhebt damit den Anspruch, von all denen zur Kenntnis genommen zu werden, die sich mit den Möglichkeiten und Grenzen des Erfahrbaren auseinandersetzen wollen oder müssen.

Das vorliegende Buch schafft, so hoffen wir, die Möglichkeit, sich in die Physiologie der Sinne mit einem Minimum an naturwissenschaftlich-biologischen Vorkenntnissen einzuarbeiten. Es ist die konventionelle Darstellung der im gleichen Verlag erschienenen „Sinnesphysiologie programmiert", erweitert durch eine knappe Schilderung der Physiologie der Allgemeinempfindungen, insbesondere des Hungers und des Durstes. Mit dem in der gleichen Reihe als Band 96 erschienenen „Grundriß der Neurophysiologie" ergänzt sich dieses Buch zu einer geschlossenen Darstellung der animalischen Physiologie, die denjenigen Wissensstoff enthält, der heute von Studenten der Physiologie im Haupt- oder Nebenfach gefordert werden muß.

Voraussetzung für jedes mehr als nur flüchtige Kennenlernen der Sinnesphysiologie sind neurophysiologische Kenntnisse, da Reizaufnahme und -verarbeitung des Organismus überwiegend durch neuronale Strukturen erfolgt. In diesem Buch ist davon ausgegangen, daß der Leser in etwa diejenigen Kenntnisse besitzt, die in dem eben erwähnten „Grundriß der Neurophysiologie" oder der ihm parallelen „Neurophysiologie programmiert" behandelt werden. Um Wiederholungen zu vermeiden, wird an vielen Stellen durch detaillierte Quer-

verweisungen auf diese Verbindungen zur Neurophysiologie hingewiesen.
Über die Gründe für die doppelte Darstellung des Stoffes in programmierter und in nicht-programmierter Form wurde im Vorwort zum „Grundriß der Neurophysiologie" das Wesentliche gesagt. Ebenso wurde dort auf die Gründe für die Bevorzugung von schematischen Abbildungen und für den Verzicht auf weiterführende Literaturangaben eingegangen.
Wir möchten nicht versäumen, unseren zahlreichen Mitarbeitern in den Instituten in Berlin, Kiel, München und Regensburg sehr herzlich für ihre Hilfe bei der Abfassung der Manuskripte und der Herstellung der Abbildungen zu danken. Hier in Kiel gilt mein Dank insbesondere Frau L. Vosgerau für ihre Mitarbeit auch bei allen mit der Herausgabe verbundenen Arbeiten, Frau E. Tallone für die einheitliche Umzeichnung und Beschriftung der Abbildungsvorlagen und Fräulein A. Huxhagen für ihre sachverständige und tatkräftige Hilfe bei der Herstellung des Sachverzeichnisses.
Der Verlag hat uns in gewohnt bewährter Weise jede denkbare Unterstützung geben. Dafür sei ihm ebenso gedankt wie für die schnelle Herstellung und sorgfältige Ausstattung des Buches.

Kiel, im August 1973 Robert F. Schmidt

Inhaltsverzeichnis

Mitarbeiterverzeichnis

Professor Dr. Helmut Altner
Fachbereich Biologie der Universität
Universitätsstraße 31, 8400 Regensburg

Professor Dr. Josef Dudel
Physiologisches Institut der Technischen Universität
Biedersteiner Straße 29, 8000 München 40

Professor Dr. Otto-Joachim Grüsser
Physiologisches Institut der Freien Universität
Arnimallee 22, 1000 Berlin 33

Professor Dr. Ursula Grüsser-Cornehls
Physiologisches Institut der Freien Universität
Arnimallee 22, 1000 Berlin 33

Professor Dr. Rainer Klinke
Zentrum der Physiologie der Universität
Theodor-Stern-Kai 7, 6000 Frankfurt 70

Professor Dr. Manfred Zimmermann
II. Physiologisches Institut der Universität
Im Neuenheimer Feld 326, 6900 Heidelberg

1 Allgemeine Sinnesphysiologie, Psychophysik

J. Dudel

Die Darstellung der Sinnesphysiologie in diesem Buch soll eingeleitet werden durch die „Allgemeine Sinnesphysiologie“. Es sollen also die allen Sinneswahrnehmungen zu Grunde liegenden Prinzipien aufgezeigt werden. Eine solche allgemeine Darstellung ist möglich und nützlich, weil einerseits die Organisation und Funktionsweise der einzelnen Sinnesorgane und ihre Verknüpfung mit dem Zentralnervensystem einander sehr ähnlich sind. Andererseits stellt sich beim Studium der menschlichen Sinneswahrnehmung das ***Problem der Subjektivität:*** Den Sinnesreizen aus der Umwelt und den entsprechenden Reaktionen unserer Sinnesorgane sind Aussagen des Subjekts über Empfindungen und Wahrnehmungen zugeordnet. Eine solche subjektive „psychische“ Seite hat z.B. auch die Muskelphysiologie: Das Subjekt identifiziert sich mit bestimmten Bewegungen seiner Gliedmaßen, es „will“ sie oder es „drückt sich in ihnen aus“. Dem gegenüber erscheint die psychische Komponente der Sinnesphysiologie jedoch ungleich reichhaltiger und faszinierender; wir empfinden Sinneserfahrungen als ganz persönliche Erlebnisse, hängen in unseren Stimmungen von ihnen ab, wir werden in einer Umgebung, die Sinnesreize ausschaltet, psychisch instabil und krank (sensorische Deprivation). So „ist der Mensch nichts anderes als die Summe seiner Erfahrungen“ (D. Hume). Andererseits haben philosophische Schulen, beeindruckt von der starken subjektiven Komponente aller Sinneserfahrungen, behauptet, nur das Subjekt existiere und die „Umwelt“ sei ein Produkt seines Geistes. Das ***psychophysische Problem***, auf das wir in der Sinnesphysiologie so eindringlich gestoßen werden, ist für den Naturwissenschaftler zumindest zur Zeit nicht auflösbar. Die psychophysische Problematik gilt sehr ähnlich für alle Sinnesorgane; neben der Besprechung der organischen Grundmechanismen der Sinnesorgane ist also eine wesentliche Aufgabe der allgemeinen Sinnesphysiologie die Einführung in die Problematik der subjektiven Sinneserfahrungen.

Sinnesorgane. Wir erfahren unsere Umwelt und die Vorgänge in unserem Organismus nicht unmittelbar ganzheitlich, sondern über spezialisierte ***Sinnesorgane***. Die bekanntesten solcher Sinnesorgane sind das Auge, das Ohr, das Tastorgan der Haut, das Geschmacksorgan der Zunge und das Riechorgan der Nase. Diese Organe sind jeweils darauf angepaßt, auf einen gewissen Bereich von Umwelteinflüssen zu reagieren und entsprechende Informationen an das Zentralnervensystem weiterzugeben.

Die Bereiche, auf die die Sinnesorgane spezialisiert sind, sind entwicklungsgeschichtlich erklärbar. Es werden nur solche Umwelteinflüsse aufgenommen, die für das ***Überleben in der Umwelt*** der Primaten, von denen wir abstammen, ***relevant*** waren. Betrachten wir das Beispiel der elektromagnetischen Wellen, die auf die Körperoberfläche treffen. Wir haben keine Sinneserfahrung von Gammastrahlen, Röntgenstrahlen und ultraviolettem Licht. Licht mit den Wellenlängen zwischen 350–800 nm, für das die Erdatmosphäre relativ gut durchlässig ist, sehen wir mit den Augen. Dagegen sehen wir infrarotes Licht nicht, empfinden jedoch die langwelligen Wärmestrahlen über den Wärmesinn der Haut. Über das ganze Spektrum der Radiowellen haben wir keine Sinneserfahrungen. Andere Tierarten haben sich an von unseren sehr verschiedene Lebensräume durch eine andere Auswahl ihrer Sinnesorgane angepaßt. So besitzen z.B. gewisse Fische, die in sehr trübem Wasser leben, ein sehr empfindliches Sinnesorgan für elektrische Feldstärkeänderungen. Sie registrieren damit Änderungen eines von ihnen selbst durch Stromstöße aufgebauten elektrischen Feldes und benutzen dies als Ortungsmittel, ähnlich einem Echolot oder einer Radarortung.

Modalität, Qualität, spezifische Sinnesreize. Ein Sinnesorgan vermittelt jeweils Sinneseindrücke, die in ihrer Intensität verschieden sein können, die in ihrer Qualität einander jedoch ähneln. Wir nennen eine Gruppe einander ähnlicher Sinneseindrücke, die durch ein bestimmtes Organ vermittelt werden, einen Sinn oder technisch genauer eine ***Modalität***. Solche Modalitäten sind die klassischen „fünf Sinne": Sehen, Hören, Tasten, Schmecken und Riechen. Es lassen sich jedoch leicht weitere Modalitäten aufzählen: Schon die Haut fühlt nicht nur Druck und Berührung, sondern auch Kälte und Wärme, Vibration und Schmerz. Neben diesen Modalitäten, die Sinneseindrücke umfassen, die aus der ***äußeren Umwelt*** auf die Körperoberfläche treffen, wären noch solche zu nennen, deren zugeordnete Sinnesorgane im Körper liegen und seinen ***eigenen Zustand*** feststellen. Beispiele sind der Gleichgewichtssinn, oder das Wissen um die Stellung der Gliedmaßen zueinander, oder um die Belastung der Muskeln. Ferner gibt es Modalitäten, die Informationen über den Zustand des Organismus zum Gegenstand haben, die uns nicht oder nur indirekt bewußt werden. Dies sind z.B. der osmotische Druck des Blutes (Durst) oder die CO_2-Spannung des Blutes (Atemnot), oder die Dehnung der Lunge oder des Magens. Auch für diese enteroreceptorischen „Sinne" trifft die Definition der Modalität zu: Es handelt sich jeweils um eine Gruppe einander ähnlicher Sinneseindrücke, die über ein bestimmtes Sinnesorgan vermittelt werden. Die Zahl der Modalitäten ist also weit größer als fünf.

Innerhalb der einzelnen Modalitäten lassen sich meist noch weitere Unterscheidungen in bezug auf die Art des Sinneseindruckes, die ***Qualität***, treffen. So unterteilt man z.B. die Modalität Gesichtssinn in die Qualitäten Helligkeit (Grauwert), Rot, Grün und Blau. Entsprechende Qualitäten des Hörsinns sind die Tonhöhen; und der Geschmack hat die Qualitäten süß, sauer, salzig und bitter.

Ein Sinneseindruck einer bestimmten Qualität wird von geeigneten Umwelteinflüssen ausgelöst, wenn diese mit dem Sinnesorgan in Kontakt treten. Die Qualität „sauer" wird empfunden, wenn „Säuren" auf die Zunge gelangen. Diese Auslöser von Sinneseindrücken einer bestimmten Qualität nennt man ***spezifische Sinnesreize*** oder kurz ***Reize***. Der Reiz erhält seine Qualität durch die Reaktion mit den reizaufnehmenden Zellen der Sinnesorgane, den ***Receptoren***. Diese sind auf eine möglichst starke und spezifische Reaktion auf Reize ihrer spezifischen Qualität angepaßt: Einmal durch ihre Lage, zum anderen durch besonders spezialisierte Zellorganellen. Die Sinnesorgane liegen an für ihre spezifischen Reize exponierten Stellen: Die Geschmacksreceptoren auf der Zunge, oder die Lichtreceptoren in der Netzhaut des Auges, der Abbildungsebene einer Linse. Die Receptoren haben dazu jeweils besondere Eigenschaften, die eine möglichst starke Beeinflussung durch die spezifische Reizqualität sicherstellen. Als Beispiel seien hier die Sehzellen der Netzhaut genannt, die jeweils einen Farbstoff enthalten, der Licht „ihrer" Qualität absorbiert. Im einzelnen wird diese Spezialisierung der Receptoren auf spezifische Qualitäten im nächsten Kapitel geschildert werden. Allgemein erzeugen die spezifischen Reize in den Receptorzellen Potentialänderungen, die Receptorpotentiale (Abb. 1-1), die ihrerseits Aktionspotentiale (s. Grundriß der Neurophysiologie, Kap. 2.4) auslösen, die über afferente Nervenfasern zu den Zentren geleitet werden. Diese Aktionspotentiale sind für alle Sinnesqualitäten gleich, die Qualität der in ihnen enthaltenen Informationen wird allein durch den Receptortyp gegeben, von dem die jeweilige Nervenfaser ausgeht. Auch wenn solche Receptoren durch einen starken

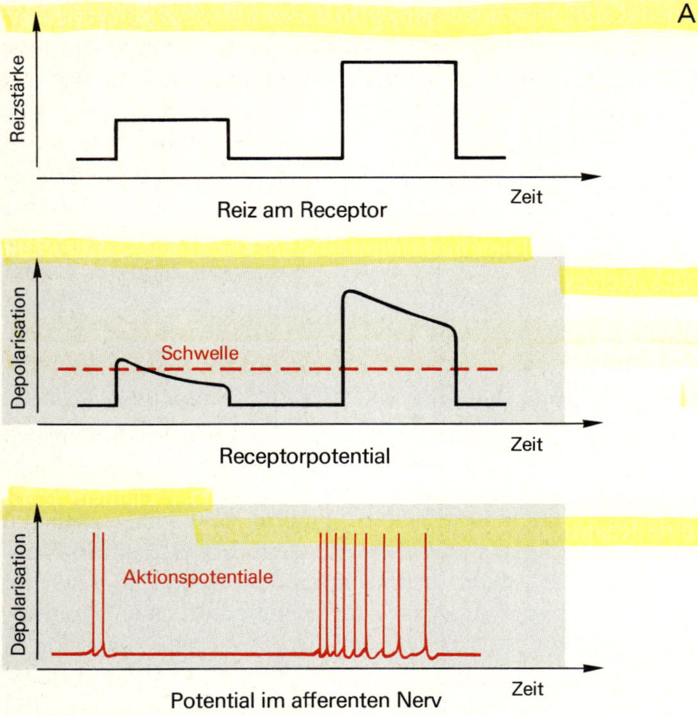

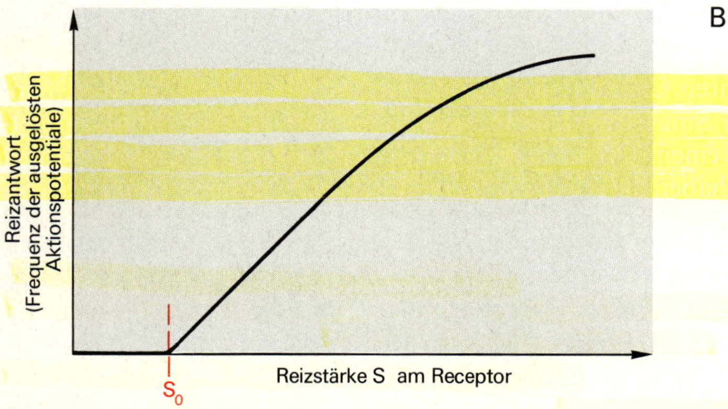

Abb. 1-1 A, B. Beziehungen von Reizstärke und Frequenz der Aktionspotentiale. **A** Zeitverlauf der Receptorpotentiale und der Aktionspotentiale, die von 2 Reizen verschiedener Stärke ausgelöst werden. **B** Abhängigkeit der Frequenz der Aktionspotentiale in einem Receptor von der Reizstärke S. S_0 bezeichnet die absolute Reizschwelle

„unspezifischen Reiz" gereizt werden, wird dieser als spezifisch gedeutet: Beim Schlag auf das Auge sehen wir Licht, „Sterne". Diese Tatsache hat Johannes Müller schon im vorigen Jahrhundert als „Gesetz der spezifischen Sinnesenergien" bezeichnet.

Quantität, Schwelle. Während die Art des Sinneseindruckes durch die Begriffe Modalität und Qualität beschrieben wird, wird seine Intensität als ***Quantität*** bezeichnet. Die Quantität des Sinneseindruckes entspricht der Stärke des Reizes. Abb. 1-1 zeigt das Prinzip der Reaktion eines Receptors auf Reize steigender Stärke: Das Receptorpotential wird größer und die Frequenz der durch sie ausgelösten Aktionspotentiale nimmt zu. Abb. 1-1B zeigt die Reizstärke-Reizantwort-Beziehung für einen Receptor. Solche Relationen lassen sich auf verschiedenen Niveaus des Nervensystems, aber auch für Sinneseindrücke und Wahrnehmungen bestimmen. Eine wichtige Kenngröße ist immer der Ausgangspunkt der Reizstärke-Reizantwort-Beziehung: Der kleinste Reiz, der gerade eine Reaktion auslöst, der ***Schwellenreiz*** S_0. Er kann für den Receptor als der kleinste Reiz, der gerade ein Aktionspotential auslöst, bestimmt werden (Abb. 1-1), er kann auch beispielsweise für das Hörorgan als die geringste Lautstärke eines Tones, bei der er gerade noch wahrgenommen werden kann, gemessen werden. Die Form der Reizstärke-Reizantwort-Beziehung ist für verschiedene Receptoren, aber auch für verschiedene Sinneseindrücke, charakteristisch, auf sie wird in den folgenden Abschnitten näher eingegangen werden.

Wir haben eine Reihe von Grundbegriffen der Sinnesphysiologie kennengelernt: Modalität, Qualität, Quantität und Reizschwelle. Abb. 1-2 stellt zur Verdeutlichung diese Begriffe noch einmal am Beispiel des Sehorganes ihrem organischen Substrat gegenüber.

Neben ihren Charakteristika Modalität und Qualität und der Quantität haben Sinneseindrücke die Eigenschaft, einem bestimmten Zeitpunkt und einem Ort in der Umwelt oder im Organismus zugeordnet zu sein, sie haben die ***Dimensionen*** der ***Zeitlichkeit*** und der ***Räumlichkeit***. Unsere Augen sehen nicht bloß Licht, sondern „Bilder" des uns umgebenden Raumes. Diese Bilder folgen aufeinander in der Zeit, und sie können auch als einem bestimmten Zeitpunkt zugeordnet erinnert werden. Die Räumlichkeit und die Zeitlichkeit der Sinneswahrnehmungen entspricht natürlich der Raum- und Zeitdimension der Reize.

Sinneseindruck, Wahrnehmung. Der Begriff des ***Sinneseindruckes,*** den wir bisher unreflektiert benutzt haben, bedarf einer näheren Erläuterung. Man bezeichnet mit ihm die einfachsten Einheiten, die Elemente der

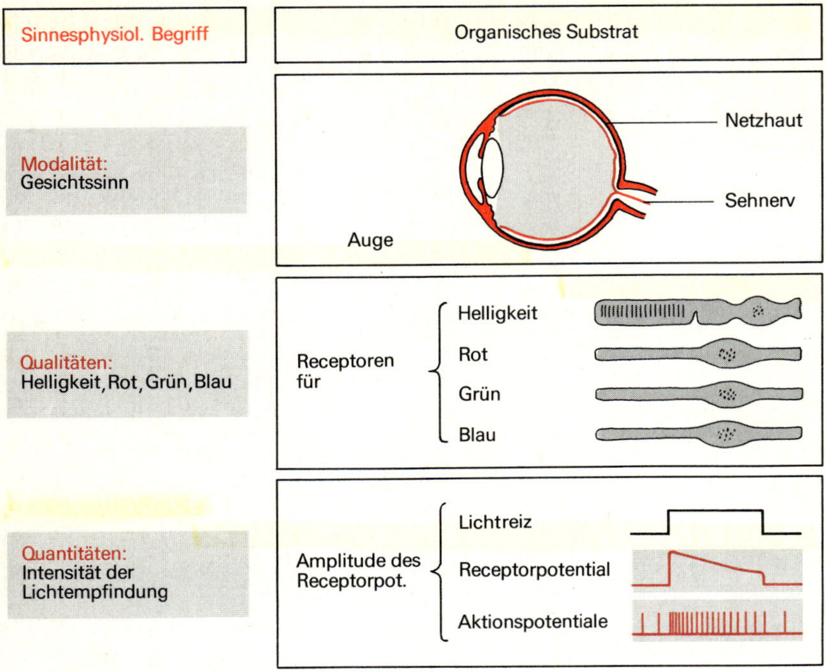

Abb. 1-2. Modalität, Quantität, Qualität und ihre organischen Substrate am Beispiel des Sehorganes

Sinneserfahrungen. Ein solcher Sinneseindruck wäre z.B. die gesehene Farbe „blau" oder der Geschmack „süß". Wir nehmen solche Sinneseindrücke kaum je isoliert auf, und nennen eine Summe von solchen Sinneseindrücken eine ***Sinnesempfindung***. Zur reinen Sinnesempfindung kommt in der Regel eine Deutung, ein Bezug auf Erfahrenes und Gelerntes, und dies wird ***Wahrnehmung*** genannt. Wir drücken eine solche Wahrnehmung aus, wenn wir sagen: „Dort steht ein Stuhl."

Abbildungsverhältnis von Phänomen und Wahrnehmung, objektive und subjektive Sinnesphysiologie. Die in den letzten Absätzen angedeutete Kette der Entsprechungen zwischen den Phänomenen der Umwelt und ihrer Wahrnehmung ist in Abb. 1-3 zusammengefaßt. Die in den Kästchen eingetragenen Grundphänomene der Sinnesphysiologie sind durch Pfeile verknüpft. Diese deuten Entsprechung, nicht Kausalität an. Sie stehen für die Relation „Abbildung". So ist die Nervenerregung Abbil-

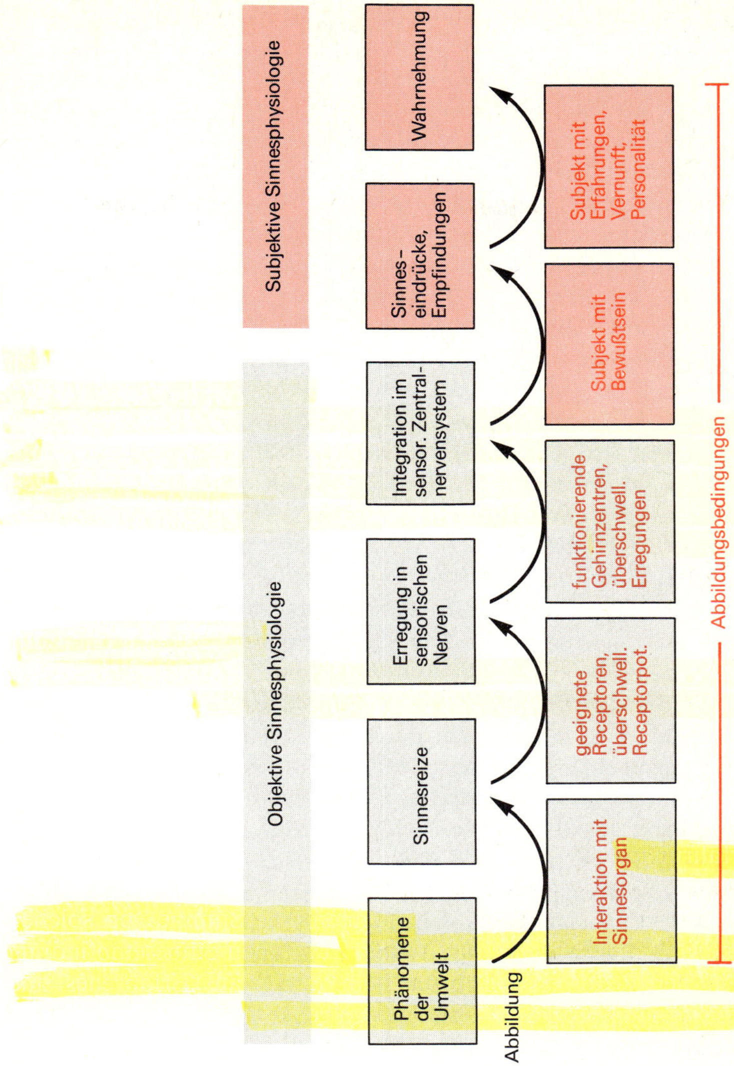

Abb. 1-3. Abbildungsverhältnisse in der Sinnesphysiologie. In den Kästchen Grundphänomene der Sinnesphysiologie, die Pfeile dazwischen deuten das Verhältnis „Abbildung" an. Unter den Grundphänomenen die Abbildungsbedingungen

dung eines Sinnesreizes, und die Wahrnehmung Abbildung von Sinneseindrücken. Der Begriff ***Abbildung*** bedeutet, daß zwischen einem Gegenstand und seiner Abbildung eine detaillierte und im Prinzip durch eine mathematische Funktion genau angebbare Relation besteht. Der Gegenstand verursacht nicht das Bild, sondern dieses wird in die Bildebene projiziert durch ein geeignetes Hilfsmittel, z.B. eine Kamera, die das

Bild eines Gegenstandes auf einem photographischen Papier erzeugt. Eine Abbildung wird deshalb auch nicht nur charakterisiert durch den Gegenstand, sondern auch durch die Bildebene, die Abbildungsbedingungen und den bildvermittelnden Apparat.

Zu den verschiedenen Ebenen in Abb. 1-3 sind unter den entsprechenden Kästchen deshalb auch Bedingungen vermerkt, die für die jeweilige Abbildungen gelten. Phänomene der Umwelt (links in Abb. 1-3) sind nur dann Sinnesreize, wenn sie in Interaktion mit einem geeigneten Sinnesorgan treten. Ebenso werden nach Abb. 1-3 aus den im Zentralnervensystem verarbeiteten und integrierten Erregungen der Sinnesorgane nur dann Sinneseindrücke oder Empfindungen, wenn dem Zentralnervensystem ein Subjekt mit Bewußtsein zugeordnet ist. Die durch die Pfeile in Abb. 1-3 bezeichneten Abbildungsverhältnisse von Phänomenen der Umwelt bis zu den Integrationsvorgängen im sensorischen Zentralnervensystem lassen sich im Prinzip als physikalische und chemische Vorgänge an den Strukturen des Organismus beschreiben. Dieser Bereich der Sinnesphysiologie wird deshalb ***objektive Sinnesphysiologie*** genannt. Das Abbildungsverhältnis zwischen einem Sinnesreiz und den darauf folgenden Reaktionen des Nervensystems einerseits und einer bewußten Empfindung andererseits ist dagegen nicht durch physikalisch-chemische Vorgänge beschreibbar. Der Bereich der Empfindungen und Wahrnehmungen in seiner Relation zu den Sinnesreizen wird deshalb als ***subjektive Sinnesphysiologie*** bezeichnet.

Die Aussage, daß der Bereich der subjektiven Empfindungen und Wahrnehmungen einer physikalisch-chemischen Beschreibung nicht zugänglich ist, muß qualifiziert werden. Diese Aussage ist von naturwissenschaftlicher Seite gesehen nur eine Feststellung des derzeitigen Standes des Wissens. Der Naturwissenschaftler wird versuchen, mit seinen Methoden auch psychische Phänomene anzugehen und hat damit beachtliche Erfolge, wie die ***Psychophysik*** in Abschnitt 1.3 und 1.4 zeigt. Viele Geisteswissenschaftler sind dagegen der Meinung, daß die Reaktionen des Subjektes, der Bereich der Psyche, grundsätzlich nicht naturwissenschaftlich erklärbar sind.

Die Sinnesphysiologie teilt sich also auf in die Beschreibung der Reaktionen des Nervensystems auf einen Reiz, die objektive Sinnesphysiologie, und in die Darstellung der Aussagen, die das Subjekt über seine Empfindungen und Wahrnehmungen macht, die subjektive Sinnesphysiologie. Die Bezeichnungen ***objektiv*** und ***subjektiv*** dürfen in diesem Zusammenhang ***keineswegs als Werturteile*** über die Korrektheit einer Aussage aufgefaßt werden. Der Satz „Rot ist eine warme Farbe“ kann ebenso „richtig“ sein wie der Satz „mit der Intensität eines Sinnesreizes steigt in der sensorischen Nervenfaser die Frequenz der Erregungen". Als Biologen und besonders als Wissenschaftler vom Menschen müssen wir an subjektive Aussagen über Empfindungen und Wahrnehmungen genau so vorurteilsfrei herangehen wie an Ableitungen von Zellpotentialen. Wie Abschnitt 1.3 zeigen wird, lassen sich auch über Gegenstände der subjektiven Sinnesphysiologie mit den ihnen angemessenen Begriffen sehr präzise Aussagen machen und quantitative mathematische Gesetzmäßigkeiten aufzeigen. Wenn sich der Zusammenhang zwischen Reiz und Empfindung auch nur mit dem Begriff „Abbildung" fassen läßt und der qualitative Unterschied zwischen physikalischem Reiz und subjektivem Sinneseindruck unüberbrückbar scheint, so kann doch das Studium der Sinnesphysiologie mit ***verhaltensphysiologischen Methoden***, das im nächsten Abschnitt kurz behandelt wird, eine gewisse ***Mittlerfunktion*** zwischen Physik und Subjektivität übernehmen.

Mit der Beantwortung der folgenden Fragen (hier und nachfolgend jeweils mit F gekennzeichnet) können Sie Ihr Wissen über das in diesem Abschnitt Dargestellte überprüfen. Sie sollen bei der Lösung möglichst nicht im bisherigen Text nachsehen. Notieren Sie Ihre Antworten auf einem Blatt Papier und vergleichen Sie anschließend mit dem ab S. 335 beginnenden Antwortschlüssel.

F 1.1 Eine Gruppe einander ähnlicher Sinneseindrücke, die über ein bestimmtes Sinnesorgan vermittelt werden, wird als ... bezeichnet. Wenn innerhalb einer Modalität sich Sinneseindrücke verschiedener Art unterscheiden lassen, so werden diese als ... bezeichnet.

F 1.2 Bezeichnen Sie bitte in der folgenden Liste diejenigen Worte, die Modalitäten bezeichnen, mit M, die Qualitäten benennen, mit Q, und solche, die Quantitäten darstellen, mit I.

a) Gehör ( )
b) Lautstärke ( )
c) Rot ( )
d) Geschmack ( )
e) Lungendehnung ( )
f) sauer ( )
g) Tonhöhe ( )
h) Intensität der roten Farbe ( )
i) Kältesinn der Haut ( )

F 1.3 Zwischen dem Sinnesreiz und der Sinnesempfindung besteht das Verhältnis: (Kreuzen Sie bitte die richtige Antwort an)

a) der Ursache — Folge
b) der Objektivität
c) der Abbildung
d) der Erhöhung der Spezifität
e) der Qualität

1.2 Relation von Reiz und Verhalten, bedingter Reflex

Die durch einen Sinnesreiz ausgelösten Reaktionen des Nervenzentrums führen in vielen Fällen zu Reaktionen des gesamten Organismus, die nach außen oder nach innen gerichtet sein können. Hören wir von der Seite ein unerwartetes Geräusch, so wenden wir den Kopf in diese Richtung; ein Reh im Walde verhält sich ebenso. Sehen Affen im Zoo zur Fütterungszeit ihren Wärter, so werden sie unruhig und stoßen Laute aus. Taucht beim Autofahren vor uns ein Hindernis auf, so werden wir nicht nur bremsen und ausweichen, sondern auch der Tonus unserer Muskulatur steigt und die Herzschläge beschleunigen sich. In allen diesen Beispielen haben spezifische Sinnesreize mehr oder weniger komplexe Änderungen der Aktivität des Tieres oder Menschen ausgelöst. Solche meist als ***zielgerichtet interpretierbare Aktivitäten*** werden auch allgemein als ***Verhalten*** bezeichnet. Solche Verhaltensänderungen auf Grund eines Sinnesreizes können von einem Beobachter beschrieben werden, sie können jedoch auch durch geeignete Meßgeräte aufgezeichnet werden. Wir halten die Verhaltensänderungen als für im Prinzip durch die Reaktionen des Nervensystems des Tieres auf den Reiz erklärbar, wenn wir diese Reaktionen im einzelnen und einigermaßen vollständig auch noch nicht kennen. Sinnesphysiologische Verhaltensstudien sind somit ein Teil der objektiven Sinnesphysiologie. Einige Grundbegriffe und Methoden dieses Gebietes, das auch von der Tierpsychologie und der Lernpsychologie bearbeitet wird, sollen hier angedeutet werden.

Reiz, Verhalten, Reflex. Wird einer Katze die Hinterpfote schmerzhaft gereizt, z.B. durch Kneifen, so wird sie diese Pfote durch Beugen der Gelenke des Beines wegziehen. Dieses Verhalten der Katze wird in der Neurophysiologie als Flexorreflex bezeichnet (s. Grundriß der Neurophysiologie, S. 172). Ein Teil des Verhaltens eines Tieres besteht also aus stereotypen Reaktionen auf einen bestimmten Reiz, den ***Reflexen*** (s. Grundriß der Neurophysiologie, S. 118). Unter den Reflexen gibt es ***angeborene*** oder ***unbedingte***, wie z.B. den Flexorreflex, die auf starren neuronalen Verschaltungen zwischen Receptoren und Erfolgsorganen beruhen. Im Zusammenhang mit der Sinnesphysiologie sind jedoch die ***erworbenen Reflexe*** von besonderem Interesse. Bei diesen wird die funktionale Verbindung zwischen Receptoren und Erfolgsorganen erst durch ***Lernvorgänge*** ausgebildet: Das Tier lernt, auf einen bestimmten Reiz regelmäßig mit einer bestimmten Aktivität zu antworten. Solche Reflexe werden auch ***„bedingte"*** genannt, weil sie nur unter der Bedingung des vorhergehenden Erlernens gefunden werden. Ein Beispiel ist das „automatische" Bremsen beim Autofahren, wenn ein Hindernis auftaucht.

Konditionierung. Das Einüben bedingter Reflexe kann bei vielen Tieren im Labor leicht kontrolliert werden. Das erste solche Verfahren wurde von Pavlov entwickelt. Es wird als ***klassisches Konditionierungs-Verfahren*** bezeichnet. Bei diesem Verfahren wird zunächst ein unbedingter Reflex ausgelöst: Es wird z.B. bei einem Hund durch Anbieten von Nahrung der Speichelfluß angeregt. Nun wird mit dem Reiz des unbedingten Reflexes — im Beispiel das Anbieten von Nahrung — jeweils gleichzeitig ein willkürlich gewählter zweiter Reiz gegeben, es ertönt z.B. gleichzeitig mit dem Anbieten von Nahrung eine Glocke. Wird dieses Verfahren häufig wiederholt, so wird der Hund schließlich schon allein auf Läuten der Glocke mit Speichelfluß reagieren, und es hat sich damit ein ***bedingter Reflex*** ausgebildet. Beim klassischen Verfahren der Konditionierung wird also durch Assoziation zwischen dem adäquaten Reiz eines unbedingten Reflexes und einem willkürlich gewählten Testreiz der letztere zum Reiz eines bedingten Reflexes gemacht.

Diese Methode der klassischen Konditionierung hat den Nachteil, daß das Versuchstier den bedingten Reflex passiv durch Assoziation anerzogen bekommt. Bedingte Reflexe lassen sich leichter einüben durch das Verfahren der ***operanten Konditionierung*** (Synonyme: operative K., operationale K.). Bei dieser operanten Konditionierung wird die gewünschte Antwort auf einen Reiz — d.h. der einzuübende bedingte Reflex — belohnt, z.B. durch eine Portion Futter. Die Belohnung führt zu einer ***Verstärkung*** dieses Verhaltens, und das Tier lernt schnell, auf den Testreiz mit dem korrekten bedingten Reflex zu antworten.

Das Verfahren ***der operanten Konditionierung*** ähnelt dem der Dressur, bei dem ja auch durch geeignete Belohnungen (oder Bestrafungen) bestimmte Verhaltensweisen eingeübt werden. Im ***Unterschied zur Dressur*** wird jedoch bei der operanten Konditionierung der Mensch als „Erziehungsperson" möglichst ausgeschaltet. Die Konditionierung erfolgt durch Geräte, die automatisch den Reiz setzen, die Antwort registrieren und entsprechend den eingegebenen Kriterien die Belohnung anbieten. Ein bekanntes, von Skinner entwickeltes solches Gerät zur operanten

Konditionierung ist die *„Skinner-Box“*, die zum Training verschiedener Arten von Kleintieren verwendet werden kann (Abb. 1-4). Sie besteht aus einem Käfig für das Versuchstier, der an seiner Stirnseite eine Reizeinrichtung hat. Im gezeigten Beispiel ist dies ein Reizlicht. An der Stirnwand ist weiter ein Hebel angebracht, und das Tier soll lernen, auf den Reiz hin den Hebel zu drücken. An der Stirnwand des Käfigs in Abb. 1-4 befindet sich ferner ein Futterbehälter. Eine automatisch arbeitende Apparatur gibt als Belohnung eine Portion Futter in den Futterbehälter, wenn immer auf den gesetzten Reiz hin die korrekte Antwort, das Drücken auf den Hebel, erfolgt.

Zu der „Skinner-Box“ in Abb. 1-4 gehört ferner ein Registrierinstrument, das die Erfolgsrate der in einem bestimmten Zeitprogramm wiederkehrenden Testreize festhält. An der Registrierung läßt sich ablesen, wie schnell und mit welchem Grad der Korrektheit der bedingte Reflex gelernt wird. Die in einem solchen Versuch aufgenommene ***Lernkurve***

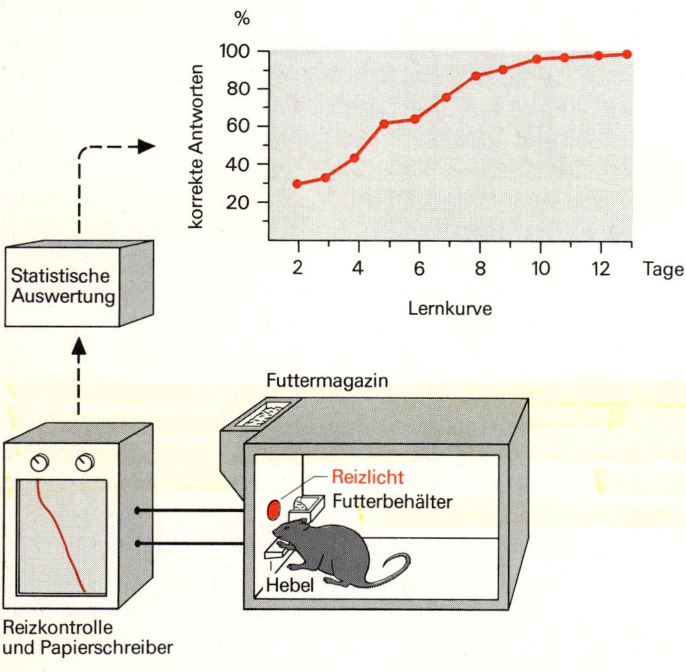

Abb. 1-4. Operante Konditionierung in „Skinner-Box“. Das Versuchstier kann auf einen durch die Reizkontrolle angebotenen Reiz, hier Licht, den Hebel drücken und wird dann automatisch durch Futter belohnt. Die Reize und ihr Erfolg werden durch den Schreiber aufgezeichnet. Über der Skinner-Box eine gemessene Lernkurve. In der Abscisse Versuchstage ab Lernbeginn, in der Ordinate der Prozentsatz der korrekten Antworten auf den Testreiz

ist über der Skinner-Box dargestellt. An jedem Versuchstag (Abscisse) wurde 100 mal der Testreiz gegeben und die Prozentzahl der korrekten Antworten (Ordinate) registriert. Die Lernkurve steigt in den ersten Tagen steil an, flacht danach ab und erreicht nach etwa 10 Tagen ein Plateau von fast 100% korrekter Antworten.

Geräte wie die Skinner-Box haben den Vorteil, daß man sie in großer Zahl parallel aufstellen kann, und daß man für eine große Anlage die Versuchsprogramme — die Testreize und die Kriterien für die korrekte Antwort — automatisch steuern kann. Dazu werden heute meist Computer eingesetzt, die auch die statistische Auswertung der Versuchsergebnisse übernehmen. Bei diesen Versuchsprogrammen kann nun der Testreiz in weiten Grenzen variiert werden, was für die sinnesphysiologischen Untersuchungen, die wir im folgenden besprechen werden, besonders wichtig ist. Das Verfahren der ***operanten Konditionierung*** von bedingten Reflexen wird jedoch auch ***auf anderen Gebieten*** mit großem Erfolg eingesetzt: Experimentelle Psychologen untersuchen das Lernverhalten, Pharmakologen bestimmen den Einfluß von Arzneimitteln auf das Erlernen und die Ausführung der bedingten Reflexe, Biochemiker blockieren Enzymsysteme oder Neurophysiologen messen Änderungen der neuralen Entladungsmuster während des Lernvorganges.

Messung der Dunkeladaption durch operante Konditionierung. Als ein Beispiel für die Relation von Verhalten und Sinnesreiz wollen wir jetzt im Detail besprechen, wie die Methode der operanten Konditionierung dafür eingesetzt werden kann, die Zunahme der Empfindlichkeit des Gesichtssinnes einer Taube bei Anpassung an Dunkelheit, die ***Dunkeladaptation***, zu bestimmen. Wie Sie aus Ihrer persönlichen Erfahrung wissen, sehen wir „nichts", wenn wir plötzlich aus hellem Sonnenlicht in ein schwach erleuchtetes Zimmer kommen. Wenn wir dann einige Zeit in dem dunklen Raum waren, so können wir langsam immer mehr Gegenstände in dem Raum erkennen, die Empfindlichkeit des Gesichtssinns steigt, wir haben uns an die geringe Helligkeit ***adaptiert*** (Näheres s. 1.4). Mit dem zu besprechenden Experiment soll erforscht werden, ob ein ähnlicher Vorgang der Dunkeladaptation auch bei einer Taube eintritt.

Vor Versuchsbeginn wurden mit der Taube zunächst zwei bedingte Reflexe eingeübt: Die Taube pickt auf den Taster A der Anordnung in Abb. 1-5A, wenn sie ein Reizlicht sieht, und auf den Taster B, wenn sie kein Reizlicht sieht. In der Versuchsanordnung wurde nun die Reizkontrolle so eingerichtet, daß nach Kontaktschluß an dem Taster A die Stärke des Reizlichtes etwas herabgesetzt wird. Kontaktschluß an dem Taster B hat den umgekehrten Effekt. Wenn nun bei Versuchsbeginn das Reizlicht hell leuchtet, so wird die Taube den Taster A picken und dies wiederholen, bis die Lichtstärke so weit vermindert ist, daß sie das Reizlicht nicht mehr sieht. Sieht die Taube kein Reizlicht, so wird sie, wie zuvor eingeübt, den Taster B picken. Dies erhöht über die Reizkontrolle die Lichtstärke, und der Taster B wird nun so lange gepickt werden, bis die Taube das Reizlicht wieder sieht. Mit Hilfe der Betätigung der beiden Taster wird also die Taube eine Lichtstärke einstellen, die um den Wert der Schwellenreizstärke schwankt. Abb. 1-5A zeigt also die ***Messung der absoluten Sehschwelle*** der Taube mit Hilfe zweier recht komplexer gelernter Verhaltensweisen.

Mit der gleichen Meßanordnung läßt sich auch die ***Dunkeladaptationskurve*** bestimmen. Vor Beginn des in Abb. 1-5B dargestellten Versuches ist die Taube bei heller Allgemeinbeleuchtung gehalten worden, bei Versuchsbeginn wurde dann der Meßraum abgedunkelt. Durch Picken auf die beiden Taster A und B stellt nun die Taube dauernd ihre absolute Sehschwelle für das Reizlicht ein, die Änderungen dieser Sehschwelle während der Versuchszeit zeigt Abb. 1-5B. Kurz nach der Abdunkelung liegt die Sehschwelle bei etwa 2 Mikrolumen (μL) (logarithmischer Ordinatenmaßstab!). Die Sehschwelle bleibt nach der Abdunkelung nicht konstant. In den ersten 20 Minuten sinkt sie langsam, nach 20 Minuten setzt jedoch ein schnellerer exponentieller Abfall ein, der nach 50–60 Minuten in einen konstanten Wert bei 0,02 μL ausmündet. Es ist also während der ***Dunkeladaptation*** in einer Stunde die ***absolute Schwelle*** auf etwa 1/100 des Wertes bei Helladaptation abgesunken. Diese mit Hilfe von bedingten Reflexen an der Taube gemessene ***Dunkeladaptationskurve*** ist einer am Menschen subjektiv sinnesphysiologisch bestimmten in Form und Zeitverlauf sehr ähnlich (s. Abb. 5-17).

Mit ähnlichen Verhaltensversuchen lassen sich durch das Einüben geeigneter bedingter Reflexe auch andere Schwellenwerte bestimmen. So hat man mit dieser Technik die Sehschwellen bei verschiedenen Wellenlängen des Lichtes bei Säugetieren, Fröschen, Fischen, Vögeln und auch Tintenfischen gemessen und dadurch die Absorptionskurven der von diesen Tieren benutzten ***Sehfarbstoffe*** charakterisiert. Entsprechend lassen sich auch nach der Konditionierung geeigneter Reflexe ***Hörschwellen*** oder ***Tonunterschiedsschwellen*** bestimmen. Die Tonunterschiedsschwelle ist der kleinste Unterschied in der Höhe (der Schallfrequenz) zweier Töne, bei dem diese Töne gerade noch als verschieden hoch erkannt werden können. Sie kennzeichnet also das Unterscheidungsvermögen für Töne. Ein Verfahren zur Messung einer ***Tonunterschiedsschwelle*** würde analog zur Messung der Dunkeladaptationskurve in Abb. 1-5B etwa wie folgt angelegt werden: Eingeübt wird

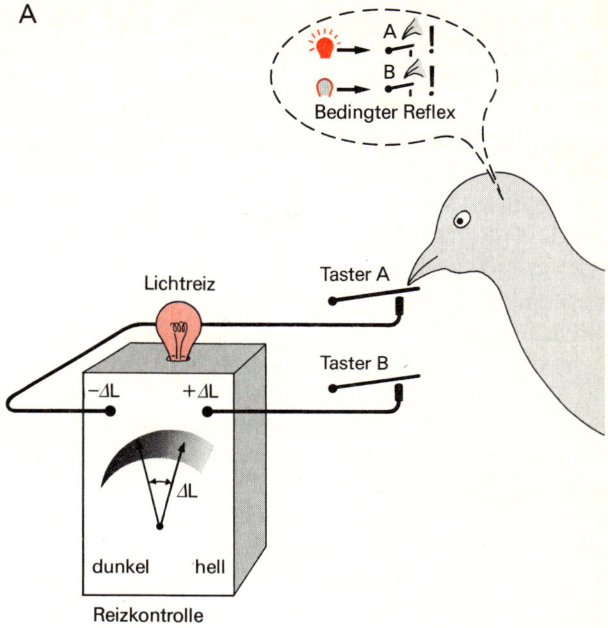

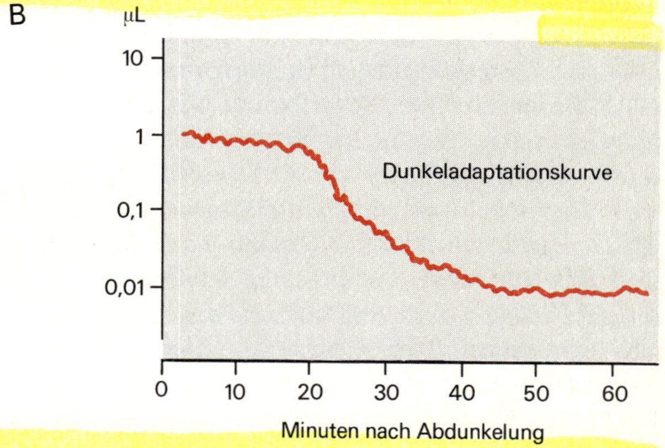

Abb. 1-5 A, B. Sehschwellenbestimmung im Verhaltensversuch bei einer Taube. **A** Schema der Versuchsanordnung: Die Taube pickt Taster A, wenn sie Licht sieht, dadurch wird der nächste Lichtreiz verkleinert. Picken von Taster B, wenn kein Licht sichtbar ist, vergrößert den nächsten Lichtreiz. **B** Verlauf der von der Taube eingestellten Schwellenreizstärke nach Abschalten einer hellen Hintergrundsbeleuchtung [nach Blough: J. comp. Physiol. Psychol. ***49***, 425 (1967)]

Verhalten A, wenn aufeinander folgend zwei gleiche Töne gehört werden, und Verhalten B, wenn nacheinander zwei verschiedene Töne gehört werden. Als Reiz wird ein Grundton und auf ihn folgend ein variabler Differenzton gesetzt. Die Reizkontrolle erfolgt nun so, daß jeweils nach Verhalten A die Tondifferenz vergrößert, und nach Verhalten B die Tondifferenz verkleinert wird. Damit stellt sich automatisch die zum Grundton gehörige Tonunterschiedsschwelle ein.

Mit Hilfe der Einübung geeigneter ***bedingter Reflexe*** können also sehr detaillierte ***sinnesphysiologische Messungen an Tieren*** gemacht werden. Viele der sinnesphysiologischen Gesetzmäßigkeiten, die im nächsten Abschnitt als Inhalte der „subjektiven Sinnesphysiologie" des Menschen dargestellt werden, lassen sich entsprechend auch bei Tieren als ***Relation von Reiz und Verhalten*** aufzeigen, worauf wir im Einzelnen hier nicht eingehen können. In der subjektiven Sinnesphysiologie werden meist sprachliche Äußerungen über Empfindungen und Wahrnehmungen in Relation gesetzt zu Sinnesreizen (s. Abb. 1-3). ***Sprechen*** ist nun auch nichts anderes als eine ***Form des Verhaltens***. Das im vorhergehenden Absatz geschilderte Verfahren der Bestimmung der Tonunterschiedsschwellen könnte somit in gleicher Weise für einen Verhaltensversuch an einem Tier wie für „subjektive Sinnesphysiologie" an einem Menschen eingesetzt werden. Es wäre nur als Verhalten A die Äußerung der Versuchsperson: „Ich höre einen Ton", und als Verhalten B: „Ich höre zwei Töne" zu setzen. Formal könnte also der Naturwissenschaftler die „subjektive Sinnesphysiologie" als ein spezielles Kapitel der Sinnesphysiologie des Verhaltens von Tieren ansehen.

Unsere Empfindungen und Wahrnehmungen werden von dem Bewußtsein unserer ***Subjektivität*** und unserer ***Identität*** begleitet, und viele glauben, daß dies das spezifisch Menschliche unserer Reaktionen auf die Phänomene unserer Umwelt und die Sinnesreize ausmacht (s. Abb. 1-3). Es erscheint mir als Naturwissenschaftler sehr schwer feststellbar, ob Tiere in einem gewissen Ausmaß auch Bewußtsein von Subjektivität und Identität haben. Sollte dies jedoch zutreffen, so wäre der Unterschied zwischen dem Gegenstand dieses Abschnittes und dem des nächsten nur quantitativer, nicht qualitativer Art.

F 1.4 Geben Sie bitte mit eigenen Worten eine Definition des bedingten Reflexes.

F 1.5 Welche der folgenden Aussagen treffen für das Verfahren der operanten Konditionierung zu?

a) Der bedingte Reflex wird durch die Belohnung der korrekten Antwort verstärkt.

b) Der Testreiz wird mit dem adäquaten Reiz eines angeborenen (unbedingten) Reflexes gepaart und wird nach Wiederholung des Verfahrens zum Reiz eines bedingten Reflexes.
c) Ein bedingter Reflex wird durch häufige Wiederholung zu einem unbedingten.
d) Der bedingte Reflex wird unter aktiver Mitarbeit des Tieres eingeübt.

F 1.6 Die Lernkurve für einen bedingten Reflex

a) beschreibt die Häufigkeit von Fehlern in Abhängigkeit von der Schwierigkeit der Aufgabe,
b) beschreibt die Häufigkeit von korrekten Antworten in Abhängigkeit von der Übungszeit,
c) verläuft anfangs flach und steigt später steil an,
d) läuft anfangs steil und erreicht schließlich ein Plateau,
e) kann nur für höhere Tiere bestimmt werden.

F 1.7 Welche(s) der folgenden Verfahren ist (sind) zur Bestimmung der Punktsehschärfe (kleinster Abstand zweier Punkte, bei dem diese noch als getrennt erkannt werden können) bei einer Katze geeignet?
Die Katze hat gelernt, den Hebel A zu drücken, wenn sie ***einen*** Punkt sieht, und den Hebel B zu drücken, wenn sie ***zwei*** Punkte sieht.

a) Dem Reizkontrollgerät wird ein Programm eingegeben, nach dem es als Reize Punktpaare mit wechselndem Abstand von 0–5 mm mit zufälliger Folge der Punktabstände anbietet. Der Punktabstand, bei dem die Katze genau so häufig den Hebel A wie den Hebel B drückt, ist die Punktsehschärfe.
b) Das Reizkontrollgerät ist so geschaltet, daß, wenn die Katze den Hebel A drückt, für den nächsten Reiz der Punktabstand vergrößert wird, und daß, wenn sie den Hebel B drückt, der Punktabstand verkleinert wird. Nach einer größeren Zahl von Versuchen stellt sich die Punktsehschärfe ein.

1.3 Messung der Intensität von Empfindungen, Psychophysik

In der ***subjektiven Sinnesphysiologie*** betrachten wir ***Aussagen*** eines Menschen über Phänomene der Außenwelt: Als Versuchsleiter bieten wir ihm spezifische Sinnesreize an und registrieren seine Äußerungen.

Solange die auf Grund dieser Aussagen aufgestellten Hypothesen durch das Ergebnis weiterer Experimente prüfbar sind, d.h. die Hypothesen möglicherweise experimentell widerlegbar sind, ist auch die subjektive Sinnesphysiologie Naturwissenschaft, sie wird dann oft als ***„Psychophysik"*** bezeichnet. Möglich ist auch eine mehr geisteswissenschaftlich orientierte Behandlung der Sinneserfahrungen, etwa in der Gestaltpsychologie, der Ästhetik oder der Erkenntnistheorie. Hier soll nur die naturwissenschaftliche Seite der subjektiven Sinnesphysiologie behandelt werden.

Im methodischen Ansatz der subjektiven Sinnesphysiologie können wir von dem, was wir über Sinnesorgane, Receptoren und Gehirnzentren wissen, im Prinzip völlig absehen — es geht hier nur um die Reaktion der Person auf einen Sinnesreiz. Ungeachtet dessen befruchten sich die subjektive und die objektive Sinnesphysiologie gegenseitig ganz außerordentlich. Die meisten Fragestellungen der objektiven Sinnesphysiologie sind ursprünglich auf Grund von Erkenntnissen der subjektiven Sinnesphysiologie formuliert worden, in vielen Gebieten kommen die beiden Betrachtungsweisen zu korrelierbaren Ergebnissen, und häufig lassen sich auch neue Entdeckungen der objektiven Sinnesphysiologie in Form subjektiver Erlebnisse verifizieren.

Der Rest dieses Kapitels kann nur eine kurze ***Einleitung*** in die allgemeine subjektive Sinnesphysiologie bieten. In den Kapiteln über die einzelnen Sinnesorgane werden spezielle Ergebnisse der subjektiven Sinnesphysiologie mitgeteilt werden. Hier kann es sich nur darum handeln, einige Prinzipien vorzustellen und an Hand von Beispielen zu erläutern. Es soll dabei vor allem auf die Messung der Intensität der Sinnesempfindungen eingegangen werden und danach räumliche und zeitliche Aspekte behandelt werden.

Eigenmetrik. In der objektiven Sinnesphysiologie kann die Stärke des Reizes und auch die Amplitude der Reizantwort mit physikalischen oder chemischen Methoden gemessen werden. Die Stärke eines Geschmacksreizes kann z.B. als Konzentration eines Reizstoffes in einer Lösung in Millimol/l angegeben werden, und die Reaktion auf den Reiz als Frequenz der Aktionspotentiale im Geschmacksnerv bestimmt werden. In der subjektiven Sinnesphysiologie dagegen kann die Stärke des Reizerfolges, der Intensität der ausgelösten Empfindung, nicht mit dem physikalisch/chemischen Maßsystem gemessen werden. Es muß deshalb ein ***subjektives,*** neues ***Maßsystem,*** eine ***Eigenmetrik*** eingeführt werden.

Ein Maßsystem muß eine definierte Maßeinheit besitzen und ein Verfahren festlegen, mit dem eine bestimmte Zahl solcher Einheiten der zu messenden Größe zugeordnet werden kann. Es müssen deshalb für die verschiedenen Empfindungen eigenmetrische Einheiten festgelegt werden. Als eine solche subjektive ***Einheit*** wird häufig die ***absolute Empfindungsschwelle*** einer bestimmten Empfindungsintensität gewählt und die Empfindungsintensität als Vielfaches der Schwellenempfindung bestimmt. Man kann jedoch auch eine Standardempfindung festlegen, indem man die durch einen Einheitsreiz ausgelöste Empfindung als Einheit wählt. Es sollen 3 wichtige Methoden für Intensitätsbestimmungen von Empfindungen beschrieben werden.

Schätzung des Vielfachen einer Empfindungsintensität. Eine Möglichkeit, die Stärke einer Empfindung zu bestimmen, ist eine von der Testperson vorzunehmende ***Schätzung***, um wieviel stärker eine zu messende Empfindung im Vergleich zu einer Einheitsempfindung ist. Da damit ein Verhältnis von Empfindung zu Einheitsempfindung festgestellt wird, nennt man dieses Meßverfahren auch Aufstellung einer ***Rationalskala***. Abb. 1-6 zeigt ein Beispiel für dieses Verfahren. Den Versuchspersonen wurden Zitronensäure- oder Zucker-Lösungen in den in der Abscisse angegebenen Konzentrationen zum Schmecken angeboten. Sie gaben an, um wieviel mal stärker die Testlösung schmeckte als eine zum Vergleich angebotene Standardlösung. Die so erhaltene subjektive Emp-

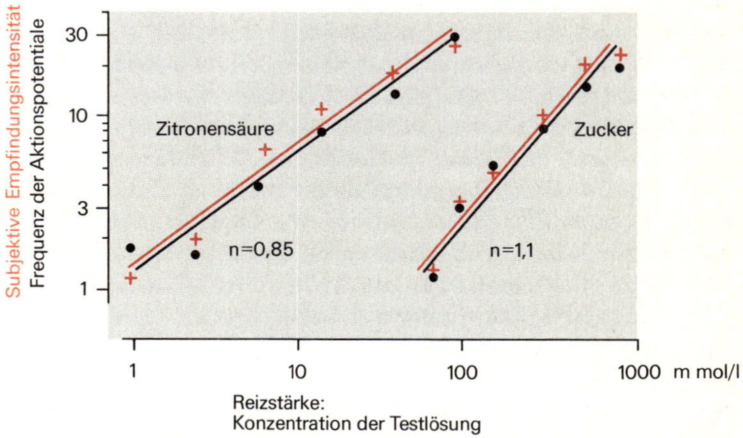

Abb. 1-6. Abhängigkeit der subjektiven Empfindungsintensität (rot, Kreuze) des Geschmacks und der Frequenz der Aktionspotentiale in Fasern des Geschmacksnerven (schwarz, Kreise) von der Konzentration von Zitronensäure und von Zuckerlösung. Ordinaten- und Abscissenskalen sind logarithmisch. Die Steilheiten der eingezeichneten Geraden entsprechen Exponenten n von Potenzfunktionen von 0,85 und 1,1 [nach Borg et al.: J. Physiol. (Lond.) ***192,*** 13–20 (1967)]

findungsintensität ist in Abb. 1-6 rot als Ordinatenwert (Kreuze) eingetragen. Die Meßpunkte lassen sich recht gut durch gerade Linien approximieren. Ordinate und Abscisse haben einen logarithmischen Maßstab, die Geraden entsprechen also Potenzfunktionen: Die Empfindungsstärke E ist proportional der n-ten Potenz des überschwelligen Reizes $(S - S_o)$

$$E = k \cdot (S - S_o)^n, \tag{1}$$

hierbei ist k eine Konstante und S_o die Schwellenreizstärke. Logarithmieren von Gl. (1) ergibt:

$$\log E = n \cdot \log(S - S_o) + \log k. \tag{2}$$

Wenn man sowohl die Reizstärke wie die Empfindungsintensität in logarithmischem Maßstab aufzeichnet, so ergibt sich eine Gerade (s. Abb. 1-6). Der Exponent n ist die Steigung der Geraden. n liegt für Zitronensäure bei 0,85 und für Zuckerlösung bei 1,1; dieser Unterschied wird regelmäßig auch bei verschiedenen Versuchspersonen gefunden.

Die Potenzfunktionen der Gl. (1) können in weiten Bereichen die Relationen von Reiz und Empfindungsintensität beschreiben, sie heißen nach ihrem Entdecker ***Stevenssche Potenzfunktionen***. Auch im Bereich der objektiven Sinnesphysiologie wird häufig ein nach Gl. (1) beschreibbarer Zusammenhang zwischen Reizstärke und Reaktion gefunden. Abb. 1-6 gibt auch hierzu ein Beispiel.

In Abb. 1-6 ist nicht nur die Abhängigkeit der ***Empfindungsintensität*** von der ***Reizstärke***, sondern auch die ***neurale Antwort*** auf den Reiz dargestellt. Dies war möglich, weil die Versuchspersonen Patienten waren, die sich wegen einer Schwerhörigkeit einer Mittelohroperation (Stapes-Mobilisation) unterziehen mußten. Bei dieser Operation wird der Nerv (Chorda tympani) freigelegt, in dem die Geschmacksfasern der Zunge zum Gehirn ziehen. Von diesen Nerven konnten während der Operation Aktionspotentiale registriert werden und so die neurale Antwort auf Geschmacksreize quantitativ gemessen werden. Die so bestimmten ***Frequenzen der Aktionspotentiale*** in den Geschmacksnervenfasern sind ebenfalls in die Abb. 1-6 eingetragen (schwarze Kreise). Auch diese Meßpunkte lassen sich durch Gerade approximieren, und die Geraden zeigen den gleichen Exponenten n an, wie die durch die subjektive Messung bestimmten. Es ergibt sich also in der ***mathematischen Beschreibung*** eine sehr weitgehende ***Übereinstimmung*** der ***subjektiv geschätzten*** Empfindungsstärke mit der ***objektiv bestimmten*** Stärke der Reaktion der sensorischen Neuronen.

Intermodaler Intensitätsvergleich. In dem Versuch der Abb. 1-6 wurde die Intensität der Empfindung als Vielfaches der durch einen Standardreiz ausgelösten Empfindung geschätzt. Viele Versuchspersonen haben Schwierigkeiten, über solche Relationen Zahlenangaben zu machen. Dies läßt sich umgehen mit Hilfe des Meßverfahrens des intermodalen Intensitätsvergleiches, für das Abb. 1-7 ein Beispiel zeigt. In diesem Versuch hat die Versuchsperson die Aufgabe, mit der Handfläche so stark einen Kraftmesser (Handdynamometer) zu drücken, daß dieser Druck der Stärke der auf einen Testreiz, z.B. einen Ton, folgenden Empfindung entspricht. Es wird so die empfundene Lautstärke der Töne mit dem Maßstab der Stärke des Druckes auf die Handfläche gemessen, es werden also Intensitäten intermodal verglichen. Abb. 1-7 zeigt für viele verschiedene Modalitäten die so gemessenen Intensitäten der Empfindung, dargestellt als „Handkraft" in der Ordinate, in Abhängigkeit von der Reizstärke in der Abscisse. Die Meßpunkte für jede Modalität liegen in dem doppeltlogarithmischen Koordinatensystem jeweils auf einer Geraden, d.h. sie können durch Potenzfunktionen beschrieben werden. Die steilste Gerade ergibt sich für den Schmerz, der durch elektrische Ströme in der Haut ausgelöst wird; diese Steilheit ergibt einen Exponenten n der Potenzfunktion größer als Eins. Das andere

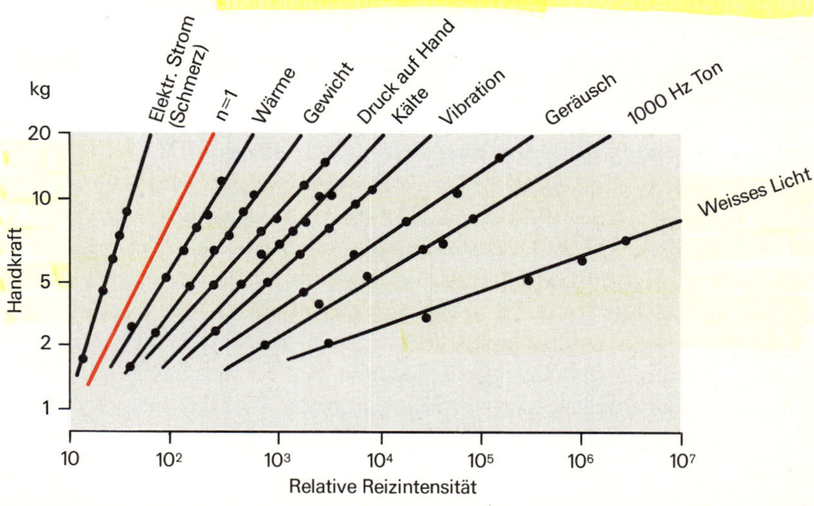

Abb. 1-7. Intensität der Empfindung in Abhängigkeit von Reizstärke. Die Empfindungsintensität wurde durch intermodalen Intensitätsvergleich über die auf ein Handdynamometer ausgeübte Kraft (Ordinate) gemessen. In der Abscisse wird die Reizstärke für die jeweilige Reizform in willkürlichen Einheiten angegeben. Der Ordinaten- und Abscissenmaßstab ist logarithmisch, die eingezeichneten Geraden entsprechen also Potenzfunktionen [nach Stevens: Amer. Scientist *48*, 226–253 (1960)]

Extrem stellt die Lichtempfindung dar; hier ist der Exponent weit kleiner als Eins.

Auf die ***Größe der verschiedenen Exponenten bei*** den einzelnen ***Modalitäten*** wird bei den speziellen Kapiteln der Sinnesorgane eingegangen werden. Hier sei nur angedeutet, daß es funktionell sehr nützlich ist, daß z.B. bei einer Steigerung eines Schmerz- oder Wärmereizes die Intensität der Empfindung sehr stark zunimmt (n größer oder gleich Eins), denn diese Empfindungen haben den Charakter einer ***Warnung*** vor größerer Beschädigung. Andererseits ist es für die Funktion sinnvoll, daß bei Lichtreizen, die einen Amplitudenumfang von 5–6 Dekaden haben, die Empfindungsintensität nur relativ flach ansteigt, und somit ein den Reizamplituden entsprechender Empfindungsbereich ermöglicht wird.

Es lassen sich also mit Hilfe des intermodalen Intensitätsvergleiches genaue und umfangreiche Messungen der Empfindungsintensität für verschiedene Modalitäten durchführen. Dieses Meßverfahren liefert, wie Abb. 1-7 zeigt, Exponenten n der Potenzfunktion, die sehr gut mit denjenigen übereinstimmen, die durch das oben dargestellte eigenmetrische Meßverfahren der Abschätzung der Relation zu einem Standardreiz bestimmt wurden. Weiter ist beachtenswert, daß die Messung der Abhängigkeit der neuralen Antwort von der Reizstärke, also „objektiv sinnesphysiologisch" gewonnene Werte, sehr ähnliche Exponenten ergibt wie die eigenmetrischen subjektiv sinnesphysiologischen Verfahren in Abb. 1-6 und 1-7.

Eigenmetrik mit Hilfe von Unterschiedsschwellenschritten. Ein drittes eigenmetrisches Verfahren der subjektiven Sinnesphysiologie ist, die Intensität einer Empfindung anzugeben als ***Anzahl der Unterschiedsschwellenschritte,*** die man braucht, um von der absoluten Schwelle (oder einem anderen Standard) die zu messende Intensität zu erreichen. Die Unterschiedsschwelle ist die kleinste Änderung des Reizparameters, die sich gerade noch wahrnehmen läßt. Die Intensitätsmessung mit Hilfe der Unterschiedsschwellen wird folgendermaßen durchgeführt: Zuerst wird bei der Versuchsperson die Schwellenreizstärke für die zu messende Reizform bestimmt. Dieser absoluten Schwelle wird der Wert „Eins" zugeordnet. Dann wird die Reizstärke erhöht, bis die Versuchsperson eine Änderung wahrnimmt. Dieser Unterschiedsschwelle wird der Wert „Zwei" zugeordnet. Dieses Verfahren wiederholt man, bis die Empfindung die zu messende Intensität erreicht hat, und kann dann der entsprechenden Reizstärke den Wert N_i Unterschiedsschwellen zuordnen. Wird so N_i für verschiedene Empfindungsstärken bestimmt, läßt sich z.B. auch die ***Abhängigkeit der Empfindungsstärke*** $\mathbf{N}_i$ ***von der Reizstärke***

aufzeichnen. Es ergibt sich eine Potenzfunktion mit wiederum ähnlichen Exponenten, wie sie durch die beiden anderen eigenmetrischen Verfahren oder durch objektiv sinnesphysiologische Messungen bestimmt wurden.

Die eigenmetrische Messung mit Hilfe der Anzahl der Unterschiedsschwellen liefert also im Bezug auf die Intensitätsbestimmung den anderen eigenmetrischen Verfahren gleichwertige Resultate. Dieses Verfahren läßt sich jedoch auch auf andere Reizparameter als die Intensität, bzw. auf andere Dimensionen der Empfindungen anwenden. Denn ***Unterschiedsschwellen*** lassen sich nicht nur für die Intensität, sondern auch z.B. für ***Zeitdauer, Ortsverschiebungen*** oder ***Flächengrößen*** bestimmen. In jeder dieser Dimensionen ist die Unterschiedsschwelle als eine dem jeweiligen Subjekt eigene ***Einheit*** anzusehen, so daß auch quantitative Beziehungen zwischen Größen verschiedener Dimensionen sinnvoll angegeben werden können.

Es können also über die Bestimmung der Anzahl der Unterschiedsschwellen auch ***Kombinationen*** der Änderung verschiedener Reizparameter oder Dimensionen der Wahrnehmung quantitativ untersucht werden. Einen solchen Versuch zeigt Abb. 1-8. Hier wurden bei zwei Versuchspersonen (schwarz und rot eingetragen) sowohl die Flächengröße f wie auch die Intensität i eines Druckreizes auf den Daumenballen variiert und diese in arbiträren Einheiten in Ordinate bzw. Abscisse eingetragen. Ausgehend von einer Druckstärke von 6,7 und einer Fläche 1 wurde die Kontaktfläche vergrößert und die während der Steigerung erreichten Unterschiedsschwellenschritte der Reizfläche als horizontale Pfeile eingetragen. Die Versuchsperson „schwarz" brauchte bis zur Reizfläche 97 $N_f = 10$ solche Unterschiedsschwellenschritte. Danach wurde nun bei konstanter Reizfläche 97 die Reizintensität i gesteigert und die durchlaufenden Unterschiedsschwellen als senkrechte Pfeile eingetragen. Die Versuchsperson schwarz benötigt bis zur Druckreizstärke 10,5 ebenfalls $N_i = 10$ Schwellenschritte.

Jetzt aber kommt der interessante Teil des Versuches: Druckstärke und Fläche des Reizes lassen sich auch ***gleichzeitig, simultan,*** erhöhen, und dabei können die ***simultanen Unterschiedsschwellen*** für Intensitäts- und Flächenänderung bestimmt werden. Solche simultane Steigerungen sind im Versuch der Abb. 1-8 ausgehend vom Punkt: Kontaktfläche 1, Druckreizstärke 6,7, erfolgt. Die durchlaufenden Unterschiedsschwellen sind als schräge Pfeile eingezeichnet. Durch diese simultanen Änderungen von Druckstärke und -fläche wird schließlich der im ersten Teil des Versuches angesteuerte Endwert: Druckstärke 10,5, Druckfläche 97 erreicht. Dazu werden $N_{fi} = 14$ simultane Unterschiedsschwellenschritte benötigt.

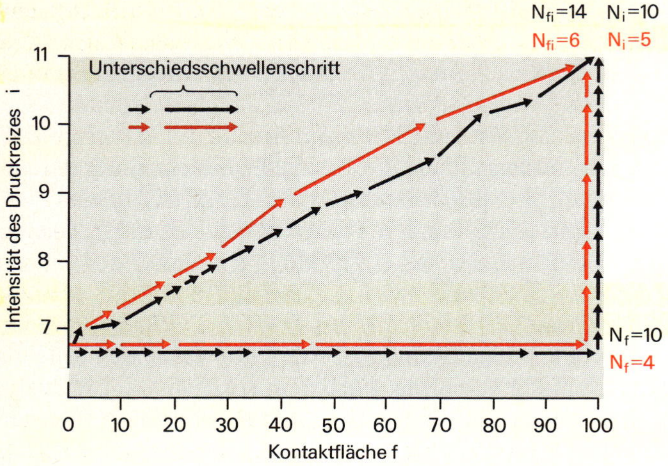

Abb. 1-8. Bestimmung der Zahl N der Unterschiedsschwellenschritte der erlebten Flächengröße f und der Intensität i eines Druckreizes für zwei Versuchspersonen (schwarz und rot). In der Ordinate der Intensität des Druckreizes, in der Abscisse die Kontaktfläche für den Druckreiz, beide in willkürlichen Maßeinheiten. Die Länge der Pfeile bezeichnet jeweils einen Unterschiedsschwellenschritt. Nähere Erklärung im Test [nach Bergström und Lindfors: Acta physiol. scand. ***44,*** 170–183 (1958)]

Wir haben also in diesem Versuch die Werte $N_f = 10$, $N_i = 10$ und $N_{fi} = 14$ erhalten. Bei diesen Zahlen fällt auf, daß sie etwa der folgenden Beziehung genügen:

$$N_{fi} = \sqrt{N_f^2 + N_i^2} = \sqrt{100 + 100} = 14{,}1\,. \tag{3}$$

Diese Beziehung gibt aber die ***Hypotenuse des rechtwinkeligen Dreiecks*** an. Die Anzahlen der Unterschiedsschwellen verhalten sich also maßgerecht wie die Längen der Seiten des durch den Kurvenzug in Abb. 1-8 eingeschlossenen Dreiecks.

Die Versuchsperson „rot“ war weniger empfindlich als die Versuchsperson „schwarz“, sie brauchte für die gleiche Steigerung der Reizfläche und der Reizintensität jeweils nur 4 oder 5 Unterschiedsschwellenschritte. Entsprechend war auch der Wert $N_{fi} = 6$ für die Versuchsperson „rot“ kleiner als der bei der Versuchsperson „schwarz“. Aber auch $N_{fi} = 6$ entspricht mit $\sqrt{4^2 + 5^2} = \sqrt{41} = 6{,}4$ ganz gut der Länge der Hypotenuse im rechtwinkeligen Dreieck mit den Katheten der Längen 4 und 5.

Es lassen sich also simultane Änderungen verschiedener Dimensionen einer Empfindung durch ein ***rechtwinkeliges Koordinatensystem*** beschreiben. Man kann deshalb sagen, daß diese Dimensionen einander ***orthogonal*** sind, oder auch, daß eine pythagoräische Metrik gelte. Die Gültigkeit einer solchen orthogonalen Metrik ist für die Dimensionen der Modalitäten Lichtsinn, Druckempfindung und Gehör für gewisse Intensitätsbereiche nachgewiesen. Die Tatsache, daß sich simultane Änderungen verschiedener Dimensionen einer Empfindung mit einer orthogonalen Metrik beschreiben lassen, ermöglicht der subjektiven Sinnesphysiologie eine Untersuchung der Relationen von ***Empfindungen*** und komplizierten ***Reizformen***, die den natürlichen Reizformen unserer Umgebung nahekommen. Denn wenn wir z.B. einen Gegenstand abtasten, so werden sich laufend der Druck und die Kontaktfläche simultan ändern.

An den Unterschiedsschwellen der Abb. 1-8 wird noch ein weiterer Sachverhalt deutlich, der für die allgemeine Sinnesphysiologie von großer Bedeutung war. Die Länge der einzelnen Pfeile bezeichnet die Größe der Änderung ΔS des Reizes, die einer Unterschiedsschwelle entspricht. Die Pfeile werden nun mit wachsender Reizamplitude S länger, im Mittel sind sie etwa der Reizamplitude proportional. Aus ähnlichen Beobachtungen hat Weber im letzten Jahrhundert die ***Webersche Regel*** formuliert:

$$\frac{\Delta S}{S} = \text{const.} \tag{4}$$

Angewandt auf Druckreize auf die Haut bedeutet diese Regel z.B., daß jeweils bei einer Änderung der Reizamplitude um 3% des Ausgangswertes die Unterschiedsschwelle erreicht wird.

Nimmt man die ***Allgemeingültigkeit der Weberschen Regel*** an, so kann daraus gefolgert werden, daß die Reaktion der Zelle auf einen Reiz dem Logarithmus der Reizamplitude proportional ist. Diese Beziehung wird als ***Weber-Fechnersches Gesetz***, oft auch als „psychophysisches Grundgesetz“ bezeichnet. Dieses „Gesetz“ gilt jedoch nur für begrenzte Intensitätsbereiche und nicht für alle Modalitäten. Eine Beziehung mit weit größerem Anwendungsbereich ist die oben erwähnte Stevenssche Potenzfunktion $F = k \cdot (S - S_0)^n$.

Ein Beispiel aus dem visuellen Bereich soll das eben Angeführte erläutern: Die Reaktion von Zellen des visuellen Cortex läßt sich in einem Intensitätsbereich der Lichthelligkeit von mindestens 1 : 10000 mit der ***Stevens-Funktion*** beschreiben (s. auch Abb. 1-7), das Weber-Fechnersche Gesetz dagegen gilt mit guter Annäherung nur in einem mittleren Helligkeitsbereich mit einem Intensitätsumfang von 1 : 100.

F 1.8 Zählen Sie die Grunddimensionen der Wahrnehmung auf.

F 1.9 Mit welchem der folgenden Verfahren kann die Intensität der Empfindung gemessen werden:

a) Eigenmetrische Bestimmung der Empfindungsintensität,

b) Messung der Dauer des Abklingens einer Empfindung,

c) Feststellen der Anzahl von Unterschiedsschwellenschritten, die zwischen der absoluten Schwelle und der zu messenden Empfindungsintensität bei Steigerung des Reizes durchlaufen werden,

d) Abschätzen des Intensitätsverhältnisses zwischen einer Standardempfindung und der zu bestimmenden Empfindung.

F 1.10 Eine bestimmte, durch eine helle beleuchtete Fläche hervorgerufene Lichtempfindung konnte so erreicht werden, daß zuerst die Intensität einer punktförmigen Lichtquelle von der absoluten Schwelle in $N_i = 3$ Unterschiedsschwellenschritte gesteigert wurde, dann wurde die Fläche der Lichtquelle in $N_f = 4$ Unterschiedsschwellenschritten gesteigert. In wie vielen Unterschiedsschwellenschritten läßt sich die gleiche Empfindungsintensität bei simultaner Erhöhung der Helligkeit und der Fläche von der absoluten Schwelle ausgehend erreichen?

1.4 Räumliche, zeitliche und affektive Aspekte der Empfindungen

Raumdimension der Empfindung. Empfindungen haben nicht nur die Dimensionen der Qualität und der Quantität, die wir bisher besprochen haben, sondern auch jene des Raumes und der Zeit. Wir wollen zuerst auf die Raumdimension eingehen. Unsere Sinnesempfindungen werden auf den Raum um uns bezogen, wir nehmen Reize, die von einem bestimmten Ort her kommen, als verschieden groß ausgedehnt und als verschieden weit von uns entfernt wahr. Diese Empfindungsparameter können wir durch Messung erfassen. Wir bestimmen beispielsweise ***Ortsunterschiedsschwellen*** als den kleinsten Abstand von zwei Reizquellen, in dem wir diese gerade noch getrennt wahrnehmen können. Abb. 2-4 (s. S. 42) zeigt das Ergebnis eines solchen Versuches für die Unterscheidung von zwei auf die Haut gesetzte Nadelspitzen. Die Größe oder Ausdehnung des Reizes wurde z.B. in Abb. 1-8 (Abscisse) für die Druckfläche durch Abzählen der Unterschiedsschwellenschritte festgestellt.

Schon in dem in der Abb. 1-8 geschilderten Versuch wurde deutlich, daß der Eindruck der Intensität eines Sinnenreizes durch eine Vergrößerung der Fläche, auf die der Reiz wirkt, vergrößert wird. Dies heißt, daß sich die von den verschiedenen Anteilen der Reizfläche ausgelösten Empfindungen zumindest teilweise ***summieren***. Diese Summation erfolgt für einige Modalitäten in gewissen Bereichen nach dem Satz des Pythagoras (s. Gl. (3), S. 24), sie ist damit für überschwellige Reize nicht vollständig: Eine Verdoppelung der Reizfläche verstärkt die Empfindung nicht bis auf das Doppelte. Für ***Schwellenreize*** dagegen kann die ***Summation vollständig*** sein. Es gilt z.B. für Lichtreize, daß das Produkt von Schwellenlichtstärke I_s und leuchtender Fläche F konstant ist:

$$I_s \cdot F = \text{const.} \tag{5}$$

Wenn also bei einer leuchtenden Fläche der Größe 1 die Schwellenlichtstärke bei 20 liegt (arbiträre Einheiten), so würde bei einer Vergrößerung der Fläche auf 10 die Schwellenlichtstärke auf 2 abnehmen. Gl. (5) gilt allerdings nur für kleine Anteile des Gesichtsfeldes, wird eine kritische Fläche überschritten, so wird die Schwellenlichtstärke unabhängig von der Reizfläche. Ähnliche Relationen wie Gl. (5) gelten auch für andere Modalitäten. Die angenähert vollständige räumliche Summation von Schwellenreizen ist die Grundlage für die Erkennung von großen Signalen bei schlechter Beleuchtung: Im fast dunklen Zimmer ist ein Wecker mit großem Zifferblatt noch abzulesen, die Armbanduhr dagegen nicht mehr.

Bisher haben wir die Abhängigkeit der Quantität der Empfindung von der räumlichen Ausdehnung des Reizes betrachtet. Interessanter ist die Beeinflussung der Wahrnehmung durch einen zweiten, räumlich neben dem ersten liegenden Reiz. Es treten dabei Verstärkungs- und Hemmungseffekte bei Empfindungen auf, die sich am besten an Hand von Kontrastphänomenen darstellen lassen.

Kontrast. Unter Kontrast versteht man in bezug auf visuelle Wahrnehmungen das Verhältnis der Helligkeit von nebeneinander liegenden Bildanteilen, also z.B. das Verhältnis der Helligkeit eines dunklen Schrankes zu der der hellen Wand, vor der er steht. Ähnlich kann man Kontrast auch für andere Sinnesempfindungen definieren, z.B. als die Lautstärke eines Sprechers gegenüber einem Hintergrundgeräusch. Nur bei ausreichendem Kontrast heben sich Gegenstände vom Hintergrund genügend ab und werden dadurch wahrnehmbar. Wenn bei den Bildern die Unterschiede zwischen den Helligkeiten verschiedener Bildanteile zu gering sind, so wird das Bild „flau“ und unklar, und wir verstärken dann z.B. am Fernseher den Kontrast mit Hilfe der Elektronik.

Es ist eine allgemeine Eigenschaft der Sinneswahrnehmungen, daß in ihnen bestehende Kontraste verstärkt werden, daß ***Kontrastüberhöhung*** eintritt. Wenn Sie irgend eine größere dunkle Fläche vor einem hellen Hintergrund anschauen, so sieht die Grenze der dunklen Fläche dunkler aus als die Mitte, und um den dunklen Gegenstand erscheint der Hintergrund in einem schmalen Streifen aufgehellt (s. auch Abb. 5-11). Eine solche Kontrastüberhöhung kann man auch durch Messung nachweisen. Im Experiment der Abb. 1-9 sah die Versuchsperson den Übergang von einer dunklen Fläche links zu einer hellen rechts; die objektive, physikalisch gemessene Helligkeitsverteilung zeigt die schwarze Kurve. Die rote Kurve zeigt dagegen die ***subjektiv empfundene*** Helligkeitsverteilung. Diese wird bestimmt, indem man die Versuchsperson für die verschiedenen Stellen des Helligkeitsüberganges subjektiv als gleich hell empfundene Vergleichshelligkeiten einstellen läßt. Die subjektive Helligkeitsänderung ist viel steiler als die objektive. Ferner ist subjektiv der Rand der dunklen Fläche verdunkelt: Bei −10 Winkelgraden hat die subjektive Helligkeit ein Minimum; und subjektiv ist der Rand der hellen Fläche

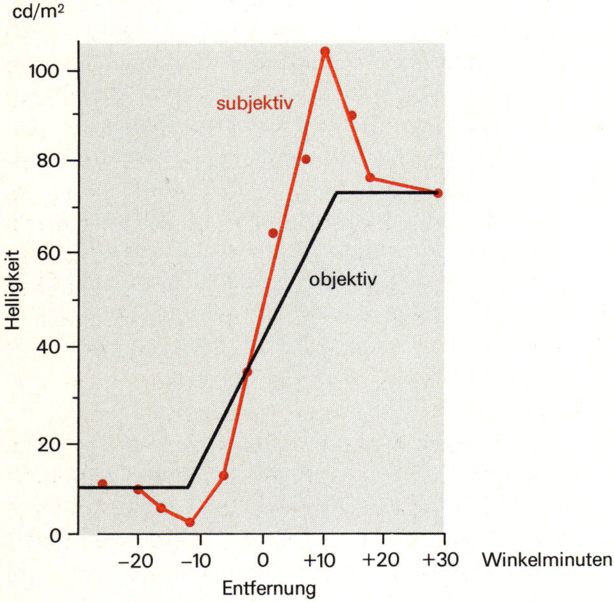

Abb. 1-9. Kontrastüberhöhung. Übergang von einer dunklen Fläche links zu einer hellen rechts, dargestellt an einer Linie senkrecht zur Kante (Abscisse). Ordinate Helligkeit der betrachteten Fläche. Die schwarze Kurve zeigt die mit einem Photometer gemessene objektive Helligkeitsverteilung, die rote die subjektive Verteilung. Letztere wird durch Einstellung einer als gleich hell empfundenen Vergleichsfläche an den verschiedenen Meßpunkten durch die Versuchsperson bestimmt [nach Lowry and dePalma: J. Opt. Soc. Amer. ***51***, 740 (1961)]

aufgehellt: die subjektive Helligkeit hat bei +10 Winkelgraden ein Maximum. Die subjektive Kontrastüberhöhung ist also sehr gut meßbar.

Wenn in Abb. 1-9 am linken Rande des Helligkeitsüberganges (zwischen −20 und 0 Winkelminuten) die empfundene Helligkeit viel geringer ist als die innerhalb der dunklen Fläche, so ist dies ein Zeichen von ***Hemmung:*** Die helle Fläche rechts setzt in der angrenzenden dunklen Fläche die subjektiv empfundene Helligkeit herab. Der starke Lichtreiz führt also nicht nur zu einer Lichtempfindung hoher Intensität, sondern vermindert oder hemmt Lichtempfindungen in benachbarten Bildanteilen. Auch die Helligkeitsüberhöhung am rechten Rande des Helligkeitsüberganges in Abb. 1-9 (zwischen 0 und +15 Minuten) beruht auf diesem Mechanismus der Nachbarschaftshemmung: Innerhalb der gleichmäßig hellen Fläche (rechts von +10 Winkelminuten) hemmen sich benachbarte helle Bildanteile gegenseitig, während am Rande der hellen Fläche Hemmung durch benachbarte Bildanteile teilweise wegfällt und die Empfindung somit relativ „enthemmt" wird. Die starke Hemmfunktion der hellen Fläche läßt sich am besten am Beispiel des Schwarz-Weiß-Fernsehers aufzeigen. Beim abgeschalteten Apparat ist der Bildschirm hellgrau. Wird nun eingeschaltet, so erzeugen die auf den Schirm auftreffenden Elektronen Licht, der Schirm kann also eigentlich nur heller werden als „hellgrau". Wir sehen aber durchaus tiefschwarze Bildanteile. Sie sind nur deshalb schwarz, weil neben ihnen sehr helle Bildanteile liegen und diese die Helligkeitsempfindung im benachbarten „schwarzen" Bildanteil hemmen. Die Bedeutung dieser Hemmung kann man mit der paradoxen Formulierung ***„Schwarz ist Weiß mit einem helleren Rand"*** kennzeichnen. Der schwarze Kohlenhaufen in der Sommersonne ist objektiv viel heller als weißer Schnee in der Abenddämmerung.

Ähnliche Phänomene wie die Kontrastüberhöhung und die Hemmung durch benachbarte Reizquellen gibt es ebenfalls für andere Modalitäten. Und auch für die Reizverarbeitung in Sinnesorganen und im sensorischen Nervensystem werden entsprechende Hemmungsvorgänge gefunden: Durch starke Reize erregte Zellen vermindern durch „Umfeldhemmung" die Empfindlichkeit benachbarter Zellen (s. receptives Feld, Abschnitt 3 und 4; s. Umfeldhemmung, Grundriß der Neurophysiologie, Abschnitt 4).

Abb. 1-9 hatte gezeigt, daß an einem Helligkeitsübergang in der Empfindung der Kontrast überhöht wird. Eine andere elegante Art, den Einfluß der räumlichen Umgebung auf die Empfindungsintensität zu erfassen, zeigt Abb. 1-10. Die Messung geht aus von der Schätzung der empfundenen Helligkeit einer kreisförmigen Lichtquelle, deren Beleuchtungsstärke (Abscisse) verändert wird. Als Reizstärke-Empfindungs-

Intensitäts-Beziehung ergibt sich die rote Linie in Abb. 1-10. Sie verläuft sehr flach; bei einer Erhöhung der Beleuchtungsstärke um 30 dB, d.h. um den Faktor 1000, wächst die Empfindungsstärke nur um wenig mehr als das Zehnfache. Den flachen Anstieg der Empfindungsstärke für weißes Licht zeigte auch Abb. 1-7; der Exponent der Stevensschen Potenzfunktion für Lichtreize liegt bei etwa 1/3 (s. Gl. (1), S. 20). Es wurde nun um die Reizquelle ein leuchtender Ring mit verschiedener Beleuchtungsstärke gelegt, und die Schätzung der Helligkeit des Reizlichtes wiederholt. War der umgebende Ring relativ schwach, mit 65 dB Beleuchtungsstärke beleuchtet, so ergibt sich die linke schwarze Kurve. Sie verlief für kleine Reizlichtstärken etwas steiler als die rote Kontrollkurve und mündete bei etwa 70 dB in diese ein. Wurde die Beleuchtung des umgebenden Ringes verstärkt, so wurden die Kurven zunehmend steiler, und bei 85 dB Umgebungsleuchtstärke ergab sich eine sehr steile Abhängigkeit der empfundenen Helligkeit von der Stärke des Reizlichtes: Bei dieser Umgebungsbeleuchtung steigt die Lichtempfindung schon auf das Zehnfache, wenn die Reizstärke verdreifacht wird. Durch das helle Licht um die Reizlichtquelle hat sich also der Exponent der Stevensschen Potenzfunktion von 1/3 auf 3 erhöht. Das bedeutet, daß die ***hohe Umgebungsleuchtstärke*** den ***Kontrast,*** die empfundenen Helligkeitsabstufungen des Reizlichtes, ungemein ***steigert***.

Das Abknicken der roten Kurve in Abb. 1-10 in die schwarzen Abschnitte bei Einschalten der ***Umgebungsbeleuchtung*** zeigt auch sehr augenfällig, daß die Umgebungsbeleuchtung die Empfindungsintensität herabsetzt oder ***hemmt:*** Während z.B. ohne Umgebungsbeleuchtung eine Reizlicht-Beleuchtungsstärke von 80 dB eine empfundene Helligkeit von 70 Einheiten auslöst, wird bei einer Umgebungsbeleuchtung von 85 dB für denselben Reiz nur noch eine Helligkeit von 10 Einheiten empfunden. Diese Hemmung kennen wir gut von den ***Blendeffekten*** durch Scheinwerfer entgegenkommender Autos. Neben dem blendenden Scheinwerfer verschwindet die schwach beleuchtete Straße und vom vorausfahrenden Wagen sind gerade noch die Rücklichter, aber weiter keine Details sichtbar. Die Kontrastüberhöhung bei heller Umfeldbeleuchtung wird auch von Malern wiedergegeben, wenn sie Strände oder Schneelandschaften in heller Sonne malen: Die Helligkeitsabstufungen werden hart, mit geringen Übergängen. Bilder der Abenddämmerung dagegen sind durch weiche Abschattierungen gekennzeichnet.

Zeitdimension der Empfindung. Die letzte der zu besprechenden Dimensionen der Empfindung ist die Zeit. Die Zeit selbst wird empfunden als Gegenwart, erinnert als Vergangenheit und erhofft als Zukunft. Darüber ließe sich viel sagen, z.B. über den Zeitraum, den wir als unmittelbare

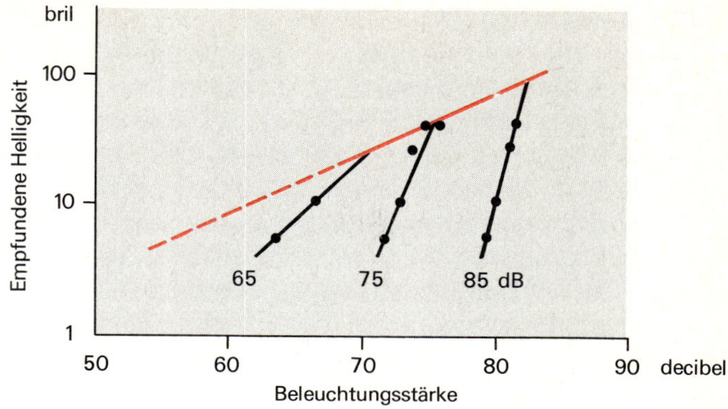

Abb. 1-10. Hemmung der Helligkeitsempfindung durch eine helle Umgebung. Die rote Gerade zeigt die empfundene Helligkeit einer vom Auge fixierten Zielfläche in Abhängigkeit von der objektiven Beleuchtungsstärke, doppelt-logarithmische Darstellung. Die schwarzen Geraden geben die empfundene Helligkeit an, wenn um die Zielfläche ein Ring mit der Beleuchtungsstärke 65, bzw. 75, bzw. 85 dB gelegt wird. Nach Stevens: Psychophysics. New York – London – Sydney – Toronto: John Wiley 1975

Gegenwart empfinden, den psychologischen Moment. Für Zeitabstände können Unterschiedsschwellen bestimmt werden, und die kleinste auflösbare Dauer von periodischen Reizen wird z.B. als Flimmerverschmelzungsfrequenz bestimmt. Die Sinnesorgane erweisen sich als träge und für genaue Zeitmessungen nicht geeignet.

Näher eingehen wollen wir auf den Einfluß der ***Reizdauer*** auf die ***Intensität der Empfindung***. Ähnlich wie die Reizfläche summiert sich auch die Reizdauer. Diese ***Summation*** ist für kurze Reize in der Nähe der Reizschwelle ***vollständig***, d.h. eine Verdoppelung der Reizdauer verdoppelt die Intensität der Empfindung. Dies zeigt Abb. 1-11 für den Gesichtssinn. Für Zeiten kürzer als 0,1 s nimmt die Schwellenlichtstärke umgekehrt proportional zur Reizdauer ab, es gilt also für diesen Bereich:

$$I_s \cdot t = \text{const.} \qquad (6)$$

Das Produkt von Schwellenreiz I_s und Reizdauer t ist konstant. Dieses „Gesetz von Ricco“ ist völlig analog zu dem der räumlichen Summation von Schwellenreizen [Gl. (5), S. 27]. Wird eine kritische Reizzeit überschritten, so hört die Summation auf, und die Reizschwelle bleibt in Abb. 1-11 bei Reizdauern über 1 s unabhängig von der Dauer.

Der Gl. (6) entsprechende Beziehungen gelten auch für andere Modalitäten. Der Gl. (6) entspricht z.B. die Erfahrung, daß wir sehr schnelle Bewegungen nur bei heller Beleuchtung sehen können: Der Akrobat,

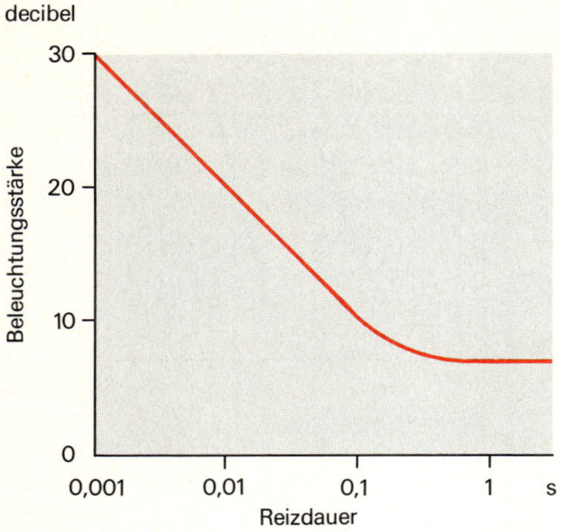

Abb. 1-11. Zeitliche Summation an der absoluten Sehschwelle. Die rote Kurve gibt die minimale Beleuchtungsstärke (Ordinate) an, die ein Lichtreiz von der in der Abscisse angegebenen Dauer haben muß, um gerade noch erkannt zu werden. Doppelt-logarithmische Darstellung. Für Reizdauern kürzer als 0,1 s verläuft die Kurve mit der Steigung −1, in diesem Bereich sind also Reizdauer und Schwellenleuchtstärke einander umgekehrt proportional. Nach Marks: Sensory Processes. New York – London: Academic Press 1974

dessen Schnelligkeit wir bewundern sollen, läßt sich hell anstrahlen, während der Zauberkünstler eine schwache Beleuchtung vorzieht.

Sehr kurze Reize summieren sich also in unserer Empfindung. Lange Reize dagegen führen zu Hemmungen, zur ***Adaptation***. Ein gleichmäßig andauernder Reiz wird mit der Zeit immer schwächer empfunden. Ein gutes Beispiel für diese Adaptation bietet die Warm-Empfindung: Ein Bad kann beim Einsteigen unangenehm warm erscheinen, nach kurzer Zeit klingt jedoch die Hitzeempfindung ab. Das Ergebnis einer Messung der subjektiven Adaptation zeigt Abb. 1-12. Es wurde mit einer bestimmten Schwefelwasserstoffkonzentration ein ***konstanter Geruchsreiz*** gegeben. Während des Reizes wurde die Versuchsperson aufgefordert, die Stärke des Geruches als Vielfaches einer Standardgeruchsintensität zu schätzen (Rationalskala, s. Abb. 1-6). Unmittelbar nach dem Einschalten des Geruchsreizes schätzten die Versuchspersonen eine Empfindungsintensität von 56. Die ***Empfindungsintensität fiel*** dann innerhalb von wenigen Minuten steil ab und stellte sich nach etwa 5 Minuten auf eine konstante Intensität von etwa 20 ein. Dieser Abfall der Empfindungsintensität von 56 auf 20 bei konstantem Reiz ist eine typische Adaptation. Abb. 1-12 zeigt weiter die ***Deadaptation***, die Rückkehr der vollen Empfindlichkeit nach dem Ende des Dauerreizes. Nach dem

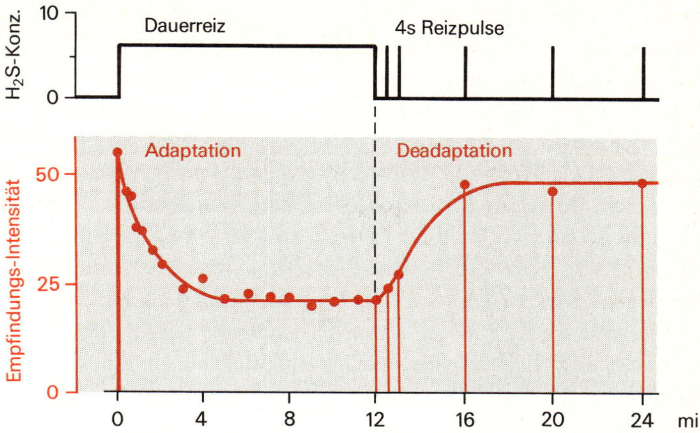

Abb. 1-12. Adaptation einer Geruchsempfindung. Oben (schwarz) Reizamplitude (Schwefelwasserstoff-Konzentration von $6{,}5 \cdot 10^{-6}$ Volumenanteilen), unten (rot) Empfindungsintensität, geschätzt von 4 Versuchspersonen in je 10 Versuchen als Vielfaches einer Standardintensität [nach Eckman et al.: Scand. J. Psychol. ***1967,*** 177]

Dauerreiz werden kurze Testreize gegeben und jeweils die Empfindungsintensität während der Testreize geschätzt. Die subjektive Empfindlichkeit kehrt, mit einem ähnlichen Zeitgang, wie er für die Adaptation gefunden wurde, zuerst schnell, dann langsamer zurück.

Adaptation und Deadaptation der Empfindungsstärke lassen sich für die meisten Wahrnehmungsqualitäten nachweisen, sie werden jeweils in den Kapiteln der speziellen Sinnesorgane behandelt (s. auch Abb. 4-17). Die wichtigste Ausnahme von dieser Regel bildet die Schmerzempfindung, die nicht adaptiert (s. Abb. 3-17). Die ***Adaptation*** hat ähnlich wie die ***Kontrastüberhöhung*** zur Folge, daß wir Änderungen von Reizen sehr viel besser wahrnehmen als eine konstante Situation. Sie dienen beide dazu, aus der Vielzahl der auf den Organismus einströmenden Reize nur die wesentlichen auszuwählen und zu betonen. Solche kontrasterhöhende zeitliche Änderungen der Reize führen wir auch aktiv herbei: Wenn wir ein feines Relief fühlen wollen, dann streichen wir leicht mit den Fingerspitzen darüber. Unsere Augäpfel führen dauernd kleine ruckartige Bewegungen aus, verschieben damit das Bild der Umwelt auf der Netzhaut und steigern so das Auflösungsvermögen des Gesichtssinnes auf ein Vielfaches (s. Sehen mit stabilisiertem Netzhautbild, S. 176).

Affektive und intentionale Aspekte der Sinneswahrnehmung. Neben den besprochenen Dimensionen haben Sinneswahrnehmungen häufig affektive Tönungen, die sich beispielsweise durch die Begriffspaare angenehm/unangenehm, Behagen/Unbehagen, schön/häßlich ausdrücken ließen. Besonders ausgeprägt ist das für Gerüche, die wir oft gar nicht besser als „anregend" oder „ekelhaft" bezeichnen können. Die Intensität der ausgelösten Affekte läßt sich messen und mit dem Reiz vergleichen. Das Resultat eines derartigen Experimentes zeigt Abb. 1-13. Bei einer Lufttemperatur von 4 Grad wurden die Versuchspersonen mit einem Infrarotstrahler angestrahlt, so daß die Effektivtemperatur an der Körperoberfläche die Werte der Abscisse von Abb. 1-13 hatte. Die Versuchspersonen wurden dann aufgefordert, bei den verschiedenen Temperaturen den ***Grad ihres Unbehagens*** anzugeben. Sie taten dies entweder durch Schätzen der Intensität (s. rote Kurve, Verfahren der Abb. 1-6), oder durch intermodalen Intensivitätsvergleich (s. schwarze

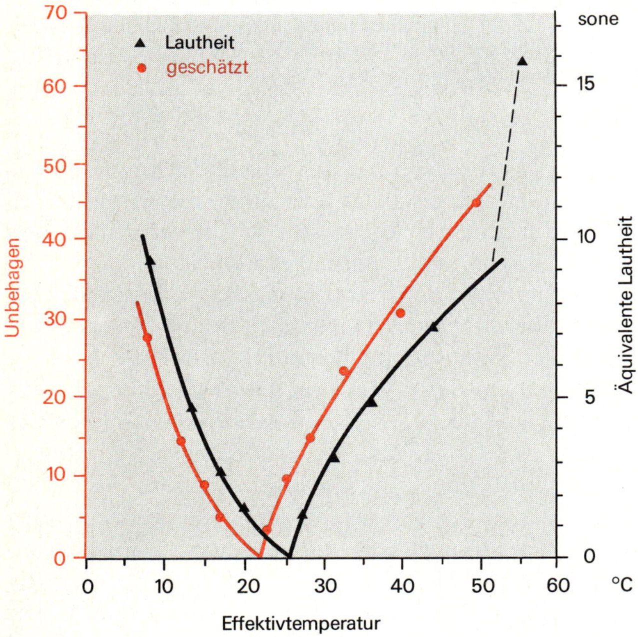

Abb. 1-13. „Unbehagen" in Abhängigkeit von der Temperatur. In der Abscisse die „effektive Hauttemperatur", die bei einer Lufttemperatur von +4 °C durch verschieden starke Bestrahlung mit einer Infrarotlampe eingestellt wurde. Das Ausmaß des Unbehagens bei der betreffenden Temperatur wurde von den Versuchspersonen geschätzt (Kreise, rote Kurve und Ordinate) oder als äquivalente Lautheit einer Schallquelle eingestellt (Dreiecke, schwarze Kurve und Ordinate). Als indifferent wurden Effektivtemperaturen von 22–24 °C empfunden. Nach Stevens: Psychophysics. New York – London – Sidney – Toronto: John Wiley 1975

Kurve, Verfahren der Abb. 1-7). Beide Kurven stimmen gut überein. Das Unbehagen hatte zwischen 22 und 26 °C ein Minimum, dies entspricht etwa der normalen Hauttemperatur. Bei Erwärmen und Abkühlen aus diesem Bereich stieg das Unbehagen sehr steil an, beim Abkühlen sogar mit einem Exponenten von 1,7. Dieser Exponent ist ähnlich hoch wie der für den Schmerz (s. Abb. 1-7): Schmerz könnte ja auch als eine Extremform von Unbehagen bezeichnet werden. Das Unbehagen oder Behagen wird in der Regel unser Verhalten beeinflussen, wir werden sowohl übermäßige Kälte wie Hitze vermeiden und uns der angenehmen Wärme zuwenden. Der sehr steile Anstieg des Unbehagens bei Abkühlung ist vielleicht notwendig, um uns vor den Gefahren der Unterkühlung zu bewahren.

Zum Abschluß dieses unvollständigen Aufrisses der subjektiven Sinnesphysiologie soll noch daran erinnert werden, daß wir die Sinnesempfindungen meist nicht passiv hinnehmen, sondern daß sie uns einerseits Anlaß zum Handeln sind, und wir sie andererseits oft aktiv herbeiführen durch aktive Zuwendung. Erst dieses ***Wollen der Empfindung*** macht sie zu meinem persönlichen Erlebnis, bewirkt, daß sie meine persönliche Zeit ausfüllt, macht sie zu meiner Erfahrung, deren Wiederholbarkeit und damit Voraussagbarkeit für die Zukunft ich zur Grundlage meines Handelns machen kann.

F 1.11 Welche der folgenden Aussagen über die Schwellenlichtstärke ist falsch?

a) Sie nimmt mit Vergrößerung der Lichtquellenfläche ab.
b) Sie nimmt mit verstärkter Beleuchtung der Umgebung zu.
c) Sie steigt mit der Wurzel der Reizdauer.
d) Sie nimmt bei langem Aufenthalt im Dunklen ab.
d) Sie kann durch räumliche Summation herabgesetzt werden.

F 1.12 Adaptation auf einen Sinnesreiz bezeichnet die Beobachtung, daß

a) lange Reize schwächer empfunden werden als gleichstarke kurze Reize,
b) ein schwacher Reiz bei häufiger Wiederholung mit höherer Intensität empfunden wird,
c) nach einem langen starken Reiz die Empfindlichkeit für kurze Testreize langsam zunimmt,
d) eine starke Reizquelle die Empfindungsintensität für Reize aus einer räumlichen neben der starken Quelle liegenden Reizquelle herabsetzt,
e) während eines langen Reizes die Empfindungsintensität für zusätzliche kleine Testreize der gleichen Qualität abnimmt.

2 Somatoviscerale Sensibilität

R. F. Schmidt

Außer den in den späteren Kapiteln dieses Buches behandelten speziellen Sinnesorganen (wie z. B. Auge und Ohr) verfügt der Körper praktisch in allen Geweben über Receptoren, die Signale aus der Umwelt oder aus dem Körper aufnehmen und dem Zentralnervensystem mitteilen. Die Gesamtheit dieser Sinnessysteme bezeichnen wir als ***somatoviscerale Sensibilität.*** Wie Abb. 2-1 zeigt ist es üblich, die Sinnessysteme der Haut, der Gelenke und der Skeletmuskeln mit ihren Sehnen als somatische Sensibilität oder Somatosensorik abzugrenzen von der Sensibilität der Eingeweide, die als viscerale Sensibilität zusammengefaßt wird.

Bei der somatischen Sensibilität werden die in der Haut lokalisierten Modalitäten als Oberflächensensibilität der Tiefensensibilität aus den darunterliegenden Muskeln, Sehnen und Gelenken gegenübergestellt. Die der Haut eigentümlichen, also zur Oberflächensensibilität gehörenden Modalitäten, nämlich der Tastsinn (Mechanoreception) und der Temperatursinn (Thermoreception) werden ebenso wie die Tiefensensibilität und die viscerale Sensibilität in den folgenden Abschnitten dieses Kapitels dargestellt. Der zusätzliche, allen Geweben gemeinsame Schmerzsinn wird dagegen in Kapitel 4 gesondert abgehandelt.

Die ***Receptoren*** der somatovisceralen Sensibilität können, wie im untersten Teil der Abb. 2-1 zu sehen, vier Grundtypen zugeordnet werden, nämlich einerseits solchen, die entweder auf mechanische (Mechanoreceptor) oder auf thermische (Thermoreceptor) oder auf chemische Reize (Chemoreceptor) ansprechen und andererseits den Nociceptoren, die nur auf Reize reagieren, die das Körpergewebe schädigen oder zu schädigen drohen, also als Noxen (Noxa, lateinisch Schaden) angesehen werden müssen. Mechanoreceptoren spielen vor allem beim Tastsinn der Haut und bei der Tiefensensibilität eine wichtige Rolle, die Thermoreceptoren dienen vor allem dem Temperatursinn, und die Chemoreceptoren sind in der visceralen Sensibilität am häufigsten anzutreffen.

Die Weiterleitung und Verarbeitung der von den Receptoren der somatovisceralen Sensibilität aufgenommenen Signale in den verschiedensten Abschnitten des peripheren und zentralen Nervensystems wird in Kapitel 3 im Zusammenhang beschrieben. In den folgenden vier Abschnitten dieses Kapitels wird daher der Schwerpunkt der Betrachtung einerseits

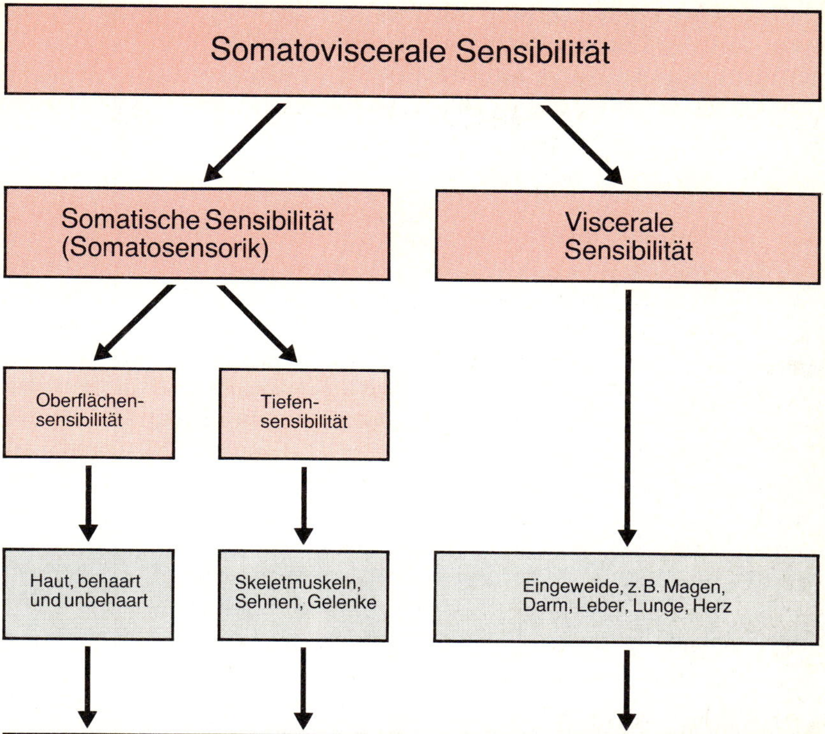

Receptortyp	Beispiele adaequater Reize
Mechanoreceptor	Druck, Berührung, Vibration, Spannung, Dehnung
Thermoreceptor	Abkühlung, Erwärmung
Chemoreceptor	Metabolite, pH, pCO_2, pO_2, Glukose
Nociceptor	Gewebsschädigungen (Noxen), Hitze, Quetschen

Abb. 2-1. Übersicht über die Anteile der somatovisceralen Sensibilität (oben), ihre Lokalisationen im Körper (Mitte) und über die vier Grundtypen somatovisceraler Receptoren mit Beispielen ihrer adaequaten Reize

auf den psychophysischen Aspekten der somatovisceralen Sensibilität und andererseits auf dem Zusammenhang zwischen dem Entladungsverhaltens der somatovisceralen Receptoren und den durch diese Entladungen hervorgerufenen Sinnesempfindungen liegen.

Die Leistungsfähigkeit der somatovisceralen Sensibilität ist mit der jeder anderen Sinnesmodalität durchaus vergleichbar. Die früher häufig benutzte Bezeichnung „niedere Sinne" für die somatovisceral Sensibilität, die vielleicht das Fehlen komplizierter spezieller Sinnesorgane andeuten sollte, ist daher mißverständlich und nicht länger brauchbar.

2.1 Mechanoreception

Dieser Abschnitt befaßt sich mit der Aufnahme und Verarbeitung mechanischer Reizung der Haut, mit der ***Mechanoreception*** (Synonyme: Mechanoperception, Tastsinn). Diese Sinnesmodalität weist vier Qualitäten auf, nämlich die ***Druck-, Berührungs-, Vibrations-*** und ***Kitzelempfindungen.*** Im folgenden wird nach der Besprechung der subjektiv erfaßbaren Eigenschaften der Mechanoreception gezeigt werden, daß die Haut eine Reihe von mechanosensiblen Receptoren enthält, deren Eigenschaften (adäquate Reize, Schwellen, Entladungs- und Adaptationsverhalten) sie geeignet erscheinen lassen, jeweils an der Vermittlung der einen oder anderen Qualität der Mechanoreception besonders beteiligt zu sein.

Empfindungsschwelle und Intensitätsfunktion mechanischer Hautreizung. Die Ergebnisse bei der Bestimmung der Empfindungsschwelle für einen mechanischen Hautreiz hängen sehr stark von der jeweiligen Reizmethode ab. Bei der ältesten, der Prüfung von Schwelle und Verteilung der Mechanosensibilität mit Hilfe von Haaren oder Borsten, stellte sich heraus, daß bei leichten, im 0,1 bis 0,5 Gramm-Bereich liegenden Druckreizen (Eichung siehe Abb. 2-2 A) nur von bestimmten Punkten der Haut Druck- oder Berührungsempfindungen (Synonym: taktile Empfindungen) ausgelöst werden konnten. Diese Punkte wurden als ***Tastpunkte*** bezeichnet. Ein Beispiel zeigt Abb. 4-3 (S. 148). Hautregionen mit zahlreichen Tastpunkten sind insbesondere die Fingerkuppen und die Lippen, während Oberarme, Oberschenkel und der Rücken besonders wenige Tastpunkte aufweisen.

Die Bestimmung der Tastpunkte eines Hautareals und ihrer Schwellen für Druckreize sind aufschlußreiche, aber schwierige und umständliche Messungen, die außerdem den Nachteil haben, daß wegen der punktförmigen Reizung ein direkter Vergleich zu den mehr flächenförmigen Reizen des Alltags schwer möglich ist. Moderne Reizgeräte, bei denen sich Form, Dauer und Intensität der Reize in weitem Umfang variieren lassen, bedienen sich dagegen auswechselbarer Stempel mit unterschiedlicher Kontaktfläche auf der Haut. Die mit einem solchen Reizgerät unter Verwendung der in Abb. 2-2B gezeigten Reizform gewonnenen

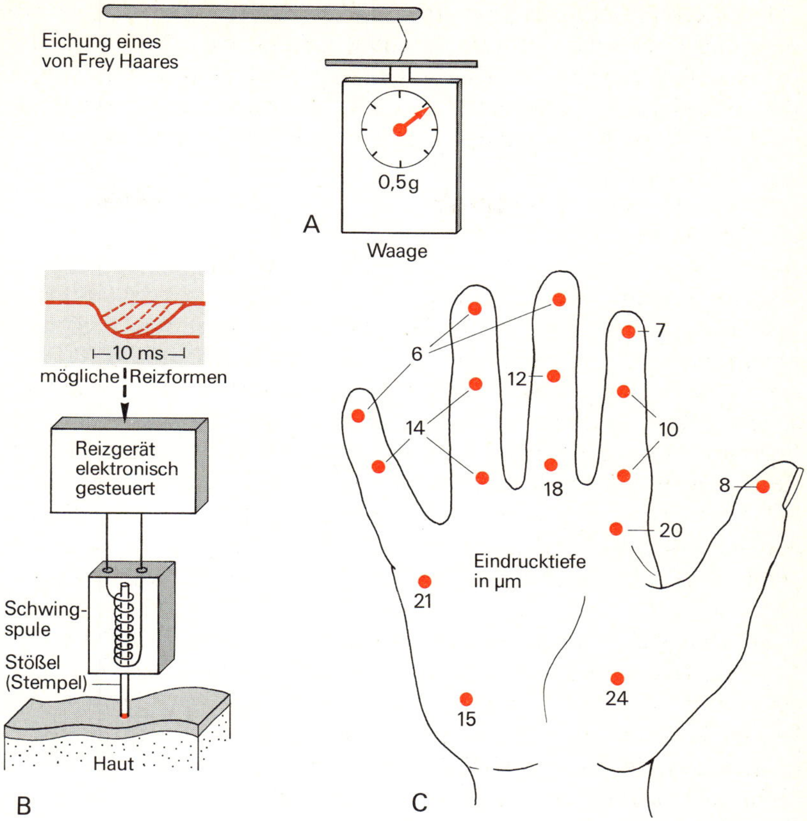

Abb. 2-2 A-C. Schwelle und Verteilung der Mechanosensibilität auf der Haut. **A** Eichung eines „von Frey Haares" durch Bestimmung desjenigen Druckes (in Milligramm oder Gramm), bei dem sich das Haar oder die (Nylon-)Borste gerade verbiegt. Mit Hilfe eines abgestuften Satzes solcher Reizhaare lassen sich Schwelle und Verteilung der Tastpunkte und die Schwellen und receptiven Felder von Mechanoreceptoren bestimmen. **B** Beispiel für mechanische Hautreizung mit Hilfe eines elektronisch geführten Stempels oder Stößels. **C** Verteilung der Empfindungsschwellen für Reize der in **B** gezeigten Form, angegeben in µm Eindrucktiefe (nach Lindblom und Lindström in Zotterman, Y. (Hrsgb.): Sensory functions of the skin in primates. Oxford: Pergamon Press, 1976)

taktilen Empfindungsschwellen der rechten Handinnenfläche zeigt Abb. 2-2 C. Angegeben ist die minimal notwendige Eindrucktiefe der Haut in Mikrometer, die zu einer gerade wahrnehmbaren Berührungsempfindung führt.

Eindellungen der Haut in der Größenordnung von 0,01 Millimeter (10 Mikrometer) führen also in der Handinnenfläche bereits zu taktilen

Empfindungen. An den Fingerspitzen sind die Schwellen dabei deutlich geringer als in der übrigen Handinnenfläche. Dies ist im Einklang mit den Erfahrungen des Alltags. Dagegen überrascht der Befund, daß die Schwellen der Zeige- und Mittelfingerkuppen sich praktisch nicht von denen der anderen Finger unterscheiden. In derselben Untersuchung wurde, ebenfalls eher unerwartet, gefunden, daß auch die Empfindungsschwellen blinder Personen nicht deutlich von denen normaler Versuchspersonen abweichen.

Bei überschwelligen mechanischen Hautreizen läßt sich die Abhängigkeit der Empfindungsintensität von der Reizstärke mit den auf S. 18–25 beschriebenen eigenmetrischen Methoden festlegen. Als Beispiel für eine solche Untersuchung dient Abb. 2-3. Sie zeigt für drei Versuchs-

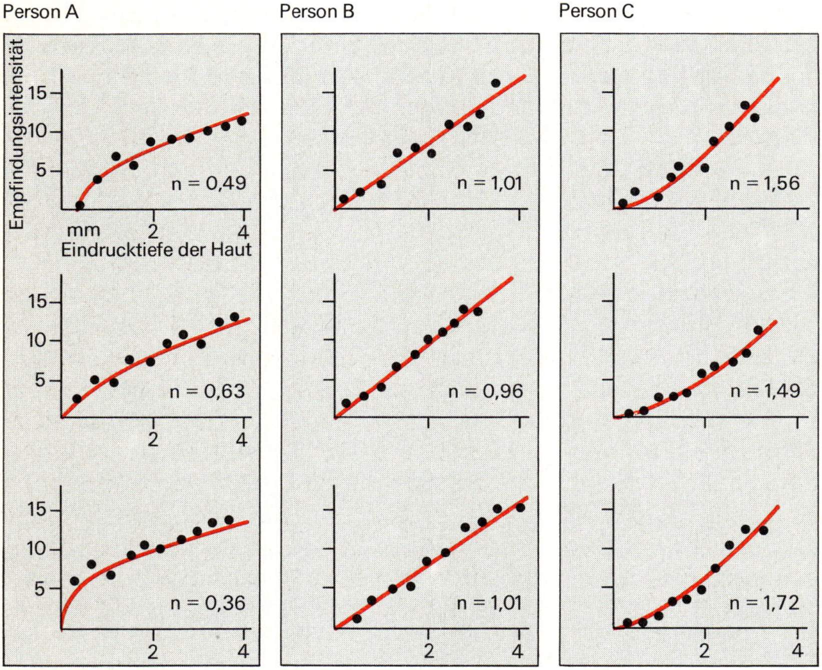

Abb. 2-3. Psychophysische Intensitätsfunktion für die Abhängigkeit der Druckempfindung von der Reizstärke. Druckpulse von einer Sekunde Dauer wurden mit der in Abb. 2-2 B gezeigten Reizapparatur auf die Handinnenfläche gegeben und die Hauteindrucktiefe (Abscisse) gemessen. Die drei Versuchspersonen (A), (B) und (C) ordneten den Reizen Zahlenwerte in Abhängigkeit von der Empfindungsintensität (Ordinate) zu. Jeder Versuch wurde dreimal wiederholt (untereinander angeordnete Kurven). Die ausgezogenen Kurven sind an die Meßwerte angepaßte Potenzfunktionen mit den jeweils rechts im Diagramm angegebenen Exponenten [nach Knibestöl und Vallbo aus Zotterman, Y. (Hrsg.): Sensory functions of the skin in primates. Oxford: Pergamon Press (1976)]

personen (A, B, C) den Zusammenhang zwischen der Amplitude eines Druckreizes (Abcisse) und der Amplitude subjektiv empfundener Reizintensität (Ordinate). Für jede Versuchsperson wurde diese ***Intensitätsfunktion*** dreimal aufgenommen, wobei sich klar zeigte, daß diese Funktion intraindividuell bemerkenswert konstant ist, aber interindividuell große Unterschiede zeigt. Dies drückt sich deutlich in den Exponenten der an die Meßpunkte angepaßten Potenzfunktionen aus. Bei der Wertung derartiger Intensitätsfunktionen (weitere Beispiele s. Abb. 1-7 und 1-8) sind daher neben der Berücksichtigung der jeweiligen Versuchsbedingungen auch immer die interindividuellen Unterschiede des subjektiven Empfindens im Auge zu behalten.

Räumliches Auflösungsvermögen. Als Maß für das räumliche Auflösungsvermögen der Haut für taktile Reize wird seit langem die Bestimmung der räumlichen Unterschiedsschwellen herangezogen, d. h. das Messen des Abstandes zwischen zwei taktilen Reizen, bei dem diese gerade noch als getrennt wahrgenommen werden. Diese räumlichen Unterschiedsschwellen lassen sich mit einem Stechzirkel (mit abgestumpften Spitzen um Schmerzreize zu vermeiden) leicht untersuchen. Werden beide Spitzen gleichzeitig aufgesetzt, also die ***simultane Raumschwelle*** geprüft, so ergeben sich beim Erwachsenen die in Abb. 2-4 gezeigten Werte. Sie sind ein ***Maß für das räumliche Auflösungsvermögen*** der Haut für taktile Reize in der jeweiligen Körperregion. Entsprechend unserer Alltagserfahrung und in Übereinstimmung mit der oben erwähnten Verteilung der Tastpunkte sind die simultanen Raumschwellen der Zungenspitze, der Fingerkuppen und der Lippen besonders niedrig (Größenordnung 1–3 mm), während sie auf dem Rücken und an den Oberarmen und Oberschenkeln in der Größenordnung von 50–100 mm liegen. Dabei sind sie in der Längsachse der Extremitäten deutlich höher als senkrecht dazu (bitte ausprobieren).

Bei blinden Personen ist die räumliche Unterschiedsschwelle unter sonst gleichen Bedingungen nicht besser als bei normalen Versuchspersonen. Dies ist in Übereinstimmung mit dem Fehlen eines Unterschiedes für die Empfindung leichter Berührungsreize (s. oben) und gilt auch für die Empfindung von Vibrationsreizen.

Wird das räumliche Auflösungsvermögen eines Hautareals geprüft indem die Zirkelspitzen nacheinander aufgesetzt werden, so wird nicht die simultane, sondern die ***sukzessive Raumschwelle*** getestet. Wenn Sie an einer Versuchsperson simultane und sukzessive Raumschwellen prüfen, werden Sie feststellen, daß die sukzessive Raumschwelle ***deutlich besser als die simultane ist***: Die sukzessive Raumschwelle beträgt oft nur ein Viertel der simultanen, also beispielsweise 1 mm statt 4 mm. Die Gründe für diesen Unterschied liegen teils in den mechanischen

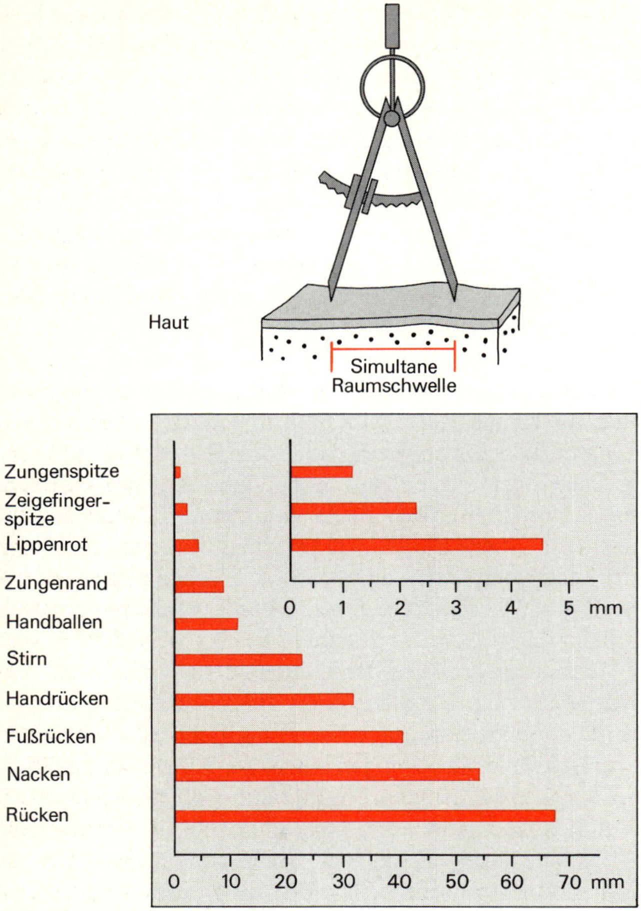

Abb. 2-4. Simultane Raumschwellen des Erwachsenen. Die Einsatzfigur rechts oben zeigt die simultanen Raumschwellen der links angegebenen Hautareale bei einer 1 : 10 vergrößerten Abscisse. Die Länge der Balken gibt für die jeweilige Körperregion den kleinsten Abstand zwischen zwei gleichzeitig (simultan) applizierten Reizpunkten an, bei dem die beiden Punkte noch als getrennt wahrgenommen werden können (nach Weber und nach Landois)

Eigenschaften der Haut, zum größten Teil in der Art und Weise ihrer Innervation und in der zentralen Verschaltung der afferenten Nervenfasern (s. a. Abschnitt 3.3 ab S. 99).

Das räumliche Auflösungsvermögen der Haut für mechanische Reize kann aber auch auf andere Weise als durch das Messen der simultanen und sukzessiven Raumschwellen geprüft werden. So kann beispielsweise gemessen werden, bei welchem Längenunterschied zwei auf die Haut aufgesetzte Kanten als unterschiedlich lang empfunden werden oder welche Länge ein solcher Kantenreiz haben muß, damit unterschieden werden kann, ob er längs oder quer aufgesetzt wurde. Als Beispiele seien erwähnt, daß am Unterarm, bei dem die simultane Raumschwelle bei 30–40 mm liegt, die Länge zweier Kantenreize sich um 5–10 mm unterscheiden muß um wahrgenommen zu werden und daß durchschnittlich eine minimale Kantenlänge von 17 mm erforderlich ist um zu unterscheiden, ob die Kante in medio-lateraler oder proximo-distaler Richtung aufgesetzt wurde.

Prüfen der Mechanoreception. Bei der klinischen Untersuchung der Mechanosensibilität wird gewöhnlich zur Prüfung der Berührungsempfindung die Haut mit einem Wattebausch o.ä. gereizt und der Patient nach seiner Empfindung befragt. Ferner darüber, an welchem Ort er den Reiz lokalisiert. Das Unterscheiden von spitz und stumpf wird durch unregelmäßig abwechselndes Aufsetzen von Spitze und Kopf einer Glaskopfstecknadel geprüft. Regelmäßig wird bei dieser Untersuchung auch das ***Erkennen auf die Haut geschriebener Zahlen*** erfragt. Dabei werden zunächst größere, dann kleiner werdende Zahlen mit einem stumpfen Griffel (Nadelkopf, Fingerspitze) auf die Haut geschrieben.

Die ***Vibrationsempfindung*** wird mit einer Stimmgabel, die auf einen Knochenpunkt (z.B. Ellenbogen, Schienbein) aufgesetzt wird, überprüft. Im Experiment oder bei genauerer Untersuchung verwendet man besser von Sinusgeneratoren angetriebene Schwingspulen (bzw. Lautsprechersysteme). Getestet wird in der Regel die absolute Schwelle für eine bewußte Vibrationsempfindung. Sie hat ihr Minimum bei etwa 150–300 Hz. Die dabei notwendige minimale Vibrationsamplitude liegt in der Größenordnung von 1 µm (vgl. a. Abb. 2-9 E, S. 50).

Bei allen klinischen Messungen soll möglichst ein ***Seitenvergleich,*** d.h. das Prüfen des gleichen Parameters auf der entsprechenden anderen Körperseite, durchgeführt werden, um auch geringe Unterschiede mitzuerfassen. Es ist aber festzuhalten, daß die Routineuntersuchungen der Klinik, gemessen an der Leistungsfähigkeit der Mechanoperception, relativ grob sind und leichte, aber diagnostisch wichtige Störungen der Mechanosensibilität nicht immer entdecken.

Übersicht über histologische Struktur, afferente Innervation und Adaptationsverhalten cutaner Mechanoreceptoren. Abb. 2-5 gibt einen Überblick über die in der unbehaarten (A) und behaarten (B) Haut des Menschen und

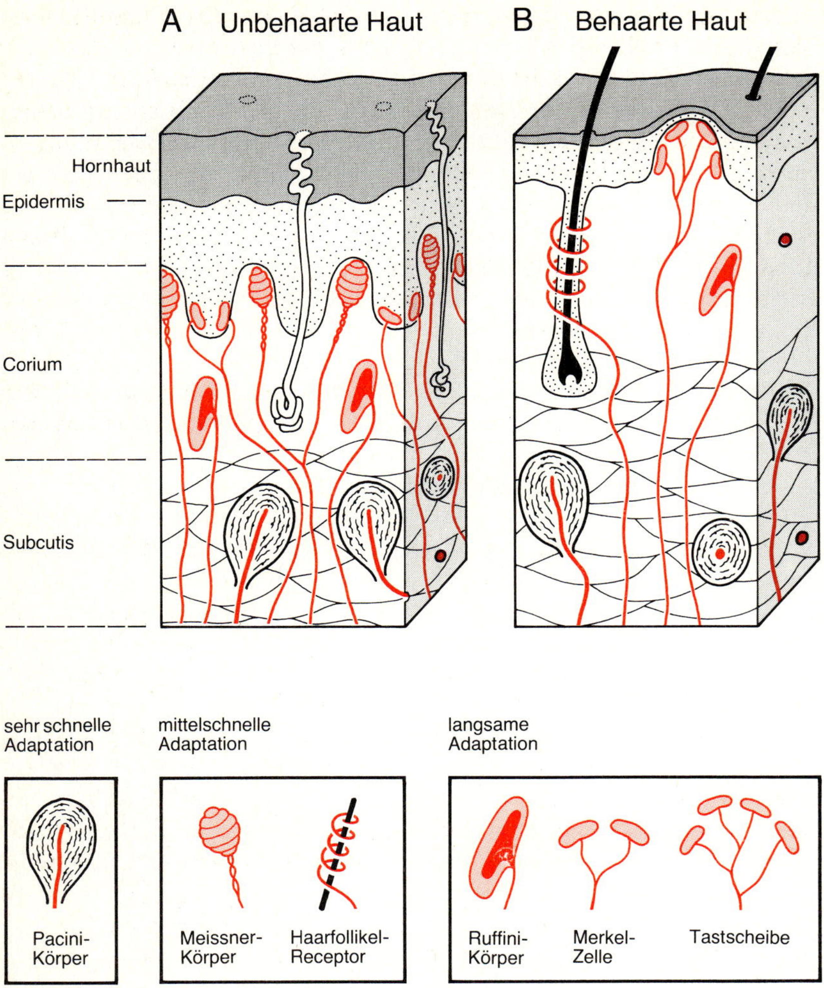

Abb. 2-5 A, B. Schematische Darstellung der Struktur und der Lage von Mechanoreceptoren in der unbehaarten **(A)** und der behaarten Haut **(B)**. Ausführliche Erläuterung im Text. Vergleiche dazu auch Tabelle 2-1

anderer Säugetiere (z. B. Affe, Katze) vorkommenden Mechanoreceptoren. Diese Receptoren werden alle von markhaltigen, schnelleitenden, afferenten Nervenfasern der Gruppe II versorgt (Durchmesser 5–12 µm, Leitungsgeschwindigkeit 30–70 m/s, siehe im „Grundriß der Neurophysiologie" Tabelle 1-1, S. 10 und Tabelle 2-2, S. 68). Bei diesen hohen

Leitungsgeschwindigkeiten kommt ein peripher ausgelöster Impuls innerhalb weniger Millisekunden im Rückenmark an.

Im Tierversuch wird das ***Reiz-Antwort-Verhalten von Hautreceptoren*** bestimmt, indem die Aktionspotentiale einer einzelnen afferenten Nervenfaser registriert werden (Abb. 2-6 A). Am Menschen werden Metallmikroelektroden durch die Haut in den zu untersuchenden Nerven eingestochen und einzelne afferente Nervenfasern aufgesucht. Durch Reizung mit entsprechenden Reizgeräten (s. Abb. 2-2 A, B) oder durch das Auflegen von Gewichten (Abb. 2-6 A) wird versucht, den Receptor zu erregen und Beziehungen zwischen Reiz und Reizantwort herzustellen.

Wird das Reiz-Antwort-Verhalten auf konstante Druckreize der verschiedenen in Abb. 2-5 gezeigten Receptoren untersucht, so zeigt sich, daß diese sich auf Grund ihrer unterschiedlichen ***Adaptation*** auf diesen Reiz in drei Grundtypen einteilen lassen, nämlich solche, die ***sehr schnell*** adaptie-

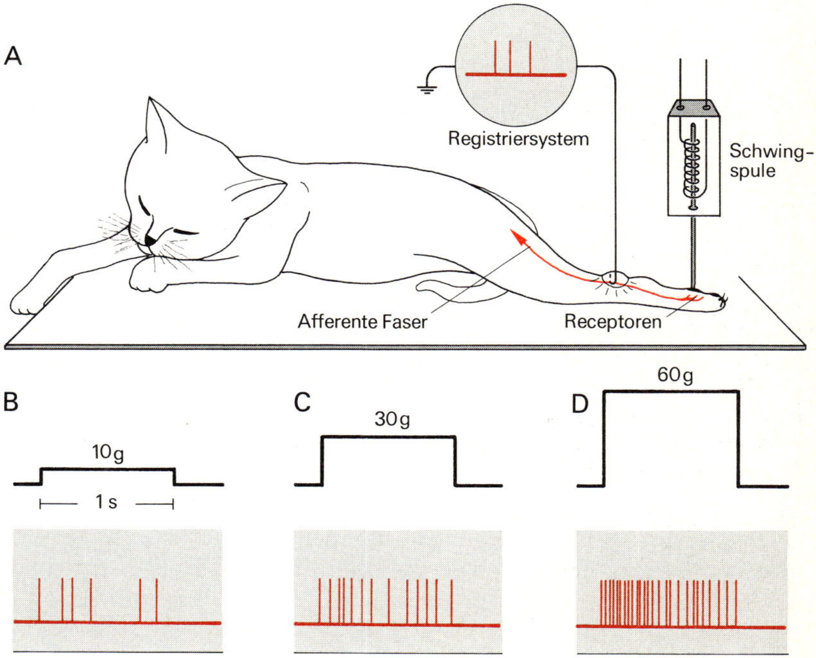

Abb. 2-6. A Schema der Versuchsanordnung zur Untersuchung des Reiz-Antwortverhaltens von Hautreceptoren. **B, C, D** Impulse (Aktionspotentiale) eines Druckreceptors aus der unbehaarten Fußsohle der Katze (untere, rote Registrierungen) bei Anwendung von Reizen konstanter Kraft (obere Registrierungen). Angabe der Gewichte in g/cm^2. Der Receptor zeigte keine Spontanaktivität

ren, also nur ein oder zwei Impulse pro Druckreiz aussenden (Pacini-Körperchen, s. a. Abb. 2-9), solche, die ***mittelschnell*** adaptieren, also etwa 50–500 ms nach Beginn des Druckreizes wieder aufhören zu entladen (Meissner-Körperchen, Haarfollikelreceptoren, s. a. Abb. 2-8), und schließlich solche, die ***langsam*** adaptieren, also auch bei langen Druckreizen noch Reiz-induzierte Aktionspotentiale aussenden (Merkel-Zellen, Tastscheiben, Ruffini-Körperchen, s. a. Abb. 2-6 B-D; Abb. 2-7).

Tabelle 2-1. Klassifikation cutaner Mechanoreceptoren nach ihrem Adaptationsverhalten (Säulenüberschriften) und ihrem adäquaten Reiz (Säulenunterschriften)

	ADAPTATION BEI KONSTANTEM DRUCKREIZ		
	langsam	mittelschnell	sehr schnell
Unbehaarte Haut	Merkel-Zelle, Ruffini-Körperchen	Meissner-Körperchen	Pacini-Körperchen
Behaarte Haut	Tastscheibe, Ruffini-Körperchen	Haarfollikel-Receptor	Pacini-Körperchen
	Intensitäts-detektor	Geschwindigkeits-detektor	Beschleunigungs-detektor
	KLASSIFIKATION NACH ADÄQUATEM REIZ		

Tabelle 2-1 (Säulenüberschriften) faßt das Ergebnis der nach diesem Kriterium (Adaptationsverhalten bei konstantem Druckreiz) getroffenen Einteilung zusammen. Diese Ordnung datiert aus einer Zeit, in der z.B. mit von Frey-Haaren zwar die Intensität und Dauer eines taktilen Reizes leicht festgelegt werden konnten, andere Reizparameter aber, wie die Geschwindigkeit oder Beschleunigung einer Hauteindellung, nicht beliebig variierbar waren. Wird das Antwortverhalten auf die letzteren Reizparameter in die Betrachtung einbezogen, so ergibt sich, wie im folgenden gezeigt wird, daß die schnell bzw. sehr schnell auf Druckreiz adaptierenden Receptoren nicht in erster Linie die Intensität des taktilen Reizes codieren (wie dies die langsam adaptierenden tun), sondern Information über seine Geschwindigkeit bzw. Beschleunigung vermitteln. Tabelle 2-1 (Säulenunterschriften) zeigt diese Befunde vorweg im Überblick.

Druckreceptoren (Intensitätsdetektoren). Bei den langsam adaptierenden Receptoren ist auch bei sehr langen Druckreizen die momentane Entladungsrate abhängig von der Reizintensität (Abb. 2-6 B, C, D; Abb. 2-7 A). Analysiert man die Beziehung zwischen Reizintensität und Impulsfrequenz in einem doppelt-logarithmischen Koordinatensystem (Abb. 2-7B), so zeigt sich, daß sich die Meßpunkte durch Gerade verbinden lassen. Dies weist darauf hin, daß diese Beziehung einer Potenzfunktion der Form Impulsfrequenz = Reizintensität^n folgt (s. a. Abschnitt 2.1 S. 20). Funktionell gesehen dienen solche Receptoren als ***Intensitätsdetektoren,*** d. h. sie messen die Stärke oder Eindrucktiefe eines mechanischen Hautreizes. Da sie auch nach langer Zeit nicht vollkommen adaptieren (Abb. 2-7 A), geben sie auch die ***Dauer*** eines Druckreizes an.

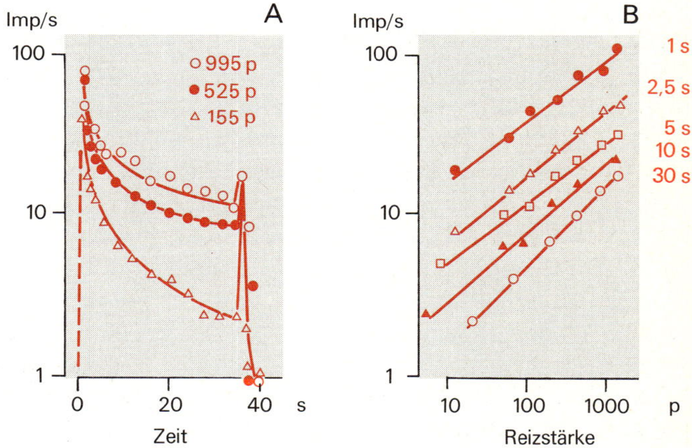

Abb. 2-7 A, B. Antwortverhalten eines Druckreceptors auf Reize konstanter Kraft. **A** Zeitverlauf der Receptorentladungen (Ordinate in Impulse/Sekunde, logarithmischer Maßstab) während dreier Reize von knapp 40 s Dauer (Abscisse) mit den durch die Symbole im Bild angegebenen Reizintensitäten. **B** Die Beziehung zwischen Reizstärke (Abscisse) und Receptorentladung (Ordinate) zu verschiedenen Zeiten nach Reizbeginn. Beide Maßstäbe sind logarithmisch. Die Schwellenreize zu jedem Reizzeitpunkt wurden von den applizierten Reizen abgezogen. Jeder Punkt in **(A)** und **(B)** ist der Durchschnittswert aus 10 Einzelmessungen

Die langsam adaptierenden Intensitätsdetektoren der unbehaarten Haut (z. B. Handinnenfläche) sind die ***Merkel-Zellen*** (s. Abb. 2-5 A und Tabelle 2-1). Sie liegen in kleinen Gruppen in den untersten Schichten der Epidermis, dort wo sich diese zapfenartig in die Papillen des Coriums hineinstülpt. Auch in der behaarten Haut gibt es Merkel-Zellen. Sie liegen aber in besonderen, punktförmig über die Hautoberfläche herausragenden ***Tastscheiben*** (s. Abb. 2-5 B).

Im Corium der unbehaarten wie der behaarten Haut liegt ein weiterer langsam adaptierender Receptor, nämlich das ***Ruffini-Körperchen*** (s. Abb. 2-5). Anders als die Merkel-Zellen entladen viele von ihnen auch in Ruhe, also ohne jeden Reiz. Außerdem antworten sie nicht nur auf senkrecht auf die Haut auftreffende Druckreize, sondern auch auf Dehnung der Haut. In der Handinnenfläche des Menschen sind ein Teil der Ruffini-Körperchen richtungsempfindlich, das heißt Dehnen der Haut in einer Richtung führt zu vermehrten Entladungen, während Dehnen senkrecht dazu die Ruheaktivität vermindert (vgl. Abb. 2-10). Die Ruffini-Körperchen vermitteln also Information über die Richtung und Stärke von Scherkräften, die in der Haut und zwischen Haut und Unterhaut beispielsweise bei Gelenkbewegungen oder beim Hantieren mit Werkzeugen auftreten.

Berührungsreceptoren (Geschwindigkeitsdetektoren). Bewegt man einige Haare auf dem Handrücken, ohne die Haut selbst zu berühren, und hält man die Haare anschließend in ihrer neuen Stellung fest, so entsteht nur während der Bewegung der Haare eine Empfindung. Sobald die Haare unbewegt in ihrer neuen Stellung gehalten werden, hört die Empfindung auf. Dies weist darauf hin, daß die Receptoren an den Haarfollikeln weniger das Ausmaß der Haarbewegung registrieren, als vielmehr die Bewegung des Haares, genauer die Geschwindigkeit der Haarbewegung messen.

Auch in der unbehaarten Haut gibt es Receptoren mit einem vergleichbaren Antwortverhalten. Ein Beispiel zeigt die Abb. 2-8. Der Receptor sendet nur während der rampenförmigen Stößelbewegung Impulse aus, nicht jedoch nach Aufhören der Bewegung. Die Impulsfrequenz hängt dabei insbesondere von der Eindruckgeschwindigkeit des Stößels ab, wie die Originalregistrierungen in A ebenso zeigen wie die Auswertung in B. In einem doppelt-logarithmischen Koordinatensystem (C) hängt die Impulsrate linear von der Eindruckgeschwindigkeit, also der ersten Ableitung nach der Zeit ab, d.h., die Beziehung zwischen Impulsrate des Receptors und Eindrucksgeschwindigkeit des Reizes wird durch eine Potenzfunktion beschrieben. Diese Receptoren können also als ***Geschwindigkeitsdetektoren*** bezeichnet werden (Tabelle 2-1).

Die mittelschnell adaptierenden Geschwindigkeitsdetektoren der unbehaarten Haut sind die ***Meissner-Körperchen,*** auch Meissnersche Tastkörperchen genannt, die in den Papillen des Coriums liegen (Abb. 2-5A). Ihnen entsprechen in der behaarten Haut die ***Haarfollikelreceptoren*** an den intracutanen Abschnitten der Haare (Abb. 2-5B).

Receptoren wie die Druckreceptoren, die in erster Linie die Intensität

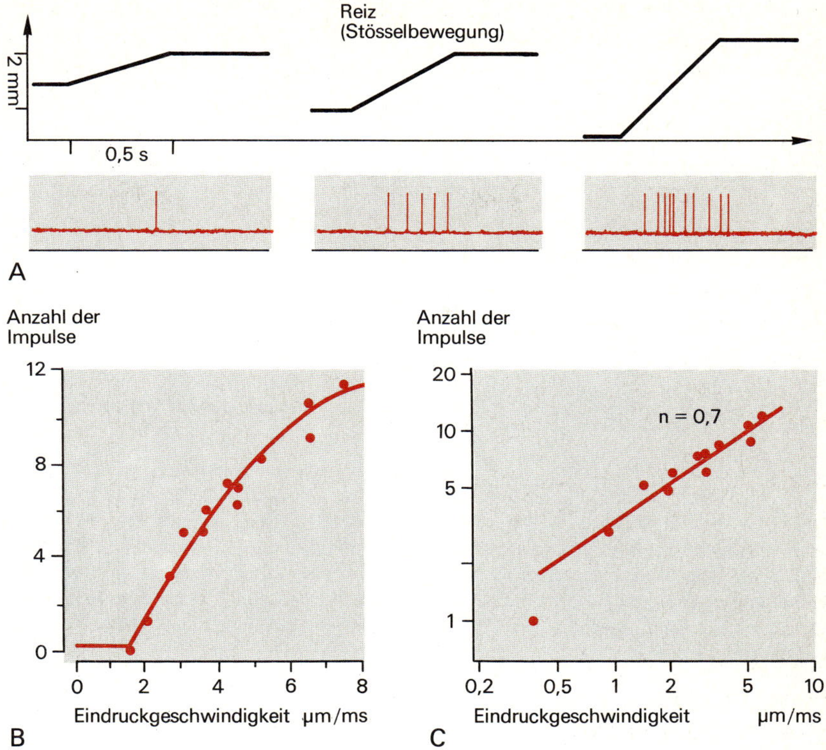

Abb. 2-8 A-C. Antwortverhalten eines mittelschnell adaptierenden Mechanoreceptors (Geschwindigkeitsdetektors). **A** zeigt Originalregistrierungen (rot) der Receptorantworten bis drei mechanischen Reizen (Stößel) mit unterschiedlicher Eindruckgeschwindigkeit (schwarze Rampen), jedoch gleicher Reizdauer. **B, C** Die Beziehung zwischen Eindruckgeschwindigkeit (Abscisse in µm/ms) und Antwortverhalten des Receptors (Ordinate, Zahl der Impulse pro Reiz) dargestellt mit linearen **(B)** und logarithmischen Maßstäben **(C).** Der Schwellenreiz von 1,6 µm/ms ist von den in **(C)** gezeigten Werten abgezogen (nach Zimmermann)

eines Reizes übermitteln, werden in Anlehnung an die Nomenklatur bei technischen Meßfühlern häufig als ***Proportionalreceptoren*** oder P-Receptoren bezeichnet. Entsprechend werden Receptoren mit dem Antwortverhalten der Geschwindigkeitsdetektoren häufig ***Differentialreceptoren*** oder D-Receptoren und Mischformen PD-Receptoren oder ***PD-Fühler*** genannt.

Vibrationsreceptoren (Beschleunigungsdetektoren). Abb. 2-9A, B zeigt das Antwortverhalten des dritten Receptortyps auf rechteckförmige

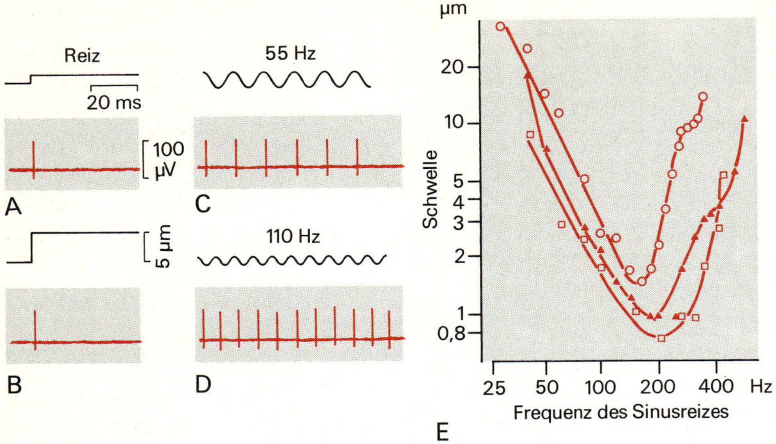

Abb. 2-9 A-E. Antwortverhalten von Pacini-Körperchen (Beschleunigungsdetektoren). **A-D** Antworten eines Pacini-Körperchens auf mechanische, rechteckige Reize unterschiedlicher Stärke (**A, B**) und mechanische Sinusreize von 55 und 110 Hz (**C, D**). Die Sinusreize sind in ihrer Amplitude gerade überschwellig für 1 : 1-Antworten des Receptors. Die Eichungen gelten für alle Registrierungen. **E** Schwelle (Ordinate) dreier Pacini-Körperchen in Abhängigkeit von der Frequenz (Abscisse) mechanischer Sinusreize. Die Reize wurden am Ort maximaler Empfindlichkeit jedes Receptors appliziert (Fußsohle Katze). Beide Maßstäbe sind logarithmisch

Reize: unabhängig von der Reizstärke (Reiz A ist überschwellig, Reiz B mehrfach überschwellig) reagiert der Receptor auf jeden Rechteckreiz mit nur einem Impuls. Er adaptiert also sehr schnell (Tabelle 2-1). Dieser Receptor kann also weder über die Eindrucktiefe noch über die Eindruckgeschwindigkeit Informationen übermitteln.

Bei sinusförmiger Reizung (Abb. 2-9C, D) löst jedoch jede Sinusperiode Aktionspotentiale aus. Wird die Amplitude der Sinusschwingung dabei so eingestellt, daß jede Periode gerade ein Aktionspotential auslöst, so zeigt sich, daß die minimal notwendige Amplitude der Sinusschwingung in charakteristischer Weise von der Frequenz der Schwingung abhängt: Bei 110 Hz (D) ist sie kleiner als bei 55 Hz (C). Besonders deutlich zeigt Abb. 2-9E diese Abhängigkeit der minimal notwendigen Amplitude der Sinusschwingung für ein 1 : 1-Antwortverhalten (Ordinate) von der Sinusfrequenz (Abscisse). Ansteigen der Reizfrequenz von 30 Hz auf 200 Hz läßt die Schwelle steil abfallen, und zwar beträgt in der doppelt-logarithmischen Auftragung in E die Steilheit der Kurve im Bereich 30–200 Hz etwa −2 für die Beziehung zwischen Schwelle und Reizfrequenz. Die Beziehung zwischen Schwellenamplitude S_T und Frequenz f kann daher auch geschrieben werden als S_T = const. · f^{-2}, was anzeigt, daß der adäquate Reiz dieser Receptoren die 2. Ableitung der Eindrucktiefe nach der Zeit, also die Beschleunigung der Hautverschiebung ist. Wir können diese Receptoren daher als ***Beschleunigungsdetektoren*** bezeichnen (Tabelle 2-1). Bei Frequenzen über 200 Hz steigt die Schwelle der Receptoren wieder an, bei wesentlich höheren Frequenzen (400–1000 Hz) ist ein 1 : 1-Verhalten nicht mehr auszulösen. Beschleunigungsdetektoren können sowohl von der behaarten als auch von der unbehaarten Haut aus erregt werden.

Wie in der Tabelle 2-1 vorwegnehmend schon gezeigt, dienen die ***Pacini-Körperchen*** im Fettgewebe der Subcutis (Unterhaut) der unbehaarten (s. Abb. 2-5A) wie der behaarten Haut (B) als Beschleunigungsdetektoren. Es sind relativ große neuronale Endstrukturen, die zwiebelschalenartig von Bindegewebe umhüllt sind. Außer in der Subcutis finden sie sich noch in wechselnder Anzahl an den Sehnen und Fascien der Muskeln, an der Knochenhaut und in den Gelenkkapseln.

Mechanosensible freie Nervenendigungen der Haut. Außer myelinisierten Afferenzen enthält jeder Hautnerv auch noch eine große Anzahl (50% und mehr) unmyelinisierter (Gruppe IV oder C) Fasern. Dies sind teils efferente postganglionäre sympathische Fasern, die beispielsweise die glatte Muskulatur der Hautgefäße und die glatte Muskulatur der Haarbälge versorgen. Zum Teil sind es aber auch afferente Nervenfasern, die in freien Nervenendigungen, nicht in corpusculären Strukturen, enden. Die Receptorfunktionen dieser freien Nervenendigungen der Gruppe IV-Fasern sind zum Teil noch ungeklärt. Manche sind Thermoreceptoren, viele Nociceptoren (s. S. 150–152). Einige sind auch auf mechanische Berührungsreize geringer Reizstärke empfindlich. Solche ***Mechanoreceptoren*** mit unmyelinisierten afferenten Fasern fanden sich in der behaarten und, wenn auch nur selten, in der unbehaarten Haut.

Die geringe Leitungsgeschwindigkeit der Gruppe IV-Fasern (Größenordnung 1 m/s) bedingt, daß zwischen Reizapplikation und Ankunft der afferenten Impulse im ZNS eine beträchtliche Zeit vergeht. Beispielsweise erreicht ein Impuls in einer Gruppe IV-Fasern, der von der Zehe eines Erwachsenen ausgeht, das Rückenmark (Entfernung etwa 1 m) erst nach etwa 1000 ms, während ein Impuls in einer Gruppe II-Faser (Leitungsgeschwindigkeit 50 m/s) für die gleiche Strecke nur etwa 20 ms benötigt. Viele durch mechanische Reize induzierte Reflexe und meist auch unsere Empfindungen haben kürzere Latenzen als die Leitungszeiten der afferenten Impulse der Gruppe IV-Fasern. Letztere sind also an diesen Vorgängen schon aus diesem Grunde in der Regel nicht, oder jedenfalls zu Beginn nicht beteiligt.

Prüft man das ***Antwortverhalten*** der mechanosensitiven Gruppe IV-Receptoren, so stellt man noch einen weiteren wichtigen Unterschied gegenüber den oben besprochenen corpusculären Mechanodetektoren fest: Hautreize identischer Reizstärke geben sehr unterschiedliche Antworten. Dies bedeutet, daß Receptoren dieses Typs über Änderungen der Reizintensität nur sehr ungefähre Angaben machen können. Anders ausgedrückt: in bezug auf die Reizintensität ist die Meßgenauigkeit einzelner Mechanoreceptoren, die von marklosen Nervenfasern innerviert werden, gering. Die Zahl der unterscheidbaren Intensitätsstufen ist kleiner als drei, meist um zwei. Dieser geringe Wert läßt erwarten, daß diese Receptoren ***Schwellendetektoren*** sind, also Fühler, die lediglich die Anwesenheit eines Reizes an einem bestimmten Ort der Haut signalisieren. Daneben sind sie möglicherweise bei der Übermittlung schwacher, sich auf der Haut ***bewegender Mechanoreize*** (beispielsweise das Krabbeln eines Insektes) beteiligt. Auch wird diskutiert, daß sie, allein oder mit anderen, für die ***Kitzelempfindung*** verantwortlich sein sollen.

Receptive Felder von Mechanoreceptoren. Als receptives Feld eines Mechanoreceptors bezeichnet man dasjenige Areal, von dem der Receptor durch einen Reiz definierter Stärke erregt werden kann. Als Reizstärke benutzt man in der Regel einige wenige Vielfache, beispielsweise das Vier- oder Fünffache der Schwellenreizstärke. Die Ausdehnung auf diese Weise bestimmter receptiver Felder der menschlichen Innenhand ist für die vier Typen von Mechanoreceptoren der unbehaarten Haut in Abb. 2-10 zu sehen. In A sind die receptiven Felder von 15 ***Merkel-Zell-Einheiten*** dargestellt. Sie sind klein, ihre Fläche beträgt gewöhnlich 3 bis 50 mm^2, was etwa Durchmessern von 2 bis 8 mm entspricht. Im Gegensatz dazu sind die receptiven Felder der ebenfalls langsam adaptierenden ***Ruffini-Körperchen*** groß (B). Diese Receptoren weisen außerdem, wie bereits erwähnt, eine deutliche Richtempfindlichkeit auf. Noch deutlicher sind die Unterschiede in der Größe der receptiven Felder bei den schnell adaptierenden Receptoren. Die receptiven Felder der ***Meissner-Körperchen*** (C) sind ebenso klein wie die der Merkel-Zellen, während sich die der ***Pacini-Körperchen*** (D) über eine weite Fläche, beispielsweise einen ganzen Finger oder die halbe Handinnenfläche ausdehnen.

In der behaarten Haut sind die receptiven Felder der Ruffini- und Pacini-Körperchen ähnlich groß wie in der unbehaarten Haut und die receptiven Felder der Tastscheiben sind mit denen der Merkel-Zellen vergleichbar, also klein. Allerdings versorgt eine Nervenfaser in der Regel zwei bis drei Tastscheiben, so daß eine afferente Einheit zwei bis drei separate kleine receptive Felder besitzt. Anders sieht es bei den Haarfollikelreceptoren aus. Hier versorgt eine afferente Nervenfaser bis zu einigen Hundert benachbarten Haarfollikel, sodaß diese Fasern große receptive Felder haben. Umgekehrt wird jeder Haarfollikel von zahlreichen afferenten Fasern innerviert. Die afferente Innervation der Haarfollikel ist also von deutlicher Divergenz und Konvergenz gekennzeichnet.

Innervationsdichte von Mechanoreceptoren. Die menschliche Innenhand wird von etwa 17 000 mechanoreceptiven Nervenfasern der Gruppe II versorgt. Der Anteil der einzelnen Typen von Mechanoreceptoren und die Dichte ihrer Anordnung in Fingerspitzen, proximalen Fingerflächen und Handinnenflächen können der Abb. 2-10 entnommen werden. Bemerkenswert ist der hohe Anteil der Meissner-Körperchen (43%) und deren beträchtliche Dichte (etwa 140 pro cm^2) in den Fingerspitzen, die sicherlich für das gute räumliche Auflösungsvermögen der Fingerspitzen in erster Linie verantwortlich sind. Für Lippen und Zungenspitze dürfen ähnlich hohe Innervationsdichten vermutet werden, aber es gibt dazu derzeit weder dort noch in anderen Hautarealen als der Handinnenfläche ausreichend detaillierte Messungen. Alles in allem sind anscheinend die rasch adaptierenden Receptoren in der unbehaarten und der behaarten Hand des Menschen, der Affen und der anderen Säugetiere eindeutig in der Überzahl. Dies ist funktionell sinnvoll, da Änderungen des Reizgeschehens in der Regel für den Organismus wichtiger sind als die absolute Größe der Intensität, Dauer oder Frequenz eines Reizes.

Receptorfunktion und Mechanoperception. Die seit Ende der sechziger Jahre eingeführte Technik, mit Metallmikroelektroden durch die intakte Haut hindurch (transcutan) von einzelnen afferenten Nervenfasern menschlicher Nerven abzuleiten, hat nicht nur zu den bisher erwähnten Ergebnissen geführt (vgl. Abb. 2-10) und zugehöriger Text), sondern auch die Möglichkeit eröffnet, gleichzeitige neurophysiologische und psychophysische Messungen durchzuführen. Auf diese Weise konnte zum Beispiel geprüft werden, ob die Schwelle für die bewußte Empfindung eines taktilen Reizes auf der Haut mit der Schwelle eines oder mehrerer der verschiedenen Mechanoreceptortypen übereinstimmt, oder ob die Empfindungsschwelle deutlich über der Receptorschwelle liegt, eine Empfindung also erst dann auftritt, wenn Mechanoreceptoren deutlich überschwellig erregt werden.

Für die menschliche Hand stellte sich heraus, daß die ***Erregung eines einzelnen Meissner-Körperchens*** der Fingerinnenflächen bereits zu einer Berührungsempfindung führt, selbst wenn nur ein einziger Impuls in einem solchen Receptor ausgelöst wird (Eindrucktiefe dabei 5–10 µm). Bei Vibrationsreizen über 60 Hz genügt ebenfalls die Erregung eines oder weniger Pacini-Körperchen, um eine Vibrationsempfindung auszulösen.

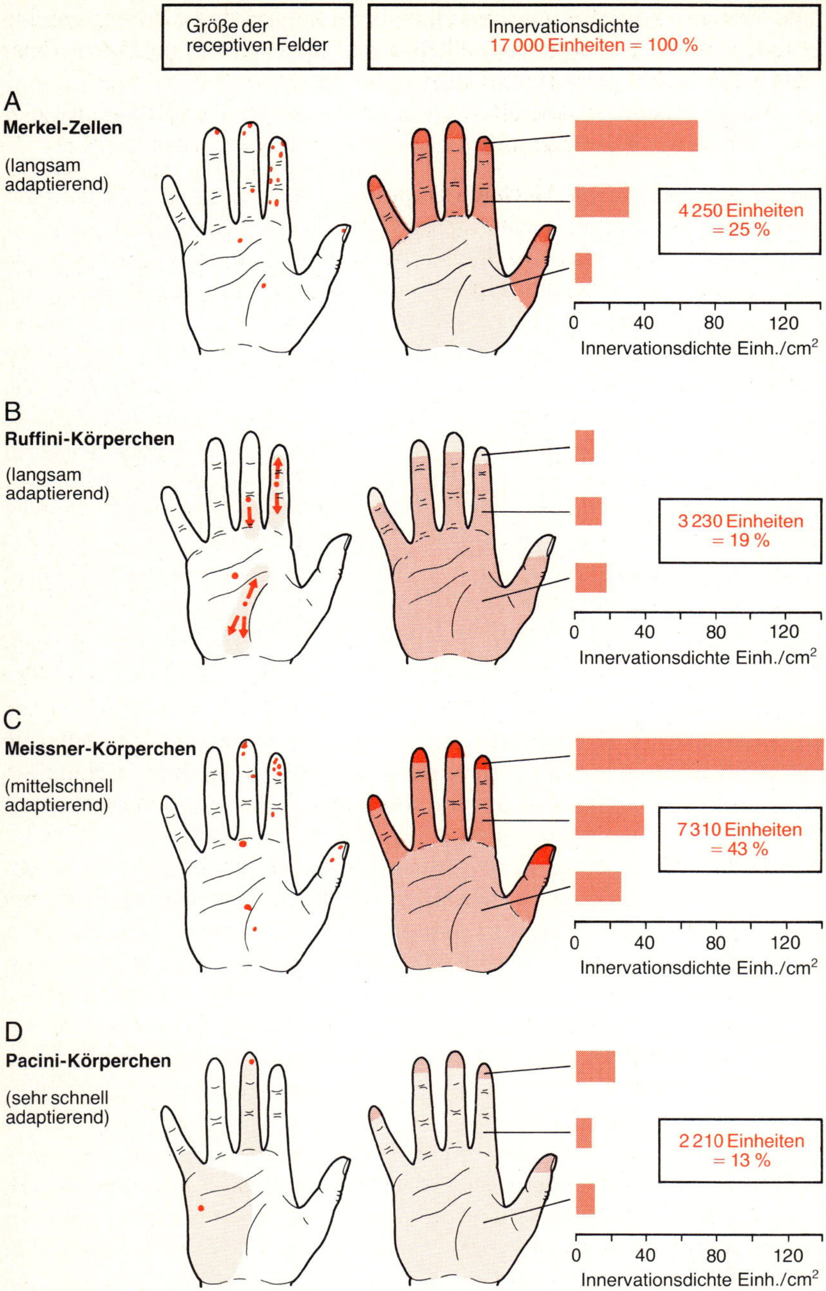

Abb. 2-10 A-D. Receptive Felder und Innervationsdichten von Mechanoreceptoren mit korpuskulären Endstrukturen und Gruppe II afferenten Fasern der menschlichen Innenhand. Aus Vallbo and Johansson 1984

Die Merkel-Zellen und Ruffini-Körperchen spielen für die Wahrnehmung solch kleiner Reize keine Rolle, da ihre Schwellen um ein Mehrfaches über denen der beiden anderen Receptortypen liegen.

In der Handinnenfläche liegt dagegen die Empfindungsschwelle deutlich über der Schwelle der schnell adaptierenden Mechanoreceptoren. In der Fingerinnenfläche wird die Empfindungsschwelle also durch die Schwelle der Mechanoreceptoren bestimmt, während in anderen Hautarealen die Empfindungsschwelle durch zentrale Mechanismen auf einem höheren Wert liegt. Offensichtlich schenkt das Zentralnervensystem Impulsen aus taktisch wichtigen Hautarealen mehr Aufmerksamkeit als solchen aus weniger wichtigen.

Bei überschwelligen taktilen Reizen folgen sowohl die psychophysischen Intensitätsfunktionen (Abb. 1-7, 2-3) wie das Entladungsverhalten von Druckreceptoren (Abb. 2-6) Potenzfunktionen, wobei die zugehörigen Exponenten ähnliche Werte annehmen können. Offen blieb allerdings die Frage, ob die Form der psychophysischen Intensitätsfunktion vor allem das Entladungsverhalten der Receptoren widerspiegelt, oder ob diese Form auch wesentlich von zentralnervösen Prozessen mitbestimmt wird. Gleichzeitige Messungen der Entladungen von Druckreceptoren und der subjektiven Empfindungsstärken bei Druckreizen auf die menschliche Haut haben die Frage weitgehend zu Gunsten der zweiten Möglichkeit entschieden: die Exponenten für die Entladungsfunktion einzelner Receptoren und für die Intensitätsfunktion der dabei auftretenden Empfindungen fallen in der Regel soweit auseinander, daß auf eine wesentliche Mitwirkung des Zentralnervensystems bei der Formung der psychophysischen Intensitätsfunktionen geschlossen werden muß.

F 2.1 Ordnen Sie die folgenden Hautbezirke nach der Größe der simultanen Raumschwelle an. Beginnen Sie mit dem Areal mit der geringsten Raumschwelle:
a) Zungenrand
b) Lippenrot
c) Zeigefingerspitze
d) Handballen
e) Rücken
f) Handrücken

F 2.2 Welche der folgenden Bezeichnungen trifft auf das Pacini-Körperchen zu?
a) Intensitätsdetektor
b) Beschleunigungsdetektor
c) Schwellendetektor

d) Geschwindigkeitsdetektor
e) Druckdetektor

F 2.3 Welche der folgenden histologischen Strukturen hat/haben die Eigenschaft eines Intensitätsdetektors?
a) Pacini-Körperchen
b) Meissner-Körperchen
c) Merkel-Zelle
d) Haarfollikelreceptor
e) Ruffini-Körperchen

F 2.4 Welcher Typ von afferenten Nervenfasern versorgt die Haarfollikelreceptoren?
a) Gruppe I a
b) Gruppe I b
c) Gruppe II
d) Gruppe III
e) Gruppe IV

F 2.5 Welche der im folgenden genannten Receptoren sind Geschwindigkeitsdetektoren?
a) Pacini-Körperchen
b) Tastscheiben
c) Haarfollikelreceptoren
d) Meissner-Körperchen
e) Merkelzellen

F 2.6 Welche der folgenden Aussagen trifft auf die mechanosensitiven Einheiten mit unmyelinisierten afferenten Fasern (Gruppe IV-Fasern) zu?
a) Diese Einheiten zeigen ein sehr konstantes Reiz-Antwort-Verhalten.
b) Die Leitungsgeschwindigkeit der afferenten Fasern liegt über 2 m/s.
c) Die Zahl der unterscheidbaren Intensitätsstufen liegt bei mehr als 3.
d) Nur Aussagen b und c sind richtig.
e) Alle Aussagen (a–d) sind falsch.

F 2.7 Die höchste Innervationsdichte in den menschlichen Fingerkuppen haben
a) die Meissner-Körperchen

b) die Merkel-Zellen
c) die Pacini-Körperchen
d) die Ruffini-Körperchen
e) Eine Aussage über die Innervationsdichte der einzelnen Receptortypen ist nicht möglich

F 2.8 Zwei der in Frage 2.7 genannten Receptortypen haben kleine, scharf begrenzte receptive Felder. Es handelt sich dabei um
a) Ruffini- und Pacini-Körperchen
b) Ruffini- und Meissner-Körperchen
c) Meissner- und Pacini-Körperchen
d) Merkel-Zellen und Ruffini-Körperchen
f) Merkel-Zellen und Meissner-Körperchen

2.2 Tiefensensibilität

Im Wachzustand sind wir jederzeit über die Stellung unserer Glieder zueinander orientiert. Auch nehmen wir die Bewegungen unserer Gelenke wahr und wir sind in der Lage, den Widerstand, gegen den wir eine Bewegung durchführen, ziemlich genau anzugeben. Wir fassen diese Fähigkeiten als ***Tiefensensibilität*** zusammen. Ihre drei Qualitäten sind der Stellungssinn, der Bewegungssinn und der Kraftsinn, die im folgenden besprochen werden. Danach wird auf die Receptoren eingegangen, die an der Vermittlung der Tiefensensibilität beteiligt sind, und schließlich wird gezeigt, daß der Aufbau der Tastwelt und unser subjektiver Gesamteindruck von der Stellung des Körpers im Raum eine integrative Leistung unseres Nervensystems ist, an der neben der Tiefensensibilität auch andere Sinnesmodalitäten und das motorische System entscheidend beteiligt sind.

Nach Abb. 2-1 (S. 37) kommen als Receptoren der Tiefensensibilität insbesondere solche aus Gelenken, Muskeln und Sehnen infrage. Diese Receptoren werden, da sie ihre Reize aus dem Körper und nicht aus der Umwelt empfangen, als ***Proprioceptoren*** zusammengefaßt. Von der Tiefensensibilität wird daher auch als ***Proprioception*** gesprochen. Dabei ist allerdings im Auge zu behalten, daß auch Hautreceptoren bei Gelenkbewegungen erregt werden können (durch Dehnung und Stauchung der Haut, vgl. Abb. 2-10) und auf diese Weise möglicherweise einen Beitrag zur Tiefensensibilität liefern (s. unten).

Qualitäten der Tiefensensibilität. Im Dunkeln oder auch nach Schließen der Augen ist es immer möglich, sich selbst die Lage der einzelnen

Glieder und die Stellung der verschiedenen Extremitätenabschnitte zueinander zu vergegenwärtigen. Diese Qualität der Tiefensensibilität bezeichnen wir als ***Stellungssinn***. Genau genommen orientiert uns der Stellungssinn über die Winkelstellung der Gelenke und damit insgesamt über die Stellung unserer Glieder zueinander. Wenn wir längere Zeit unsere Glieder nicht bewegt haben, oder wenn wir nach längerem Schlaf aufwachen, ist unser Stellungssinn meistens gut erhalten. Der Stellungssinn adaptiert also wenig oder nicht.

Die Stellung der Gelenke kann von uns in der Regel, d.h. ohne spezielle Übung, weder in Winkelgrad angegeben noch anders mit Worten einigermaßen zutreffend beschrieben werden. Wie genau wir aber dennoch über die Stellung der Extremitätenabschnitte zueinander orientiert sind, läßt sich leicht an Hand der beiden folgenden Experimente zeigen: Einmal kann jede aktiv oder passiv (durch einen Untersucher) an einer Extremität eingestellte Stellung durch die Extremität der anderen Seite ohne visuelle Kontrolle imitiert werden, zum anderen können wir jeden von uns oder einem Untersucher gewünschten Punkt einer Extremität (z.B. Fingerspitzen) ebenfalls ohne jede visuelle Kontrolle mit den Fingern der anderen Hand mit großer Sicherheit aufsuchen.

Wenn wir ohne visuelle Kontrolle eine Gelenkstellung ändern, beispielsweise den Unterarm im Ellenbogengelenk beugen oder strecken, nehmen wir sowohl die Richtung wie auch die Geschwindigkeit der Bewegung wahr. Diese Qualität der Tiefensensibilität bezeichnen wir als ***Bewegungssinn***. Seine Wahrnehmungsschwelle hängt vom Ausmaß und von der Geschwindigkeit der Winkeländerung ab. Sie ist an den proximalen Gelenken (z.B. den Schultergelenken) deutlich besser als an den distalen Gelenken (z.B. Fingergelenken).

Unser Abschätzungsvermögen für das Ausmaß an Muskelkraft, das wir aufwenden müssen, um eine Bewegung durchzuführen oder um gegen einen Widerstand eine Gelenkstellung einzuhalten, ist ebenfalls eine Qualität der Tiefensensibilität. Wir bezeichnen sie als ***Kraftsinn***. Da die aufzuwendende Muskelkraft von dem Widerstand abhängt, der sich dieser Bewegung entgegensetzt, könnten wir den Ausdruck „Widerstandssinn“ als Synonym für den Kraftsinn benutzen, doch hat sich dieser Ausdruck nicht durchgesetzt.

Bei der experimentellen Ermittlung der Fähigkeiten des Kraftsinnes ist es immer schwierig, Beiträge der Mechanoperception der Haut auszuschalten oder abzugrenzen. Es läßt sich allerdings leicht zeigen, daß das Unterscheidungsvermögen des Kraftsinnes deutlich besser ist als das des Drucksinnes der Haut: Das Abschätzen von Gewichten durch Aufsetzen der Gewichte auf die Haut ist wesentlich schwieriger als das

Abschätzen durch Aufheben der Gewichte, eine Tatsache, die jeder im Alltag häufig ausnutzt.

Receptoren der Tiefensensibilität. Wie eingangs dieses Abschnittes bereits erwähnt, sind es die als Proprioceptoren bezeichneten Receptoren subcutaner Strukturen (Gelenken, Muskeln, Sehnen), die zusammen mit den Hautreceptoren als Receptoren der Tiefensensibilität in Frage kommen. Ihre Rolle für Stellungs-, Bewegungs- und Kraftsinn soll im folgenden betrachtet werden. Dabei werden die Gelenkreceptoren etwas ausführlicher erörtert, während für die Eigenschaften der Muskelreceptoren (Muskelspindeln, Golgi-Sehnenorgane) auf die entsprechenden Ausführungen im Grundriß der Neurophysiologie, Abschnitt 4.2 und 6.1, und für die Hautreoeptoren auf den vorhergehenden Abschnitt 2.1, ab Seite 38, verwiesen wird.

Betrachten wir zunächst die ***Gelenkreceptoren.*** Ihre afferenten Nervenfasern sind meist in speziellen Gelenknerven zusammengefaßt. Jeder Gelenknerv enthält eine Anzahl dicker markhaltiger (Gruppe II) und dünner markhaltiger (Gruppe III) afferenter Nervenfasern sowie eine meist deutlich größere Anzahl markloser Afferenzen (Gruppe IV Fasern). Die Gruppe II Nervenfasern und einige wenige der Gruppe III enden in mechanosensitiven ***korpuskulären Receptorstrukturen*** (hauptsächlich Golgi-Manzoni-, Ruffini- und paciniforme Körperchen). Die übrigen Gruppe III Fasern und alle Gruppe IV Fasern bilden ***freie Nervenendigungen*** aus, die die Gelenkkapseln und -bänder innervieren. Als Beispiel sei angeführt, daß die afferente Innervation des Kniegelenks etwa aus 400 markhaltigen (Gruppen II und III) und 800 marklosen Afferenzen besteht (dazu kommen noch rund 800 marklose sympathische Efferenzen).

Da die Gelenkkapseln bei Gelenkbewegungen gestaucht und gedehnt werden, könnten die mechanosensitiven ***korpuskulären Receptoren*** Angaben über die Stellung des Gelenks ebenso wie über die Richtung und Geschwindigkeit einer Gelenkbewegung machen, also der Vermittlung von Stellungs- und Bewegungssinn (nicht des Kraftsinns!) dienen. Ihre Untersuchung hat aber zumindest im Tierversuch ergeben, daß es sich vorwiegend um phasisch (dynamisch) antwortende Receptoren handelt, die zudem in mehr als einer Bewegungsrichtung, also beispielsweise sowohl bei Beugung, wie bei Streckung und Rotation des Gelenkes entladen. Aus den Entladungen eines einzelnen solchen Gelenkreceptors kann also höchstens geschlossen werden, ob eine Gelenkbewegung stattfindet oder nicht.

Über das Entladungsverhalten der freien Nervenendigungen mit dünnen markhaltigen und marklosen Nervenfasern (Gruppen III und IV) ist insgesamt noch wenig bekannt. Viele dieser Afferenzen haben wahrscheinlich nociceptive Aufgaben, das heißt, sie sprechen erst an, wenn die Gelenkbewegungen den physiologischen Arbeitsbereich des Gelenks zu verlassen drohen, oder wenn Schädigungen des Gelenks (Verletzung, Entzündung) auftreten. Die ***Gelenknociceptoren*** sind anscheinend, wie viele andere Nociceptoren auch (s. S. 149), sowohl durch starke mechanische wie auch durch bestimmte chemische Reize (z. B. Bradykinin, Serotonin, Prostaglandin, K^+-Ionen) reizbar (polymodale Nociceptoren). Ihre Erregung führt zu Gelenkschmerzen.

Bei den ***nicht-nociceptiven freien Nervenendigungen*** scheint es sich vorwiegend um mechanosensitive Receptoren zu handeln, die sowohl auf lokale Reize (Druck auf die Gelenkkapsel) wie bei Gelenkbewegungen aktiviert werden. Sie sind insgesamt noch wenig untersucht, so daß weder ihre receptiven Eigenschaften noch ihre Rolle bei der Tiefensensibilität ausreichend bekannt sind. Im Vergleich zu den korpuskulären Gelenkreceptoren scheint bei ihnen die tonische (statische) Komponente ausgeprägter zu sein. Aber auch hier gilt, daß aus den Entladungen eines einzelnen Receptors oder einer Anzahl von Receptoren keine sicheren Schlüsse auf die Gelenkstellung gezogen werden können.

Alles in allem lassen die bisher bekanntgewordenen Eigenschaften der mechanosensitiven niedrigschwelligen Gelenkreceptoren es insgesamt wahrscheinlich erscheinen, daß diese Receptoren vor allem für die Vermittlung des Bewegungssinnes wesentlich mitverantwortlich sind und möglicherweise auch für den Stellungssinn eine Rolle spielen. Auch andere Befunde weisen in diese Richtung: Wird durch Krankheit oder Lokalanaesthesie die Innervation der Gelenkkapseln ausgeschaltet, so kommt es zu schweren Störungen des Stellungs- und Bewegungssinnes.

An der Vermittlung von Stellungs- und Bewegungssinn sind aber auch die ***Muskelspindelreceptoren*** beteiligt: Werden diese beim Menschen selektiv durch auf die Sehne applizierte Vibrationsreize kleiner Amplitude (z. B. 100 Hz, wenige μm Ampl.) gereizt, so kommt es zu eindrucksvollen Täuschungen über die tatsächliche Gelenkstellung. Diese werden dadurch sichtbar gemacht, daß die Versuchsperson aufgefordert wird, die an dem Gelenk der gereizten Extremität vom Untersucher eingestellte Gelenkstellung am entsprechenden kontralateralen Gelenk ohne visuelle Kontrolle ebenfalls einzustellen.

Für die Vermittlung des Kraftsinnes kommen in erster Linie die Dehnungsreceptoren der Muskulatur, also die ***Muskelspindeln und Sehnenorgane*** infrage. Dabei ist aber zu berücksichtigen, daß die Entladungsfrequenz der Muskelspindelafferenzen nicht nur von der jeweiligen Länge des Muskels und der in ihm entwickelten Kraft, sondern in weitem Umfang von der Aktivität der über die Aγ-Motoaxonen erregten intrafusalen Muskelfasern abhängt (s. Grundriß der Neurophysiologie,

Abschnitt 6.1). Auch hat sich gezeigt, daß Tiere auf selektive Reizung der Gruppe I-Fasern nicht konditioniert werden können. Daher ist auch für den Kraftsinn anzunehmen, daß an seiner Vermittlung ***weitere Receptoren*** beteiligt sind.

Neben den Gelenk-, den Muskel- und den Sehnenreceptoren können möglicherweise auch die ***Hautreceptoren*** über den Gelenken zur Tiefensensibilität beitragen. Insbesondere die langsam adaptierenden Ruffini-Körperchen werden, wie im vorhergehenden Abschnitt geschildert, durch Hautdehnung erregt, zum Teil sogar in einer deutlich richtungsspezifischen Weise (Abb. 2-10 B). Auch von den sehr empfindlichen Pacini-Körperchen mit ihren großen receptiven Feldern ist zu erwarten, daß sie durch Gelenkbewegungen aktiviert werden. Entsprechende Befunde von der menschlichen Haut liegen unterdessen vor. Danach können durch Gelenkbewegungen Hautmechanoreceptoren aller vier Typen erregt werden, wobei in der Tat die Pacini-Körperchen am häufigsten und die Ruffini-Körperchen am zweithäufigsten beteiligt sind. Andererseits darf die Rolle der Hautreceptoren für die Tiefensensibilität auch nicht überschätzt werden, denn diese wird durch Lokalanästhesie der Hautpartien über den Gelenken nur wenig beeinträchtigt.

Zentrale Integration. Keines der angesprochenen Receptorsysteme ist nach dem bisher Gesagten für sich allein in der Lage, die notwendige Information für die eine oder andere Qualität der Tiefensensibilität zu vermitteln. Es ist daher zu folgern, daß vielmehr für die Wahrnehmung der Tiefensensibilität die gleichzeitige ***regelhafte Aktivierung verschiedener Receptorsysteme*** und die zentrale Integration dieses afferenten Zuflusses unabdingbare Voraussetzungen sind (Abb. 2-11, rot unterlegte Anteile). Diese ***integrative Aufarbeitung*** setzt, ähnlich wie bei anderen Sinnesorganen, bereits in den ***subcorticalen sensorischen Schaltkernen*** ein. So sind beispielsweise im Thalamus Neurone gefunden worden, deren Impulsfrequenz über mehr als 90° die Gelenkstellung treu widerspiegelte. Auf ein solches Neuron muß also eine beträchtliche, präzis organisierte Konvergenz von zahlreichen proprioceptiven Meldungen erfolgt sein, von denen die aus den Gelenkreceptoren selbst möglicherweise nur einen geringen Anteil ausmachen.

Ein wichtiger, noch wenig aufgeklärter Aspekt der zentralnervösen Integration ist, daß die zentralen motorischen Systeme anscheinend über die von ihnen ausgehende Aktivität einen „Durchschlag" oder eine ***Efferenzkopie*** an die für die Wahrnehmung der Tiefensensibilität verantwortlichen sensorischen Strukturen senden (rechts in Abb. 3-10). Diese Efferenzkopien unterrichten im voraus über die vorgesehene Muskelaktivität und die daraus resultierenden Bewegungen. Sie können

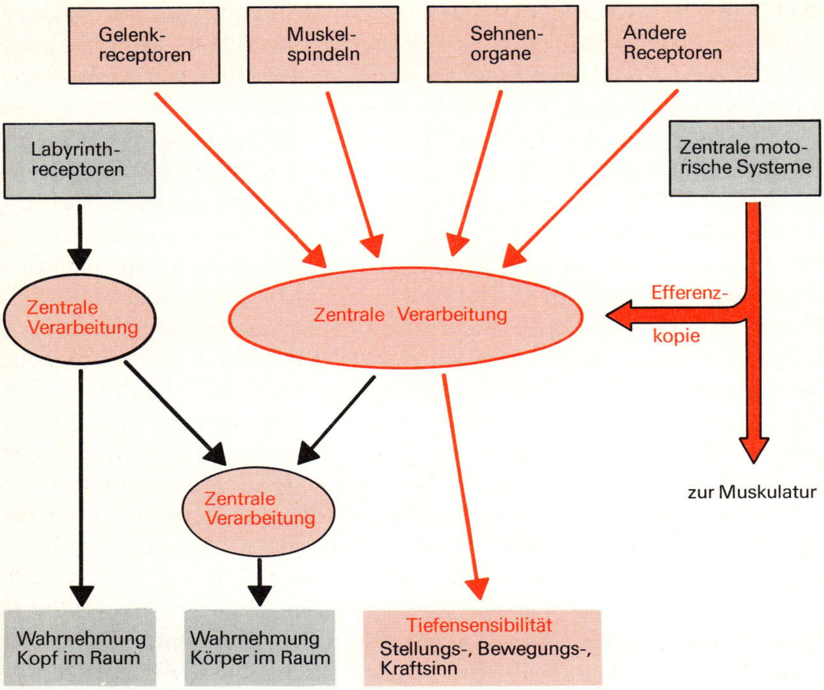

Abb. 2-11. Wahrnehmung der Tiefensensibilität (rot unterlegt) über Proprioceptoren, deren afferente Zuflüsse mit den motorischen Efferenzkopien im sensorischen Nervensystem zum Stellungs-, Bewegungs- und Kraftsinn verarbeitet (integriert) werden. Die von den Receptoren des Gleichgewichtsorgans kommende Information dient zusammen mit der Tiefensensibilität zur Wahrnehmung des Körpers im Raum

daher dazu verwendet werden, die ***Mehrdeutigkeit afferenter Information zu beseitigen,*** die beispielsweise bei den Muskelspindeln durch die γ-Aktivität entsteht und die bei anderen Receptoren dadurch bedingt sein kann, daß diese sowohl durch von außen kommende Reize, als auch durch Bewegungen aktiviert werden können (z.B. Mechanoreceptoren der Haut in Gelenknähe).

Ein weiterer, ebenfalls bisher noch wenig beachteter Aspekt der Tiefensensibilität ist, daß die statische Gelenkstellung nicht unbedingt den Dauerentladungen tonischer Receptoren entnommen werden muß. Vielmehr ist auch denkbar, daß das Zentralnervensystem aus den ***phasischen proprioceptiven Meldungen die Gelenkstellung ermittelt,*** in einem Gedächtnis speichert und dort bis zur nächsten Änderung der Gelenkstellung zur Verfügung hält. In diesem Fall wäre der Stellungssinn nicht auf eigene, über lange Zeit tonisch entladende Receptoren angewiesen.

Körperschema und Körperstellung. Die Aktivität peripherer Proprioceptoren und die zentralen Efferenzkopien sind also die wichtigsten afferenten Zuflüsse, die dazu dienen, unser inneres Bild oder ***Schema der räumlichen Ausdehnung unseres Körpers*** entsprechend den Bewegungen von Kopf, Rumpf und Gliedmaßen auf dem Laufenden zu halten. Tiefensensibilität und die Receptoren des Gleichgewichtsorgans (Labyrinthreceptoren, s. S. 272), die uns über die Stellung des Kopfes im Schwerefeld der Erde unterrichten, arbeiten schließlich zusammen, um uns über die ***Stellung des Körpers im Raum*** zu informieren (links in Abb. 2-10).

Das Bewußtsein der räumlichen Ausdehnung unseres Körpers ist erstaunlich fest in uns verankert und anscheinend teilweise unabhängig vom afferenten Zustrom aus den Proprioceptoren. Davon zeugt, daß nach der vollständigen oder teilweisen Amputation eines Gliedes die weit überwiegende Mehrzahl der Patienten für lange Zeit, oft für den Rest ihres Lebens, das fehlende Glied noch empfinden. Häufig ist diese Täuschung so eindringlich, daß die Patienten ihr ***Phantomglied*** deutlicher als ihr gesundes Glied erleben. In vielen Fällen ist der Patient in der Lage, sein Phantomglied „willkürlich zu bewegen" (Einfluß der Efferenzkopie?), in anderen erlebt er es in einer unveränderbaren Dauerhaltung. Häufig gehen vom Phantomglied auch somatosensorische Empfindungen aus. Leider sind diese Empfindungen zum Teil unangenehm und gelegentlich so schmerzhaft, daß dieser therapeutisch schwer zu beeinflussende ***Phantomgliedschmerz*** für den Patienten zu einer schweren, oft unerträglichen Belastung wird.

Der Aufbau der Tastwelt. Unsere Raumvorstellungen sind weitgehend geprägt durch visuelle Wahrnehmungen. Aber es gibt viele Eigenschaften unserer Umwelt, die sich besser durch die tastende, d.h. sich aktiv bewegende Hand vermitteln lassen. Man denke beispielsweise an Eigenschaften wie flüssig, klebrig, fest, elastisch, weich, hart, glatt, rauh, samtartig und viele andere, zu deren Erkennen Tiefensensibilität, Mechanoperception und cutane Thermoreception zusammenwirken. Wichtig ist, daß diese Eigenschaften durch passives Betasten (Auflegen des Gegenstandes auf die unbewegte Hand oder der Hand auf den Gegenstand) schlecht oder überhaupt nicht erfaßt werden können, während ***bei bewegter Hand*** es wenig Mühe macht, Struktur und Form zu erkennen. Die Überlegenheit der tastenden gegenüber der ruhenden Hand beruht einmal darauf, daß durch die Bewegung wesentlich mehr Hautreceptoren aktiviert werden und deren Adaptation verhindert oder vermindert wird, wodurch detailliertere Informationen über das Kontaktgeschehen an der Haut nach zentral vermittelt werden, zum anderen darauf, daß bei bewegter Hand die Tiefensensibilität ihren Teil zur Form- und Oberflächenerkennung beiträgt.

F 2.9 Nennen Sie die drei Qualitäten der Tiefensensibilität, die Sie in diesem Abschnitt kennengelernt haben.

F 2.10 Welche drei der folgenden Receptoren gelten als Proprioceptoren?
a) Haarfollikelreceptoren
b) Gelenkreceptoren
c) Golgi-Sehnenorgane
d) Meissner-Körperchen
e) Muskelspindelreceptoren
f) Pacini-Körperchen
g) Tastscheiben

F 2.11 Die Gelenkreceptoren mit freien Nervenendigungen und feinen afferenten Nervenfasern der Gruppen III und IV sind an der Tiefensensibilität nicht beteiligt
weil
es sich bei ihnen ausschließlich um Nociceptoren handelt
a) beide Aussagen und die Verknüpfung sind richtig
b) beide Aussagen sind richtig, die Verknüpfung ist falsch
c) nur die erste Aussage ist richtig
d) nur die zweite Aussage ist richtig
e) beide Aussagen sind falsch

F 2.12 Welche der folgenden Eigenschaften eines Körpers sind nur oder vorwiegend durch Tasten, nicht durch visuelle Eindrücke erkennbar?
a) kantig
b) klebrig
c) rund
d) dunkel
e) weich
f) samtartig
g) flüssig
h) bunt
i) elastisch

F 2.13 Welche der folgenden Receptortypen sind wahrscheinlich am Zustandekommen des Kraftsinns beteiligt? (Wählen Sie die zwei Ihnen am wichtigsten erscheinenden aus.)
a) Merkelzellen
b) Haarfollikelreceptoren
c) Gelenkreceptoren
d) Pacini-Körperchen
e) Muskelspindelreceptoren
f) Golgi-Sehnenorgane
g) Tastscheiben

2.3 Thermoreception

In diesem Abschnitt befassen wir uns mit dem ***Temperatursinn*** (Synonyme: Thermoreception, Thermoperception) der Haut. Dieser Sinnesmodalität können nach objektiven wie subjektiven Befunden zwei Qualitäten zugeordnet werden, nämlich ***Kältesinn*** und ***Wärmesinn***. Folgende Beispiele für solche Befunde beim Menschen seien angeführt: In der Haut gibt es spezifische Kalt- und Warmpunkte, von denen sich nur Kalt- bzw. Warmempfindungen auslösen lassen; Reaktionszeitmessungen ergaben höhere Leitungsgeschwindigkeiten für Kalt- als für Warmempfindungen; durch selektive Nervenblockade läßt sich entweder nur die Kalt- oder nur die Warmempfindung blockieren; und es finden sich in der Haut spezifische Kalt- und Warmreceptoren. Diese dienen nicht nur als Fühler für bewußte Temperaturempfindungen, sondern sie sind auch an der Thermoregulation des Organismus beteiligt. In letzterer Aufgabe werden sie ergänzt und unterstützt durch Temperaturfühler im Zentralnervensystem (z.B. im Hypothalamus und Rückenmark). Die Aktivität dieser zentralen Thermoreceptoren wird uns in der Regel nicht bewußt; sie werden hier nicht besprochen.

Bei der Analyse der Thermoreception hat es sich als hilfreich erwiesen, diejenigen sinnesphysiologischen Prozesse, die sich bei konstanter Hauttemperatur registrieren lassen, getrennt von denjenigen zu untersuchen, die während einer Änderung der Hauttemperatur auftreten. Entsprechend werden im folgenden im Bereich der Psychophysik zunächst die ***statischen*** und anschließend die ***dynamischen*** Temperaturempfindungen dargestellt. Entsprechend wird bei der Diskussion der Thermoreceptoren vorgegangen.

Statische Temperaturempfindungen (konstante Hauttemperatur). Wenn Sie in ein warmes (ca. 33 °C) Bad steigen, haben Sie zunächst eine deutliche Warmempfindung. Diese Warmempfindung läßt nach einiger Zeit nach, auch wenn die Wassertemperatur konstant gehalten wird. Auch das umgekehrte Phänomen ist Ihnen bekannt: Wenn Sie an einem heißen Sommertag in ein Becken mit Wasser von etwa 28 °C springen, so empfinden Sie das Wasser zunächst als kühl. Nach einiger Zeit weicht aber die Kaltempfindung einer Neutralempfindung. Zumindest in einem mittleren Temperaturbereich ist es also so, daß Erwärmung oder Abkühlung nur vorübergehend zu einer Warm- respektive Kaltempfindung führen. In diesem Temperaturbereich findet sich also eine praktisch vollständige Adaptation der Temperaturempfindung auf die neue Hauttemperatur.

Den Temperaturbereich, in dem eine vollständige Adaptation der

Temperaturempfindung eintritt, bezeichnen wir als die ***Zone der Indifferenztemperatur***. Oberhalb bzw. unterhalb dieser Indifferenzzone kommt es zu dauernden Warm- bzw. Kaltempfindungen, auch wenn die Hauttemperatur für lange Zeit konstant gehalten wird (bekanntestes Beispiel: stundenlange kalte Füße). Die oberen und unteren Temperaturgrenzen der Indifferenzzone liegen bei 36° und 30 °C für eine Hautfläche von 15 cm^2. Werden kleinere Hautareale untersucht, so wird die Zone weiter, bei größeren Flächen wird sie schmaler (Hinweis auf eine zentrale Summation der von den Thermoreceptoren kommenden Impulse). Bei Versuchen in der Klimakammer am unbekleideten Menschen liegt die Indifferenzzone bei etwa 35°–33 °C.

Die ***dauernden Warmempfindungen,*** die bei konstanten Hauttemperaturen oberhalb 36° bestehen bleiben, sind um so intensiver, je höher die Hauttemperatur ist. Bei Temperaturen von mehr als 43° bis 44 °C macht die Warmempfindung einer schmerzhaften Hitzeempfindung (Hitzeschmerz) Platz. In ähnlicher Weise nimmt bei Temperaturen unterhalb 30 °C die ***dauernde Kaltempfindung*** um so mehr zu, je kälter die Haut ist. Ausgesprochener Kälteschmerz setzt bei Hauttemperaturen von 17 °C und weniger ein, doch besitzt die Kälteempfindung auch schon bei Hauttemperaturen unterhalb 25 °C eine unangenehme Komponente, vor allem wenn größere Hautareale betroffen sind. (Der Mensch ist ein tropisches Wesen, das nicht darauf eingerichtet ist, daß seine Hauttemperatur wesentlich unter 30 °C liegt.)

Messungen des ***Zeitverlaufs der Adaptation*** nach einer sprunghaften Änderung der Hauttemperatur innerhalb der Indifferenzzone ergaben, daß es viele Minuten dauert, bis die durch den Temperatursprung hervorgerufene Temperaturempfindung wieder einer Neutralempfindung weicht. Auch außerhalb der Indifferenzzone kommt es nach Einstellen einer neuen Hauttemperatur zur (unvollkommenen) Adaptation, wie es aus dem Alltag gut bekannt ist: Eintauchen der Hand in warmes Wasser (42°) führt zunächst zu einer sehr starken Warmempfindung, die erst rasch, dann langsamer auf eine dauernde Warmempfindung geringerer Intensität abklingt.

Neuere Untersuchungen der ***statischen Temperaturempfindung in der Handinnenfläche*** weisen darauf hin, daß dort selbst bei sehr langen Adaptationszeiten (30 min und länger) innerhalb des Temperaturbereiches von 27° bis 40 °C noch reproduzierbare Schätzungen der Hauttemperatur möglich sind, also ***keine vollständige Adaptation*** eintritt. Abb. 2-12 zeigt von 18 Versuchspersonen Mittelwerte der geschätzten statischen Temperaturwerte in Abhängigkeit von den tatsächlich in der Handinnenfläche konstant gehaltenen. Die Versuchspersonen wurden sowohl gebeten, die Hauttemperatur in °C anzugeben (linke Ordinate),

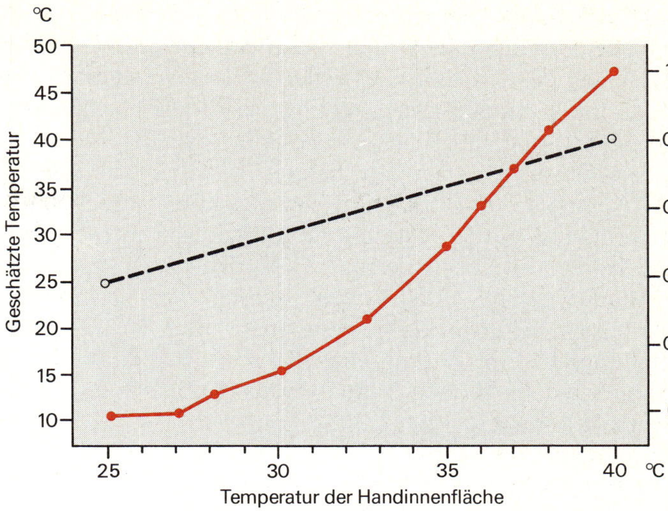

Abb. 2-12. Psychophysische Intensitätsfunktion für die Wahrnehmung der Temperatur der Handinnenfläche in Abhängigkeit von der tatsächlichen Hauttemperatur nach einer Adaptationszeit von 30 min (rote Kurve). Linke Ordinate: Schätzungen in °C. Rechte Ordinate: Schätzungen in relativen Einheiten. Die gestrichelte Linie zeigt an, welchen Verlauf die Kurve nehmen würde, wenn tatsächliche und geschätzte Hauttemperaturen übereinstimmten. Mittelwerte von 18 Versuchspersonen [nach Hensel und Mitarbeitern aus Zotterman, Y. (Hrsg.): Sensory functions of the skin in primates. Oxford: Pergamon Press (1976)]

als auch ihren Wert auf einer Relativskala zwischen der höchsten (40 °C) und der niedrigsten (25 °C) Temperatur zu schätzen. Die Angabe in °C entspricht bei 37 °C am genauesten der vorgegebenen Temperatur, bei höheren bzw. niedrigeren Temperaturen liegen die empfundenen Werte deutlich über bzw. unter den eingestellten. So wird bei 25° und 27 °C Hauttemperatur ihr Wert auf 10 °C geschätzt! Bei diesen Versuchen wurden Temperaturen um 34 °C als neutral empfunden, so daß dieser Bereich als (sehr schmale) Indifferenzzone angesehen werden kann. Bei 37 °C hatten die Versuchspersonen eine angenehme, anhaltende Warmempfindung.

Dynamische Temperaturempfindungen. Die während Änderungen der Hauttemperatur auftretenden Temperaturempfindungen werden im wesentlichen von drei Parametern bestimmt, nämlich der Ausgangstemperatur der Haut, der Geschwindigkeit der Temperaturänderung und der Größe des Hautareals, auf das der Reiz einwirkt.

Der ***Einfluß der Ausgangstemperatur*** auf die Schwelle für eine Warm- oder Kaltempfindung zeigt Abb. 2-13. Bei niedrigen Hauttemperaturen, also z.B. bei 28 °C, ist die Schwelle für eine Warmempfindung groß, die für eine Kaltempfindung gering. Wird die Ausgangstemperatur (Abscisse) zu höheren Werten gelegt, so nehmen die Warmschwellen ab und die Kaltschwellen zu. Mit anderen Worten: eine kühle Haut von z.B. 28 °C muß nur um < 0,2 °C weiter abgekühlt werden, bis die Dauerkaltempfindung in die Empfindung „kälter geworden" übergeht. Die gleiche Haut muß aber nahezu 1 °C erwärmt werden, bis eine Warmempfindung auftritt. Entsprechend genügt eine geringe Erwärmung (< 0,2 °C), um bei hoher Ausgangstemperatur (z. B. 38 °C, Dauerwarmempfindung) die Empfindung „wärmer geworden" auszulösen, während die Haut rund 0,8 °C abgekühlt werden muß, bis es zu einer Kälteempfindung kommt.

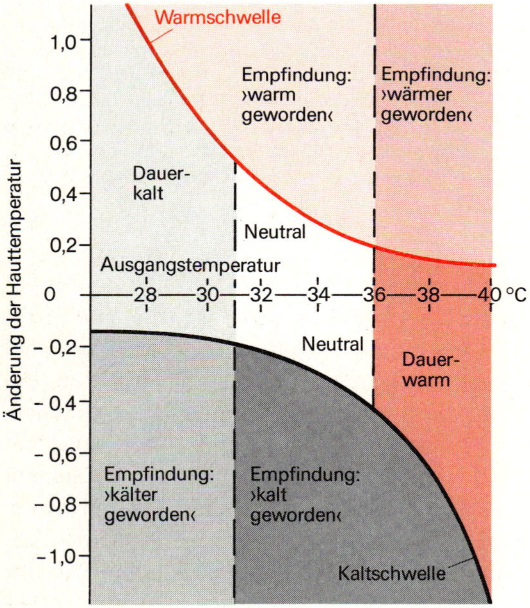

Abb. 2-13. Die Abhängigkeit der Warm- und Kaltschwellen von der Ausgangstemperatur der Haut. Ausgehend von den in der Abscisse angegebenen Temperaturen, auf die die Haut längere Zeit adaptiert wurde, muß sich die Hauttemperatur um den von 0 in der Ordinate ausgehenden Betrag ändern, bis eine Kalt- bzw. Warmempfindung auftritt. Das Diagramm gilt für alle Temperaturänderungen, deren Geschwindigkeit größer als 6 °C/min ist [nach Kenshalo in Zotterman, Y. (Hrsg.): Sensory functions of the skin in primates. Oxford: Pergamon Press (1976)]

Auf eine Besonderheit, die nicht aus Abb. 2-13 hervorgeht, muß noch hingewiesen werden: Bei Temperaturänderungen aus der Indifferenzzone (31 °C–36 °C in Abb. 2-13) kommt es bei Abkühlen bzw. Erwärmen aus einer Neutralempfindung heraus zu einer Kalt- bzw. Warmempfindung. Wird dagegen beispielsweise die Haut von 28 °C aus erwärmt, so empfindet die Versuchsperson vor Erreichen der in Abb. 2-13 angegebenen Warmschwelle zunächst, daß die Haut „weniger kühl" und anschließend „neutral" wird. Umgekehrt wird bei Abkühlen aus hoher Hauttemperatur zunächst „weniger warm" und danach „neutral" empfunden, bevor eine Kaltempfindung auftritt. Diese ***Empfindungen abnehmender Intensität*** einer bestehenden Kalt- bzw. Warmempfindung sind deutlich verschieden von denen, die als Auftreten einer Warm- bzw. Kaltempfindung beschrieben werden.

Aus Abb. 2-13 läßt sich schließlich entnehmen, daß es bei ***gleicher Hauttemperatur***, in Abhängigkeit von den Reizbedingungen, entweder zu einer ***Warm- oder*** zu einer ***Kaltempfindung*** kommen kann. Zum Beispiel, ausgehend von 32 °C tritt bei Erwärmen um 0,5 °C eine Warmempfindung auf, während von 33 °C aus Abkühlen um 0,5 °C eine deutliche Kaltempfindung hervorruft. Mit dem Weberschen Drei-Schalen-Versuch können Sie sich von dem eben geschilderten Phänomen leicht überzeugen, indem Sie je eine Schale mit kaltem, lauwarmem und warmem Wasser füllen und zunächst je eine Hand in das kalte und warme Wasser tauchen. Wechseln Sie jetzt mit beiden Händen in die Schale mit lauwarmen Wasser, so haben Sie deutlich an der einen Hand eine Warm- und an der anderen eine Kaltempfindung.

Wie Abb. 2-14 zeigt, hat die ***Geschwindigkeit einer Temperaturänderung*** nur einen geringen Einfluß auf die Lage der Warm- und Kaltschwellen, solange diese größer als 0,1 °C/s (6 °C/min) ist. Bei langsameren Temperaturänderungen nehmen beide Schwellen kontinuierlich zu. Dies gilt auch für Änderungsgeschwindigkeiten, die noch langsamer als die in Abb. 2-14 gezeigten sind. Zum Beispiel, ausgehend von 33,5 °C führt Abkühlen der Haut um 0,4 °C/min (0,0067 °C/s) erst nach Abkühlen der Haut um 4,4 °C, also 11 min nach Beginn der Temperaturänderung zum Auftreten einer Kaltempfindung. Bei sehr langsamer Abkühlung der Haut können also unbemerkt große Hautgebiete beträchtlich abkühlen (und damit dem Körper Wärme verlorengehen), insbesondere wenn die Aufmerksamkeit durch andere Dinge abgelenkt ist. Es ist denkbar, daß dieser Faktor auch bei der ***Erkältung*** eine Rolle spielt.

Bezüglich der ***Größe des Hautareals***, auf das eine Temperaturänderung einwirkt, ist es so, daß bei kleinen Hautflächen die Schwellen für eine Kalt- oder Warmempfindung höher sind als bei großen und daß für eine gegebene, überschwellige Änderung der Hauttemperatur die Intensität

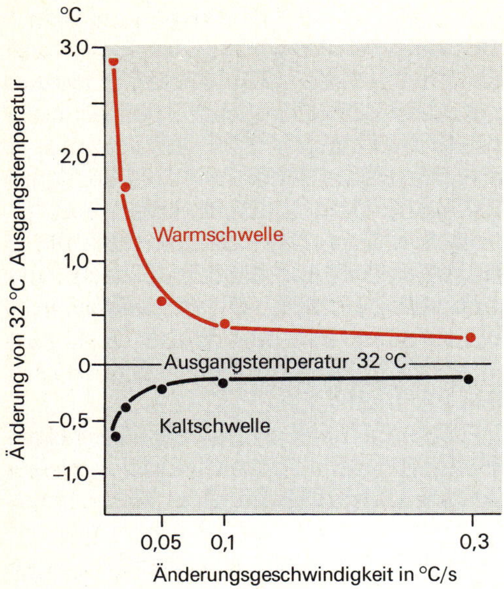

Abb. 2-14. Die Abhängigkeit der Kalt- und Warmschwellen von der Geschwindigkeit der Temperaturänderung. Die Ausgangstemperatur betrug bei diesen Untersuchungen 32 °C [nach Kenshalo in Zotterman, Y. (Hrsg.): Sensory functions of the skin in primates. Oxford: Pergamon Press (1976)]

der Empfindung mit der Fläche des gereizten Hautareals zunimmt. Es kommt also sowohl im Schwellen- wie im überschwelligen Bereich zu einer zentralnervösen ***räumlichen Bahnung*** der von den Thermoreceptoren kommenden Impulse. Dies ist besonders deutlich bei Versuchen mit bilateraler Reizapplikation: So zeigen z.B. Warmreize, die gleichzeitig auf beide Handrücken gegeben werden, eine geringere Schwelle, als wenn jeder Reiz für sich allein angewendet wird.

Kalt- und Warmpunkte; Raumschwellen. Die Kalt- und Warmempfindlichkeit der menschlichen Haut ist an unterschiedlichen Punkten der Haut lokalisiert. Es gibt also Kaltpunkte und Warmpunkte. Sie sind in wechselnder Dichte auf der Haut verteilt, im ganzen aber weniger zahlreich als die Tastpunkte der Mechanoreception. Ein Vergleich der Dichte der Kalt- und Warmpunkte auf der Haut zeigt, daß erstere deutlich zahlreicher als letztere sind. Beispielsweise weisen die Handflächen 1–5 Kaltpunkte pro cm^2, aber nur 0,4 Warmpunkte pro cm^2 auf. Am dichtesten sind die Kaltpunkte im temperaturempfindlichsten Gebiet der Haut, nämlich im Gesicht verteilt. Es finden sich hier 16–19 Kaltpunkte pro cm^2.

Einzelne Warmpunkte lassen sich im Gesicht nicht abgrenzen, wahrscheinlich weil in der Tiefe der Haut die Warmreceptoren so nahe beieinanderliegen, daß eine von außen aufgesetzte Thermode immer mehrere gleichzeitig erregt. Die Warmempfindlichkeit der Gesichtshaut erscheint als eine einheitliche Sinnesfläche.

Die im Vergleich zur Mechanoreception geringe Dichte der Kalt- und insbesondere der Warmpunkte macht es verständlich, daß die simultanen Raumschwellen für Temperaturreize relativ groß sind. Für Kältereize sind sie kleiner als für Wärmereize; auch bestehen erhebliche Unterschiede in Längs- und Querrichtung. Zum Beispiel ist am Oberschenkel die simultane Raumschwelle für Wärmereize in Längsrichtung 26 cm, in Querrichtung 9 cm; bei Kältereizen sind es 16,5 bzw. 2,9 cm.

Kalt- und Warmreceptoren. Bei Primaten einschließlich des Menschen, aber auch bei vielen anderen Tieren, ist das Vorkommen ***spezifischer Thermoreceptoren*** eindeutig gesichert. Ihnen sind folgende Eigenschaften gemeinsam:

— Dauerentladungen bei konstanten Hauttemperaturen, wobei die Entladungsrate proportional der Hauttemperatur ist (statische Antwort, Abb. 2-15).

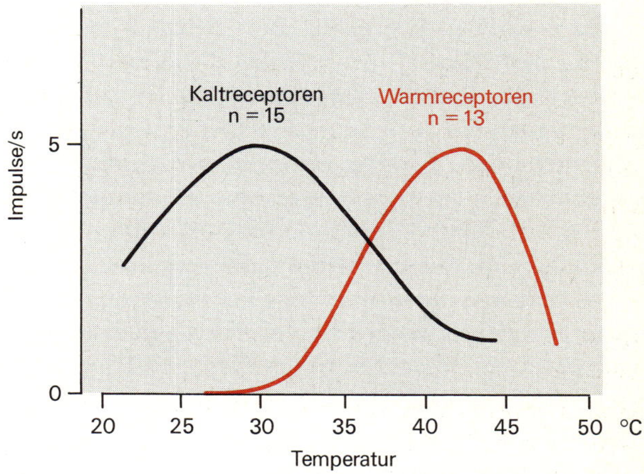

Abb. 2-15. Antwortverhalten von Kalt- (links) und Warm- (rechts) Receptoren der Affenhaut bei konstanter Hauttemperatur. Ableitung der Aktionspotentiale von dünnen Filamenten des zugehörigen Nerven entsprechend der Skizze in Abb. 2-6. Die Werte sind Mittelwerte der statischen Entladungsfrequenz der in der Abb. angegebenen Populationen von Kalt- und Warmreceptoren [nach Kenshalo in Zotterman, Y. (Hrsg.): Sensory functions of the skin in primates. Oxford: Pergamon Press (1976)]

— Ein Ansteigen (oder Fallen) der Entladungsrate während einer Hauttemperaturänderung (dynamische Antwort, Abb. 2-16).
— Unempfindlichkeit gegenüber nicht-thermischen Reizen. Schwellenempfindlichkeit vergleichbar den Empfindungsschwellen für thermische Hautreize.
— Kleine receptive Felder (1 mm^2 oder weniger), wobei jede afferente Faser nur ein oder wenige Warm- bzw. Kaltpunkte versorgt.
— Leitungsgeschwindigkeiten unter 20 m/s, bei manchen Species herab bis zu 0,4 m/s.

Ein Beispiel für das Antwortverhalten von Thermoreceptoren ***bei konstanter Hauttemperatur*** zeigt Abb. 2-15. Die mittleren statischen Entladungsfrequenzen der beiden Populationen, nämlich der Kaltreceptoren und der Warmreceptoren bilden „glockenförmige" Kurven, wobei die maximale Aktivität der Kaltreceptoren bei etwa 30 °C, die der Warmreceptoren bei etwa 43 °C liegt. (Das individuelle Aktivitätsmaximum einzelner Kaltreceptoren liegt zwischen 17° und 36 °C, das einzelner Warmreceptoren zwischen 41° und 47 °C.)

Das Antwortverhalten von Thermoreceptoren während ***Änderung der Hauttemperatur*** ist am Beispiel des Verhaltens eines Kaltreceptors bei Abkühlung und Wiedererwärmung in Abb. 2-16 illustriert. Abkühlen führt zu dynamischen, von der Größe des Temperatursprungs abhängenden Antworten, die innerhalb von einigen Sekunden in die neue statische Antwort übergehen. Bei Erwärmen auf die Ausgangstemperatur kommt es zu einem vorübergehenden Verstummen, ehe die Ausgangsfrequenz der Entladungen (jeweils zu Beginn jeder Registrierung und in der untersten Ableitung zu sehen) wieder aufgenommen wird. Das Verhalten der Warmreceptoren während Temperaturänderung ist spiegelbildlich dem der Kaltreceptoren. Sie beantworten Erwärmen der Haut mit einer erhöhten Entladungsrate und zeigen während Abkühlung eine unterschießende Abnahme der Entladungsfrequenz.

Die ***histologische Struktur*** der Thermoreceptoren ist noch nicht endgültig aufgeklärt. Es handelt sich wahrscheinlich um ***freie Nervenendigungen,*** die aus feinen Nervenfasern der Gruppen III und IV stammen, wobei in der Haut des Menschen die Kaltreceptoren in und dicht unter der Epidermis, die Warmreceptoren etwas tiefer, nämlich mehr in den oberen und mittleren Schichten des Coriums liegen. Erstere werden beim Menschen hauptsächlich von dünnen markhaltigen Nervenfasern (Gruppe III-Fasern), letztere von marklosen Nervenfasern (Gruppe IV-Fasern) versorgt. (Daher die oben erwähnten schnelleren Reaktionszeiten auf Kaltreize.)

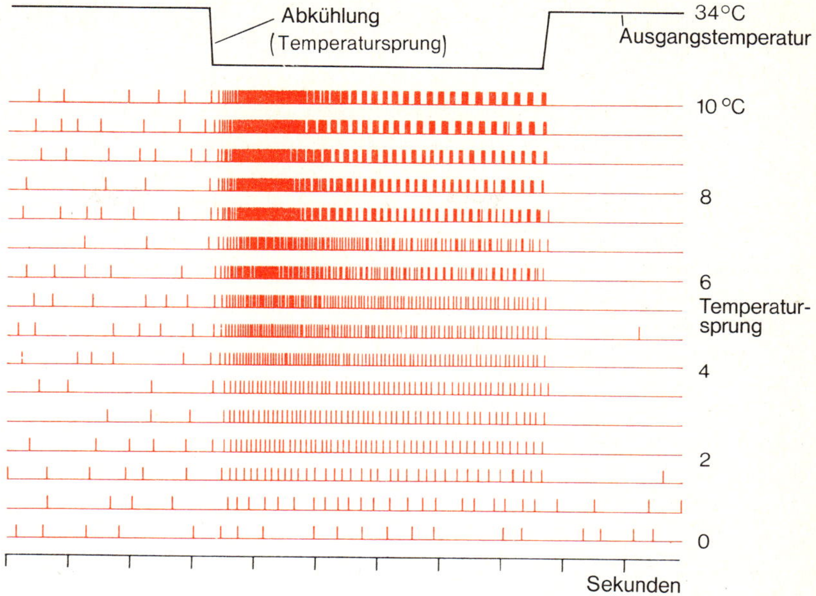

Abb. 2-16. Verhalten eines Kaltreceptors bei kurzen, abkühlenden Temperatursprüngen. Die Ausgangs- und Rückkehrtemperatur betrug immer 34 °C. Die Größe des Abkühlungssprunges ist jeweils rechts in °C angegeben. Besonders bei starker Abkühlung ist das PD-Verhalten zu Beginn und direkt nach der Abkühlung, ferner das Auftreten gruppierter Entladungen im Verlauf der Abkühlung deutlich zu erkennen. Ableitung von einem Filament des Nervus medianus der Affenhaut mit der in Abb. 2-6 gezeigten Technik [aus Darian-Smith et al.: J. Neurphysiol. **36,** 325 (1973)]

Receptorfunktion und Thermoreception. Es besteht kein Zweifel, daß die durch Temperaturreize bewirkten Aktivitäten und Aktivitätsänderungen der Thermoreceptoren für die Auslösung von Temperaturempfindungen verantwortlich sind. Wie aus dem folgenden Vergleich der Eigenschaften der receptiven und der subjektiv sensorischen Prozesse aber hervorgeht, bildet sich die Receptoraktivität erst nach einer erheblichen ***zentralnervösen Integration*** des von peripher kommenden Zuflusses im Bewußtsein ab. Die vorhin erwähnte räumliche Summation von Temperaturreizen war dafür ein erster Hinweis.

Wie Abb. 2-15 zeigt, entladen bei konstanter Hauttemperatur innerhalb der subjektiven Indifferenzzone (31 °–36 °C) sowohl Warm- als auch Kaltreceptoren. Aktivität in Thermoreceptoren führt also, zumindest bei geringen Entladungsraten, nicht notwendigerweise zu subjektiven Empfindungen. Diese treten nur auf, wenn genügend viele Impulse das Zentralnervensystem erreichen. Die ***dauernden Warmempfindungen*** oberhalb 36° lassen sich entsprechend als Folge der mit zunehmender Temperatur stetig sich erhöhenden Entladungsraten der Warmreceptoren auffassen, wobei oberhalb 43 °C durch die zusätzliche Erregung von Hitzereceptoren die Warmempfindung in eine schmerzhafte Hitzeempfindung übergeht. Die ***dauernden Kaltempfindungen*** unterhalb 31 °C lassen sich dagegen nicht ähnlich einfach mit der Zunahme der statischen Entladungen der Kaltreceptoren in Verbindung bringen, da das untere Ende der Indifferenzzone und die Lage der maximalen mittleren Entladungsrate der Kaltreceptoren praktisch übereinstimmen. Außerdem sind beispielsweise die mittleren Entladungsraten bei 25 °C und 33 °C etwa gleich, jedoch kommt es bei der niedrigen Temperatur zu einer dauernden Kaltempfindung, bei der höheren zu einer Neutralempfindung. Es ist also hier zusätzliche Information nötig, um zu entscheiden, auf welcher Seite der glockenförmigen Kurve die Hauttemperatur liegt. Dazu könnten beispielsweise die gleichzeitigen Entladungen der Warmreceptoren ausgewertet werden, oder das Zentralnervensystem könnte davon Gebrauch machen, daß viele Kaltreceptoren in ihrem mittleren Entladungsbereich gruppierte Entladungen zeigen (s. Abb. 2-16). Als letztes Beispiel für die zentralnervösen Modifikationen, die die peripheren Prozesse erfahren, ehe sie im Bewußtsein abgebildet werden, sei daran erinnert, daß der Zeitverlauf der ***subjektiven Adaptation*** auf eine neue Hauttemperatur ***viele Minuten*** dauert, während die ***Thermoreceptoren*** schon innerhalb von ***einigen Sekunden*** auf einen neuen Temperaturwert adaptieren (s. Abb. 2-16). Offensichtlich klingt die durch den dynamischen afferenten Zufluß induzierte zentralnervöse Aktivität nur langsam ab.

Sonderformen der Temperaturempfindung. Beim Temperatursinn kommt es häufig zu ***Nachempfindungen***. Preßt man beispielsweise einen kalten Metallstab für etwa 30 s gegen die Stirnhaut, so wird auch nach Wegnahme ein deutliches Kältegefühl empfunden, obwohl die Haut sich wieder aufwärmt, so daß ein Wärmegefühl auftreten sollte (Weber). Weber glaubte, daß die Kälteempfindung durch Ausbreitung der Abkühlung in die Umgebung auftrete. Direkte Ableitungen von Thermoreceptoren haben aber gezeigt, daß die Kaltreceptoren nach starker Abkühlung auch bei Wiedererwärmung, zunächst sogar mit steigender Frequenz, entladen. Die Nachempfindung ist also eine „normale“ Kaltempfindung. Entsprechende Wärmeempfindungen sind ebenfalls beschrieben worden. Bei sehr starken Wärmereizen (z. B. zu heißes Badewasser) kommt es häufig zu einer ***paradoxen Kaltempfindung***. Sie beruht wahrscheinlich darauf, daß die Kaltreceptoren, die normalerweise oberhalb 40 °C stumm sind, bei rascher Erwärmung auf über 45° vorübergehend wieder entladen.

Die ***Hitzeempfindung***, die regelmäßig bei Hauttemperaturen über 45 °C auftritt, ist in ihren neurophysiologischen Grundlagen noch nicht völlig klar. Jedenfalls scheint es spezielle Hitzereceptoren zu geben (s. S. 150). Da die Hitzeempfindung auch schmerzhaften Charakter hat und da Hitzereize für den Körper schädlich sind, ist die Hitzeempfindung eher eine Qualität des Schmerz- denn des Temperatursinnes. Eine stark unlustbetonte affektive Komponente zeichnet auch die Empfindungen der ***Schwüle*** und des ***Frierens*** aus. Beide sind von vegetativ-motorischen Reflexen, wie Schwitzen und Gefäßerweiterung bzw. Zittern und Gefäßverengung, begleitet. Sie werden entweder durch äußere Reize oder durch psychische Ursachen, seltener durch krankhafte Prozesse im Zentralnervensystem ausgelöst.

Die ***klinische Prüfung*** des Temperatursinnes begnügt sich meistens mit dem Testen der Kalt- und Warmempfindung mit 2 Reagenzgläsern, von denen das eine heißes, das andere Eiswasser enthält. Umschriebene Störungen des Temperatursinnes finden sich bei Schädigung oder Unterbrechung der spinalen Bahnen. Meist ist der Schmerzsinn mitbetroffen, da die nociceptiven Afferenzen über den gleichen Weg zentralwärts ziehen (s. S. 109). Mechanoreception und Tiefensensibilität bleiben dabei unbeeinflußt.

F 2.14 Welche der folgenden Aussagen ist/sind richtig?

a) Bei einer konstanten Hauttemperatur von 10 °C ist nach kurzer Zeit keine Temperaturempfindung mehr wahrzunehmen.
b) Bei einer konstanten Hauttemperatur von 25 °C wird eine permanente Warmempfindung wahrgenommen.
c) Bei einer konstanten Hauttemperatur von 33 °C wird eine permanente Warmempfindung wahrgenommen.
d) Bei einer konstanten Hauttemperatur von 20 °C besteht eine dauernde Kaltempfindung.
e) Alle Aussagen sind falsch.

F 2.15 Welche der folgenden Aussagen ist/sind falsch?

a) Die Schwelle für eine Temperaturempfindung ist bei konstanter Temperaturänderung von der Ausgangstemperatur unabhängig.
b) Bei konstanter Ausgangstemperatur ist das Auftreten einer Temperaturempfindung unabhängig von der Geschwindigkeit der Temperaturänderung.
c) Je nach Ausgangslage und Richtung der Temperaturänderung kann bei mittleren Hauttemperaturen entweder eine Warm- oder eine Kaltempfindung auftreten.

d) In der Indifferenzzone dauert die subjektive Adaptation an eine neue Temperatur genau so lange wie die durch die Temperaturänderung hervorgerufene dynamische Antwort der Thermoreceptoren.

F 2.16 Für den Temperatursinn sind folgende Aussagen richtig:

a) Es gibt keine Kalt- und Warmpunkte, die Temperaturempfindlichkeit ist ausschließlich flächenförmig über die Haut verteilt.
b) Das Auflösungsvermögen (simultane Raumschwelle) für Warmreize ist schlechter als für Kaltreize.
c) Die Relation Kaltempfindlichkeit zu Warmempfindlichkeit ist an allen Stellen der menschlichen Haut gleich.
d) Die beste Temperaturempfindlichkeit im Gesicht hat die Nasenspitze.
e) Das Auflösungsvermögen (simultane Raumschwelle) für thermische Reize ist schlechter als für mechanische Reize.

F 2.17 Welche Aussage ist richtig? Die Warmreceptoren

a) entladen nicht bei konstanter Hauttemperatur von weniger als 25 °C,
b) zeigen ein reines Proportionalverhalten,
c) werden vorwiegend von Gruppe II-Fasern versorgt,
d) vermitteln bei hoher Reizintensität die Hitzeempfindung,
e) sind histologisch Merkel-Zellen.

F 2.18 Welche Aussage ist richtig? Die Kaltreceptoren

a) werden vorwiegend von Gruppe I- und II-Fasern versorgt,
b) sind histologisch Meissner-Körperchen,
c) sind normalerweise oberhalb von 45 °C stumm,
d) entladen ausschließlich proportional der jeweiligen Hauttemperatur,
e) haben spinale Leitungsbahnen, die gemeinsam mit denen der Mechanoreception verlaufen.

2.4 Viscerale Sensibilität

Genau wie die somatischen Nerven zu Haut, Muskeln und Gelenken enthalten auch die visceralen Nerven zu den Eingeweiden in Brustkorb und Bauchraum einen großen Prozentsatz afferenter Nervenfasern. Im parasympathischen Nervus vagus sollen 80%–90% der Fasern afferent sein, im sympathischen Nervus splanchnicus 50% und in den parasympathischen Nervi pelvici mindestens 30%. Die Receptoren der Eingeweide mit ihren afferenten Nervenfasern bilden also einen beträchtlichen Teil der somatovisceralen Sensibilität (vgl. Abb. 2-1, S. 37).

Anders als bei den somatischen Nerven wird uns aber die zentripetale Impulsaktivität in den afferenten Nervenfasern der visceralen Nerven nur zu einem sehr geringen Teil und häufig nur unter speziellen Umständen bewußt. Schon daraus ist zu schließen, daß der viscerale Anteil der somatovisceralen Sensibilität anscheinend vorwiegend eine andere Aufgabe hat als die Vermittlung von Sinnesempfindungen aus unseren Eingeweiden. Diese andere Aufgabe kann am besten als die ***homöostatische Rolle der Eingeweidereceptoren*** bezeichnet werden. Das heißt, die von ihnen kommenden Meldungen werden von den autonomen Anteilen des Zentralnervensystems dazu genutzt, Abweichungen von den Sollwerten des „inneren Milieus" des Körpers, also beispielsweise einen abgesunkenen Blutdruck oder einen zu hohen Kohlensäuregehalt des Blutes zu erkennen, um entsprechende Gegenmaßnahmen zum Erhalt der Homöostase einleiten zu können (die als Homöostase bezeichnete Konstanz des inneren Milieus ist eine der wesentlichsten Voraussetzungen des tierischen und menschlichen Lebens).

Selbstverständlich werden auch zahlreiche Meldungen aus somatischen Receptoren zur Kontrolle der Homöostase eingesetzt, unabhängig davon, ob diese Meldungen gleichzeitig als Sinnesempfindungen bewußt werden oder nicht. So liegen in den Skeletmuskeln Receptoren, die auf die Anhäufung von Stoffwechselprodukten (Metaboliten) bei Muskelarbeit ansprechen („Metaboreceptoren") und eine erhöhte Durchblutung zum Abtransport der Metabolite einleiten. Die Tätigkeit dieser Receptoren wird uns nicht bewußt. Andererseits wird durch die Aktivierung von Warmreceptoren der Haut eine ebenfalls reflektorische Durchblutungssteigerung der Haut ausgelöst, wobei aber gleichzeitig eine Warmempfindung auftritt.

Insgesamt sind wir über die Gesamtzahl somatovisceraler Receptoren und über die von ihnen ausgehende Aktivität erst sehr unvollkommen unterrichtet. Dennoch ist beim gegenwärtigen Wissensstand der spekulative Schluß erlaubt, daß die ***homöostatischen Aufgaben*** der somatovisceralen Receptoren ***ihre sinnesphysiologischen weit überwiegen.*** Oder anders ausgedrückt: Nur der geringste Anteil der zentripetalen Aktivität in somatovisceralen Nervenfasern führt zu bewußten Sinnesempfindungen. Innerhalb der somatovisceralen Sensibilität läßt sich dabei ein abgestufter Zugang zur Bewußtseinsebene feststellen: an dem einen Ende Receptoren, wie die Meissner-Korpuskeln der Fingerspitzen, bei denen selbst einzelne Impulse eine Berührungsempfindung auslösen können (s. S. 53) und am anderen Ende Receptoren wie die Glucose-Receptoren in der Leber

(s. S. 326), die anscheinend überhaupt keinen Zugang zum Bewußtsein haben. Dazwischen liegt eine breite Übergangszone mit Receptoren, deren Aktivität bei entsprechender räumlicher und zeitlicher Bahnung und Konvergenz ins Bewußtsein tritt.

Viele somatovisceralen Receptoren sind an ***synthetischen Sinnesempfindungen*** beteiligt, wie beispielsweise bei der Tiefensensibilität und der Wahrnehmung der Kopf- und der Körperstellung im Raum (vgl. Abb. 2-11 und zugehöriger Text). Bei den visceralen Receptoren sind besonders die Empfindungen des ***Durstes*** und des ***Hungers*** als typische synthetische Sinnesempfindungen zu nennen. Diesen ***Allgemeinempfindungen*** ist in diesem Buch ein eigenes Kapitel gewidmet (Kapitel 10 ab S. 310). Auf die anderen, von visceralen Receptoren ausgehenden Sinnesempfindungen – mit Ausnahme des Schmerzes, der ebenfalls in einem eigenen Kapitel dargestellt wird (Kapitel 4, ab S. 140) – wird im folgenden eingegangen.

Cardiovasculäres System. (Herz-Kreislauf-System). Die Anpassung des vom Herzen geförderten Blutvolumens an den wechselnden Bedarf des Körpers und die damit verknüpfte Konstanthaltung des Blutdruckes geschieht unter der Mitarbeit spezieller Mechanoreceptoren, die den Blutdruck in den großen Gefäßen und die Füllung der Vorhöfe des Herzens dauernd messen (***Druckreceptoren*** im Aortenbogen und in den Carotissinuskörperchen, ***Dehnungsreceptoren*** in den Vorhofwänden). Die lebenslängliche Tätigkeit dieser Receptoren wird uns allem Anschein nach nicht bewußt. Dennoch können wir die Herztätigkeit besonders in Extremsituationen, also z. B. bei großer körperlicher Anstrengung oder bei starker psychischer Anspannung („Herz klopft bis zum Halse") wahrnehmen. Es fragt sich, über welche Receptoren diese Wahrnehmungen des Herzschlages vermittelt werden.

Im Laufe eines Herzzyklus kommt es zu erheblichen Form-, Volumen- und Lageänderungen des Herzens. Während eines Herzschlages werden von der linken und rechten Herzkammer je 70 ml Blut ausgeworfen. Das Herz wird also um dieses Volumen verkleinert. Dabei steigt in der linken Kammer der Druck von nahe 0 mmHg auf 120 mmHg (systolischer Blutdruck) und in der rechten Kammer auf 25 mmHg an. Die Druckwellen werden als Pulswellen in die Körperperipherie (vom linken Herz) und in die Lungen (rechtes Herz) geleitet. Die ruckartige systolische Kontraktion des Herzens ist als „Herzspitzenstoß" an der linken Brustwand (im 5. Intercostalraum) zu fühlen und häufig auch zu sehen. Sie erzeugt auch den ersten Herzton, während der zweite am Ende der Systole durch das Zuschlagen der Aorten- und Pulmonalklappen entsteht.

Die mit der Herztätigkeit verbundenen mechanischen Erschütterungen des Brustkorbes ***erregen wahrscheinlich zahlreiche Mechanoreceptoren*** der

Muskeln, Sehnen, Gelenke und des subcutanen Gewebes der Brustwand und der Wirbelsäule, besonders wenn bei Zunahme der Herzarbeit die oben genannten Druckwerte erheblich ansteigen und das Herzzeitvolumen durch Zunahme von Schlagvolumen und Herzfrequenz auf ein Mehrfaches des Ruhewertes (5 l/min) zunimmt. Auch die Pulswellen erregen in der Körperperipherie zahlreiche Mechanoreceptoren, besonders Pacini-Körperchen. Die Erregung all dieser somatischen Receptoren wird uns im Alltag nicht bewußt, möglicherweise weil wir gelernt haben, dieser für uns unwichtigen Information den Zugang zum Bewußtsein zu versperren. Diese ***afferente Hemmung*** wird anscheinend bei intensiver Herztätigkeit durch den vermehrten afferenten Zustrom überwunden und wir nehmen dann unseren Herzschlag wahr.

Es ist denkbar, daß sich auch eine Reduzierung dieser afferenten Hemmung, beispielsweise durch ein entsprechendes Biofeedback-Training, erzielen läßt. Auf diese Weise könnte erlernt werden, den Herzschlag auch „unter Normalbedingungen" zu empfinden. Klare und übereinstimmende Erkenntnisse dazu liegen aber bisher nicht vor.

Pulmonales System (Atmungs-System). Die rhythmische Tätigkeit des Atmens wird uns im Alltag nicht bewußt, obwohl bei jedem Atemzug zahlreiche ***somatische*** Mechanoreceptoren des Brustkorbes und Zwerchfelles sowie viele ***viscerale*** Mechanoreceptoren des Brust- und Bauchraumes aktiviert werden. Offensichtlich verhindert eine entsprechende afferente Hemmung die Wahrnehmung der für uns in der Regel unwichtigen Information. Wir können aber jederzeit unsere Aufmerksamkeit auf die Atmung lenken, dabei die Atembewegungen wahrnehmen und willkürlich in den Atemablauf eingreifen.

Die zentralnervöse reflektorische Steuerung der unwillkürlichen Atembewegungen erfolgt zum einen unter der Mithilfe der eben angesprochenen ***Mechanoreceptoren***, die Angaben über Dauer und Tiefe von Ein- und Ausatmung liefern, zum anderen über ***Chemoreceptoren***, die Kohlensäure- und Sauerstoffspannung des Blutes melden und damit anzeigen, ob das Atemzeitvolumen dem jeweiligen Stoffwechsel angemessen ist. Die Tätigkeit dieser Chemoreceptoren wird uns nur in Extremfällen bewußt, nämlich als ***Gefühl des Lufthungers und Erstickens*** wenn die Sauerstoffzufuhr weit hinter den Erfordernissen zurückbleibt und der Kohlensäuregehalt des Blutes stark ansteigt.

In den Schleimhäuten der Atemwege, also Nase, Rachen, Luftröhre, Bronchien und Bronchiolen finden sich zahlreiche Receptoren, die auf schädliche mechanische (Fremdkörper, Schleim) und chemische Reize reagieren und Hustenreflexe auslösen. Für die Eigenschaften dieser ***Nociceptoren*** wird auf die entsprechenden Ausführungen ab S. 149 verwiesen.

Gastro-Intestinal System (Magen-Darm-System). Der Magen-Darm-Kanal stellt einen ***Teil der Körperoberfläche*** dar, auch wenn er an seinem Anfang und Ende durch Mund und After verschlossen ist. Seine Oberfläche ist daher von außen kommenden Reizen, nämlich den durch Essen und Trinken aufgenommenen Stoffen und ihren Abbauprodukten, deutlich mehr als die übrigen Eingeweide ausgesetzt. Aus dieser Sicht ist es vielleicht nicht verwunderlich, daß wir mechanische, thermische und chemische Vorgänge im Magen-Darm-Bereich mehr als in anderen Eingeweiden wahrnehmen. Soweit diese Vorgänge zu Hunger- und Sättigungsgefühlen führen, sind sie ab S. 310 besprochen. Im folgenden wird auf einige andere Aspekte der Magen-Darm-Sensibilität aufmerksam gemacht.

Von der Speiseröhre (Oesophagus) bis zum Mastdarm (Rectum) lösen ***Berührungen*** des Magen-Darm-Kanals keine Empfindungen aus. Erst im Ausgang des Mastdarms, dem Analkanal, werden Berührungsreize wahrgenommen. ***Dehnung*** der Hohlwände (experimentell z. B. durch Aufblasen eines Ballons) scheint dagegen im gesamten Magen-Darm-Kanal empfunden zu werden, allerdings mit unterschiedlichen Wahrnehmungen. So wird Dehnung der Magenwände als Sättigungs- oder Völlegefühl wahrgenommen (s. S. 325), während die Dehnung des Mastdarmes regelmäßig Stuhldrang auslöst. Dehnung von Dünn- oder Dickdarm wird ebenfalls bemerkt und häufig Darmgasen zugeschrieben, wobei der Ort der Dehnung nicht genau lokalisiert werden kann. ***Überdehnung*** scheint im gesamten Magen-Darm-Kanal Schmerz hervorzurufen.

Warm- und Kaltreize werden in der gesamten Speiseröhre und im Analkanal wahrgenommen, nicht aber in Magen oder Darm. ***Alkohol*** kann dagegen auch im Magen ein wärmendes oder brennendes Gefühl auslösen.

Nach alter chirurgischer Erfahrung treten am nichtnarkotisierten Menschen beim Berühren von Magen, Dünndarm, Dickdarm und Blinddarm mit warmen und kalten Instrumenten, beim Kautheterisieren (Schneiden mit einem glühenden Draht), beim Quetschen mit einer Pinzette oder Klemme, oder beim Schneiden mit einem Skalpell keinerlei, Empfindungen auf. Bei den heute üblichen anaesthesiologischen und chirurgischen Techniken lassen sich diese Angaben nicht nachprüfen.

Renales System (Niere, Harnblase, Harnwege). Die Zubereitung des Urins in den Nieren und sein Transport in die Harnblase löst keinerlei Empfindungen aus, obwohl Nieren und Harnleiter über eine ausgeprägte afferente Innervation verfügen. Wird dagegen die Harnblase durch den sich dort ansammelnden Urin gedehnt, so wird diese Füllung wahrgenommen und es kommt zu ***Harndrang***. Es ist allerdings eine alltägliche

Erfahrung, daß die Wahrnehmungsschwelle in Abhängigkeit von unserer Aufmerksamkeit und Tätigkeit über einen sehr weiten Bereich schwanken, Harndrang also schon bei sehr kleinen Füllungen oder erst bei nahezu maximal gefüllter Blase auftreten kann.

F 2.19 Im Verlauf eines Herzzyklus kommt es zur Erregung von visceralen und somatischen Receptoren des Brustraumes. Die Wahrnehmung des Herzschlages ist wahrscheinlich zurückzuführen auf Erregung

a) der Druckreceptoren im Aortenbogen,
b) der Dehnungsreceptoren der Vorhöfe,
c) der Dehnungsreceptoren der Lunge,
d) der Mechanoreceptoren von Brustwand und Wirbelsäule.
e) Alle genannten Receptoren sind an der Wahrnehmung des Herzschlages gleichermaßen beteiligt.

F 2.20 Welche der folgenden Aussagen ist falsch?

a) Im gesamten Magen-Darm-Kanal werden Berührungsreize deutlich wahrgenommen,
b) Dehnung des Mastdarms führt zum Gefühl des Stuhldranges.
c) Kaltreize der Speiseröhrenwand werden als kalt empfunden.
d) Hochprozentiger Alkohol löst im Magen ein brennendes Gefühl aus.
e) Warmreize werden im Dünndarm nicht wahrgenommen.

F 2.21 Das Atemzeitvolumen wird vor allem über die Tätigkeit der folgenden Receptoren eingestellt:

a) Mechanoreceptoren des Brustkorbes,
b) Dehnungsreceptoren der Lunge,
c) Mechanoreceptoren des Zwerchfelles,
d) Chemoreceptoren für Kohlensäure- und Sauerstoffspannung,
e) Schleimhautreceptoren der Atemwege, (Nase, Rachen, Luftröhre, Bronchien, Bronchiolen).

3 Neurophysiologie sensorischer Systeme

M. Zimmermann

Als sensorische Systeme werden diejenigen Teile des Nervensystems bezeichnet, die Meldungen aus der Umwelt und aus dem Körperinneren aufnehmen, weiterleiten und verarbeiten. In diesem Kapitel wird eine allgemeine Einführung in die Arbeitsweise dieser sensorischen Systeme gegeben, vorwiegend an Hand von Beispielen des somatosensorischen Systems (Hautsinn). Das Schwergewicht liegt dabei auf den objektiv neurophysiologisch meßbaren Vorgängen. Die subjektiven Sinneswahrnehmungen und die psychophysischen Korrelationen wurden allgemein bereits in Kap. 1 erörtert, Receptorsysteme und Psychophysik des somatosensorischen Systems, also Tastsinn, Temperatursinn und Schmerzsinn, in den Kapiteln 2 und 4.

3.1 Transformation von Reizen in Receptoren

Der adäquate Reiz, Einteilung der Receptoren. Ein Receptor ist eine spezialisierte Nervenzelle, die Zustände und/oder Zustandsänderungen in ihrer Umgebung an das Zentralnervensystem meldet. Die auf die Receptoren wirkenden Zustände bzw. ihre Änderungen werden auch als ***Reize*** bezeichnet. Reize sind objektiv meßbare Größen, zum Beispiel mechanische Deformation der Haut, Temperatur oder elektromagnetische Strahlung (Licht).

Physiologische Untersuchungen haben ergeben, daß jeder Receptor auf eine Reizform besonders leicht anspricht. Diese Eigenschaft bezeichnet man allgemein als ***Spezifität der Receptoren,*** der jeweils besonders wirksame Reiz ist der ***adäquate Reiz*** des Receptors. Für einige Receptoren ist der adäquate Reiz aus der täglichen Erfahrung herleitbar; zum Beispiel können wir leicht feststellen, daß der adäquate Reiz für die Receptoren unseres Auges Lichtstrahlung ist, dagegen können wir thermische oder mechanische Reize mit diesen Receptoren nicht wahrnehmen.

Jeder Receptor ist demnach befähigt, dem Zentralnervensystem Nachrichten nur über einen bestimmten Aspekt oder Ausschnitt der Umwelt zukommen zu lassen, er hat also eine ***Filterfunktion***. Es erscheint deshalb nützlich, die Receptoren auf der Basis des adäquaten Reizes zu klassifizieren. Für die Receptoren der Säugetiere ergeben sich folgende 4 Gruppen: ***Mechano-, Thermo-, Chemo- und Photoreceptoren.***

Innerhalb der 4 Gruppen können wir eine Spezialisierung feststellen. So gibt es unterschiedliche Typen von Photoreceptoren, die jeweils auf Licht verschiedener Wellenlänge ansprechen; die Receptoren sind somit wellenlängen- bzw. farbspezifisch. Die Thermoreceptoren lassen sich unterteilen in Warmreceptoren und Kaltreceptoren. Auch bei den Mechanoreceptoren läßt sich eine Spezialisierung auf verschiedene Parameter der Reize beobachten: in der Haut gibt es z. B. Receptoren für Vibration, andere für Druck.

Das Receptorpotential. Im folgenden werden die Vorgänge erläutert, die im Receptor bei adäquater Reizung zum Aktionspotential in der afferenten Faser führen. Als Beispiel dient der Streckreceptor des Krebses, ein zwischen den Muskelfasern des Tieres gelegener, auf Dehnung empfindlicher Mechanoreceptor (Abb. 3-1).

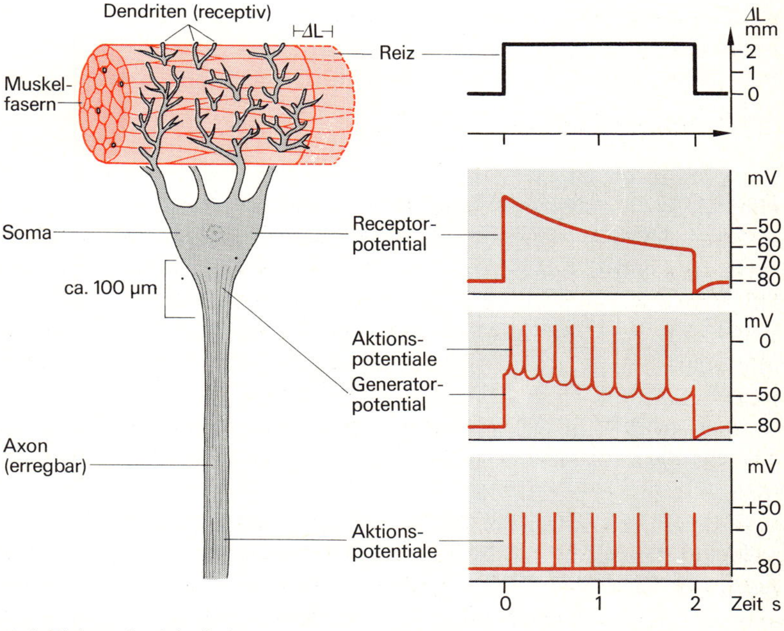

Abb. 3-1. Elektrophysiologische Messungen am Streckreceptor des Krebses (schematisiert). Bei Reizung (Längenänderung des umgebenden Muskels um ΔL) wird mit einer Mikroelektrode im Soma das Receptorpotential registriert, das in der receptiven Region (Dendriten) entsteht. Als Generatorpotential löst es im erregbaren Axon fortgeleitete Aktionspotentiale aus.

Beim Einstich einer Mikroelektrode in die Receptorzelle wird, wie bei allen Nervenzellen, zunächst das Ruhepotential registriert (z. B. −80 mV in Abb. 3-1). Bei adäquater Reizung, also bei Dehnung des umgebenden Muskels, ändert sich das Membranpotential in depolarisierender Richtung. Die reizbedingte Depolarisation, also die Abweichung vom Ruhepotential, wird ***Receptorpotential*** genannt.

Das Receptorpotential dauert so lange wie der Reiz (das ist die Längenänderung Δ L in Abb. 3-1). Im Verlaufe eines Rechteckreizes fällt es jedoch von seinem anfänglichen Höchstwert (ca. 40 mV Depolarisation vom Ruhepotential aus in Abb. 3-1) auf einen niedrigeren Wert ab. Die Abnahme des Reizeffektes bei länger dauerndem konstantem Reiz läßt sich praktisch bei allen Receptoren beobachten; sie wird als ***Adaptation*** bezeichnet (Näheres s. S. 86).

Das Receptorpotential entsteht als Folge einer ***Erhöhung der Membranleitfähigkeit,*** die unspezifisch ***für alle kleinen Ionen*** (Na^+, K^+, Ca^{2+}, Cl^-) ist. Von diesen können unter Normalbedingungen nur die Na^+-Ionen eine Depolarisation bewirken, nur sie haben nämlich ein Gleichgewichtspotential in depolarisierender Richtung vom Ruhepotential. Folglich müssen die Na^+-Ionen die Hauptursache bei der Entstehung des Receptorpotentials sein. Die geschilderte Erhöhung der Membranleitfähigkeit an Receptoren gleicht der an der subsynaptischen Membran von erregenden Synapsen, z. B. an der motorischen Endplatte.

Die Erhöhung der Membranleitfähigkeit, die zum Receptorpotential führt, ist in einem spezialisierten Bereich der Receptorzelle lokalisiert, nämlich in der ***receptiven Membran*** (beim Streckreceptor in den Dendriten, Abb. 3-1). Ein Receptorpotential entsteht nur dann, wenn der Reiz auf diesen spezialisierten Bereich einwirkt. Der receptive Membranbereich läßt sich also räumlich von den anderen Teilen der Zelle, z. B. von der erregbaren (oder konduktilen) Membran des Axons, unterscheiden. Auch pharmakologisch ist eine Abgrenzung möglich: die erregbare Membran kann z. B. durch Anwendung von Tetrodotoxin (TTX) selektiv vergiftet werden, so daß an ihr keine Aktionspotentiale mehr ausgelöst werden können. Das Receptorpotential dagegen bleibt durch TTX weitgehend unbeeinflußt.

Die Photoreceptoren der Wirbeltiere zeigen bei Lichtreizung ausnahmsweise ein Receptorpotential in hyperpolarisierender Richtung (s. S. 211). Bei der synaptischen Übertragung auf die nachgeschalteten Neuronen entsteht daraus jedoch eine Depolarisation, nämlich ein erregendes postsynaptisches Potential (EPSP), das fortgeleitete Aktionspotentiale auslöst.

Der Transduktionsprozeß; primäre und sekundäre Sinneszellen. Die Zwischenstufen vom Auftreffen des Reizes bis zur Entstehung des Receptorpotentials sind noch weitgehend unerforscht; sie werden zusammengefaßt unter der Bezeichnung ***Transduktionsprozeß.*** Damit werden vor allem molekularbiologische Vorgänge umschrieben, die in der Receptormembran und/oder in intracellulären Strukturen (allgemeine Bezeichnung: Organellen) ablaufen. Im Receptorbereich gibt es viele solcher Organellen, wie die Membranscheibchen als Träger lichtempfindlicher Sehfarbstoffmoleküle in Photoreceptoren (s. Abb. 5-27), oder die haarförmigen Auswüchse (Cilien) bei den Receptoren des Innenohrs (s. Abb. 6-3). Diese Strukturen sind Hilfseinrichtungen, die den Receptor für den jeweiligen adäquaten Reiz besonders empfindlich machen.

Viele Receptoren bestehen aus einer Verknüpfung der Nervenendigung mit einer Zelle nicht-neuralen Ursprungs, z. B. mit einer Merkelzelle der Haut (s. Abb. 2-5) oder mit einer Sinneszelle der Geschmacksknospe (s. Abb. 8-3). Es wird angenommen, daß der Transduktionsprozeß in dieser nicht-neuralen Zelle abläuft. Wir sprechen von einer ***sekundären Sinneszelle.*** Im elektronenmikroskopischen Bild erscheint die Kontaktstelle als Synapse. Deshalb wird eine synaptische Übertragung von der sekundären Sinneszelle auf die Nervenendigung postuliert.

Eine ***primäre Sinneszelle*** ist dagegen ein Receptor, bei dem die Reiztransduktion direkt an der Nervenzelle oder -endigung, geschieht; Beispiele hierfür sind der Streckreceptor (Abb. 3-1), die Geruchsreceptoren (s. Abb. 9-2), sowie die freien Nervenendigungen der Haut mit unterschiedlichen funktionellen Spezialisierungen.

Das Receptorpotential als Generator für fortgeleitete Aktionspotentiale. Das Receptorpotential breitet sich elektrotonisch (s. Grundriß der Neurophysiologie, Kap. 2) zu den angrenzenden Bereichen der Zelle aus. Dadurch wird auch das Axon depolarisiert (s. Abb. 3-1). Wenn die Depolarisation die Schwelle der Axonmembran erreicht, wird ein Aktionspotential ausgelöst. Das Aktionspotential wird entlang dem Axon zum Zentralnervensystem fortgeleitet. Das Receptorpotential wirkt auf das Axon somit als elektrischer Reiz, es wird deshalb auch als ***Generatorpotential*** bezeichnet.

Wenn das Generatorpotential nach dem Ende des Aktionspotentials noch andauert, können weitere Aktionspotentiale ausgelöst werden, bis der Reiz und damit auch das Generatorpotential aufhören. Bei langdauerndem Generatorpotential entlädt die afferente Faser also repetitiv. Die Umsetzung des Reizes in fortgeleitete Aktionspotentiale wird als ***Transformation*** bezeichnet. Die Transformation umfaßt also folgende Teilschritte: Transduktion — Leitfähigkeitserhöhung der Receptormembran — Receptorpotential — synaptische Übertragung (bei sekundären Sinneszellen) — Generatorpotential — Aktionspotentiale.

Adaptation. Bei der Erörterung des Receptorpotentials haben wir schon angemerkt, daß auch bei zeitlich konstantem Reiz das Receptorpotential abnimmt (s. Abb. 3-1). Diesen Vorgang nennen wir Adaptation. Wir beobachten diese Erscheinung auch bei der repetitiven Entladung in afferenten Nervenfasern: Wie in Abb. 3-1 zu sehen, wird im Verlauf des Reizes der zeitliche Abstand Δt zweier aufeinanderfolgender Nervenimpulse größer, d. h. die augenblickliche Frequenz nimmt ab (Frequenz $= 1/\Delta t$). Adaptation kann bei allen Teilschritten der Reiztransformation auftreten: beim Transduktionsprozeß, beim Receptorpotential, bei der synaptischen Übertragung von der sekundären Sinneszelle auf die Nervenzelle und bei der Auslösung von Aktionspotentialen. Vermutlich wirken mehrere Teilmechanismen zusammen.

Zur Charakterisierung eines Receptors im Hinblick auf seine Adaptation untersucht man seine Antwort auf überschwellige Rechteckreize. Dabei findet man bei verschiedenen Receptoren unterschiedliche Zeitverläufe der Entladungsfrequenz. In Abb. 3-2 A ist die Entladung je eines Receptors mit langsamer (c), mittelschneller (b) und sehr schneller

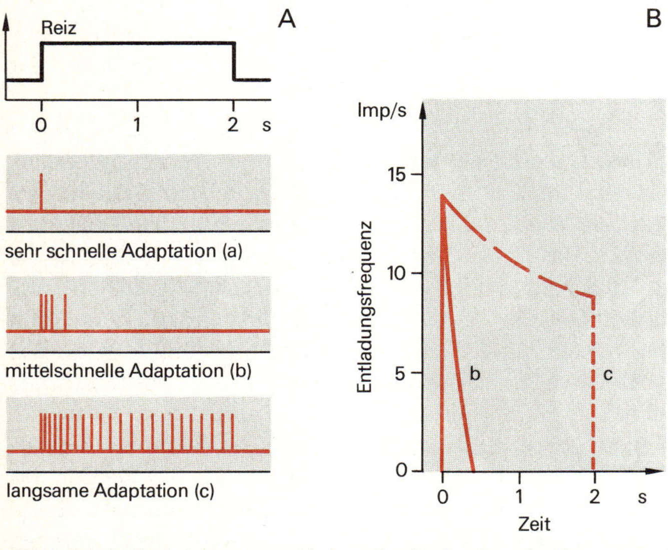

Abb. 3-2 A, B. Entladungen verschieden schnell adaptierender Receptoren (schematisiert). **A** Aktionspotentiale eines sehr schnell a), mittelschnell b) und eines langsam adaptierenden c) Receptors bei einem langdauernden, zeitlich konstanten Reiz. **B** Zeitlicher Verlauf der augenblicklichen Entladungsfrequenz während des Reizes bei den Receptoren b), c)

Adaptation (a) gezeigt. In Abb. 3-2 B ist der Zeitgang der Augenblicksfrequenz für den langsam und den mittelschnell adaptierenden Receptor gezeichnet.

Für die Erscheinung der Adaptation gibt es verschiedene funktionelle Deutungen. Früher wurde Adaptation ausschließlich als ***Ermüdung*** der Receptoren betrachtet. In vielen Fällen lassen sich jedoch die unterschiedlichen Adaptationszeitverläufe als ***Spezialisierung bezüglich eines bestimmten Reizparameters*** interpretieren; zum Beispiel wurde bei 3 Typen von Mechanoreceptoren der Haut gefunden, daß sie wegen ihres charakteristischen Zeitverlaufs der Entladung jeweils Empfänger für Weg, Geschwindigkeit oder Beschleunigung einer Hautdeformation sind (s. Abb. 2-6 bis 2-9 und Tabelle 2-1).

Die Transformation von Reizintensität in Entladungsfrequenz. Mit zunehmender Reizstärke nimmt die Amplitude des Receptorpotentials zu (Abb. 3-3 A). Das kontinuierliche Anwachsen des Receptorpotentials wird anschließend in eine Erhöhung der Frequenz der Aktionspotentiale umgesetzt. Dieser Sachverhalt ist in der obersten Reihe der Abb. 3-3 A dargestellt. Der Zusammenhang zwischen Reizstärke S und Entladungsfrequenz F, ***Intensitätsfunktion*** genannt, ist in Abb. 3-3 B für verschiedene Zeiten nach Reizbeginn (1., 2. und 3. Sekunde) graphisch aufgetragen, bei

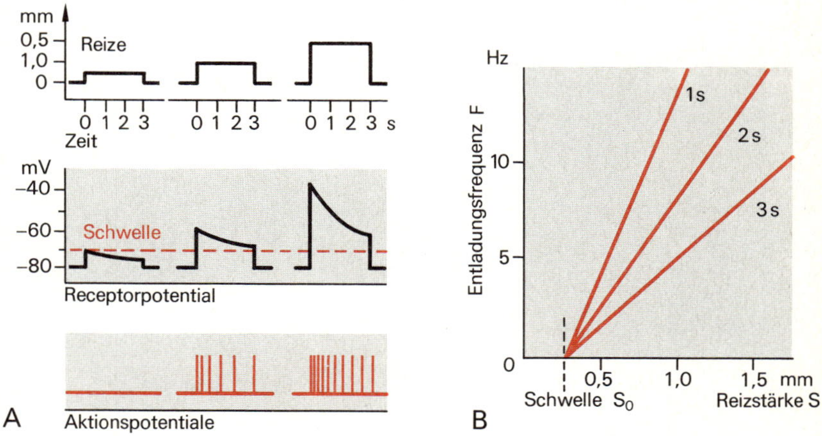

Abb. 3-3 A, B. Zusammenhang zwischen Reizstärke, Receptorpotential und Entladungsfrequenz (schematisiert). **A** Receptorpotentiale und Aktionspotentiale bei drei verschieden großen Reizintensitäten. Aktionspotentiale werden ausgelöst, sobald das Receptorpotential die Schwelle (rote Linie) überschreitet. **B** Darstellung der augenblicklichen Aktionspotentialsfrequenz F zu drei verschiedenen Zeitpunkten (1, 2 und 3 s) nach Reizbeginn, in Abhängigkeit von der Reizstärke S. S_0 ist die Reizschwelle

diesem Beispiel (L) Streckreceptor wurden lineare Zusammenhänge gefunden.

Da das Receptorpotential eine Mindestgröße haben muß (Schwelle des Axons, s. Grundriß der Neurophysiologie, Kap. 2), um Aktionspotentiale auszulösen, setzt erst oberhalb der entsprechenden Reizstärke S_o in Abb. 3-3 B eine Entladung ein. S_o wird als ***Reizschwelle*** des Receptors bezeichnet. Die Intensitätsfunktionen in Abb. 3-3 B werden durch Ausdrücke der Form $F = k \cdot (S - S_o)$ beschrieben (linearer Zusammenhang). Der Faktor k ist die Steigung der Geraden, er wird im zeitlichen Verlauf des Reizes kleiner; auch dies ist ein Ausdruck der Adaptation.

Für die meisten Receptoren hat sich experimentell gezeigt, daß die ***Intensitätsfunktion nichtlinear*** ist. Zur quantitativen Beschreibung eignen sich verschiedene mathematische Funktionen, so z. B. die Logarithmus-Funktion (nach Weber und Fechner):

$$F = k \cdot \log S/S_o$$

oder die Potenzfunktion (nach Stevens):

$$F = k \cdot (S - S_o)^n.$$

Beide Gesetzmäßigkeiten sind uns bereits in der Psychophysik begegnet (s. S. 25). Bei der überwiegenden Anzahl von Receptortypen gelingt die beste Beschreibung mit einer Potenzfunktion (Abb. 3-4), dabei wird die

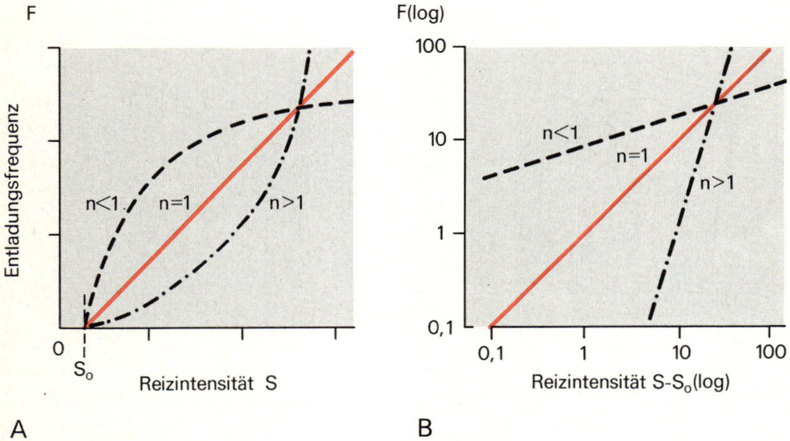

Abb. 3-4 A, B. Form von Potenzfunktionen. **A** Entladungsfrequenz F in Abhängigkeit von der Reizintensität S. Auf beiden Koordinatenachsen sind willkürliche Einheiten in linearer Skala angegeben. Drei charakteristische Potenzfunktionen sind angegeben, mit Exponenten $n < 1, n > 1, n = 1$ (rot gezeichnet). **B** Potenzfunktionen bei Darstellung in einem Koordinatensystem mit logarithmischen Skalen. Als Abscisse ist aufgetragen die Reizintensität S, vermindert um die Schwellenreizstärke S_o

Reizintensität S, vermindert um die Reizschwelle S_o, zur n-ten Potenz erhoben. Der Exponent n ist eine für jede Receptorart charakteristische Konstante. Bei $n < 1$ und $n > 1$ ist die Potenzfunktion nach oben bzw. nach unten gekrümmt (Abb. 3-4 A), für $n = 1$ ergibt sich die lineare Intensitätsfunktion, z. B. des Streckreceptors. Die meisten Receptoren haben Exponenten $n < 1$. Eine durch $n < 1$ charakterisierte Intensitätskennlinie befähigt den Receptor, einen besonders großen Intensitätsbereich auf den nach oben begrenzten Bereich der Entladungsfrequenz zu transformieren (die maximale Entladungsfrequenz einer Nervenfaser liegt bei 500 bis 1000 Hz, bei sehr dünnen Fasern erheblich niedriger).

Potenzfunktionen werden auch in der Psychophysik verwendet (s. Kap. 1, S. 20). Durch Vergleich der neurophysiologisch gemessenen Intensitätskennlinie eines Receptors mit der im psychophysischen Experiment (s. Abb. 1-8) gemessenen subjektiven Intensitätsempfindung lassen sich ***psycho-neuronale Korrelationen*** aufstellen, die für die Erforschung der neurophysiologischen Grundlagen der Wahrnehmung von Bedeutung sind.

Ob eine experimentell ermittelte Intensitätsfunktion sich durch eine Potenzfunktion darstellen läßt, wird durch Eintragen der Reizstärke/Entladungsfrequenz-Beziehung in ein Koordinatensystem mit logarithmischen Skalen geprüft (Abb. 3-4 B). Jede Potenzfunktion wird in einem solchen Koordinatensystem nämlich zu einer Geraden, denn Logarithmierung der Funktion ergibt:

$$\log F = \log k + n \cdot \log (S - S_o).$$

Dies ist die Gleichung einer Geraden mit der Steigung n. Falls die Meßwerte im doppelt logarithmischen Koordinatensystem also durch eine Gerade angenähert werden können, liegt eine Potenzfunktion vor. Der Exponent n läßt sich direkt als die Steigung dieser Geraden bestimmen.

F 3.1 In welche 4 Gruppen lassen sich die Receptoren der Säugetiere entsprechend ihrem adäquaten Reiz einteilen?

F 3.2 Das Receptorpotential

a) ist eine Alles- oder Nichts-Antwort einer Receptorzelle, die erst bei Reizen oberhalb einer Reizschwelle entsteht,
b) ist meistens eine Depolarisation der receptiven Membran, die umso größer ist, je höher die Reizstärke ist,
c) breitet sich elektrotonisch zur Axonmembran aus und wirkt dort als Generator für fortgeleitete Aktionspotentiale,

d) entsteht durch Leitwerterhöhung spezifisch für H^+-Ionen (pH-Wert),
e) steigt bei konstantem Reiz langsam an und dauert gleich lang wie der Reiz.

Mehrere Antworten sind richtig.

F 3.3 Die Entladungsfrequenz im afferenten Axon vieler Receptoren
a) nimmt zu bei wachsender Reizintensität,
b) nimmt zu im Verlauf eines Reizes konstanter Intensität,
c) nimmt ab im Verlauf eines Reizes konstanter Intensität,
d) ist meistens Null bei unterschwelliger Reizstärke,
e) hängt nicht von der Größe des Receptorpotentials ab.

Mehrere Antworten sind richtig.

F 3.4 Bei vielen Receptoren beschreibt eine Potenzfunktion
a) den Zeitverlauf der Adaptation,
b) den Zeitverlauf des Receptorpotentials bei zunehmender Reizstärke,
c) den Zusammenhang zwischen der Entladungsfrequenz F und dem Betrag der Reizintensität, der die Reizschwelle S_o überschreitet,
d) den Zusammenhang zwischen der Amplitude des Aktionspotentials und der Größe des Receptorpotentials.

3.2 Sensorische Funktionen des Zentralnervensystems — Übersicht

Periphere Nerven, Spinalnerven, Hinterwurzeln und ihre Innervationsgebiete. Die Gesamtheit der Receptoren eines sensorischen Systems (d. h. eines Sinnesorgans) wird als periphere Sinnesoberfläche oder als Peripherie bezeichnet. Nachrichten aus der Peripherie werden in verschlüsselter (codierter) Form, nämlich mit Aktionspotentialen oder Nervenimpulsen, zum Zentralnervensystem übermittelt. Die afferenten Nervenfasern übernehmen dabei die Aufgabe der Informationsleitung. Sie laufen gebündelt als ***periphere Nerven*** (Haut-, Muskel-, Gelenk-, Eingeweidenerven) zusammen mit den efferenten Nervenfasern zum Zentralnervensystem. Vom gesamten Körper, mit Ausnahme des Kopfes, ziehen die peripheren Nerven zum Rückenmark, wo sie als ***Spinalnerven*** in den Wirbelkanal eintreten. Die afferenten Nervenfasern erreichen dann das Rückenmark über die ***Hinterwurzeln*** (s. dazu und für die Klassifikation der Nervenfasern nach Durchmesser und Leitungsgeschwindigkeit: Grundriß der Neurophysiologie, Kap. 1 und Tabelle 2-2, S. 68).

Wird bei einer Verletzung ein Hautnerv durchtrennt, dann können Hautreize in einem relativ scharf umgrenzten Gebiet nicht mehr wahrgenommen werden. Der Hautbereich, der diese Ausfälle zeigt, ist das Versorgungs- oder ***Innervationsgebiet*** des durchtrennten Nerven oder Nervenastes. Die scharfe Begrenzung ist durch die geringe Überlappung der Innervationsgebiete benachbarter Nerven bedingt (Abb. 3-5).

Nach Durchtrennung eines Hautnerven beobachtet man zusätzlich zu den sensorischen Ausfällen noch, daß die Haut des betroffenen Gebietes trocken und spröde wird: die Innervation der Schweißdrüsen durch die vegetativen Efferenzen, die auch in den Hautnerven verlaufen, ist ebenfalls unterbrochen.

In jeder Hinterwurzel ist ein bestimmter peripherer Bezirk afferent vertreten. Der Bezirk entsteht jedoch nicht einfach durch Zusammenfassung von Innervationsgebieten peripherer Nerven. Die Nervenfasern werden nämlich auf dem Wege vom Rückenmark zur Peripherie ***neu***

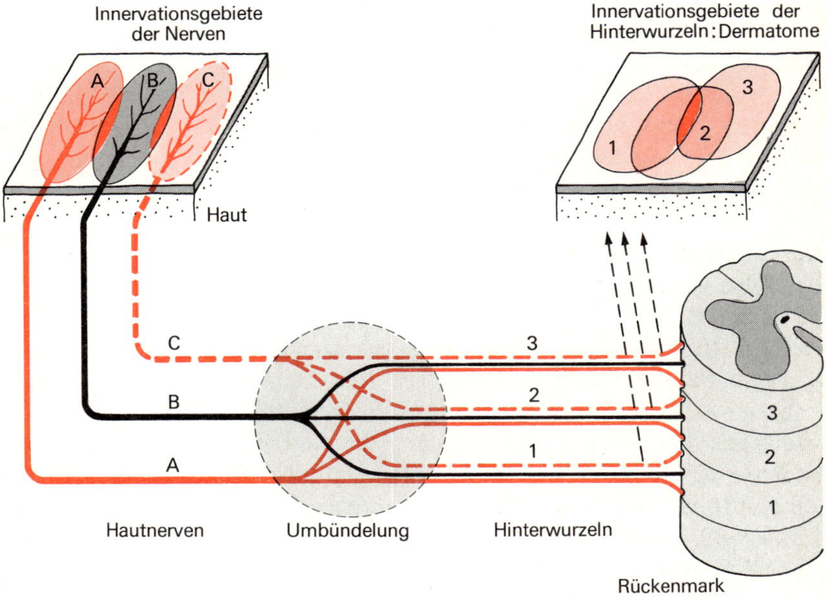

Abb. 3-5. Innervationsgebiete von Hautnerven und Hinterwurzeln (stark schematisiert). Die Innervationsgebiete von Hautnervenästen sind scharf begrenzt und zeigen wenig Überlappung. Infolge Umbündelung der peripheren Nerven zu Spinalnerven sind die Innervationsgebiete von Hinterwurzeln weniger scharf begrenzt und überlappen sich. Überlappungsbereiche rot gekennzeichnet

gebündelt, vor allem in den Plexus (Nervengeflechten) der Nerven zu den Extremitäten (Beispiel der Plexus brachialis in Höhe des Schultergelenks). Der Effekt der Umbündelung ist in Abb. 3-5 veranschaulicht: Jeder periphere Nerv enthält Fasern, die aus mehreren benachbarten Spinalnerven kommen, und umgekehrt gehen über jeden Spinalnerv Fasern zu verschiedenen peripheren Nerven. Infolge dieser Umbündelung ist das Innervationsgebiet eines Spinalnerven bzw. einer Hinterwurzel weniger scharf begrenzt als das eines peripheren Nerven, die Innervationsgebiete benachbarter Spinalnerven überlappen sich beträchtlich (Abb. 3-5). Während wir bei Durchtrennung eines Nerven weit peripher also einen scharf begrenzten sensorischen Ausfall (Abb. 3-5) in dem von ihm versorgten Organ finden (entweder Haut oder Muskel oder Eingeweide), bewirkt Durchtrennung einer Hinterwurzel oder eines Spinalnerven mehr eine Verdünnung der Innervation gleichzeitig in allen drei Organarten, mit nur geringen sensorischen Ausfällen.

Das Innervationsgebiet eines Spinalnerven in der Haut wird ***Dermatom*** genannt. Die Dermatome sind auf der Körperoberfläche in der gleichen Reihenfolge angeordnet wie die entsprechenden Rückenmarkssegmente. Zum Beispiel kommt die Innervation der Beckengegend aus Rückenmarkssegmenten, die vom Gehirn weiter entfernt sind als diejenigen Segmente, die die Schulter innervieren. Entsprechend dieser Zuordnung der Körperoberfläche zu Bereichen des Rückenmarks wird letzteres eingeteilt in die vier Hauptabschnitte (Abb. 3-6): Halsmark, Brustmark, Lendenmark, Kreuzmark (bzw. Cervical-, Thoracal-, Lumbal- und Sacralmark).

Die Gehirnnerven. Die nervöse Versorgung des Kopfes geschieht durch 12 Paar Gehirnnerven, die in den Hirnstamm und in das Zwischenhirn eintreten. Zusammen mit ihren wichtigsten Funktionen sowie den innervierten Organen sind sie in Tabelle 3-1 zusammengestellt. Einige Gehirnnerven sind ausschließlich sensorisch (die Gehirnnerven I, II, VIII), während die anderen sensorische und motorische, z. T. auch efferente parasympathische Funktionen haben. Die Nerven IX und X enthalten viscerale Afferenzen, deren Receptoren Fühler der Regelkreise für das innere Milieu sind (z. B. Kreislauf, Atmung).

Der ***Trigeminusnerv (Gehirnnerv V)*** führt die Afferenzen der Gesichts- und Mundregion, er innerviert die Haut, sowie Zähne, Mundschleimhaut und Zunge. Er gehört also zum somatosensorischen System. Der Trigeminusnerv hat eine Sonderstellung dadurch, daß bereits beim Neugeborenen über seine Afferenzen das Nahrungsaufnahmeverhalten ausgelöst wird und dadurch der Säugling über diesen Nerv seine ersten sensorischen Erfahrungen über die Umwelt erhält.

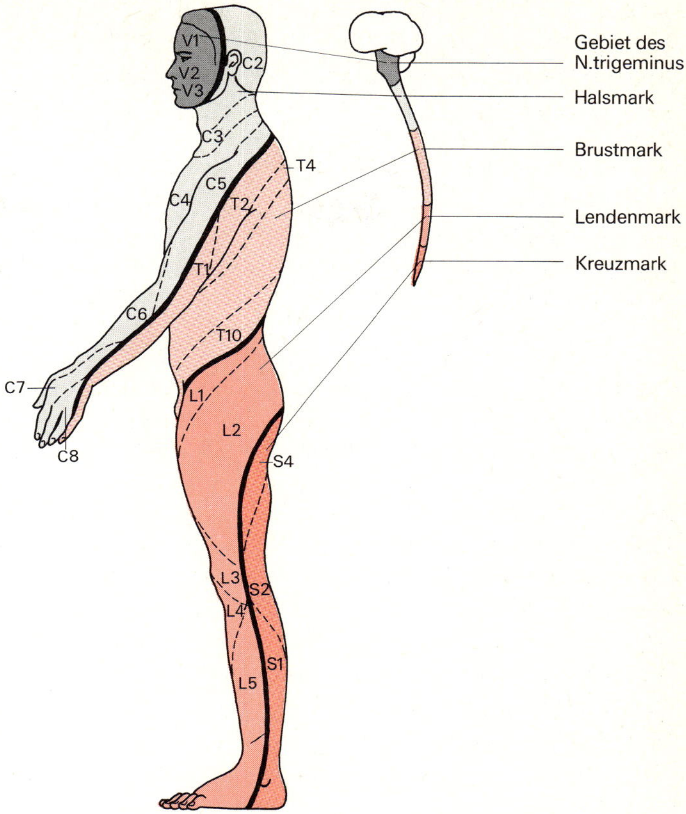

Abb. 3-6. Zuordnung der Körperoberfläche zum Rückenmark. Die stark gezeichneten Grenzlinien geben die Hautbezirke an, die jeweils den 4 Hauptabschnitten des Rückenmarks und dem Trigeminusgebiet im Hirnstamm zugeordnet sind. Einige Dermatome einzelner Spinalnerven sind angegeben. V: Dermatome des N. trigeminus. C, T, L, S: Dermatome des Cervical-, Thoracal-, Lumbal- und Sacralmarks.

Die sensorischen Systeme der Haut und Eingeweide zusammen werden als ***somato-viscerales System*** bezeichnet. Dieses umfaßt die Afferenzen der Spinalnerven und die der Gehirnnerven V, VII, IX und X.

Zentrale Stationen der Sensorik. Nach dem Eintritt über die Hinterwurzeln werden die Meldungen aus den Receptoren auf mehreren Ebenen des Zentralnervensystems verarbeitet. Eine Übersicht der Stationen des somatosensorischen Systems ist in Abb. 3-7 dargestellt (s. a. zentrale Sehbahn, Abb. 5-32, zentrale Hörbahn, Abb. 6-16). Ihre Verbindungen

Tabelle 3-1. Übersicht der Gehirnnerven mit ihren wichtigsten sensorischen und motorischen Funktionen

Nr.	Name (N. = Nervus)	Innerviertes Organ	Sensorische Funktionen, z.B.	Motorische Funktionen, z.B.
I	N. olfactorius	Nasenschleimhaut	Riechen	—
II	N. opticus	Netzhaut	Sehen	—
III	N. oculomotorius	Augenmuskeln	—	Augenbewegung
IV	N. trochlearis	Augenmuskeln	—	Augenbewegung
V	N. trigeminus	Gesichts- und Mundregion	Somatosensorisch	Kaubewegung
VI	N. abducens	Augenmuskeln	—	Augenbewegung
VII	N. facialis	Gesichtsmuskulatur, Zunge	Geschmack	Mimik
VIII	N. statoacusticus	Innenohr, Gleichgewichtsorgan	Gehör, Raumorientierung	—
IX	N. glossopharyngeus	Zunge, Rachen	Geschmack	Schlucken
X	N. vagus	Innere Organe	Viscerale Afferenzen	Herzsteuerung
XI	N. accessorius	Halsmuskulatur	—	Kopfbewegung
XII	N. hypoglossus	Zungenmuskeln	—	Zungenbewegung

untereinander darf man nicht als Einbahnstraßen betrachten: Zusätzlich zum aufsteigenden Informationsstrom bestehen mehrere ***absteigende, zentrifugale Einwirkungen,*** z. B. von der Hirnrinde (Cortex) auf das Rückenmark. Dadurch kann der afferente Einstrom auf allen Ebenen moduliert werden (s. Abschnitt 3.3).

Es hat sich insbesondere im somatosensorischen, aber auch in anderen sensorischen Systemen als zweckmäßig erwiesen, die afferenten, zentripetalen Bahnen und die zugehörigen zentralen Stationen zu unterteilen in das entwicklungsgeschichtlich junge ***spezifische System*** und das entwicklungsgeschichtlich alte ***unspezifische System.*** Dabei charakterisieren die Eigenschaftsworte „spezifisch" und „unspezifisch" eine Reihe von funktionellen Eigenschaften, die in den beiden Systemen jeweils unterschiedlich, meistens sogar gegensätzlich ausgeprägt sind. Zur Einführung geben wir folgende Definition: Spezifisch nennt man diejenigen zentralnervösen Bestandteile eines sensorischen Systems, die nur einen anatomisch und

▶

Abb. 3-7. A Übersicht des spezifischen Systems der Somatosensorik. Die wichtigsten Verbindungen der spinalen und trigeminalen Afferenzen zu den Projektionsfeldern des Cortex sind eingezeichnet. **B** Übersicht des unspezifischen Systems der Somatosensorik. Die wichtigsten bekannten Verbindungen und Verarbeitungsstationen sind angegeben

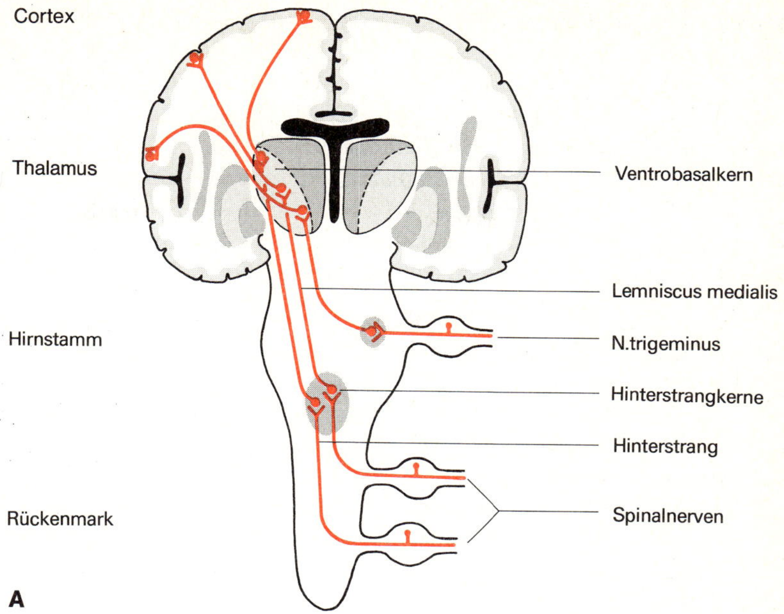
Cortex
Thalamus
Ventrobasalkern
Lemniscus medialis
Hirnstamm
N.trigeminus
Hinterstrangkerne
Hinterstrang
Rückenmark
Spinalnerven
A

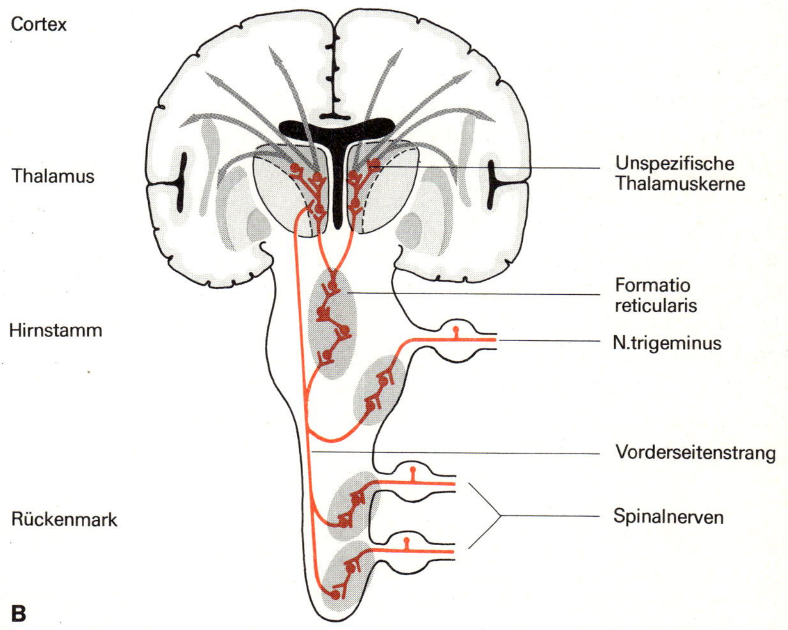
Cortex
Thalamus
Unspezifische Thalamuskerne
Formatio reticularis
Hirnstamm
N.trigeminus
Vorderseitenstrang
Rückenmark
Spinalnerven
B

neurophysiologisch geordneten afferenten Hauptzustrom aus einer einzigen peripheren Sinnesfläche besitzen. Gut bekannt sind bisher spezifische Systeme für die Mechanoreceptoren der Haut, für die Receptoren des Auges und für die des Innenohrs. Im Gegensatz dazu fehlt beim unspezifischen System die Eindeutigkeit des afferenten Zustroms: es wird aus mehreren Sinnesoberflächen konvergierend erregt (polymodale oder ***polysensorische Konvergenz***).

Am Beispiel des somatosensorischen Systems wird nachfolgend die Anatomie der beiden Teilsysteme dargestellt, funktionelle Details werden in späteren Abschnitten erläutert.

Anatomie des spezifischen Systems der Somatosensorik. Das spezifische System der Somatosensorik wird auch als ***lemniscales System*** bezeichnet, nach dem Tractus lemniscus medialis (mediale Schleifenbahn), einer seiner wichtigen Leitungsbahnen (von den Hinterstrangkernen zum Thalamus). Das lemniscale System (Abb. 3-7A) besteht aus einer anatomisch und neurophysiologisch gut abgrenzbaren Verbindung von spinalen und trigeminalen Hautafferenzen zu zwei Cortexgebieten des Scheitellappens (parietaler Cortex), dem ersten somatosensorischen Areal S I und dem zweiten somatosensorischen Areal S II.

S I empfängt seinen afferenten Zustrom von der Haut der Gegenseite (kontralateral), S II erhält dagegen Afferenzen von beiden Körperseiten (bilateral). Der aufsteigende Weg (Abb. 3-7A) verläuft vor allem über die Hinterstränge des Rückenmarks — Hinterstrangkerne der Medulla oblongata (1. Synapse) — Tr. lemniscus medialis — Ventrobasalkern des Thalamus (2. Synapse) — Areale S I und S II des Cortex (3. Synapse). Es ist ein schneller Leitungsweg mit minimal drei synaptischen Umschaltungen. Ein besonderes Charakteristikum ist die ***Somatotopie;*** dieser Begriff bezeichnet die geordnete räumliche (topographische) Zuordnung zwischen der Haut als peripherer Sinnesfläche und allen Schaltstationen. Wir können dabei auch von einer Abbildung oder Projektion sprechen. Einzelheiten werden später erörtert (s. Abschnitte 3.4 und 3.5).

Das lemniscale System ist bei Primaten wie den Affen, Menschenaffen und Menschen besonders hoch entwickelt. Es ist die anatomische Basis des Tastsinnes und aller (bewußten und unbewußten) sinnesphysiologischen Fähigkeiten, die eine Unterscheidung (Diskrimination) der räumlichen Details eines Reizes erfordern.

Anatomie des unspezifischen Systems. Als Teilsystem der Somatosensorik wird es auch als ***extralemniscales*** oder nicht-lemniscales System bezeichnet. Seine anatomische Abgrenzung (Abb. 3-7B) ist weniger klar als die des lemniscalen Systems. Die wichtigsten Bestandteile sind die

Formatio reticularis des Hirnstamms, sowie einige Kerne des medialen Thalamus, die als ***unspezifische Thalamuskerne*** bezeichnet werden. Als unspezifische spinale Bahnen gelten vor allem die Tr. spinoreticularis und palaeospinothalamicus, die beide zum ***Vorderseitenstrang*** des Rückenmarks gehören.

Das extralemniscale System hat Verbindungen zu praktisch allen Gebieten der Hirnrinde. Diese Verbindungen sind diffus, d.h. nicht genau räumlich abgrenzbar, und vor allem nicht oder nur wenig somatotopisch gegliedert. Außerdem bestehen Verbindungen mit den Zentren der vegetativen Regulation im Hirnstamm und Hypothalamus, mit dem limbischen System, sowie mit den subcorticalen Zentren der Motorik. Besser als die anatomische und neurophysiologische Abgrenzung ist heute die neurochemische Charakterisierung von funktionellen Subsystemen im Bereich des unspezifischen Systems möglich. So wurden im Zwischenhirn und Hirnstamm mehrere Populationen von Neuronen entsprechend ihrem (vermuteten) Neurotransmitter identifiziert, z.B. Noradrenalin, Serotonin, Dopamin, Opioide und andere Neuropeptide.

Die geringe Somatotopie und die polysensorische Konvergenz sind charakterisierende Merkmale des unspezifischen Systems, die ausgesprochen gegensätzlich sind zu den Merkmalen der spezifischen Systeme.

Hinsichtlich Verhalten und Wahrnehmung werden dem unspezifischen System z.B. folgende Funktionen zugeschrieben: die affektive Tönung von Wahrnehmungen (Lust, Unlust), Beteiligung an der Wahrnehmung von Schmerz, Steuerung der Bewußtseinslage (Schlaf-Wachrhythmus), Orientierungsreaktionen (Hinwendung zu neuen Reizen). Die neuronalen Funktionen des unspezifischen Systems sind, verglichen mit denen des lemniscalen Systems, noch sehr wenig erforscht.

Die Unterteilung in „lemniscal" und „extralemniscal" darf nicht zu der Auffassung verleiten, daß es sich dabei um getrennt aktivierbare Subsysteme handelt, denen jeweils eindeutig bestimmte Wahrnehmungsphänomene zugeordnet werden können. Vielmehr werden durch die mannigfachen sensorischen Reize des täglichen Lebens beide Systeme zusammen aktiviert, und außerdem bestehen vielfältige Wechselwirkungen der beiden Teilsysteme untereinander.

F3.5 Die Durchschneidung eines Hautnerven weit peripher verursacht

a) alleinigen Ausfall von Temperatur- und Schmerzempfindung,
b) trockene Haut im ausgefallenen Innervationsgebiet infolge denervierter Schweißdrüsen,
c) schlaffe Lähmung infolge Unterbrechung von efferenten motorischen Axonen,

d) Ausfall hoch- und niedrigschwelliger Mechano- und Thermoreceptoren.
Mehrere Feststellungen sind richtig.

F 3.6 Bei Zerstörung einer Hinterwurzel sind folgende Nervenfasern unterbrochen:
a) die efferenten motorischen und sympathischen Fasern,
b) die afferenten Fasern von Haut, Muskeln, Gelenken und Eingeweiden,
c) nur die afferenten Fasern aus der Haut.
Bei Zerstörung eines Spinalnerven sind unterbrochen:
d) nur die afferenten Fasern,
e) alle afferenten und efferenten Fasern der betreffenden Segmenthälfte.
Mehrere Feststellungen sind richtig.

F 3.7 Auf den Begriff Dermatom treffen folgende Feststellungen zu:
a) Dermatom ist eine pathologische Hautveränderung (z.B. spröde Trockenheit), die bei Durchschneidung des betreffenden Nerven entsteht.
b) Es bezeichnet das Gebiet sensorischer Ausfälle, wenn ein Hautnerv durchschnitten wurde.
c) Es ist definiert als dasjenige Hautareal, in dem die Innervationsgebiete zweier benachbarter Spinalnerven überlappen.
d) Es ist das Innervationsgebiet der Hautnervenfasern eines Spinalnerven.

F 3.8 Skizzieren Sie die Umrisse des Zentralnervensystems (ZNS) im Längsschnitt. Grenzen Sie die 7 Hauptbereiche des ZNS ab und benennen Sie diese!

F 3.9 Die Unterteilung der sensorischen Systeme im ZNS in spezifische und unspezifische Bereiche beruht auf folgenden Befunden:
a) Der Impulseinstrom in den afferenten Nervenfasern wird sowohl über schnelle, gut lokalisierbare, als auch über langsame, diffus verteilte Wege zur Hirnrinde geleitet.
b) Die Gehirnnerven erzeugen deutlich beschreibbare (spezifische), die Rückenmarksafferenzen dagegen undeutliche (unspezifische) Wahrnehmungen von Reizen.
c) Es gibt bewußte (spezifische) und unbewußte (unspezifische) Wahrnehmungen peripherer Reize.

d) Es gibt zentralnervöse sensorische Bereiche, deren Afferenzen spezifisch nur aus einer peripheren Sinnesfläche stammen, und andere, die unspezifisch aus mehreren Sinnesflächen erregt werden können.
Mehrere Feststellungen sind richtig.

3.3 Eigenschaften und Arbeitsweise sensorischer Neurone und Neuronenverbände

Auf jeder Station der sensorischen Systeme kommt es durch die afferenten Zuströme zu Erregungs- und Hemmungsvorgängen an einzelnen Neuronen, sowie zu Interaktionen zwischen Neuronen und Neuronenverbänden. Einige davon sind für das sensorische System besonders charakteristisch. Sie werden daher im folgenden dargestellt (für die allgemeinen Grundlagen neuronaler Tätigkeit s. Grundriß der Neurophysiologie, Kap. 1 bis 4).

Laterale Inhibition. Abb. 3-8 A zeigt schematisiert ein Nervennetz aus 2 Receptoren und den Neuronen von zwei darauf folgenden synaptischen Ebenen im Zentralnervensystem. Durch die hier wie überall im Nervensystem vorhandene Divergenz und Konvergenz der neuronalen Verknüpfungen müßte es zu einer lawinenartigen Ausbreitung von Erregung beim Aufsteigen im Zentralnervensystem kommen. Die zentralnervöse Abbildung eines punktförmigen peripheren Reizes müßte bei jeder synaptischen Umschaltung größer, ungenauer, verschmierter werden. Eine solche Situation trifft man nur unter pathologischen Bedingungen an, z. B. bei einer Strychninvergiftung. Strychnin blockiert hemmende Synapsen im Zentralnervensystem. Dann löst tatsächlich der kleinste periphere Reiz eine ungeheure Kettenreaktion von Neuronenaktivität aus. Offensichtlich wirkt Hemmung normalerweise der katastrophalen Ausweitung der Erregung im Zentralnervensystem entgegen.

Diese hemmende Wirkung beruht auf einer charakteristischen räumlichen Ordnung hemmender Verbindungen, die mit dem Begriff ***laterale Hemmung*** oder ***Umfeldhemmung*** bezeichnet wird; sie ist in Abb. 3-8 B veranschaulicht. Bei der ersten synaptischen Umschaltung der afferenten Bahnen wirkt jedes erregte Neuron über Interneuronen (rot gezeichnet) hemmend auf seine Umgebung ein. Das Neuron mit dem stärksten afferenten Einstrom, hier das in der Mitte gelegene, hat auch die stärkste Hemmwirkung auf seine Nachbarschaft. Dies führt zu einer Verminderung der Erregung außerhalb des Erregungszentrums. Im Vergleich zur Situation in Abb. 3-8 A ist die räumliche Ausbreitung der Erregung also eingeschränkt.

Laterale Inhibition läßt sich auf allen Ebenen eines sensorischen Systems feststellen, beim somatosensorischen System also im Hinterhorn des Rückenmarks, in den Hinterstrangkernen, im Thalamus und im Cortex. Das Ergebnis der lateralen Hemmung ist in den Diagrammen der Abb. 3-8 B schematisch angezeigt. Laterale Hemmung ist eine Eigenschaft aller sensorischen Systeme, besonders der spezifischen Systeme. Sie wird als funktionelle Kompensation der neuroanatomisch bedingten Erregungsdivergenz angesehen. Dies führt zu einer Verbesserung der ***Lokalisationsschärfe*** der Reizinformation. Ein besonderer subjektivsinnesphysiologischer Effekt der lateralen Inhibition ist die Erscheinung des Simultankontrasts (s. Kap. 1 und 4).

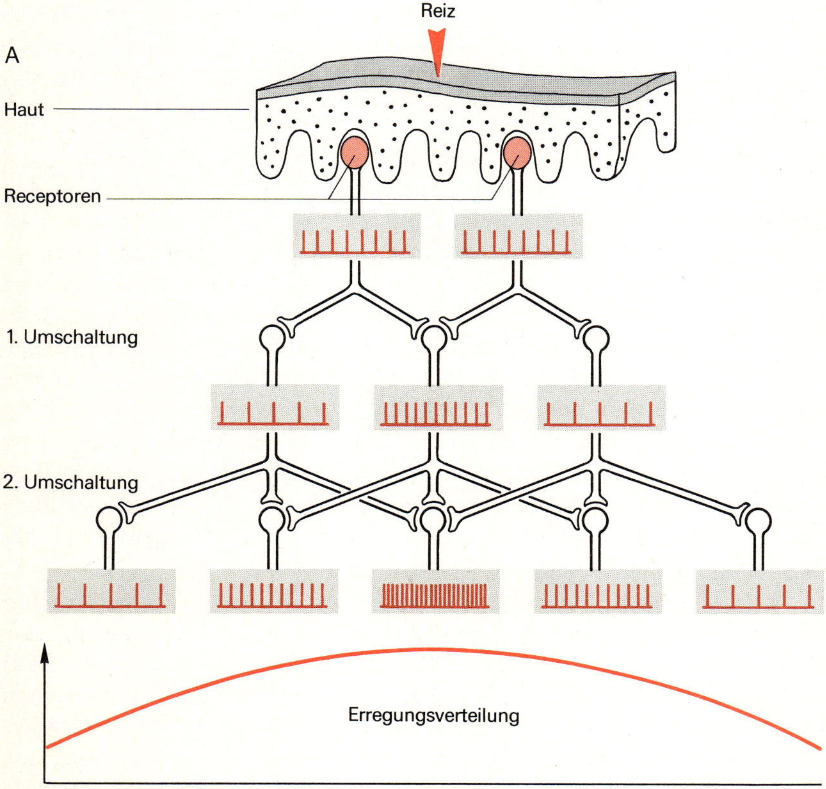

Abb. 3-8 A. Laterale Inhibition. **A** Räumliche Ausbreitung von Erregung infolge Konvergenz und Divergenz bei allen synaptischen Umschaltungen im Zentralnervensystem (ZNS). Die Striche an den Axonen symbolisiert die Entladungsfrequenz. Das Diagramm oben deutet die räumliche Erregungsverteilung im ZNS an, die als Bild des kleinflächigen Reizes auf der Sinnesoberfläche anzusehen ist.

Descendierende Hemmung. In praktisch allen sensorischen Systemen sind Hemmungen wirksam, die ihren Ursprung in übergeordneten Zentren haben. Solche absteigenden (descendierenden, zentrifugalen) Hemmungen können schon auf der Ebene der Receptoren (s. Abb. 8-4) oder der im Rückenmark endigenden Afferenzen (s. Abb. 3-10) angreifen. Diese Art der Hemmung belegt die weiter oben gemachte Bemerkung, daß sensorische Systeme nicht als Einbahnstraßen der Informationsübermittlung, also von peripher nach zentral, angesehen werden dürfen.

Wie die laterale Hemmung, so läßt sich auch die descendierende Hemmung funktionell als Maßnahme zu ***Empfindlichkeitsregulierung des afferenten Übertragungskanals*** auffasen: übergeordnete Hirninstanzen „drehen am Ventil" für den afferenten Informationsfluß.

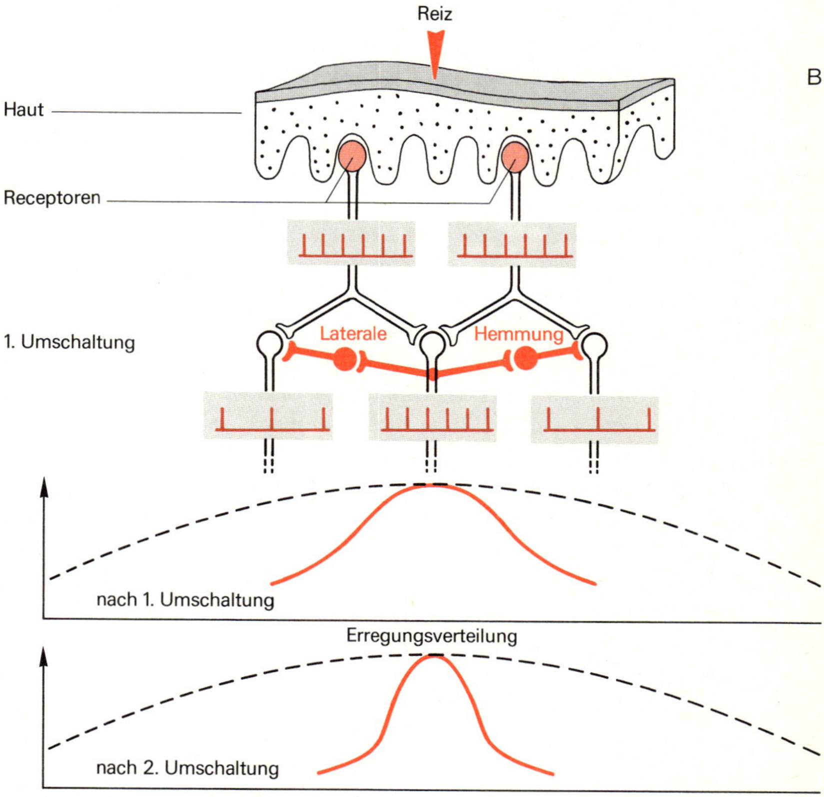

Abb. 3-8 B. Durch laterale Inhibition, d. i. die hemmende Wirkung jedes Neurons auf seine Umgebung, wird die Erregungsausbreitung infolge Divergenz bei jeder synaptischen Umschaltung funktionell kompensiert. Wie in den Diagrammen angedeutet ist, wird dadurch die Abbildung des räumlich kleinen Reizes im ZNS schärfer (rote Kurven).

Das receptive Feld. Die Frequenz der Aktionspotentiale eines zentralen sensorischen Neurons läßt sich meist durch Reize in der Körperperipherie beeinflussen. So wird sich z. B. die Frequenz der Aktionspotentiale in einer Zelle des visuellen Cortex ändern, wenn in einem bestimmten Bereich des Gesichtsfeldes ein geeigneter Lichtreiz gesetzt wird. Die Gesamtheit aller Punkte der Körperperipherie, von denen aus eine Zelle durch spezifische Reize beeinflußt werden kann, wird ihr ***receptives Feld*** genannt. Als Beispiel soll Abb. 3-9 dienen. Es sind dort an der Haut des Unterarmes die Regionen eingezeichnet, an denen eine leichte Berührung die Frequenz der Aktionspotentiale in einem bestimmten zentralnervösen Neuron (z. B. im Rückenmark oder im Thalamus) verändert. Der Bereich, von dem das Neuron 1 erregt werden kann, ist das erregende receptive Feld (+) dieses Neurons mit der Qualität „leichte Berührung". Die Region, aus der Neuron 1 gehemmt wird (−), ist das hemmende receptive Feld dieses Neurons. Es kann gleichzeitig das erregende receptive Feld eines anderen Neurons sein. Die in Abb. 3-9 gezeigte hemmende Verschaltung ist ein Fall der lateralen Inhibition.

Es gibt Zellen in sensorischen Zentren, die nur sehr kleine receptive Felder haben. Solche Zellen sind z. B. Neurone des visuellen Cortex, die nur von einem 0,02 mm^2 großen Bezirk der Macula des Auges durch Lichtreize beeinflußt werden können. Andere Zellen, vor allem im unspezifischen System, können z.B. durch Hautreize in sehr großen Körperpartien, wie einem ganzen Bein, beeinflußt werden, wobei die Zelle sowohl auf Berührungs-, wie auch auf Kälte- und Vibrationsreize reagiert. In diesem Fall ist das receptive Feld räumlich groß und umfaßt verschiedene Modalitäten (polymodale Konvergenz).

Das einzelne sensorische Neuron „weiß" über den Ort eines spezifischen Reizes nur, daß er sich irgendwo im receptiven Feld befindet. Eine genauere Lokalisation des Reizortes ist jedoch möglich, wenn die, häufig stark überlappenden, receptiven Felder mehrerer Neuronen der einen Organisationsebene auf einer nachfolgenden Ebene miteinander verglichen werden. Durch diese Art der vergleichenden Informationsverarbeitung gelingt es dem Nervensystem, z. B. ein hohes visuelles Auflösungsvermögen, also eine hohe Sehschärfe zu erreichen, obwohl die receptiven Felder der Neuronen der Sehbahn recht groß sind (vgl. S. 216).

Als Kriterium für die Bestimmung des receptiven Feldes wurde bisher immer nur die „Beeinflussung" eines zentralen Neurons durch die Reizung an einem bestimmten Punkt der Peripherie genannt. Eine solche Beeinflussung kann aber erregend oder hemmend sein, d. h. es gibt ***erregende und hemmende receptive Felder*** oder Feldanteile. So zeigt Abb. 3-9 das erregende und das hemmende receptive Feld eines zentralen somatosensorischen Neurons. Ein anderes Beispiel ist in Abb. 5-27

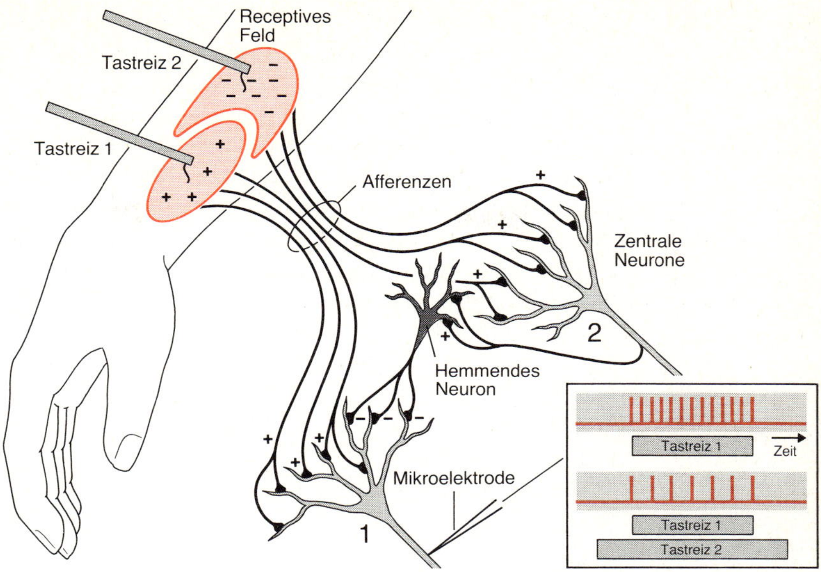

Abb. 3-9. Rezeptive Felder auf der Haut des Unterarms, von denen aus zentralnervöse Neurone (z. B. im Rückenmark) erregt oder gehemmt werden können. Neuron 1 wird aus dem erregenden rezeptiven Feld (+) aktiviert, aus dem hemmenden Umfeld (−) gehemmt, wie die Registrierung der Aktionspotentiale angibt. Neuron 2 wird aus dem für Neuron 1 hemmenden Feld (−) erregt

gezeigt: receptive Felder der Netzhaut, bei denen ein erregendes bzw. hemmendes Zentrum konzentrisch von einem hemmenden bzw. erregenden Areal umgeben ist. Dieser Gliederung des receptiven Feldes liegt der neuronale Schaltmechanismus der lateralen Hemmung zugrunde (s. oben).

Die ***Eigenschaften des receptiven Feldes,*** also seine Lokalisation und Größe, die Modalitäten und Qualitäten der spezifischen Reize und die Gliederung in erregende und hemmende Anteile, können im Prinzip für jedes Neuron des sensorischen Systems bestimmt werden. Benachbarte Neurone in den verschiedenen Zentren haben in der Regel sehr charakteristische und ähnliche receptive Felder. Bei synaptisch hintereinander geschalteten sensorischen Neuronen kann man aus der Änderung der receptiven Felder Aussagen über die Funktionsweise der verschiedenen Zentren herleiten. Von Neuron zu Neuron können sich auf Größe und Form der receptiven Felder in charakteristischer Weise ändern, und oft ergeben sich auch Verschiebungen im Hinblick auf den adäquaten Reiz. So sprechen z. B. im visuellen System die ersten Neuronen noch auf ortsfeste Reize unterschiedlicher Helligkeit an, während in der Sehrinde viele Neurone z. B. nur auf einen bewegten Lichtreiz reagieren.

Reizstärke-Reizantwort-Beziehungen, Unterschiedsschwellen. Neben den im Begriff des receptiven Feldes zusammengefaßten Aussagen über Qualität und Lokalisation eines adäquaten Reizes kann für zentrale sensorische Neuronen auch quantitativ die Beziehung zwischen Reizgröße und Reizantwort angegeben werden. Die Relation von Frequenz F des Neurons und der überschwelligen Reizstärke $(S - S_o)$ läßt sich meist am besten durch die Potenzfunktion

$$F = k \cdot (S - S_o)^n$$

beschreiben, so wie dies auch für Receptoren gefunden wurde (s. S. 88). Auch bei zentralen Neuronen kommen verschiedene Werte von n vor: Es gibt lineare Beziehungen von Reiz und Reizantwort $(n = 1)$, während bei vielen Neuronen die Zunahme der Entladungsfrequenz mit wachsender Reizstärke geringer wird, der Exponent n also kleiner als Eins ist.

Auch für zentrale Neuronen können Reizschwellen bestimmt werden. Die einfachste solche Schwelle, die ***absolute Reizschwelle*** S_o, ist schon in der Formulierung der obengenannten Potenzfunktion enthalten. Sie wird gemessen, indem man die kleinste Reizstärke sucht, auf die die Zelle mit einer Änderung der Frequenz ihrer Aktionspotentiale reagiert.

Neben der absoluten Reizschwelle kann für ein Neuron auch bestimmt werden, um wieviel die Intensität eines überschwelligen Reizes geändert werden muß, damit sich die Entladungsfrequenz gerade eben merkbar ändert. Diese Schwelle wird als ***Unterschiedsschwelle*** bezeichnet. Sie hängt u. a. vom Bereich der Reizintensität ab, etwa in der Art, wie sie für die subjektive Empfindungsintensität als Webersche Regel auf S. 25 beschrieben wurde (s. a. Abb. 3-21).

Ebenso wie für die Reizintensität lassen sich Unterschiedsschwellen für viele andere Reizparameter bestimmen, so für Ortsunterschiede, Zeitunterschiede, Tonhöhenunterschiede, Frequenzunterschiede der Vibration usw. Es gilt jeweils die oben gegebene Definition der Unterschiedsschwelle als kleinste Änderung eines Reizparameters, die eine eben meßbare Änderung der Frequenz der Aktionspotentiale des sensorischen Neurons hervorruft.

F 3.10 Welche der folgenden Beispiele sind korrekte Beschreibungen von receptiven Feldern?

a) Die rechte Hirnhemisphäre ist das receptive Feld (Gesichtsfeld) des linken Auges.

b) Alle Punkte auf der Netzhaut, bei deren Belichtung die Frequenz der Aktionspotentiale in einem Neuron des visuellen Cortex steigt.
c) Alle Punkte der Netzhaut, bei deren Belichtung die Frequenz der Aktionspotentiale in einem Neuron des visuellen Cortex sich ändert.
d) Der Bereich der Nasenschleimhaut, von dem aus durch lokale Applikation einer verdünnten Schwefelwasserstofflösung die Aktivität eines Neurons des Riechhirns beeinflußt werden kann.
e) Alle Punkte der Haut des Fußes, an denen durch einen Schmerzreiz ein Wegziehen des Fußes (Flexorreflex) ausgelöst werden kann.

Mehrere Feststellungen sind richtig.

F 3.11 Schreiben Sie bitte aus dem Gedächtnis nieder, was man unter der Unterschiedsschwelle eines Neurons im sensorischen System versteht.

F 3.12 Der Begriff „laterale Hemmung" umfaßt folgende Sachverhalte:
a) Hemmende Beeinflussung besonders im lateralen Gesichtsfeld der Retina
b) Verstärkung des Kontrasts von räumlichen Intensitätsunterschieden im Reizfeld
c) Hemmende Wirkung eines zentralnervösen Neurons auf seine Umgebung
d) Ein hemmendes rezeptives Feld direkt neben dem erregenden rezeptiven Feld

Mehrere Feststellungen sind richtig.

3.4 Somatosensorik: Rückenmark, aufsteigende Bahnen und Hirnstamm

Verschaltung der Afferenzen im Hinterhorn. Die Afferenzen aus Rumpf und Extremitäten bilden im Rückenmark ***synaptische Verbindungen*** mit spinalen Neuronen, die in der grauen Substanz des Rückenmarks liegen. Die Fasern aus Haut und Eingeweide enden an Neuronen im dorsalen Teil der grauen Substanz, dem Hinterhorn (Abb. 3-10). Ein Teil der dicken myelinisierten (Gruppe II oder Aβ) Afferenzen hat außerdem eine

Abzweigung, ***Collaterale*** genannt, die in den aufsteigenden Hinterstrang eintritt (s. S. 107).

Das Hinterhorn ist die erste Umschalt- und Verarbeitungsstation des somato-visceralen Systems. Wie in Abb. 3-10 zu sehen ist, hat das

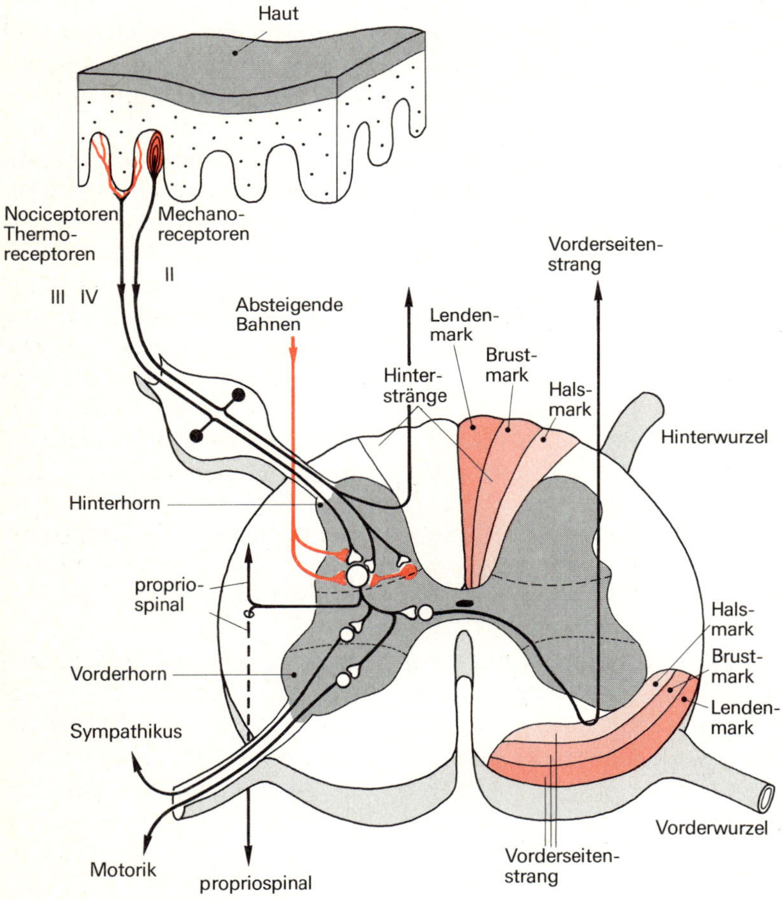

Abb. 3-10. Verschaltung der Hautafferenzen im Rückenmark. Synaptische Umschaltung der über die Hinterwurzeln eintretenden Afferenzen auf Hinterhornneuronen. Von diesen Weiterleitung auf spinale Ausgänge (Sympathicusefferenzen, Muskelefferenzen) sowie zu aufsteigenden Bahnen; eingezeichnet ist der zum Hirnstamm und Thalamus aufsteigende Vorderseitenstrang. Collaterale der Gruppe II-(Aβ-)Afferenzen steigen direkt in der weißen Substanz zur Medulla oblongata auf (Hinterstrangbahn). Zwei auf das Hinterhornneuron hemmend wirkende Einflüsse sind angedeutet (rot): Über absteigende Bahnen, durch spinale hemmende Interneuronen. Rechts ist schematisiert die topographische Schichtung der aufsteigenden Bahnen im Halsmark angegeben

Hinterhorn, funktionell gesehen, ***vier Ausgänge:*** lange aufsteigende Bahnen, vor allem den Vorderseitenstrang (wird S. 109 besprochen); kurze, auf- und absteigende Verbindungen zu Nachbarsegmenten, die in den propriospinalen Bahnen verlaufen; synaptische Verbindungen zu Motoneuronen sowie zu sympathischen (präganglionären) Neuronen. Die beiden letztgenannten Ausgänge bedeuten, daß die Haut- und Eingeweideafferenzen einbezogen sind in die spinalen motorischen und vegetativen Reflexe. Diese werden hier nicht erörtert, sie sind im Grundriß der Neurophysiologie ausführlich dargestellt.

Das in Abb. 3-10 abgebildete Hinterhornneuron steht stellvertretend für viele Tausend Neuronen in jedem Rückenmarkssegment; ein individuelles Neuron wird aber im allgemeinen nicht alle vier gezeigten efferenten Verbindungen haben. Nur angedeutet sind in Abb. 3-10 ***Konvergenz und Divergenz*** der afferenten Fasern: Jedes Neuron steht mit zahlreichen afferenten Fasern in Verbindung, und umgekehrt bildet jede afferente Faser mit mehreren Neuronen erregende Synapsen.

Es gibt im Hinterhorn nicht nur erregende, sondern auch eine Vielzahl von hemmenden Synapsen. Diese und die zugehörigen Interneurone sind in Abb. 3-10 rot gezeichnet. Die zwei im sensorischen System besonders wichtigen Hemmungstypen (s. S. 99) sind dargestellt: ***afferente Hemmung*** und ***descendierende Hemmung***. Sie dienen im wesentlichen der Kontrolle und Modulation des afferenten Zustromes und sind teils als postsynaptische, teils als präsynaptische Hemmung ausgeführt (s. die axo-axonale Synapse auf der Endigung einer der beiden Hinterwurzelfasern in Abb. 3-10).

Aufsteigende Bahnen des Rückenmarks. In Abb. 3-10 sind zwei aufsteigende Bahnen eingezeichnet, über die die Information der somatosensorischen Afferenzen zum Gehirn weitergeleitet werden: der Hinterstrang und der Vorderseitenstrang. Wie alle auf- und absteigenden Bahnen liegen sie in der weißen Substanz des Rückenmarks. Bezüglich der Hinterwurzelafferenzen verläuft der Hinterstrang im Rückenmark gleichseitig (ipsilateral), der Vorderseitenstrang gegenseitig (kontralateral).

Der ***Hinterstrang*** besteht aus direkten Collateralen der dicken myelinisierten Hinterwurzelafferenzen (Gruppen I und II); sie kommen ausnahmslos von niederschwelligen Mechanoreceptoren des Rumpfes und der Extremitäten, und zwar von Haut, Eingeweiden, Muskeln, Gelenken. Sie endigen synaptisch auf Neuronen der ***Hinterstrangkerne*** (Nn. gracilis und cuneatus), die im verlängerten Mark liegen (Abb. 3-11).

Die Axone dieser Neuronen kreuzen zur Gegenseite und ziehen als

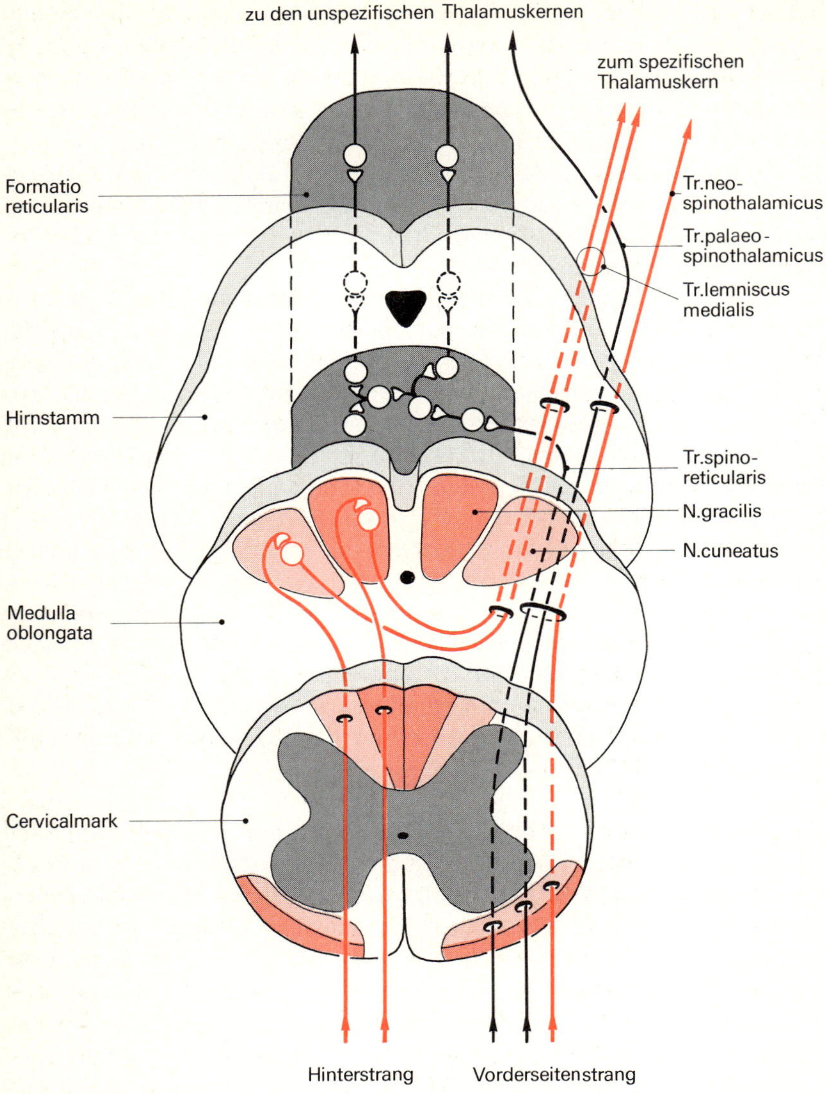

Abb. 3-11. Spinale aufsteigende Bahnen. Die lemniscalen Bahnen sind rot, die extralemniscalen schwarz gezeichnet. Der Hinterstrang wird in den Hinterstrangkernen (N. cuneatus, N. gracilis) der Medulla oblongata auf den Tr. lemniscus medialis umgeschaltet, der zum spezifischen Thalamuskern projiziert. Die entwicklungsgeschichtlich alten Teile des Vorderseitenstrangs ziehen zu der Formatio reticularis (Tr. spinoreticularis) und zu den unspezifischen Thalamuskernen (Tr. palaeospinothalamicus). Der entwicklungsgeschichtlich junge Teil des Vorderseitenstrangs (Tr. neospinothalamicus) projiziert zum spezifischen Thalamuskern, er wird zum lemniscalen System (rot) gerechnet

mediale Schleifenbahn (Tr. lemniscus medialis) zum Thalamus. Bei der neuronalen Verarbeitung in den Hinterstrangkernen wirken afferente und descendierende Hemmung mit, ähnlich wie bei der Verarbeitung im Hinterhorn und im Thalamus (s. S. 115). Hinterstrang und Lemniscus sind die markanten Bahnen des spezifischen (lemniscalen) Systems der Somatosensorik.

Der ***Vorderseitenstrang*** (Abb. 3-11) enthält Axone, die überwiegend in Neuronen des Hinterhorns der Gegenseite entspringen (s. Abb. 3-10). Er endigt in der Formatio reticularis des Hirnstamms, sowie im Thalamus; entsprechend unterteilt man den Vorderseitenstrang in den Tr. spinothalamicus und den Tr. spinoreticularis (Abb. 3-11). Die spinothalamische Bahn läßt sich nach dem entwicklungsgeschichtlichen Alter in zwei Komponenten unterteilen, den Tr. palaeospinothalamicus (alt) und Tr. neospinothalamicus (neu). Der letztere ist besonders bei den Primaten stark entwickelt, er wird zum lemniscalen System gerechnet. Spinoreticularis und Palaeospinothalamicus sind dagegen wichtige extralemniscale spinale Bahnen.

Der Hinterstrang überträgt ausschließlich Meldungen aus niederschwelligen Mechanoreceptoren, der Vorderseitenstrang dagegen enthält Nachrichten von Mechano-, Thermo- und Nociceptoren. Die afferenten Zuströme beider Bahnen kommen nicht nur aus der Haut und den Eingeweiden, sondern auch aus Muskeln und Gelenken.

Bei Durchtrennung einer dieser Bahnen treten sensorische Ausfälle auf, die den genannten Zuordnungen zu Receptortypen entsprechen. ***Hinterstrangläsionen*** beeinträchtigen ipsilateral, d.h. auf derselben Körperseite, solche Fähigkeiten, die mit der räumlichen Lokalisation taktiler Reize zusammenhängen; dazu gehören die Zweipunktdiskrimination (s. S. 41), sowie die von der Rückmeldung aus Haut-, Muskel- und Gelenkafferenzen abhängigen Tastbewegungen.

Nach ***Durchtrennung des Vorderseitenstrangs*** können Temperatur- und Schmerzreize nicht mehr wahrgenommen werden und zwar in Körperregionen, die kontralateral zur Durchtrennungsstelle liegen. Bei schweren Schmerzzuständen, die auf Pharmakotherapie nicht ausreichend ansprechen, kann durch neurochirurgische Unterbrechung des Vorderseitenstrangs, ***Chordotomie*** genannt, eine Linderung erreicht werden. Dabei fällt jedoch auch die Übertragung thermischer Reize aus, während Berührungsreize nach wie vor über den Hinterstrang gemeldet werden.

Außer Hinterstrang und Vorderseitenstrang gibt es im Rückenmark noch ***andere aufsteigende Bahnen***. Die spinocerebellären Bahnen übermitteln Information aus mechanosensitiven Haut- und Muskelafferenzen zum Kleinhirn, sie gehören funktionell zum motorischen System.

Der Spinocervicaltrakt, der zum Thalamus projiziert, erhält vorwiegend Hautafferenzen aus den Extremitäten. Über seine Funktion besteht noch keine Klarheit. Außer den bisher genannten langen Bahnen existieren auch polysynaptische aufsteigende Verbindungen zum Gehirn, die über hintereinandergeschaltete Rückenmarksneuronen mit kurzen Axonen verlaufen.

Innerhalb der aufsteigenden Bahnen bleiben die aus einem bestimmten Segment kommenden Axone benachbart. Dadurch entsteht eine ***Schichtung*** der Bahnen, wie sie für Hinter- und Vorderseitenstrang im Bereich des Halsmarks schematisch in Abb. 3-10 gezeigt ist. Die neu hinzukommenden Axone legen sich immer von der Seite der grauen Substanz her an die bereits vorhandene Bahn an. Die Grenzen der einzelnen Bündel sind allerdings nicht so scharf, wie die schematische Abb. 3-10 erscheinen läßt; in Wirklichkeit sind die Bereichsübergänge fließend und überlappend. Infolge der topographischen Anordnung sind bei einer nur oberflächlichen Schädigung (Verletzung, Tumor) des Vorderseitenstrangs im Bereich des Halsmarks zuerst Ausfälle in der unteren Körperhälfte zu erwarten.

Trigeminuskerne und ihre aufsteigenden Bahnen. Der N. trigeminus, der somatoviscerale Nerv der Gesichtsregion, tritt in das Brückenhirn (Pons) ein. In zwei Kernen grauer Substanz werden die Afferenzen synaptisch umgeschaltet: im spinalen Kern und im sensorischen Hauptkern. Der spinale Trigeminuskern entspricht funktionell dem Hinterhorn des Rückenmarks, der sensorische Hauptkern entspricht den Hinterstrangkernen der spinalen Afferenzen. Diese Analogie erstreckt sich auch auf die weiterführenden Bahnen. So werden im spinalen Kern mechano-, thermo- und nociceptive Afferenzen auf Axonen umgeschaltet, die zur Formatio reticularis oder/und zum Thalamus ziehen, wie die Fasern des Vorderseitenstrangs aus dem Rückenmark. Im sensorischen Hauptkern enden nur Afferenzen von niederschwelligen Mechanoreceptoren, die postsynaptischen Axone gliedern sich dem Tr. lemniscus medialis an. Abgesehen von der Weiterleitung zum Thalamus werden die Informationen der Trigeminusafferenzen in die motorischen Reflexe der Kopfmuskulatur integriert. Das Trigeminussystem hat vor allem bei den Säugern lebenswichtige Funktionen: z.B. taktile Umwelterkennung, Nahrungsaufnahme, Lauterzeugung.

Die Formatio reticularis. Die den Hirnstamm durchziehende Formatio reticularis ist eine wichtige Station des aufsteigenden unspezifischen Systems (Abb. 3-7 und S. 96). Sie verfügt über eine Vielfalt von afferenten und efferenten Verbindungen, die schematisch in Abb. 3-12A dargestellt sind. Die somatovisceralen Afferenzen verlaufen über den Tr. spinoreticularis (Vorderseitenstrang), wahrscheinlich auch über propriospinale (polysynaptische) Wege, sowie über entsprechende Bahnen aus dem spinalen Trigeminuskern. Darüber hinaus erhält die Formatio reticularis Zuflüsse aus allen anderen afferenten Hirnnerven, d.h. praktisch aus allen Sinnesorganen. Afferente Zuströme kommen auch aus zahlreichen anderen Gehirngebieten, z.B. motorische und sensorische Großhirnrinde, Thalamus, Hypothalamus. Auch die efferenten Verbindungen sind vielfältig: absteigend zum Rückenmark, aufsteigend über die unspezifischen Thalamuskerne zum Cortex, zum Hypothalamus, sowie zu den Bereichen des limbischen Systems.

Die Mannigfaltigkeit zeigt sich auch auf der Ebene des ***Einzelneurons***. Mikroelektrodenableitungen in der Formatio reticularis haben nämlich ergeben, daß meistens zwei oder drei der in Abb. 3-12A genannten Afferenzen unterschiedlicher Herkunft auf ein Neuron konvergieren: ***polysensorische Konvergenz***. Dies ist ein charakterisierendes Merkmal der Reticularisneuronen. ***Andere Eigenschaften*** sind: große receptive Felder, auf der Körperoberfläche oft bilateral; lange Latenz der Antwort bei peripherer Reizung, d.h. multisynaptische Leitung; Unbestimmtheit der Reizantwort, also stochastische Fluktuationen der Anzahl der Aktionspotentiale bei Reizwiederholung, zeitliche Bahnung bei Mehrfachreizung. Alle diese Eigenschaften sind gegensätzlich zu denen der Neuronen spezifischer Kerne, die bei der Somatosensorik als lemniscale Neurone bezeichnet werden (s. S. 51). Die Neurone der Formatio reticularis sind also Beispiele für unspezifische oder extralemniscale Neuronen.

Über die vielfältigen ***Aufgaben der Formatio reticularis*** sind wir bisher nur unvollkommen unterrichtet. Wie die Abb. 3-12B schematisch zeigt, wird ihr eine Mitwirkung an einer Reihe von Funktionen zugesprochen, die wie folgt zusammengefaßt werden können: a) Steuerung der Bewußtseinslage durch Beeinflussung der Erregbarkeit corticaler Neuronen und damit Teilnahme am Schlaf-Wach-Rhythmus (Schlagwort: aufsteigendes reticuläres aktivierendes System, ARAS, s. Grundriß der Neurophysiologie, S. 298); b) Vermittlung der affektiv-emotionalen Wirkungen sensorischer Reize, besonders der über den Vorderseitenstrang eintreffenden Schmerzreize, durch die Weiterleitung afferenter Informationen zum limbischen System; c) vegetativ-motorische Regulationsaufgaben, besonders bei lebenswichtigen Reflexen (Kreislauf-, Atem-, Schluck-, Husten-, Niesreflexen), bei denen viele afferente und efferente Systeme miteinander koordiniert werden müssen; und d) Mitwirkung an der Stütz- und Zielmotorik als wichtiger Bestandteil der motorischen Zentren des Hirnstamms (s. Grundriß der Neurophysiologie, Kap. 6).

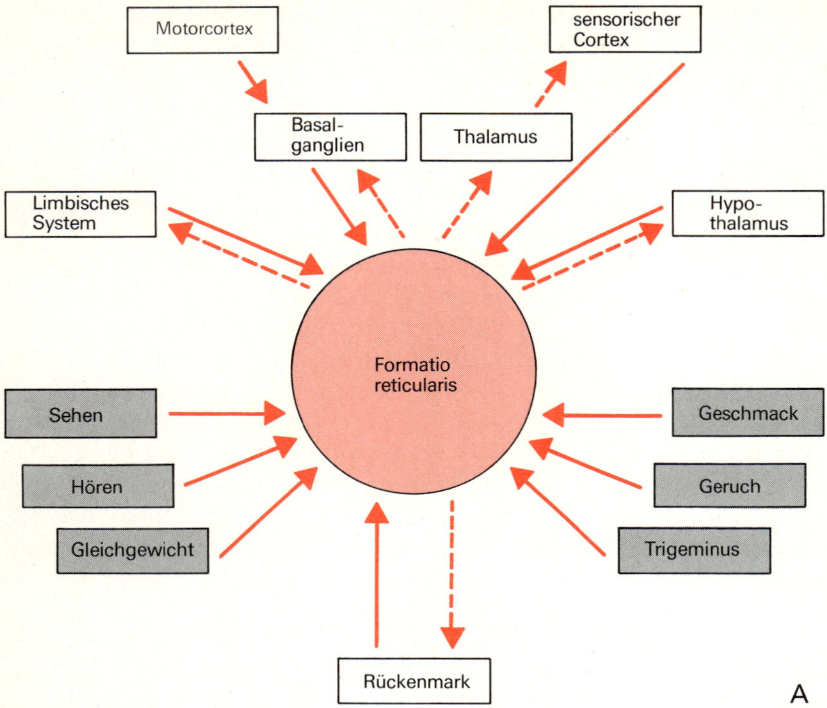

Abb. 3-12 A, B. Formatio reticularis: Verbindungen und Funktionen. **A** Afferente und efferente Verbindungen (schematisiert). Die Abbildung ist eine Kombination von anatomischen und physiologischen Befunden; sie soll die Vielzahl der Ein- und Ausgänge zeigen. **B** Funktionelle Konzepte des Formatio reticularis. Angegeben sind die wichtigsten Funktionen, an denen der Formatio reticularis eine Beteiligung zugeschrieben wird

F 3.13 Zeichnen Sie bitte einen Querschnitt durch das Rückenmark mit Darstellung der afferenten Fasern, ihre Verschaltung zu segmentalen Efferenzen und aufsteigenden Bahnen. Benennen Sie die Bestandteile Ihrer Zeichnung!

F 3.14 Bei einer Querschnittsverletzung des Rückenmarks sei die linke Hälfte des Brustmarks völlig durchtrennt. Welche der folgenden Erscheinungen werden beobachtet?

a) Temperatur- und Schmerzempfindung ist auf der linken Körperseite erloschen.
b) Temperatur- und Schmerzempfindung ist in der rechten Gesäßhälfte erloschen.

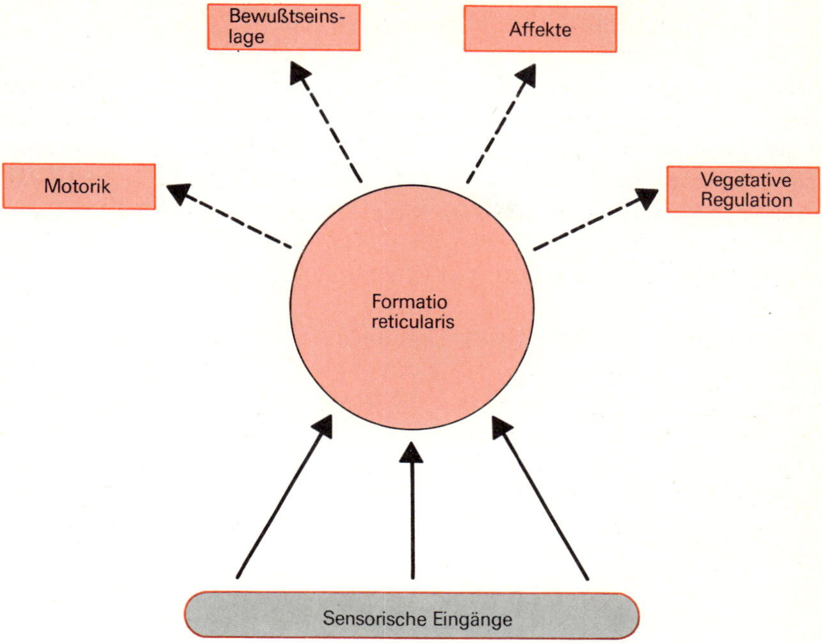

c) Auf den Rücken des rechten Fußes geschriebene Zahlen werden erkannt.
d) Leichte Berührung des linken Beines kann nicht lokalisiert werden.

Mehrere Feststellungen sind richtig.

F 3.15 Die Formatio reticularis des Hirnstamms hat folgende Eigenschaften und Funktionen:
a) Sie besteht anatomisch aus einem regelmäßigen Netzwerk von Neuronen mit parallelen Axonen und Dendriten.
b) Ihre Neurone werden nur jeweils aus einem Sinnesorgan erregt (monosensorische Konvergenz).
c) Aus der Formatio reticularis wird die allgemeine Erregbarkeit der Cortexneuronen, und so auch die Bewußtseinslage, gesteuert.
d) Die Hinterstrangafferenzen werden auf dem Weg zum Thalamus vor allem in der Formatio reticularis umgeschaltet.

3.5 Somatosensorik: Thalamus und Cortex

Die wichtigsten Zentren der Sensorik mit den anatomischen Substraten der bewußten Wahrnehmung liegen im Thalamus und Cortex. Sie werden funktionell als thalamo-corticales System zusammengefaßt. Das lemniscale System ist hier besonders deutlich somatotopisch organisiert, so daß von einer ***Projektion*** oder ***Abbildung*** der Körperperipherie auf Thalamus und Cortex gesprochen werden kann. Das unspezifische System weist keine derartig genaue somatotopische Organisation auf.

Der Thalamus: Übersicht und Unterteilung. In Abb. 3-13 A ist eine schematisierte und vereinfachte Übersicht über den Thalamus der rechten Gehirnhälfte gezeigt. Er läßt sich funktionell in folgende Gruppen von Kernen unterteilen: 1. spezifische Kerne der Sinnesorgane Haut, Auge, Ohr (rot); 2. unspezifische Kerne (dunkelgrau); 3. motorische Kerne (hellgrau); 4. Assoziationskerne (weiß).

Die Spezifischen Kerne (rot) haben jeweils einen anatomisch und physiologisch gut definierten afferenten Weg aus der Peripherie, eine ausgeprägte direkte Faserverbindung zum, sowie eine weitere zurück vom Cortex. Die spezifischen Kerne für das visuelle und das auditorische System (Corpus geniculatum laterale bzw. mediale, CGL bzw. CGM, hellrot in Abb. 3-13 A) werden in den Kapiteln 4 und 5 behandelt. Der spezifische Kern der Somatosensorik ist der Ventrobasalkern (VB, rot in Abb. 3-13 A). Seine funktionellen Eigenschaften werden in einem nachfolgenden Absatz erläutert.

Die vor allem medial gelegenen unspezifischen Thalamuskerne (z. B. N. centralis lateralis, N. centrum medianum, dunkelgrau in Abb. 3-13 A) sind funktionell mit der Formatio reticularis des Hirnstamms verbunden (s. Abschnitt 3.4). Wie diese haben sie Afferenzen aus allen Sinneseingängen. Der Zustrom aus dem Rückenmark verläuft besonders über den Vorderseitenstrang. Efferente Verbindungen bestehen zu vielen Cortexarealen, zum Hypothalamus sowie zum limbischen System. Die unspezifischen Thalamuskerne sind sozusagen die nachgeschaltete Verteilerstation für die auf die Formatio reticularis konvergierenden afferenten Informationen (s. Abb. 3-7 B und 3-12).

Nur erwähnt werden hier die zum motorischen System gehörenden Kerne (z. B. N. ventralis lateralis, in Abb. 3-13 A hellgrau), sowie die Assoziationskerne (z. B. Pulvinar, weiß); letztere verknüpfen Informationen aus mehreren Sinnesorganen, in Zusammenarbeit mit Cortexarealen (sensorische Cortices, Assoziationscortex).

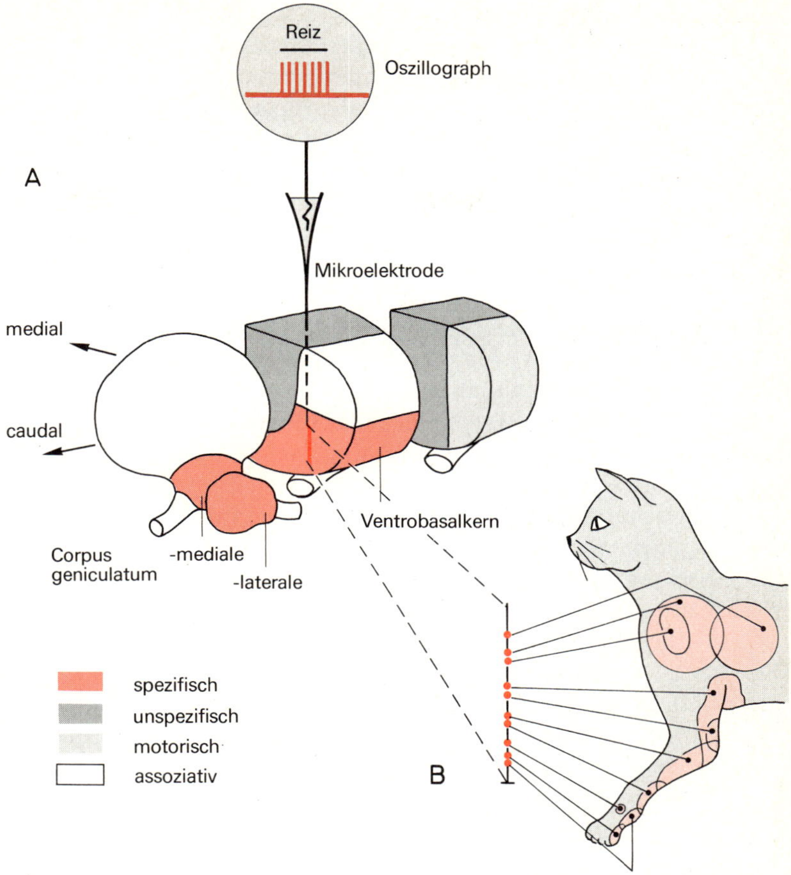

Abb. 3-13. A Funktionelle Einteilung des Thalamus (schematisiert). Abgebildet ist der rechte Thalamus, durch zwei Querschnitte ist auch das Innere sichtbar. Funktionelle Unterteilung in vier Kerngruppen: Spezifische Kerne (rot), unspezifische Kerne (dunkelgrau), motorische Kerne (hellgrau), Assoziationskerne (weiß). Mikroelektrode und Oscillograph symbolisieren die Registrierung von einzelnen Neuronen im Ventrobasalkern. **B** Etwa 2 mm langer Ausschnitt aus einer Mikroelektrodenspur durch den rechten Ventrobasalkern einer Katze, mit Angabe der Lage von 10 Neuronen, deren rezeptive Felder auf der Haut des Versuchstieres angegeben sind. [B nach Poggio und Mountcastle: Bull. Johns Hopk. Hosp. ***106***, 266 (1960)]

Der spezifische Thalamuskern der Somatosensorik. Er wird wegen seiner anatomischen Lage als ***ventrobasaler Kern*** (VB) oder Ventrobasalkomplex bezeichnet. Hier endigen die Tr. lemniscus medialis und neospinothalamicus, sowie die entsprechenden Bahnen aus dem Trigeminusgebiet. Der Ventrobasalkern ist die zweite synaptische Umschaltstation des lemniscalen Systems. Nachfolgend sollen charakteristische Eigenschaften der Neuronen des VB erläutert werden. Sie sind typische Beispiele für ***lemniscale Neuronen;*** fast alle Eigenschaften sind gegensätzlich zu denen der extralemniscalen Neuronen (s. Abschnitt 3.4, S. 96).

Mit Mikroelektroden findet man im VB vor allem Neurone, in denen durch mechanische Hautreize Aktionspotentiale ausgelöst werden können. Die Spur der Mikroelektrode durch den rechten VB in Abb. 3-13A ist in B vergrößert gezeichnet. Jeder Punkt auf der Strecke gibt die Lage eines Neurons an, von dem abgeleitet werden konnte. Die wichtigsten Ergebnisse des Experiments sind: 1. Jedes Neuron konnte jeweils nur aus dem in die linke Vorderextremität des Versuchstieres (Katze) eingezeichneten Hautbezirk aktiviert werden, dem ***receptiven Feld*** des Neurons. 2. Die receptiven Felder der VB-Neuronen sind im Durchschnitt umso kleiner, je weiter zehenwärts sie auf der Extremität liegen. Dies ist eine der neurophysiologischen Voraussetzungen des hohen räumlichen Auflösungsvermögens beim Tasten mit der Vorderextremität. 3. Benachbart liegende Körperregionen projizieren auf benachbart liegende Bereiche im VB. Diese räumliche Ordnung wird als ***Somatotopie*** bezeichnet; sie ist bei der nachfolgenden Projektion auf die Hirnrinde (SI) noch deutlicher ausgeprägt. 4. Jedes Neuron wird nur durch eine einzige Receptorart erregt, z. B. durch langsam adaptierende Druckreceptoren oder durch Haarfollikelreceptoren der Haut (s. Kap. 2). 5. Die Intensität eines peripheren Reizes ist in der mittleren Entladungsfrequenz des Neurons codiert, entsprechend wie in den Receptoren (s. Abschnitt 3.1).

Die Neurone der spezifischen Thalamuskerne von Auge und Ohr (CGL, CGM) haben entsprechend gut definierte Eigenschaften.

Somatosensorische Projektionsareale des Cortex. Der Ventrobasalkern (VB) des Thalamus ist, durch auf- und absteigende Axonen, mit zwei Rindenarealen verbunden, die mit S I und S II (S = somatosensorisch) bezeichnet werden (Abb. 3-14). ***S I*** liegt auf dem ***Gyrus postcentralis,*** direkt hinter dem Sulcus centralis, der als tiefe Furche quer über das Großhirn verläuft. S II liegt an der Oberwand des Sulcus lateralis, der Parietal- und Temporallappen trennt.

Zwischen Körperperipherie und S I der Gegenseite besteht eine besonders ausgeprägte ***Somatotopie,*** die in den lemniscalen Bahnen und Kernen, besonders im Ventrobasalkern des Thalamus (s. Abb. 3-13B) bereits vorgezeichnet ist. In Abb. 3-15 ist die Repräsentation der Körperoberfläche des Menschen auf S I angegeben; dies ist eine symbolische Darstellung nach Ergebnissen elektrischer Cortexreizung an wachen Patienten (Näheres S. 121). Die geometrisch verzerrte Abbildung oder

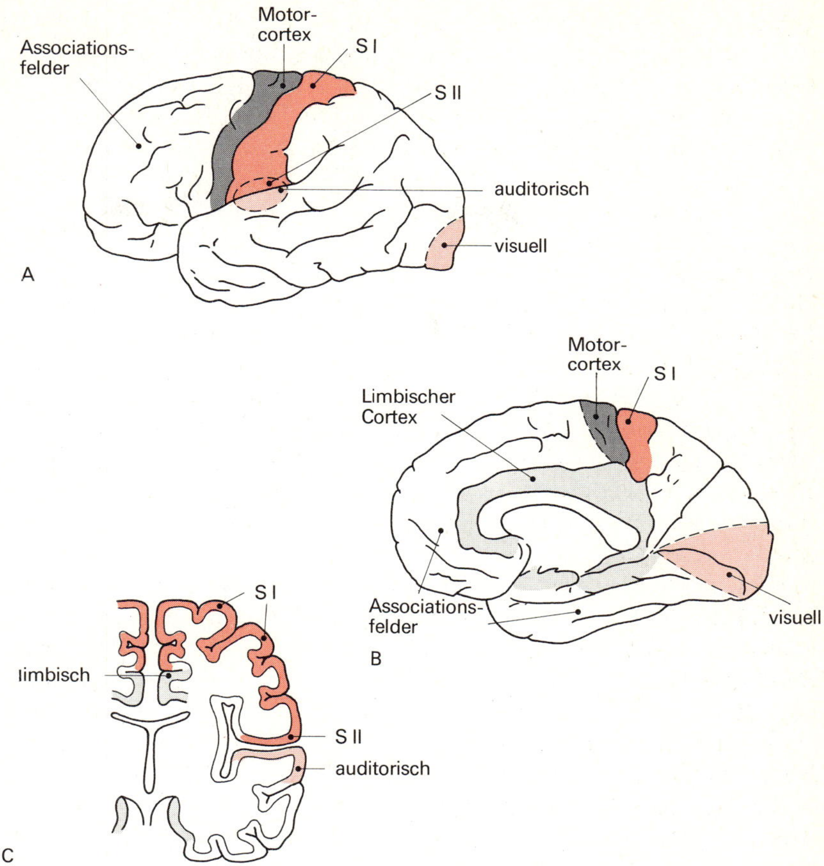

Abb. 3-14 A-C. Primäre sensorische Projektionsareale des Cortex. **A** Seitenansicht der linken Hemisphäre. **B** Ansicht der rechten Hemisphäre von der Mittelebene des Gehirns. **C** Frontalschnitt der linken Hemisphäre in Höhe des Gyrus postcentralis. Dunkelrot: Somatosensorische Projektionsfelder S I, S II. Hellrot: Primäre Projektionsareale des visuellen und auditorischen Systems. Zusätzlich angegeben ist die Lage des Motorcortex (dunkelgrau), der Assoziationsfelder (weiß) und die Cortexareale des limbischen Systems (hellgrau)

Projektion der Körperoberfläche auf das Neuronensystem von S I nennt man den „somatosensorischen Homunculus“. Diese afferente Projektion ist ähnlich wie die efferente Projektion des motorischen Cortex zur Muskulatur (s. Grundriß der Neurophysiologie, Abb. 6-9).

In Abb. 3-15 fällt auf, daß der Hand und dem Gesicht Cortexflächen zugeordnet sind, die jeweils etwa gleich groß sind wie das Projektions-

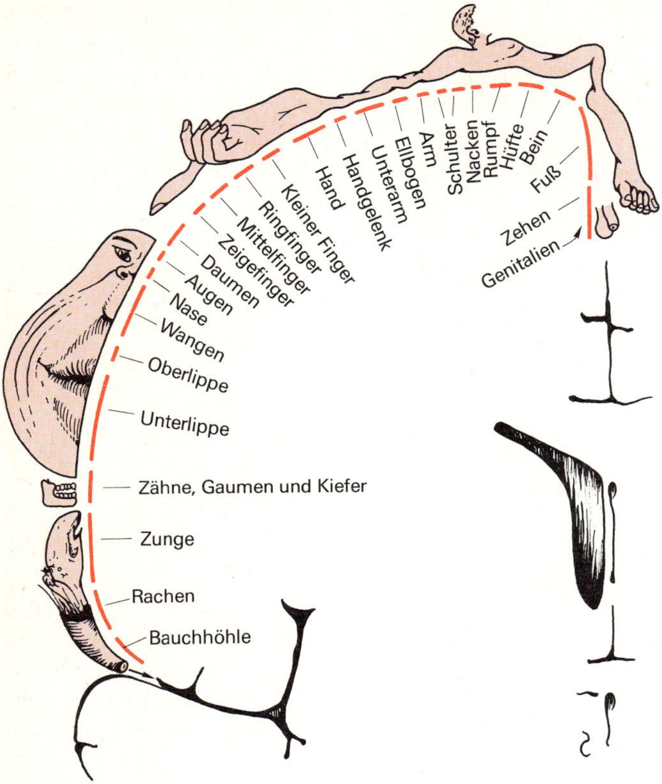

Abb. 3-15. Somatotopie im somatosensorischen Cortex S I. Symbolische Darstellung der Zuordnung von Bereichen des Gyrus postcentralis beim Menschen zur Körperoberfläche, ermittelt mit lokaler elektrischer Reizung des Cortex von wachen Patienten [nach W. Penfield und T. Rasmussen (1950)]

gebiet von Rumpf und Bein zusammen. Dies ist eine allgemeine Gesetzmäßigkeit: Organe mit besonders hoher Receptorendichte (z.B. Finger, Lippen) projizieren auf entsprechend große Neuronenpopulationen in S I. Auf die Konsequenzen für die Wahrnehmungsleistungen werden wir noch eingehen (s. S. 121).

Bei Mensch und Tier kann die somatotopische Zuordnung der Körperperipherie auf den sensorischen Cortex durch periphere Reizung und zentrale Ableitung der auf der Großhirnrinde resultierenden ***evocierten Potentiale*** untersucht werden, wobei die Latenz zwischen Reiz und Potentialschwankung Hinweise auf die Zahl der durchlaufenen Schaltstationen gibt (für Einzelheiten dieser Technik s. Grundriß der

Neurophysiologie, S. 289). Auf diese Weise sind für viele Tieraten „Landkarten" der somatosensorischen Projektionsareale aufgestellt worden. Bei höheren Affen ist die S I-Projektion ähnlich wie die in Abb. 3-15 gezeigte des Menschen. Bei Katzen und Ratten ist die Gesichtsregion (besonders die Vibrissen — Tasthaare) überdimensioniert vertreten, die Vorderextremität nimmt im Vergleich zu den Primaten nur eine relativ kleine Fläche ein.

Auch in ***S II*** findet sich eine somatotopische Projektion, allerdings weniger ausgeprägt als in S I. Eine Besonderheit ist hier, daß in S II jeder Hirnhälfte (Hemisphäre) beide Körperhälften vertreten sind, wir haben also eine bilaterale Projektion.

Über die Ausmessung von evocierten Potentialen lassen sich auch die primären Projektionsgebiete des visuellen und auditorischen Systems bestimmen: Die Netzhaut projiziert auf ein umschriebenes Gebiet im Occipitallappen, die Receptoren des Innenohrs haben ihr Projektionsfeld im Temporallappen. Beide sind in Abb. 3-14 eingezeichnet (s. a. Abb. 5-31 und 6-16). Auch hier besteht eine „Punkt-zu-Punkt"-Zuordnung der peripheren Sinnesflächen zur jeweiligen Cortexoberfläche, vergleichbar mit einer verzerrten Landkarte.

Neuronale Verarbeitung im somatosensorischen Cortex. Die receptiven Felder der vertikal in den sechs cytoarchitektonisch unterscheidbaren Schichten von S I übereinander liegenden Neuronen überlappen sehr stark, während diejenigen der horizontal nebeneinander liegenden Neuronen meistens deutlich verschieden sind. Aus diesem Befund wurde abgeleitet, daß der Cortex in funktionelle Einheiten von vertikal zur Oberfläche angeordneten ***Neuronensäulen oder -columnen*** gegliedert ist, die einen Durchmesser von 0,2 bis 0,5 mm haben (Abb. 3-16). Die anatomische Basis dieser Columnen ist die begrenzte horizontale Ausbreitung der Endigungsgebiete der Afferenzen aus dem ventrobasalen Thalamuskern, sowie die vertikale Vorzugsrichtung des Dendritenbaums der Pyramidenzellen (Abb. 3-16 B). Jede Columne kann nur durch Mechanoreceptoren eines Typs erregt werden, sie ist also nicht nur lokalisations-, sondern auch qualitätsspezifisch. Die Existenz corticaler Columnen oder Neuronen, die ausschließlich Temperaturreize oder nociceptive Reize verarbeiten, ist bisher nicht gesichert. Es wurden jedoch sowohl thermoreceptive als auch nociceptive Neurone in den corticalen Projektionsfeldern gefunden, die meistens auch durch niederschwellige Mechanoreceptoren aktiviert werden konnten.

Jede corticale Säule hat theoretisch, wegen ihrer großen Zahl von Neuronen (bis ca 10^5), eine erhebliche Kapazität für die Verarbeitung von Information aus der Peripherie. Es besteht die Vorstellung (Abb. 3-16 B),

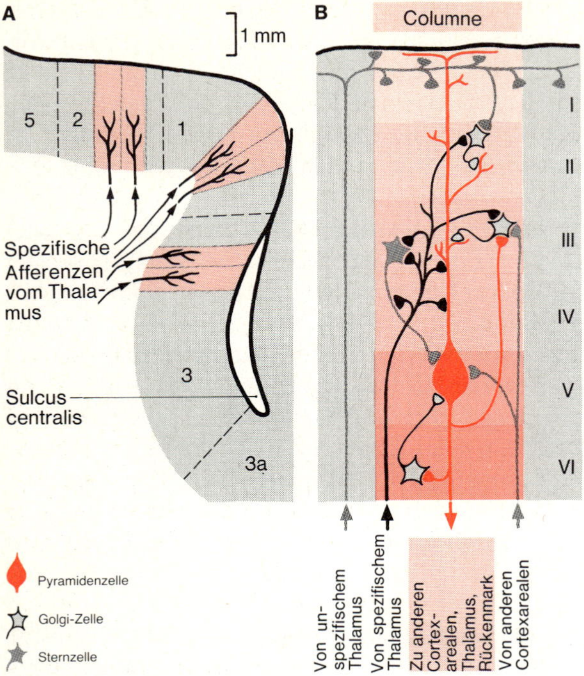

Abb. 3-16 A, B. Columnenanordnung von Cortexneuronen. **A** Sagittalschnitt durch den Gyrus postcentralis eines Affen. Die Zahlen geben die cyto-architektonische Unterteilung an (nach Brodmann). In den Arealen 1, 2 und 3 sind jeweils zwei benachbarte Neuronencolumnen mit ihren Afferenzen aus dem ventrobasalen Thalamuskern angedeutet. **B** Veranschaulichung der Columnenanordnung von Cortexneuronen. Die funktionelle Zusammengehörigkeit von Neuronen in allen Cortexschichten (I-VI) ist teilweise neuroanatomisch bedingt: die Endigungsgebiete der spezifischen thalamocorticalen Afferenzen und die Dendritenbäume der Pyramidenneurone (rot) sind in ihrer seitlichen Ausbreitung begrenzt. Die wichtigsten afferenten und efferenten Verbindungen sind angegeben

daß die Columne über vielfältige erregende und hemmende Wechselwirkungen der Neuronen in der Art einer Hierarchie funktioniert, wobei durch entsprechende Verknüpfungen und Operationen die Eigenschaften der peripheren Reize in verschiedenen Neuronen abgebildet werden: Man spricht von der ***Eigenschaftsextraktion*** durch die corticalen Neuronenverbände. Beispiele dafür werden für den visuellen Cortex auf S. 223 angegeben. Nach dieser Verarbeitung wird die Information zu anderen

Cortexbereichen weitergeleitet, z. B. zur motorischen Rinde auf dem Gyrus praecentralis oder zu den Assoziationsfeldern.

Das spezifische thalamo-corticale System und die bewußte Sinneswahrnehmung. Hand- und Mundregion sind in S I des Menschen und anderer Primaten besonders groß repräsentiert (s. Abb. 3-15). Das sind jedoch gerade die Hautbereiche, mit denen besonders hervorragende Tastleistungen vollbracht werden, die Zweipunktschwelle ist dort besonders niedrig (s. Abb. 2-4). Es wird vermutet, daß die Cortexprojektion der Haut, und auch die der anderen Sinnesorgane, die Grundlage der diskriminativen bewußten Wahrnehmung ist. Dafür sprechen eine Reihe von Befunden, von denen zwei nachfolgend geschildert werden sollen.

Reizt man bei einem wachen Patienten, dessen Gehirn in Lokalanaesthesie aus therapeutischen Gründen teilweise freigelegt ist, mit einer feinen Elektrode die sensorischen Cortexareale, dann berichtet er über Empfindungen aus umschriebenen Bereichen der Körperperipherie. Bei Reizung z. B. der Handregion von S I empfindet der Patient Berührungsreize an seiner Hand. So wurde die in Abb. 3-15 gezeigte Somatotopie ermittelt. Durch direkte Reizung der sensorischen Cortexareale lassen sich also bewußte Sinneswahrnehmungen auslösen, ohne daß die afferenten Wege über periphere Nerven, Rückenmark und spezifische Thalamuskerne aktiviert werden. Schmerzempfindungen lassen sich jedoch durch Cortexreizung nicht auslösen. Reize im Projektionsgebiet des Auges erzeugen die Empfindung von Lichtblitzen.

Bei Affen bewirkte ***experimentelle Abtragung*** eines umschriebenen Bereichs in S I sensorische Ausfälle im zugeordneten peripheren Gebiet. Die Tiere hatten vor der Operation z.B. gelernt, blind mit der Hand einen Würfel von einer Kugel zu unterscheiden. Nach Abtragung der corticalen sensorischen Handregion waren solche diskriminativen Leistungen erloschen und auch nicht mehr erlernbar.

Entsprechende Befunde sind auch bekannt von Menschen mit umschriebenen Verletzungen von S I (z.B. Schußverletzungen, Geschwülste). Taktile Reize werden zwar noch wahrgenommen, jedoch fehlt die räumliche Genauigkeit und Unterscheidbarkeit, Berührungen haben einen dumpfen, unbestimmten Charakter. Schmerz wird nach wie vor wahrgenommen, nur die genauere Lokalisation des Schmerzreizes ist gestört. Die Intaktheit von S I ist also eine notwendige Voraussetzung für eine räumlich geordnete, bewußte Sinneswahrnehmung von Reizvorgängen auf der Körperoberfläche.

Auch elektrische Reizung in S II führt beim Menschen zu Wahrnehmungen, die aus dem zugeordneten peripheren Gebiet zu kommen scheinen. Alleinige Abtragungen von S II haben jedoch keine erkennbaren sensorischen Ausfälle zur Folge. Die Bedeutung von S II für Sinneswahrnehmungen gilt als nicht geklärt.

Assoziationsfelder des Cortex. Alle sensorischen Projektionsareale des Cortex und der motorische Cortex beanspruchen insgesamt weniger als etwa 20% der Cortexfläche (s. Abb. 3-14). Die verbleibenden Areale bezeichnet man als Assoziationsfelder. Sie sind mit den primären Projektionsarealen durch starke Faserzüge verbunden, meistens bestehen solche Verbindungen mit mehreren Projektionsarealen.

Die Bezeichnung gründet sich auf die Funktion, die den Assoziationsarealen zugeschrieben wird: Hier sollen die Informationen aus mehreren Sinnesorganen zu ***komplexen Bewußtseinsinhalten*** verknüpft — assoziiert — werden. So soll im parietalen Assoziationsfeld, zwischen den somatosensorischen und visuellen Projektionsarealen gelegen, unsere subjektive Vorstellung über die räumliche Umwelt, sowie über das Bild des eigenen Körpers (Körperschema) entstehen. Dabei sollen auch Lernvorgänge während der frühkindlichen Entwicklung maßgebend sein, die somatosensorische, proprioceptive und visuelle Informationen verwerten.

Die Hypothesen über die Funktion der Assoziationsfelder beim Menschen wurden vor allem aus neurologischen Ausfällen geschlossen, die als Folge von umschriebenen Cortexzerstörungen auftreten. Ein Beispiel für eine Störung bei Schädigung des parietalen Assoziationscortex ist die ***visuelle Agnosie***. Ein Patient mit dem Erscheinungsbild der visuellen Agnosie hat ein völlig intaktes Sehvermögen, er kann damit z.B. Hindernissen ausweichen oder nach Gegenständen greifen. Er kann jedoch die Bedeutung von Gegenständen nicht erkennen. Betrachtet ein derart geschädigter Mensch ein Objekt, dann kann er es auf Anfrage nicht bezeichnen. Greift er aber danach, so erkennt er es mit Hilfe des Tastsinnes.

Der Anteil der Assoziationsfelder ist bei den Primaten, insbesondere beim Menschen, sehr viel größer als bei den anderen Säugetieren. Spezifisch menschliche Assoziationsfelder, im Temporal- und im Frontallappen gelegen, sind mit dem Erkennen und der Ausführung der Sprache verknüpft (Sprachzentren, s. Grundriß der Neurophysiologie, Kap. 9). Die Assoziationsfelder sind neurophysiologisch noch sehr wenig erforscht.

Extralemniscales System und bewußte Wahrnehmung. Die Erregung des sensorischen Cortex ist zwar eine notwendige, jedoch keine hinreichende Bedingung für das Zustandekommen einer bewußten Wahrnehmung. Dafür gibt es eine große Zahl von klinischen und tierexperimentellen

Befunden. So lassen sich z.B. auch in Narkose und Schlaf primäre evocierte Potentiale auslösen, die nicht zu bewußten Wahrnehmungen führen. Ferner können Läsionen des oberen Hirnstamms, die die Formatio reticularis einschließen, zu einer dauernden Bewußtlosigkeit führen, während umgekehrt elektrische Reizung in diesem Gebiet bei Versuchstieren zu Aufwachen, Aufmerksamkeits- und Hinwendungsreaktionen führen. Letztere Änderungen des Verhaltens werden als ***Aktivierung*** (arousal) bezeichnet. Aus diesen und einer Vielzahl ähnlicher Befunde wurde die Vorstellung entwickelt, daß ein ständiger erregender Zustrom aus der Formatio reticularis zum Cortex den Grad des Bewußtseins mitbestimmt, abstufbar vom Tiefschlaf über Schläfrigkeit bis zum aufmerksamen Wachsein: man spricht vom aufsteigenden reticulären aktivierenden System (ARAS).

Wie in Abb. 3-17 schematisiert dargestellt ist, benötigt die bewußte Wahrnehmung, z.B. eines taktilen Reizes, zwei Zuflüsse zum Neocortex: die spezifische Projektion über den lemniscalen Weg (über den Ventrobasalkern des Thalamus), und die Aktivierung aus dem unspezifischen System der Formatio reticularis (über die unspezifischen Thalamuskerne). Die lemniscale Projektion liefert die Informationen zum Wahrnehmungsgegenstand, z.B. über Ort, Größe, Zeit des Reizes; wir bezeichnen diesen Beitrag zur bewußten Wahrnehmung in Abb. 3-17 mit dem Stichwort ***Diskrimination***. Die unspezifische Aktivierung dagegen, zu der alle Sinneskanäle beitragen können, bestimmt das ***Wachheitsniveau*** als Bedingung der Wahrnehmung.

Wir wissen jedoch aus der eigenen Erfahrung (Introspektion), daß jede Wahrnehmung noch einen weiteren Aspekt hat, nämlich den der Emotion und des Affektes, oder, in geläufiger Bezeichnung, des ***Gefühls***. Diese Wahrnehmungsdimension wird dem limbischen System zugeordnet. So kann bei einer Katze durch elektrische Reizung im limbischen System z.B. Wut- und Aggressionsverhalten ausgelöst werden. Das limbische System besteht aus einer Reihe subcorticaler Gebiete, die ungefähr ringförmig das Zwischenhirn umgeben. Wegen der Einzelheiten müssen wir auf die ausführliche Darstellung im Grundriß der Neurophysiologie (Kap. 8) verweisen.

Entsprechend dieser Deutung trägt die Funktion des limbischen Systems den ***Affektgehalt der Wahrnehmungen*** bei. Wie in Abb. 3-17 angegeben ist, kommen die somatosensorischen Zuflüsse des limbischen Systems vor allem über den unspezifischen (extralemniscalen) Weg.

Das limbische System steht in enger Wechselbeziehung mit dem Hypothalamus, der übergeordneten Steuerzentrale vieler Regelkreise des vegetativen Nervensystems (z.B. Kreislauf, Körpertemperatur) und des Hormonsystems (z.B. Wasserhaushalt). Die Wirkungsmöglichkeit sen-

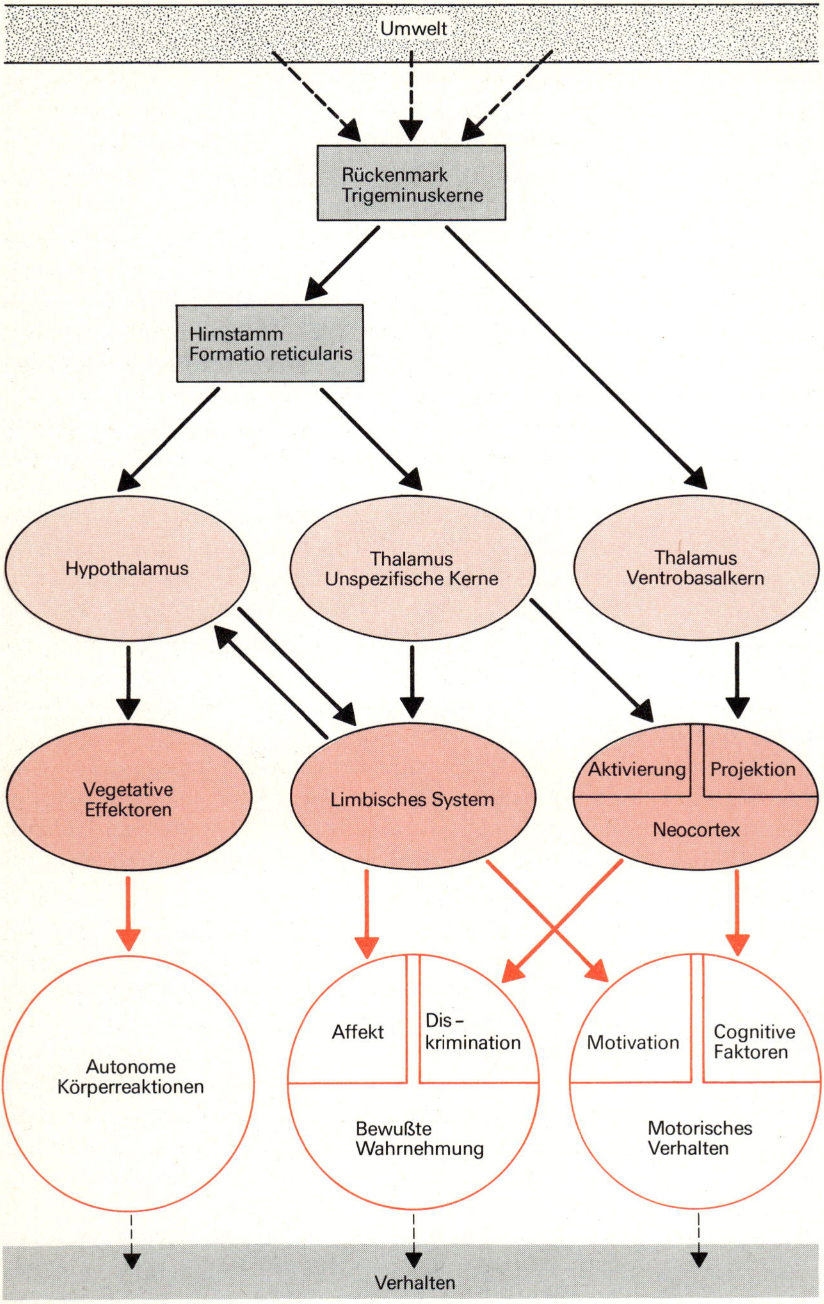
Umwelt
Rückenmark
Trigeminuskerne
Hirnstamm
Formatio reticularis
Hypothalamus
Thalamus
Unspezifische Kerne
Thalamus
Ventrobasalkern
Vegetative
Effektoren
Limbisches System
Aktivierung
Projektion
Neocortex
Autonome
Körperreaktionen
Affekt
Dis-
krimination
Bewußte
Wahrnehmung
Motivation
Cognitive
Faktoren
Motorisches
Verhalten
Verhalten

sorischer Reize über den Hypothalamus auf die vegetativen Effectoren ist in Abb. 3-17 angedeutet.

Dem vorstehend erläuterten Blockdiagramm des Zusammenwirkens von spezifischem und unspezifischem System sind in Abb. 3-17, stark vereinfacht, drei ***Verhaltensäußerungen*** auf Umweltreize zugeordnet: die bewußte Wahrnehmung, das motorische Verhalten und die unbewußten vegetativen Körperreaktionen.

Bewußte Wahrnehmung und motorisches Verhalten haben zwei Dimensionen, die jeweils dem Neocortex und dem limbischen System zugeschrieben werden. Bei den Wahrnehmungen haben wir sie bereits erörtert: Diskrimination und Affekt. Beim motorischen Verhalten haben wir einerseits die cognitiven Faktoren (neocortical), die auf präzisen Meldungen aus den Sinnesorganen beruhen. Andererseits bestehen Antriebe für Handlungen (Motivation), die aus dem limbischen System kommen sollen. Man kann diese grob unterteilen in Zuwendung und Wegwendung (Flucht).

Die vegetativen Körperreaktionen sind weitgehend unbewußt. Ihre Stärke, meßbar z.B. als Änderung des Blutdrucks oder des Hautwiderstandes, hängt mit der Intensität des Affektgehaltes einer Wahrnehmung zusammen. Auch die Antriebsstärke des motorischen Verhaltens ist mit dem Affektgehalt korreliert, der „gemeinsame Nenner" ist die Erregung des limbischen Systems.

Die mit Abb. 3-17 entworfene Zusammenschau ist als Versuch zu betrachten, unser Wissen über zentrale sensorische Systeme in ein übersichtliches Schema einzuordnen. Die angestrebte didaktische Einfachheit soll dem Leser helfen, in der Vielzahl der Befunde eine erste Orientierung zu finden.

F 3.16 Somatotopische Projektion heißt, daß
- a) das Soma der Nervenzelle Ausläufer in bestimmte Richtungen hat,
- b) die periphere Sinnesfläche eine Punkt-zu-Punkt-Zuordnung zum sensorischen Cortex aufweist,
- c) eine Abbildung der Peripherie auf den sensorischen Cortex besteht,
- d) die Neurone des somatosensorischen Cortex S I eine Faserverbindung zu denen des Assoziationscortex haben.

Mehrere Antworten sind richtig.

◀
Abb. 3-17. Zusammenwirken des spezifischen und des unspezifischen Systems (schematisiert und stark vereinfacht) zu Kategorien des Verhaltens: Autonome Körperreaktionen, bewußte Wahrnehmung, motorisches Verhalten

F 3.17 Die Neurone der spezifischen Kerngebiete des Thalamus erhalten ihren afferenten Zustrom
a) über mindestens 7 Synapsen aus einem Sinnesorgan,
b) über mindestens 3 Synapsen gleichzeitig aus mehreren Sinnesorganen,
c) über das Kleinhirn aus den Thermo- und Schmerzafferenzen der Haut,
d) über mindestens 2 Synapsen jeweils aus einem Sinnesorgan.

F 3.18 Welche Aussagen treffen zu, wenn die Arm- und Handregion des rechten somatosensorischen Cortex S I entfernt wird?
a) Durch Betasten mit der rechten Hand können keine Gegenstände unterschieden werden.
b) Schmerzreizung der linken Hand wird empfunden, jedoch ist die Lokalisationsgenauigkeit herabgesetzt.
c) Schmerzlosigkeit der linken Hand.
d) Wegen der bilateralen Projektion in S II treten keine erkennbaren Ausfälle auf.

F 3.19 Laterale Hemmung im Zentralnervensystem bewirkt
a) Kompensation der durch Divergenz verursachten räumlichen Ausbreitung von Erregung,
b) Abschwächung aller durch Reizung erzeugten Impulse,
c) neuronale Kontrastbildung,
d) eine besondere Unterdrückung der kontralateralen sensorischen Afferenzen.

Mehrere Antworten sind richtig.

3.6 Das sensorische System — nachrichtentechnisch gesehen

Die Nervenfaser kann man funktionell mit einem Kabel vergleichen, über das Nachrichten laufen. Auch auf das Nervensystem läßt sich die Betrachtungsweise des Nachrichteningenieurs anwenden, nämlich die ***Informationstheorie***. Diese bildet mit der Regelungstheorie zusammen den Wissenschaftszweig der ***Kybernetik***, die Anwendung in der Biologie ist die ***Biokybernetik***.

Das Konzept der Informationstheorie. Das grundlegende Konzept der Informationstheorie läßt sich durch das Blockschaltbild der Abb. 3-18 darstellen. Es vereinigt die funktionellen Komponenten, die bei der Informationsübertragung beteiligt sind: Informationsquelle, Sender, Übertragungskanal, Empfänger, Verbraucher, sowie eine Störquelle. Dieses Konzept läßt sich auf alle Arten der Informationsübertragung anwenden, im technischen und biologischen Bereich. Die Aufgabe der Informationstheorie ist, Information quantitativ zu messen und so zu charakterisierenden Aussagen über informationsübertragende Systeme zu kommen.

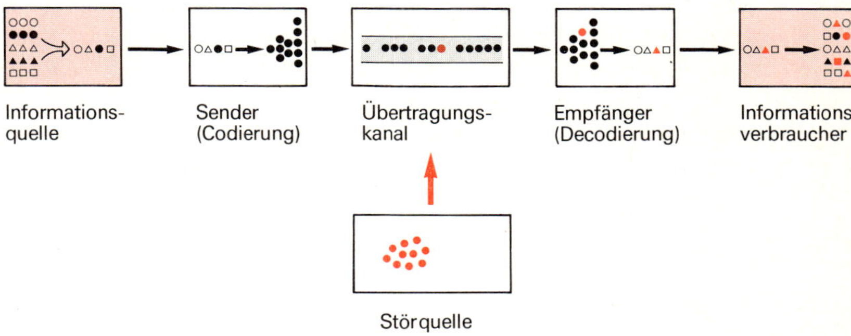

Abb. 3-18. Schema des Konzepts der Informationstheorie

Zur Nachrichtenübertragung benötigt man ***Zeichen*** (z. B. Buchstaben, Ziffern), aus denen die Informationsquelle (Abb. 3-18) auswählt. Meistens werden diese Zeichen im Sender in andere Zeichen verschlüsselt, die sich zur Übertragung eignen. Eine solche Verschlüsselung zweier Zeichenmengen wird allgemein ***Codierung*** genannt; ein Beispiel für Codierung ist die Zuordnung des Alphabets zu Morsezeichen. Im Empfänger wird die übertragene Information entschlüsselt (decodiert) und an den Verbraucher weitergegeben.

Die Informationstheorie befaßt sich insbesondere auch mit Störungen der Informationsübertragung. Störungen können im Sender (bei der Codierung), im Übertragungskanal und im Empfänger (Decodierung) auftreten. Sie werden durch Störquellen symbolisiert, die in Abb. 3-18 zusammengefaßt sind zu einer auf den Übertragungskanal einwirkenden Störquelle. Es ist eine der Aufgaben der Informationstheorie, Codierungsverfahren zu bestimmen, die Nachrichten vor Verlust durch Störung schützen.

Wie läßt sich Information messen? In der Informationstheorie ist mit dem Begriff Information nur der meßbare, mathematisch formulierbare

Anteil einer Nachricht gemeint. Ein Beispiel soll den Weg zu einem solchen Informationsbegriff veranschaulichen.

Beim Würfelspiel wird jeweils eine von 6 möglichen Zahlen gewürfelt. Jede der 6 Zahlen besitzt vor einem Wurf die gleiche Wahrscheinlichkeit, $p = 1/6$, gewürfelt zu werden. Beim Spieler wird jedesmal die gleiche Unsicherheit beseitigt, wir können sagen, daß jeder Wurf den gleichen Informationsgehalt hat. Dies läßt sich verallgemeinern: ***Information ist die meßbare Beseitigung von Unsicherheit über einen beliebigen Sachverhalt.***

Es ist leicht einzusehen, daß diese Beseitigung von Unsicherheit über ein Ereignis umso erheblicher ist, je kleiner die Wahrscheinlichkeit p für das Eintreten des Ereignisses ist. Deshalb ist es naheliegend, das Maß des Informationsgehaltes I aus dem Kehrwert von p, also aus $1/p$, herzuleiten. Eine sinnvolle Zusatzbedingung für ein Informationsmaß ist, daß bei einem mit Sicherheit eintretenden Ereignis, bei dem also die Wahrscheinlichkeit $p = 1$ ist, der Informationsgehalt $I = 0$ sein soll. Diese Bedingung wird erfüllt durch Anwendung der Logarithmusfunktion, denn $\log 1 = 0$.

Aus diesen Überlegungen wird plausibel, daß der meßbare Informationsgehalt I einer Nachricht definiert wurde als

$$I = \log 1/p. \quad (1)$$

Bei der Definition wählte man den Logarithmus zur Basis 2, den dualen Logarithmus ($\log_2$ = ***ld***, logarithmus dualis). Damit wird aus Gl. (1) für die Definition des Informationsgehaltes I eines Ereignisses mit der Wahrscheinlichkeit p:

$$I = \mathrm{ld}\, 1/p. \quad (2)$$

Beim Würfelspiel läßt sich der Informationsgehalt jedes Wurfes jetzt zahlenmäßig berechnen: $I = \mathrm{ld}\, 1/\, 1/6 = \mathrm{ld}\, 6 = 2{,}58$ bit; die Maßeinheit bit werden wir im nächsten Abschnitt kennenlernen. Für den dualen Logarithmus benutzen wir eine Umrechnungsformel: $\mathrm{ld}\, n = \log_{10} n/\log_{10} 2 = 3{,}32 \times \log_{10} n$.

Bei dieser Definition des Informationsmaßes sind wir von der Annahme ausgegangen, daß alle Zustände der Nachrichtenquelle mit gleicher Wahrscheinlichkeit $1/p$ auftreten, wie z.B. im Falle eines regelmäßigen Würfels. Diese Annahme ist eine Vereinfachung: meistens sind die einzelnen Zeichen oder Zustände einer Nachrichtenquelle nicht alle gleich wahrscheinlich. Der allgemeine Fall unterschiedlicher Wahrscheinlichkeit soll bei dieser einführenden Darstellung des Informationsmaßes ausgeklammert bleiben. Hierzu muß auf die weiterführende Literatur verwiesen werden.

Im Sonderfall der Gleichwahrscheinlichkeit kann man Gl. (2) umformen; ist nämlich n die Gesamtzahl der möglichen Zeichen oder Zustände der Nachrichtenquelle, dann gilt $p = 1/n$. Damit wird die Beziehung für den Informationsgehalt:

$$I = \mathrm{ld}\, n, \tag{3}$$

d.h. der Informationsgehalt I einer Nachrichtenquelle ist der duale Logarithmus der Anzahl n aller möglichen Zustände der Nachrichtenquelle.

Die ***Bedeutung einer Nachricht*** für einen Verbraucher ist bei diesem quantitativen Informationsbegriff unerheblich. Beim Würfelspiel z. B. ist die subjektive Bewertung der Zahlen für die Spieler unterschiedlich, sie ist von einer Vielfalt von Faktoren abhängig (Art des Spieles, frühere Erfahrung, Mitspieler). Diese in der Informationstheorie nicht berücksichtigten Aspekte werden mit dem Begriff ***semantische Information*** gekennzeichnet.

Binäre und nichtbinäre Zeichen; das bit. Zur Informationsübertragung benötigt man einen Zeichenvorrat, aus dem die Informationsquelle auswählt. Im einfachsten Falle besteht der Zeichenvorrat aus zwei Zeichen, ***Binärzeichen*** genannt (z. B. 0 und 1). Damit kann die Informationsquelle über eine ***Entscheidung zwischen zwei Möglichkeiten*** Auskunft geben. Binärzeichen lassen sich technisch leicht realisieren (z. B. Schalterstellungen ein — aus). Das ist einer der Gründe, warum man den Informationsgehalt des Binärzeichens als Maßeinheit der Information gewählt hat: man bezeichnet die ***elementare Informationsmenge***, die von einem einzelnen Binärzeichen übertragen wird, als ***ein bit.***

Sollen mit Binärzeichen größere Nachrichten übertragen werden, dann muß man mehrere Zeichen aneinander reihen, man muß ***Worte*** aus Binärzeichen bilden. Die Wortlänge, d.h. die Zahl der pro Wort verwendeten Binärzeichen, gibt direkt die Menge der übertragenen Information in bit: ein Wort aus zwei Binärzeichen kann zwei bit übertragen, bei drei Zeichen sind es drei bit, usw. Die Anzahl der Worte, die aus zwei Binärzeichen gebildet werden können, ist $2^2 = 4$, es sind die folgenden Worte: 00, 01, 10, 11. Mit drei Zeichen sind $2^3 = 8$ Wortkombinationen möglich, nämlich die folgenden: 000, 001, 010, 011, 100, 101, 110, 111. Mit m binären Zeichen pro Wort gibt es offenbar $n = 2^m$ Möglichkeiten für Wortanordnungen, wir können damit $n = 2^m$ verschiedene Nachrichten bilden, die jeweils eine Information von m bit enthalten.

Die vorstehend erläuterte Bestimmung des Informationsgehaltes läßt sich auch in Fällen anwenden, in denen beliebige ***andere Zeichen*** als Informationsträger dienen. Jeder beliebige Zeichenvorrat kann nämlich durch Binärzeichen dargestellt werden. Zur eindeutigen Zuordnung

(Codierung) einer Zeichenmenge mit *n* Zeichen zu Binärworten müssen diese eine Wortlänge von durchschnittlich m = ld n Binärzeichen haben.

Dies ist in Abb. 3-19 veranschaulicht. Gezeigt ist hier ein Entscheidungsbaum, bei dem durch aufeinanderfolgende Zweiteilung der Äste für jedes Zeichen (hier die Buchstaben A bis H) genau ein Zweig entstehen muß. Jede Zweiteilung bedeutet eine Alternativentscheidung, hier mit 0 und 1 bezeichnet. So läßt sich eine Codierung in Binärworte praktisch ausführen.

Wenn ein beliebiges Zeichen durch ein Binärwort ersetzt werden kann, dann hat es denselben Informationsgehalt (in bit) wie das zugeordnete Binärwort. Der durchschnittliche Informationsgehalt I eines Zeichens einer Menge von n Zeichen ist also I = ld n. Dies ist Gl. (3), die wir weiter oben aus der Definition des Informationsgehaltes hergeleitet haben.

Unsere Einführung in die informationstheoretischen Grundbegriffe enthält erhebliche Vereinfachungen. Genauere und weiterführende Darstellungen der Informationstheorie finden sich in der Spezialliteratur (s. Literaturverzeichnis im Anhang).

Informationstheorie in der Sinnesphysiologie. Wir wollen das bisher allgemein beschriebene Konzept der Abb. 3-18 auf die Informationsübertragung im Nervensystem anwenden. Als Beispiel eignet sich ein Receptor mit afferenter Nervenfaser. Information wird hier codiert in Nervenimpulse und in dieser Form übertragen. Die Informationsquelle besteht aus den Umweltreizen, der Sender ist ein Receptor, Übertragungskanal ist die Nervenfaser, Empfänger einer Synapse auf ein zentrales Neuron, das als Verbraucher aufgefaßt werden kann.

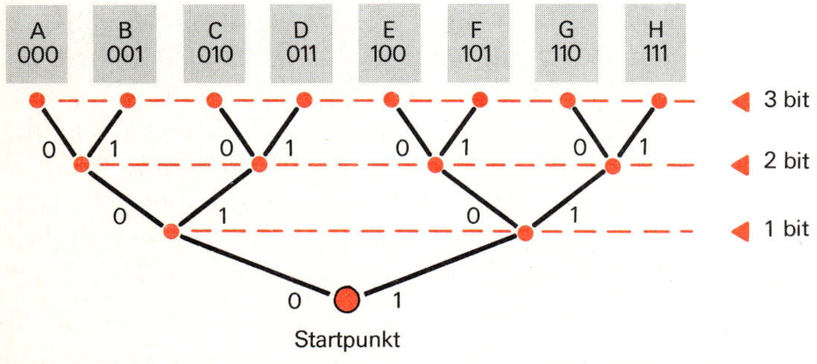

Abb. 3-19. Codierungs- oder Entscheidungsbaum. Durch aufeinanderfolgende Binärentscheidungen läßt sich die Zeichenmenge A bis H in Teilmengen zerlegen. Der Entscheidungszweig nach links ist mit 0, der nach rechts mit 1 bezeichnet. Vom Startpunkt ausgehend läßt sich durch Aneinanderreihen der aufeinanderfolgenden Entscheidungen zu jedem Zeichen A bis H das zugeordnete Binärwort ablesen. Es ist jeweils über dem Zeichen angegeben

Die physikalisch meßbaren Parameter von Reizen (z. B. Druck auf die Haut, Ort eines Reizes auf der peripheren Sinnesfläche, Wellenlänge von Licht- und Schallreizen) sind Nachrichten. Am Beispiel des Streckreceptors (Abschnitt 3.1) haben wir gesehen, wie ein Reizparameter die Antwort des Receptors bestimmt: Gleichsinnig mit der Reizstärke ändert sich die Entladungsfrequenz in der afferenten Faser. In diesem Falle wird die Information „Reizstärke" codiert in die Information „mittlere Frequenz der Nervenimpulse". Diese Codierungsart, die mit der Frequenzmodulation der Nachrichtentechnik vergleichbar ist, findet sich bei Receptoren aller Modalitäten: Muskelspindeln, Druckreceptoren der Haut, Chemoreceptoren der Zunge, Photoreceptoren der Retina, alle codieren die Intensität ihres adäquaten Reizes in die mittlere Frequenz einer Impulsfolge um. Die ***Nervenimpulsfrequenz ist ein universeller Informationsträger.***

Da die afferenten Fasern bestimmter Receptoren jeweils mit zugehörigen Neuronensystemen im ZNS in Verbindung stehen, wird die Nachricht der Impulsfolge jeweils sinnvoll ausgewertet, z. B.: Ia-Afferenzen enden auf homonymen Motoneuronen, mechanosensitive Hautafferenzen projizieren zum Gyrus postcentralis.

Informationsübertragung im idealen Receptor. Wir betrachten die Codierung der Reizintensität. Antwortet der Receptor bei Reizung z. B. nur entweder mit keinem oder mit einem Impuls, dann kann er über zwei

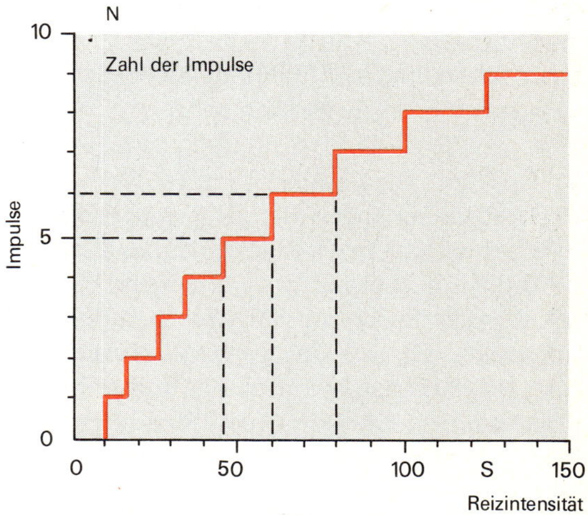

Abb. 3-20. Codierung der Reizintensität S (Abscisse) bei einem Receptor in Nervenimpulse (Ordinate). Es ist eine feste Reizdauer vorgegeben. Die Codierungskennlinie ist eine Stufenfunktion (rot), da im Receptor nur ganzzahlige Anzahlen N von Aktionspotentialen (Nervenimpulsen) entstehen können.

Stufen der Reizintensität informieren, nämlich: kein Aktionspotential = Reizintensität kleiner als Reizschwelle, oder ein Aktionspotential = Reizintensität größer als Schwelle. Ist die mögliche Anzahl von Nervenimpulsen 0, 1 oder 2, kann der Informationsverbraucher entsprechend zwischen 3 Reizzuständen unterscheiden. Löst ein Reiz maximal N Impulse in der afferenten Faser, dann kann der Receptor theoretisch N + 1 verschiedene ***Intensitätsstufen*** zum ZNS melden. Dieser Sachverhalt ist in Abb. 3-20 veranschaulicht. Die Entladungszahl N in der afferenten Faser (Ordinate) kann nur ***ganzzahlige*** Werte annehmen. Dadurch hat der Zusammenhang mit der Reizintensität (Abscisse) die Form einer Treppenkurve. Bei einem ***idealen Receptor,*** der einen Dauerreiz mit einer Entladung konstanter Frequenz beantwortet, ist die Impulszahl N das Produkt aus Entladungsfrequenz f und Beobachtungszeit t, also $N = f \cdot t$. Die Zahl der unterscheidbaren Intensitätsstufen des Reizes ergibt sich somit zu

$$N + 1 = f_m \cdot t + 1, \tag{4}$$

wobei f_m der maximale Wert der Entladungsfrequenz des Receptors ist. Im Falle eines Receptors mit einer spontanen Entladung (ohne erkennbaren äußeren Reiz) der Frequenz f_o ist in Gl. (3) und allen nachfolgenden Beziehungen f_m zu ersetzen durch $f_m - f_o$.

Der Zeichenvorrat ist hier also die Anzahl der unterscheidbaren Zustände der Entladungsantwort im afferenten Nerven. Der Informationsgehalt über die Reizintensität im Beispiel der Abb. 3-20 ist somit $I = \text{ld}\,(N + 1) = \text{ld}\,10 = 3{,}3$ bit. Allgemein ist bei einem Receptor mit einer reizbedingten Entladung der maximalen Frequenz f_m der ***Informationsgehalt über die Reizintensität***

$$I = \text{ld}\,(f_m \cdot t + 1). \tag{5}$$

Die Beziehung zwischen I, f_m und Beobachtungszeit t ist in Abb. 3-21 dargestellt. Es ist ersichtlich, daß der Informationsgehalt I mit f_m und t größer wird. Die maximale Frequenz f_m ist als unveränderliche Eigenschaft eines Receptors vorgegeben. Durch Verlängerung der Beobachtungszeit t läßt sich dagegen der Informationsgehalt über die Intensität eines langdauernden konstanten Reizes theoretisch beliebig groß machen. Praktisch begrenzt jedoch die Decodierung im Zentralnervensystem, wie lange die afferente Entladung zur Erhöhung des Informationsgehaltes ausgewertet wird. Auch aus den Untersuchungen an realen Receptoren lassen sich Anhaltspunkte dafür gewinnen, wie weit eine Steigerung von t sinnvoll sein kann (s. unten).

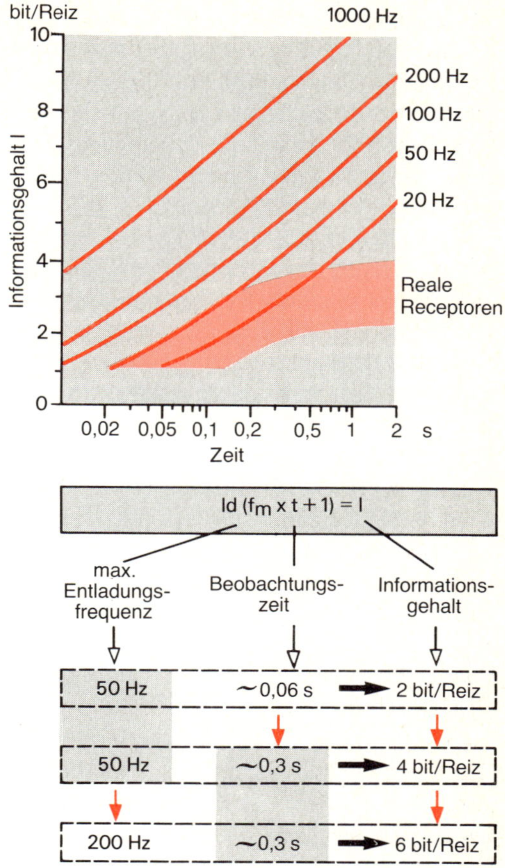

Abb. 3-21. Informationsgehalt I (Ordinate) eines idealen Receptors in Abhängigkeit von der Beobachtungszeit t (Abscisse); Parameter der Kurvenschar ist die maximale Entladungsfrequenz f_m des Receptors, Berechnung nach Gl. (5). Der rot schattiert gezeichnete Bereich gibt praktisch gemessene Werte des Informationsgehaltes mechanosensitiver Hautreceptoren an, in Abhängigkeit von t

Die Informationsübertragung im realen Receptor. Unsere Betrachtung bezog sich bisher auf den idealen Receptor, der bei einem Reiz gleichbleibender Intensität mit einer völlig regelmäßigen Entladung konstanter Frequenz antwortet. Diese Bedingung wird von biologischen Receptoren nicht erfüllt.

Experimentell wird nämlich gefunden, daß bei gleicher Reizintensität die Entladungsfrequenz eines Receptors bei aufeinanderfolgenden Messungen unterschiedlich ist. In Abb. 3-22 A fällt auf, daß die Entladungsfrequenz, hier Träger für die Information „Reizintensität", ohne ersichtlichen Grund stochastisch (zufällig) schwankt. Solche Schwankungen des Informationsträgers werden vom Nachrichtentechniker allgemein als ***Rauschen*** bezeichnet. Sie bedeuten immer eine Verminderung der Leistungsfähigkeit eines Nachrichtenkanals, somit eine Störung der Nachrichtenübertragung (Störquelle, s. Abb. 3-18).

Um abzuschätzen, wieviel Information durch das Rauschen bei der Codierung im Receptor verloren geht, betrachten wir den experimentell gemessenen Codierungszusammenhang in Abb. 3-22 B. Jeder Punkt bedeutet das Ergebnis einer Einzelmessung wie in A, hier jedoch mit einer Beobachtungszeit von 5 s. Die Anzahl der unterscheidbaren Zustände läßt sich durch Einzeichnen einer Treppenkurve in dieses Punktfeld abschätzen; es ergeben sich 8 Stufen (1. Stufe bei 0 Imp.), also 3 bit/Reiz.

Die graphische Ermittlung des Informationsgehaltes läßt sich so begründen: 2 Reizintensitäten sind sicher dann unterscheidbar, wenn alle zu einer Intensität gehörigen Impulszahlen (Ordinate in Abb. 3-22B) von denen einer anderen Intensität verschieden sind. Der Grenzfall für eine gerade noch mögliche völlige Unterscheidbarkeit ist durch die Treppenkurve gegeben, die sich mit maximaler Stufenhöhe in das Punktefeld des experimentell gemessenen Codierungszusammenhanges einzeichnen läßt.

Würde sich unser Receptor wie ein idealer Frequenzmodulator (ohne Rauschen, idealer Receptor) verhalten, dann müßten unter den Versuchsbedingungen der Abb. 3-22B etwa 300 Stufen der Reizintensität unterscheidbar sein, der Informationsgehalt wäre dann 8,2 bit/Reiz (Gl. 5). Somit gehen in diesem Beispiel pro Reiz 8,2 bit − 3 bit = 5,2 bit durch Rauschen verloren! Die bisher höchsten Werte für den Informationsgehalt pro Reiz wurden an deefferentierten Muskelspindeln ermittelt: primäre (I a) Endigungen können pro Reiz mit 1 s Dauer 4,8 bit übertragen, sekundäre (II) Endigungen sogar 6,3 bit.

Abweichungen vom Verhalten des idealen Receptors zeigen sich auch, wenn die Beobachtungszeit t variiert wird. Bei Verlängerung von t steigt nämlich der Informationsgehalt des idealen Receptors kontinuierlich an, wie entsprechend Gl. (5) die Kurven in Abb. 3-21 zeigen. Dagegen läßt sich der Informationsgehalt realer Receptoren nicht beliebig steigern. In Abb. 3-21 ist der Bereich angegeben (rot schattiert), in dem sich der experimentell gemessene Informationsgehalt pro Reiz einiger Mechanoreceptoren der Haut in Abhängigkeit von der Beobachtungszeit t bewegt; z. B. haben Druckreceptoren des Katzenfußes bereits nach etwa 1 s praktisch den Höchstwert (3 bit/Reiz) erreicht.

Obwohl viele Receptoren Entladungsfrequenzen von mehreren 100 Hz erzeugen können, sind sie offensichtlich nicht oder nur wenig leistungsfähiger als ein idealer Receptor mit einer maximalen Entladungsfrequenz von 20 Hz.

Die Redundanz. Die ungenaue Codierung im realen Receptor (Rauschen) ist als ***Störung*** der Informationsübertragung anzusehen. Lassen sich im Nervensystem Prinzipien erkennen, die solche Störungen kompensieren? In der Nachrichtentechnik werden Maßnahmen zur Sicherung von Information gegen Störungen unter dem Begriff ***Redundanz*** zusammengefaßt. Zur Veranschaulichung dieses Begriffes zunächst ein Beispiel aus dem Bereich der Sprachwissenschaft. Bitte versuchen Sie, die nachfolgende Buchstabenzusammenstellung zu entziffern:

D. . .od.e.ung .n R.cep. .re.
w.rd du.ch R.us.he. .estö.t

Man kann die Information dieses Satzes erkennen, obwohl hier 37% der Buchstaben fehlen; die geschriebene Sprache enthält also ***mehr Zeichen,*** als zur eindeutigen Erkennung notwendig sind. Dieses Zuviel an Zeichen ist Redundanz (Weitschweifigkeit), sie ist in bit meßbar.

Untersuchungen mit systematisch verstümmelten Texten haben ergeben, daß die geschriebene deutsche Sprache durchschnittlich nur 1,5 bit pro Buchstabe ausnützt. Theoretisch ist der mittlere Informationsgehalt jedes der 26 Buchstaben unseres Alphabets jedoch ld 26 = 4,7 bit; die Redundanz ist damit durchschnittlich 4,7 bit − 1,5 = 3,2 bit pro Buchstabe.

Diese zunächst überflüssig erscheinende Zeichenverschwendung ist jedoch nur eine Seite der Redundanz. Ihre Vorteile zeigen sich bei ***gestörtem Übertraungskanal,*** z. B. bei schlechter Telefonverbindung, unleserlicher Handschrift. Hier sorgt die Redundanz der Sprache dafür, daß schon mit einem Bruchteil identifizierbarer Zeichen ein Text erkannt werden kann. Die Informationstheorie zeigt generell, daß eine Nachrichtenübertragung umso störsicherer ist, je mehr Redundanz bei der Codierung eingebaut wird.

Redundanz im Nervensystem. Eine wirkungsvolle Art der Störsicherung durch Redundanz besteht darin, die Nachricht ***parallel*** über 2 oder mehr Kanäle zu übertragen. Dieser Fall ist im Nervensystem verwirklicht. In der Peripherie ist die Dichte der Receptoren meistens so hoch, daß selbst durch punktförmige Reize mehrere Fasern erregt werden. Was vom Informationsgehalt einer solchen Parallelübertragung tatsächlich ausgenützt wird, hängt von der Art der zentralnervösen Verarbeitung ab. Nimmt man an, daß zur Auswertung die Impulse aller erregten Fasern addiert werden, dann ergibt sich für den Beobachter die verfügbare Information über die Reizintensität aus der Variabilität der Summenentladung, z. B. entsprechend der in Abb. 3-22 B skizzierten Methode. Bei dieser Summenbildung steigt die Gesamtzahl der Impulse pro Beobachtungsintervall t etwa linear mit der Anzahl der beteiligten afferenten Fasern an. Die Variabilität der Entladung (Rauschen), d. h. die Breite des Unbestimmtheitsbandes in Abb. 3-22 B, zeigt dagegen eine geringere Zunahme. Entsprechend steigt die Anzahl der Stufen an, die in den experimentellen Codierungszusammenhang (wie Abb. 3-22 B) eines Kollektivs von afferenten Fasern eingezeichnet werden kann. Daraus folgt, daß der Informationsgehalt der Summenentladung größer ist als der eines einzelnen Receptors. Somit läßt sich allgemein feststellen: ***Redundanz durch Parallelfaserübertragung kompensiert die Störung der Codierung im Receptor.***

Redundanz durch Parallelfaserübertragung besteht auch im Zentralnervensystem. Hier kommt jedoch ein neuer Gesichtspunkt hinzu: Infolge der Konvergenz und Divergenz bei den synaptischen Umschaltungen entsteht eine Vernetzung der parallelen Kanäle untereinander, die zusätzlich Redundanz erzeugt, wie informationstheoretische Betrachtungen ergeben haben.

Diese starke Sicherung der Information über die Reizintensität durch Parallelfaserübertragung müßte aber zwangsläufig zu einer enormen räumlichen Ausbreitung der Erregung im ZNS führen, was bereits

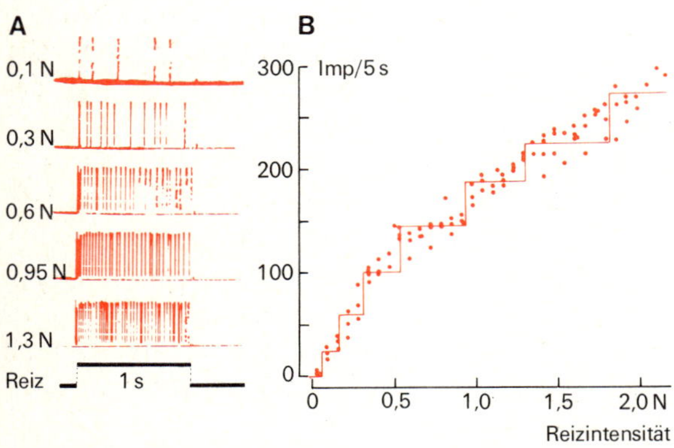

Abb. 3-22 A, B. Rauschen bei der Codierung im Receptor. **A** Originalregistrierungen der Entladung eines Druckreceptors der Katzenfußsohle bei 1 s dauernden Druckreizen, die Reizintensität (Newton, N) ist angegeben. **B** Meßwerte der Impulsanzahl bei 5 s dauernden Reizen (Ordinate) von vielen Einzelexperimenten wie in (A), in Abhängigkeit von der Reizintensität (Abscisse) aufgetragen. Die Stufenkurve (rot) wurde so konstruiert, daß sie bei maximaler Stufenhöhe genau in den Streubereich der Meßwerte hineinpaßt

früher erörtert wurde (s. Abb. 3-8 A). Dies kann als Verlust der Information über den Reizort interpretiert werden. Die laterale Inhibition (s. Abb. 3-8 B) kann als eine Maßnahme angesehen werden, die hier steuernd eingreift: Je nach dem Grad der Hemmung wird bei der Abbildung der Peripherie im ZNS entweder mehr die Information über die Reizintensität oder mehr die über den Reizort geschützt.

Information in der Psychologie. Auch in der experimentellen Psychologie, besonders in der ***Psychophysik*** (s. Kap. 1), wird der quantitative Informationsbegriff verwendet. Wir nennen hier einige Beispiele für solche Anwendungen, unter Hervorhebung der Zusammenhänge zwischen der neurophysiologischen und der psychophysischen Informationsmessung.

Versuchspersonen können die Intensität eines Reizes (z. B. Licht, Druck auf die Haut) subjektiv schätzen, und darüber eine Aussage, z. B. in Zahlenform machen (s. Abschnitt 1.3, S. 18). Trägt man diese Angaben graphisch gegen die Reizintensität auf, dann erhält man ein Bild, das der Abb. 3-22 B entspricht. Anstelle der Impulszahl der Receptorentladung (wie in Abb. 3-22 B) steht hierbei die Zahlenangabe für die subjektive Intensitätsschätzung. Aus der Streuung der Meßpunkte können wir den Informationsgehalt ermitteln, der in diesem psychophysischen Experiment auf der Ebene der bewußten Wahrnehmung verfügbar ist. Bei der subjektiven Messung der Intensität, z. B. eines Hautdruckreizes, ergaben sich Werte um 3 bit/Reiz, also etwa gleichgroße Werte wie bei einem einzelnen Druckreceptor (Abb. 3-22). Man kann daraus schließen, daß zu der subjektiven Intensitätswahrnehmung in diesem psychophysischen Experiment prinzipiell die Information einer einzigen afferenten Nervenfaser ausreicht, der Beitrag aller darüberhinaus erregten Fasern wäre dann, zumindest für diese sehr spezielle psychophysische Frage nach der Intensität eines Reizes, als Redundanz anzusehen.

Bei einer anderen experimentellen Aufgabe ging es darum, zwei aufeinanderfolgende Reize zu vergleichen und Intensitäts***unterschiede*** festzustellen. Durch Vergleich psychophysischer und neurophysiologischer Informationswerte konnte ermittelt werden, daß zur psychophysischen Unterscheidung von Kaltreizen auf die Haut die Information aller Kältefasern (s. Abb. 3-15) des gereizten Hautareals beiträgt, die gesamte verfügbare neuronale Information wird also bei dieser psychophysischen Unterscheidung vom ZNS ausgenützt.

In der nachfolgenden Überlegung soll noch ein Vergleich der gesamten sensorisch-neurophysiologischen mit der psychologischen Information angestellt werden. Zur Charakterisierung der Leistungsfähigkeit unserer informationsübertragenden Systeme ziehen wir jetzt den maximalen ***Informationsfluß*** in bit/s heran, auch Kanalkapazität genannt.

Tabelle 3-2. Vergleich von neuronalem Informationsfluß mit dem Informationsfluß der bewußten Wahrnehmung. Für fünf Sinnessysteme sind links Schätzwerte für die Gesamtzahl der Receptoren, der Afferenzen sowie des maximalen Informationsflusses (Kanalkapazität) angegeben. Auf der rechten Seite sind die auf der Ebene des Bewußtseins verfügbaren maximalen Informationsflüsse angegeben, ermittelt als Kanalkapazität in psychophysischen Experimenten

Sinnes-system	Anzahl Rezeptoren	Anzahl Afferenzen	gesamte Kanal-kapazität (bit/s)	ZNS	Psychophysische Kanalkapazität (bit/s)
Augen	$2 \cdot 10^8$	$2 \cdot 10^6$	10^7		40
Ohren	$3 \cdot 10^4$	$2 \cdot 10^4$	10^5		30
Haut	10^7	10^6	10^6		5
Geschmack	$3 \cdot 10^7$	10^3	10^3		1 (?)
Geruch	$7 \cdot 10^7$	10^5	10^5		1 (?)

Die ***Kanalkapazität*** z. B. eines Mechanoreceptors (s. Abb. 3-22) wird experimentell so ermittelt, daß man die Aufeinanderfolge der Reize immer schneller macht, bei gleichzeitiger Verkürzung der Einzelreize. Bei Reizdauern unterhalb 1 s nimmt dann der Informationsgehalt des Einzelreizes ab (s. Abb. 3-21), wegen der Zunahme der Reizzahl steigt der Informationsfluß jedoch meistens an. In Tabelle 3-2 sind die Kanalkapazitäten aller Receptoren eines Sinnesorgans zusammengestellt, geschätzt aus der Gesamtzahl der afferenten Fasern und der Kanalkapazität jeder Faser. Sie sind der physopsychischen Kanalkapazität gegenübergestellt, d. h. dem maximalen Informationsfluß auf der Ebene der bewußten Wahrnehmung. Für das visuelle System ist dabei die im psychophysischen Experiment ermittelte Kapazität beim Lesen, für das auditorische System die für Hören von Sprache angegeben.

Wie wir aus der eigenen Erfahrung wissen, können wir unsere bewußte Aufmerksamkeit voll nur jeweils einem Sinnesorgan zuwenden. Deshalb ist es nicht möglich, mehrere der in Tabelle 3-2 (rechts) angegebenen maximalen psychophysischen Informationsflüsse gleichzeitig umzusetzen. Daraus läßt sich schließen, daß der maximale Informationsfluß einer bewußten Sinneswahrnehmung bei 40 bit/s liegt, also viele Größenordnungen unter dem, was die Receptoren aufnehmen (links in Tabelle 3-2). Unsere Wahrnehmung beschränkt sich also auf einen winzigen Ausschnitt der im peripheren Nervensystem aufgenommenen Informationsfülle aus der Umwelt.

F 3.20 Im Falle der Codierung der Information „Reizintensität" im Receptor läßt sich der Informationsgehalt berechnen

a) als Zahl der unterscheidbaren Zustände in der Entladungsfrequenz des Receptors,
b) als Zahl der pro Zeiteinheit entstehenden Aktionspotentiale,
c) als dualer Logarithmus der in der Entladung des Receptors unterscheidbaren Zustände der Reizintensität.
d) Bei statistischen Schwankungen der Entladungsrate (Rauschen) ist keine Bestimmung des Informationsgehaltes möglich.

F 3.21 Welche der folgenden Feststellungen über Redundanz sind richtig?

a) Redundanz ist allgemein eine Erhöhung des Aufwandes zur Informationsübertragung über das notwendige Mindestmaß hinaus.
b) Redundanz ist eine Steigerung des Informationsgehaltes einer Nervenfaser bei Verkürzung der Refraktärzeit.
c) Redundanz ist im Nervensystem verwirklicht in der Form von Übertragung gleicher Information in mehreren parallelen Bahnen.
d) Mit der Redundanz einer Nachricht nimmt generell ihre Störanfälligkeit zu.

Mehrere Aussagen sind richtig.

F 3.22 Für den Begriff Informationsgehalt gelten folgende Feststellungen:

a) Für die Worte der deutschen Sprache kann kein Informationsgehalt angegeben werden, da sie eine nicht meßbare Bedeutung haben (semantische Information).
b) Beim sechsseitigen Würfel ist der Informationsgehalt jedes Wurfes $I = \log_{10} 6$ bit.
c) Bei der Umcodierung eines beliebigen Zeichens in Binärzeichen wird sein Informationsgehalt grundsätzlich stets kleiner (Informationsverlust).
d) Der Informationsgehalt eines Zeichens hängt ab von der Wahrscheinlichkeit, mit der es auftritt.

4 Nociception und Schmerz

R. F. Schmidt

Alle Menschen und die meisten tierischen Organismen verfügen über spezielle Receptoren, die eine so hohe Schwelle haben, daß sie nur durch gewebsschädigende oder möglicherweise gewebsschädigende Reize („Noxen" oder noxische Reize, von lateinisch noxa = Schaden) erregt werden. Diese Receptoren werden als ***Nociceptoren*** bezeichnet. Ihre Erregung löst beim Menschen in der Regel Schmerzen aus, die wiederum signalisieren, daß entweder von außen (z. B. Hitze) oder von innen kommende Reize (z. B. bei Entzündungen) dem Körper Schaden zuzufügen drohen.

Die Aufnahme, Weiterleitung und zentralnervöse Verarbeitung noxischer Signale bezeichnen wir als ***Nociception,*** die mit diesen Vorgängen befaßten nervösen Strukturen als das nociceptive oder nocifensive System. Die subjektive Empfindung ***Schmerz*** ist zwar, wie eben schon gesagt, häufig eine Folge der Aktivierung des nociceptiven Systems, Schmerzen können aber auch, wie noch gezeigt wird, ohne eine Erregung von Nociceptoren auftreten. Umgekehrt ist nicht jede Erregung von Nociceptoren von Schmerzen gefolgt.

In der Vergangenheit sind die Begriffe Nociception und Schmerz nicht mit der wünschenswerten Genauigkeit getrennt gehandhabt worden. So wurden noxische Reize als „Schmerzreize" und die Anteile des nocifensiven Systems als „Schmerzreceptoren", „Schmerznervenfasern", „Schmerzbahnen" und „Schmerzzentren" bezeichnet. Wie falsch diese Gleichsetzung neuronaler Strukturen und der in ihnen ablaufenden elektrischen und chemischen Prozesse mit der subjektiven Welt der Schmerzerlebnisse ist, zeigt vielleicht am einfachsten der Hinweis, daß wir auch nicht von „Lustreceptoren", „Lustbahnen" oder „Lustzentren" sprechen, obwohl ohne Zweifel die Erregung mancher Receptoren unserer Haut und unserer Schleimhäute uns durchaus lustvolle und angenehme Sinneserlebnisse verschaffen kann.

In den folgenden vier Abschnitten dieses Kapitels werden wir uns zunächst den verschiedenen Qualitäten und Komponenten des Schmerzes zuwenden (4.1), dann die Neurophysiologie, vor allem die nociceptiven Grundlagen und die Psychophysik des Schmerzes besprechen (4.2) darauf einige pathophysiologische Aspekte des Schmerzes erläutern (4.3) und abschließend einen Blick auf die wichtigsten Verfahren zur Hemmung nociceptiver Prozesse und zur Linderung von Schmerzen werfen (4.4).

Schmerzqualitäten. Der Schmerz (Synonym: Schmerzsinn) läßt sich im Hinblick auf seinen Entstehungsort in eine Reihe von Qualitäten einteilen. In Abb. 4-1 sind diese Qualitäten in den roten Kästchen wiedergegeben. Die Modalität Schmerz umfaßt zunächst die beiden Qualitäten ***somatischer Schmerz*** und ***visceraler Schmerz.*** Wir befassen uns zunächst mit dem somatischen Schmerz.

Kommt der somatische Schmerz von der Haut, so wird er als ***Oberflächenschmerz*** bezeichnet; kommt er aus den Muskeln, Knochen, Gelenken und Bindegeweben, so bezeichnet man ihn als ***Tiefenschmerz***. Oberflächen- und Tiefenschmerz sind also (Sub)-Qualitäten des somatischen Schmerzes.

Sticht man zur Auslösung eines Oberflächenschmerzes die Haut mit einer Nadel, so empfindet man einen Schmerz von „hellem" Charakter, der gut lokalisierbar ist und der nach Aufhören des Reizes schnell ab-

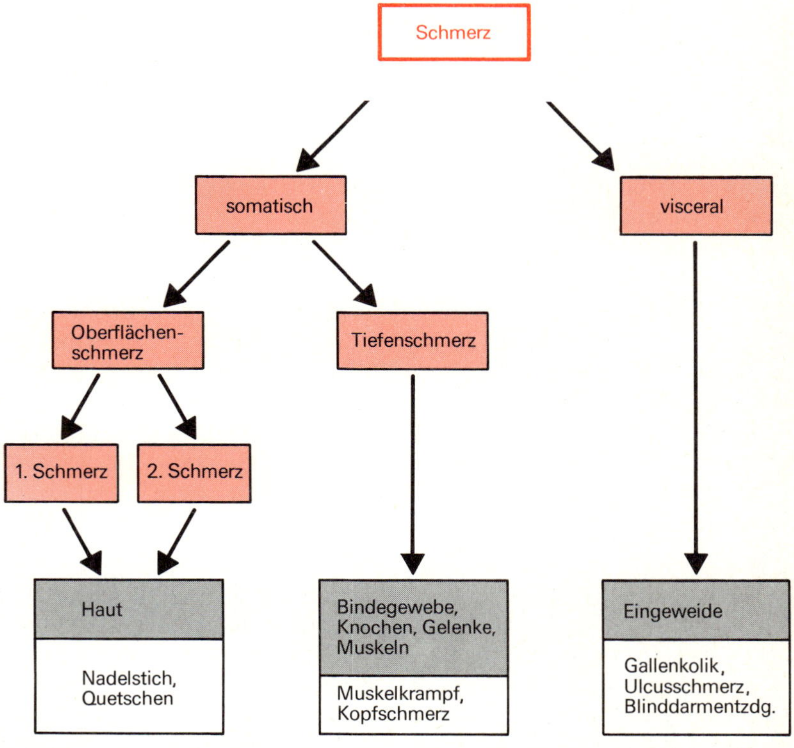

Abb. 4-1. Schmerzqualitäten (rot unterlegt). Die Lokalisation der jeweiligen Schmerzqualität (grau unterlegt) und Schmerzbeispiele sind ebenfalls angegeben

klingt. Diesem hellen und gut lokalisierbaren ***ersten Schmerz*** des Nadelstiches folgt oft, besonders bei hohen Reizintensitäten, mit einer Latenz von 0,5–1,0 s ein ***zweiter Schmerz*** von dumpfem (brennendem) Charakter, der schwerer zu lokalisieren ist und nur langsam abklingt. Diesen Schmerz kann man besonders gut durch Quetschen einer Interdigitalfalte auslösen.

Schmerzen aus Muskeln, Knochen, Gelenken, Bindegewebe werden als ***Tiefenschmerz*** bezeichnet. Wie der Oberflächenschmerz ist der Tiefenschmerz Teil des somatischen Schmerzes. Wir kennen solche Schmerzen beispielsweise als ***Kopfschmerzen,*** die wahrscheinlich beim Menschen die häufigste Schmerzform überhaupt sind. Der Tiefenschmerz ist von dumpfem Schmerzcharakter, er ist in der Regel schlecht lokalisierbar und er neigt dazu, in die Umgebung auszustrahlen.

Neben dem somatischen Schmerz und seinen (Sub-)Qualitäten zeigt Abb. 4-1 als weitere wichtige Schmerzqualität den ***visceralen*** oder ***Eingeweideschmerz.*** Auch dieser Schmerz ist eher dumpf im Charakter (denken Sie beispielsweise an eine Gallenkolik, eine Blinddarmentzündung o. ä.). Bemerkenswert ist, daß in Lokalanaesthesie freigelegte Baucheingeweide schmerzlos gequetscht oder geschnitten werden können, solange das parietale Peritoneum und die Mesenterialwurzeln nicht gereizt werden (vgl. S. 80). Starke Schmerzen treten aber bei rascher und starker Dehnung der Hohlorgane auf. Ferner sind Spasmen oder starke Kontraktionen schmerzhaft, besonders wenn sie mit fehlender Durchblutung (Ischämie) verbunden sind.

Neben dem Entstehungsort ist auch die Dauer eines Schmerzes ein für seine Beurteilung wesentlicher Aspekt. Bei ***akuten Schmerzen,*** beispielsweise bei einem Unfall, einer Blinddarmentzündung oder einer Zahnkaries, ist der Schmerz in der Regel auf den Ort der Schädigung begrenzt, dieser Ort ist für uns eindeutig lokalisierbar und das Ausmaß des Schmerzes hängt direkt von der Intensität des Reizes ab. Diese Schmerzen weisen auf eine drohende oder bereits eingetretene Gewebsschädigung hin. Sie haben also eindeutig eine Signal- und Warnfunktion. Nach Beseitigung der Schädigung klingen sie rasch wieder ab.

Außer den akuten Schmerzen gibt es zahlreiche Schmerzen, die für lange Zeit anhalten (z. B. Rückenschmerzen, Tumorschmerzen) oder in mehr oder weniger regelmäßigen Abständen immer wiederkehren (z. B. Migränekopfschmerzen, Trigeminusneuralgie, Herzschmerzen bei Angina pectoris). Diese Schmerzformen, den Dauerschmerz und den immer wiederkehrenden Schmerz, faßt man als ***chronische Schmerzen*** zusammen. Im allgemeinen wird aus ärztlicher Sicht ein Schmerz erst dann als „chronisch" angesehen, wenn die Beschwerden länger als ein halbes Jahr bestehen.

Sinnesphysiologisch gesehen besteht beim chronischen Schmerz häufig keine eindeutige Beziehung zwischen dem Ausmaß der Organschädigung und der Schmerzintensität, vor allem wenn der Schmerz für lange Zeit fortbesteht. Mit anderen Worten, es kommt beim chronischen Schmerz im Verlauf der Zeit vielfach zu einer deutlichen Lösung des Schmerzerlebnisses von der ursprünglich zugrundeliegenden Störung. Diese „Verselbständigung" läßt den ***chronischen Schmerz als ein eigenständiges Krankheitssyndrom*** erscheinen, das sich deutlich vom akuten Schmerz abhebt. Eine eindeutige Aufgabe kann dem chronischen Schmerz jedenfalls aus medizinischer Sicht nicht zugeschrieben werden, denn er hat jegliche Warn- und Schadensmeldefunktion meist längst verloren. So gesehen ist jeder chronische Schmerz ein sinnloser Schmerz, der unbedingt beseitigt oder nach Kräften gelindert werden sollte.

Im Extremfall läßt sich für einen chronischen Schmerz, zum Beispiel für einen schweren und regelmäßigen Kopfschmerz, auch bei noch so sorgfältiger Untersuchung kein körperlicher Schaden als Schmerzursache (mehr) feststellen. Es handelt sich dann um einen ***psychogenen Schmerz,*** in unserem Beispiel um ein psychogenes Kopfweh. Allgemein gesagt ist unter psychogenem Schmerz nicht ein seelischer Kummer oder eine Trauer zu verstehen, wie wir sie beispielsweise nach dem Tod eines Angehörigen oder Freundes empfinden. Gemeint sind vielmehr Schmerzen, die zwar als Ausdruck psychischer Probleme auftreten, die aber vom Patienten genau wie Schmerzen erlebt werden, welche sich als Folgen körperlicher Schäden bemerkbar machen. Entsprechend kann sie der Patient auch nicht anders als mit Begriffen aus dem Körperlichen beschreiben. Es wäre in diesen Fällen völlig falsch, von eingebildeten oder simulierten Schmerzen zu reden: Durch seelische (psychische) Probleme ausgelöste Rückenschmerzen werden beispielsweise vom Patienten genauso intensiv und real erlebt wie Rückenschmerzen durch zerschlissene Wirbelgelenke.

Schmerzkomponenten (Abb. 4-2). Beim Eintauchen einer Hand in Wasser über 45 °C werden Nociceptoren der Haut erregt. Ihre afferenten Impulse vermitteln Information über die Lokalisation des Hitzereizes, über seinen Beginn, seine Intensität (die von der Wassertemperatur abhängt) und über sein Ende sobald die Hand aus dem Wasser gezogen wird. Diese Information wird uns als Sinnesempfindung genau so bewußt wie andere Sinneseindrücke auch, beispielsweise wenn wir die Hand in lauwarmes oder kühles Wasser getaucht und damit eine Warm- oder Kaltempfindung ausgelöst hätten. Wir nennen diesen Aspekt des Schmerzes die ***sensorische, erkennende*** oder – bei Berücksichtigung der Deutung in Bezug auf Erfahrenes und Gelerntes (s. S. 6) – die ***kognitive Komponente*** des Schmerzes.

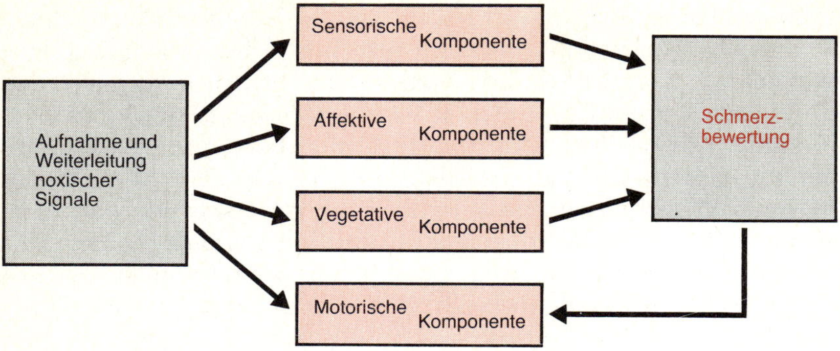

Abb. 4-2. Schmerzkomponenten und ihre Rolle bei der Schmerzbewertung. Ausführliche Diskussion im Text

Wenn wir, um im Beispiel zu bleiben, an einem sehr heißen Sommertag in ein Bad von 25 °C eintauchen, empfinden wir nicht nur einen Kältereiz auf der Haut, sondern die Abkühlung löst in uns gleichzeitig ein angenehmes Gefühl der Erfrischung aus. An einem kalten Wintertag würde das gleiche Bad jedoch als unangenehm kühl empfunden. Ein Sinneseindruck kann also, je nach Ausgangslage und Umständen, lust- oder unlustbetonte Gefühle in uns hervorrufen. Dies gilt praktisch für alle Sinnesempfindungen, zum Beispiel vom Auge, vom Ohr, vom Geruch oder vom Geschmack. Eine Ausnahme macht der Schmerz. Er löst eigentlich immer nur unlustbetonte Affekte oder Emotionen in uns aus, unser Wohlbefinden wird durch ihn gestört, kurz der Schmerz tut weh, wir leiden an ihm. Wir bezeichnen diesen Aspekt des Schmerzes als die emotionale oder ***affektive Komponente.***

Bei akuten Schmerzen sind ***Angstgefühle*** die häufigste Folge und wichtigste affektive Komponente, vor allem dann wenn uns die Ursache der Schmerzen, beispielsweise bei akuten Leibschmerzen, nicht klar ist und wir befürchten müssen, daß der Schmerz stärker und stärker und schließlich unerträglich wird, und daß wir ernsthaft erkrankt sein könnten. Bei chronischen Schmerzen werden die Angstgefühle mehr und mehr von Gefühlen der Niedergeschlagenheit, der Hoffnungslosigkeit und des Zweifels am Sinn des Weiterlebens, kurz von ***Depressionen*** abgelöst. Die Intensität des Schmerzerlebnisses einerseits und das Ausmaß der depressiven Verstimmung andererseits scheinen sich wechselseitig zu bedingen und zu verstärken. Allerdings sind keineswegs alle chronisch Schmerzkranken depressiv.

Eintauchen der Hand in heißes Wasser löst aber nicht nur Schmerzen und Unlust aus, sondern führt auch zur Erweiterung der Hautgefäße und damit erhöhter Durchblutung, sichtbar an der Rötung der Haut. Umgekehrt verengt Eintauchen in Eiswasser die Hautgefäße, und die Durchblutung nimmt entsprechend ab. In beiden Fällen steigt in der Regel auch der Blutdruck an, die Herzfrequenz nimmt zu, die Pupillen erweitern und die Atmung verändert sich. Diese Reaktionen auf die schmerzhafte Reizung werden reflektorisch über das autonome oder vegetative Nervensystem abgewickelt, wir sprechen daher von der ***vegetativen Komponente*** des Schmerzgeschehens. Die vegetative Komponente kann besonders bei visceralen Schmerzen sehr ausgeprägt sein und sich z. B. bei einer Gallenkolik als Übelkeit mit Erbrechen, Schweißausbruch und Blutdruckabfall äußern.

Schließlich ist uns gut vertraut, daß beim unabsichtlichen Eintauchen einer Hand in heißes Wasser oder beim Berühren einer heißen Herdplatte die Hand schon zurückzuckt, lange bevor uns ein Hitzeschmerz bewußt wurde und wir willkürlich darauf hätten reagieren können. Diese ***motorische Komponente*** des Schmerzes ist uns als Flucht- oder Schutzreflex in einer Vielzahl von Beispielen bekannt. Sie spielen vor allem bei von außen kommenden noxischen Reizen eine wichtige Rolle. Aber auch bei Tiefenschmerzen und visceralen Schmerzen können motorische Komponenten, z. B. in der Form von Muskelverspannungen beobachtet werden. Im weiteren Sinne sind auch andere Verhaltensäußerungen auf den Schmerz, beispielsweise Mimik, Wehklagen oder willkürliche Bewegungen, die aus der Schmerzbewertung (s. unten) resultieren, als motorische Komponenten des Schmerzes anzusehen.

Gewöhnlich treten alle vier Schmerzkomponenten gemeinsam auf, wenn auch in jeweils unterschiedlicher Ausprägung. Da sie aber über zum Teil sehr unterschiedliche zentrale Bahnen verfügen und die verschiedensten Anteile des Nervensystems (z. B. autonomes Nervensystem, motorisches System) an ihrer Entstehung beteiligt sind, stehen sie im grunde nur in loser Beziehung zueinander und können durchaus ***völlig getrennt voneinander*** ablaufen. Zum Beispiel ziehen wir auch im Schlaf unsere Hand von einem Schmerzreiz zurück, obwohl keine bewußte Schmerzempfindung auftritt, und an chronisch decerebrierten Tieren können motorische und vegetative Schmerzreaktionen genau wie an intakten Tieren beobachtet werden, obwohl kein Großhirn mehr vorhanden ist und damit Schmerzen ausgeschlossen sind.

Schmerzbewertung. An der Bewertung eines Schmerzes, also ob wir ihn beispielsweise als mild, unangenehm, beunruhigend, heftig oder unerträglich empfinden, haben die sensorischen, affektiven und vegetativen Komponenten des Schmerzes in je nach Schmerzursache und Begleitumständen variierendem Ausmaß ihren Anteil (Abb. 4–2). Beispielsweise wird bei akuten Oberflächenschmerzen häufig die sensorische Komponente im Vordergrund stehen, bei akuten visceralen Schmerzen wird die vegetative Komponente eine große Rolle spielen und bei chronischen Schmerzen wird die affektive Komponente für die Schmerzbewertung oft ausschlaggebend sein.

In die Schmerzbewertung und die daraus resultierenden ***Schmerzäußerungen*** (z. B. Mimik, Wehklagen, Verlangen nach schmerzstillenden Medikamenten) gehen noch eine Reihe anderer Faktoren ein, auf die hier nur kurz hingewiesen wird. So hängt das Ausmaß der vom Patienten geäußerten Schmerzklagen sehr von seinem Charakter und seiner Persönlichkeit ab. Je extrovertierter ein Kranker ist, desto eher ist er bereit seine Schmerzen zu äußern, je introvertierter er ist, desto weniger berichtet er über sie. Zusätzlich hängt es vom familiären Herkommen, von der Erziehung, von der sozialen Stellung und Umgebung und vor allem von der ethnischen Herkunft ab, in welcher Weise und in welchem Umfang jemand seinen Schmerzen Ausdruck verleiht. Ein nordamerikanischer Indianer am Marterpfahl verhält sich in bezug auf seine Schmerzäußerungen völlig anders als eine süditalienische Hausfrau mit einer Gallenkolik, auch dann, wenn beide an Schmerzen gleicher Intensität leiden. Außerdem ist für die Schmerzbewertung oft entscheidend, unter welchen Umständen ein Schmerzereignis auftritt. So ist gut bekannt, daß bei Kriegsverwundungen der Bedarf an schmerzstillenden Mitteln weitaus geringer ist als bei vergleichbaren Verletzungen im Zivilleben. Anscheinend vermindert das Glücksgefühl, die Schlacht überlebt zu haben, Schmerzwahrnehmung und -bewertung in einem erheblichen Ausmaß.

Schließlich soll noch darauf hingewiesen werden, daß zweckmäßiges Verhalten und gefühlsmäßig ***normale Reaktionen auf schmerzhafte Reize*** anscheinend zum großen Teil nicht angeboren sind, sondern vom jugendlichen Organismus in einer frühen Phase seiner Entwicklung ***erlernt werden müssen.*** Bleiben diese frühkindlichen Erfahrungen aus, so lassen sie sich später nur sehr schwer erlernen: Junge Hunde, die in den ersten 8 Lebensmonaten vor allen schädigenden Reizen bewahrt wurden, waren unfähig, auf Schmerzen angemessen zu reagieren und lernten dies nur langsam und unvollkommen. Sie schnupperten immer wieder an offenen Flammen und ließen sich Nadeln tief in die Haut stechen, ohne mehr als lokale reflektorische Zuckungen zu zeigen. Vergleichbare Beobachtungen wurden auch an jungen Rhesusaffen erhoben.

Jucken. Ungenügend sind unsere Kenntnisse über eine weitere, mit dem Schmerz mindestens verwandte und deswegen hier erwähnte Hautsinnesqualität, nämlich das Jucken. Möglicherweise ist es eine besondere Form der Schmerzempfindung, die bei bestimmten Reizzuständen auftritt.

Dafür spricht, daß eine Reihe von Juckreizen bei stärkerer Reizintensität zu Schmerzempfindungen führen und daß eine Unterbrechung der Schmerzleitung in der Vorderseitenstrangbahn von einem Ausfall der Juckempfindung begleitet ist, während eine Störung des Druck- und Berührungssinnes (Hinterstrang) die Juckempfindung unbeeinflußt läßt. Auch ließ sich nachweisen, daß die Haut nur an bestimmten Punkten juckempfindlich ist und daß diese ***Juckpunkte*** mit den Schmerzpunkten (vgl. Abb. 4-3) korrespondieren. Andere Befunde lassen es aber auch möglich erscheinen, daß das Jucken eine vom Schmerz unabhängige Empfindung ist, die eventuell eigene Receptoren besitzt. So ist die Juckempfindung nur von den äußersten Schichten der Epidermis auslösbar, während Schmerz auch in den tieferen Hautschichten ausgelöst werden kann. Auch ist es mit entsprechender Technik möglich, alle Grade von Juckreiz ohne Schmerz und umgekehrt zu erzeugen. Schließlich sei erwähnt, daß für das Auftreten der Juckempfindung das Freisetzen einer chemischen Substanz, vielleicht des ***Histamins,*** notwendig zu sein scheint. Eine intradermale Histamininjektion löst starkes Jucken aus, und bei Hautschäden, die zum Jucken führen, wird in der Haut Histamin freigesetzt.

F 4.1 Kopfschmerzen gehören zu den
a) Oberflächenschmerzen
b) Tiefenschmerzen
c) 1. Schmerzen
d) visceralen Schmerzen
e) 2. Schmerzen

F 4.2 Als chronische Schmerzen werden in der Klinik alle Dauerschmerzen oder immer wiederkehrende Schmerzen bezeichnet, die insgesamt länger bestehen als mindestens
a) zwei Wochen
b) vier Wochen
c) drei Monate
d) ein halbes Jahr
e) ein Jahr

F 4.3 Nennen Sie die vier Komponenten des Schmerzgeschehens

F 4.4 Nennen Sie die wesentlichste affektive Komponente chronischer Rückenschmerzen

F 4.5 Welchen der folgenden körpereigenen Substanzen wird eine fördernde Wirkung beim Auftreten von Juckreiz zugeschrieben?
a) Acetylcholin
b) Bradykinin
c) Histamin
d) Noradrenalin
e) Serotonin

4.2 Neurophysiologie und Psychophysik des Schmerzes

Die experimentelle Schmerzforschung bei Mensch und Tier sieht sich einer großen Reihe von Problemen gegenüber, die bei der Untersuchung anderer Sinnesmodalitäten nicht auftreten. Es beginnt damit, daß für den Schmerz kein eindeutiger adäquater Reiz angegeben werden kann. Wegen der gewebeschädigenden Natur der Schmerzreize ist außerdem die bei experimentellen Untersuchungen notwendige Konstanz der Reizbedingungen schwer einzuhalten. Erhebliche Schwierigkeiten bietet auch das vergleichende Messen subjektiver Schmerzempfindungen an Menschen und entsprechender neurophysiologischer Korrelate im Tierversuch. Ferner können Schmerzreize zu Versuchszwecken an Mensch und Tier nur innerhalb relativ enger Grenzen angewandt werden. Schließlich ist zu beachten, daß die affektiven Reaktionen auf den Schmerz nicht selten für Patient und Arzt wichtiger sind als seine sinnesphysiologischen Aspekte, die in diesem Kapitel im Vordergrund stehen. Dennoch konnten besonders im letzten Jahrzehnt zahlreiche neue Einsichten in die Neurophysiologie der Nociception und in die Psychophysik des Schmerzes gewonnen werden, die unser Verständnis dieser Vorgänge erheblich erweitert haben.

Nociceptoren. Für den Mechanismus der peripheren Codierung noxischer Reize wurden im Laufe der letzten hundert Jahre im wesentlichen drei Hypothesen vorgeschlagen, nämlich die Intensitäts-, die Muster- und die Spezifitätstheorie, von denen heute nur die letztere experimentell genügend gestützt ist.

Die Intensitäts- und die Mustertheorie entstanden, als die Vielfalt der noxischen Reize, also das Fehlen eines adäquaten Reizes, zu der Annahme führte, es gebe keine speziellen Nociceptoren, sondern Schmerz trete immer dann auf, wenn die niedrigschwelligen Mechano- und Thermoreceptoren über eine bestimmte Reizintensität hinaus gereizt würden. Nach Ansicht der ***Intensitätstheorie*** rufen nociceptive Reize besonders hochfrequente Impulssalven in den niedrigschwelligen Receptoren hervor, nach der ***Mustertheorie*** kommt es dabei zu speziellen Impulsmustern, die von denen bei unschädlichen Reizen abweichen. In beiden Fällen decodiere das

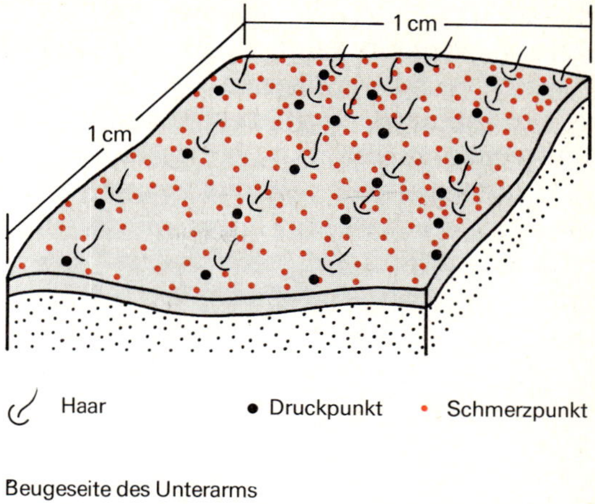

Abb. 4-3. Schmerz- und Druckpunkte auf der menschlichen Haut. Die Bestimmung der Schmerzpunkte erfolgte mit von Freyschen Stachelborsten [aus Strughold: Z. Biol. **80,** 376 (1924)]

Zentralnervensystem aus dem so veränderten afferenten Zufluß die Empfindung Schmerz. Dagegen postuliert die ***Spezifitätstheorie,*** in völliger Analogie mit den anderen Sinnesmodalitäten, die Existenz spezieller Nociceptoren, die nur auf Reize hoher Intensität ansprechen und deren Erregung unmittelbar zu einer Schmerzempfindung führt.

Einen ersten Anhaltspunkt für die Existenz spezieller Nociceptoren lieferte der in Abb. 4-3 gezeigte Befund, daß die Haut deutlich mehr ***Schmerzpunkte*** als Druckpunkte besitzt (Verhältnis 9 : 1 in Abb. 4-3). Da die Kalt- und Warmpunkte der Haut noch weniger zahlreich als die Druckpunkte sind, ist das Verhältnis der Schmerzpunkte zu diesen noch größer als 10 : 1. Schon auf Grund dieser Befunde ist es sehr unwahrscheinlich, daß die Nociception über Mechano- oder Thermoreceptoren erfolgt.

Mit elektrophysiologischen Methoden ist es unterdessen gelungen, bei Tier und Mensch die Aktivität von Receptoren zu registrieren, die, wie die Spezifitätstheorie fordert, nicht auf Reize geringer, sondern nur auf solche hoher, gewebeschädigender Intensität antworten und daher als spezielle ***Nociceptoren*** angesprochen werden müssen. ***In der Haut*** wurden bisher rein mechanosensitive, rein thermosensitive und mechano- plus thermosensitive Nociceptoren gefunden. Letztere, die als ***polymodale*** Nociceptoren bezeichnet werden, kommen anscheinend in der Haut des Menschen wesentlich häufiger als die beiden anderen Typen vor.

Beispiele für das ***Antwortverhalten polymodaler Nociceptoren*** auf

Wärmereize zeigt Abb. 4-4. Die Receptoren reagieren auf Kalt- oder Warmreize unterhalb 41 °C nicht. Wird die Haut jedoch auf 45 °C und darüber erwärmt, beginnen die Receptoren zu entladen, wobei die Entladungsfrequenz mit steigender Temperatur deutlich zunimmt. Da bei Hauttemperaturen über 45 °C schmerzhafte Hitzeempfindungen auftreten (s. S. 75), können diese Receptoren, ebenso wie die rein thermosensitiven Nociceptoren, auch als ***Hitzereceptoren*** bezeichnet werden.

Histologisch handelt es sich bei den Nociceptoren der Haut, aber auch bei den anschließend erwähnten Nociceptoren der Eingeweide und Skeletmuskeln, um ***freie Nervenendigungen*** mit dünnen markhaltigen (Gruppe III, Leitungsgeschwindigkeit etwa 11 m/s) oder marklosen Nervenfasern (Gruppe IV, Leitungsgeschwindigkeit etwa 1 m/s). Beim Menschen konnte durch abgestufte elektrische Reizung von Hautnerven direkt nachgewiesen werden, daß Erregung der (niederschwelligen) dicken markhaltigen Afferenzen (Gruppe II) nicht zu Schmerzempfindungen führt, während Erregung der (hochschwelligen) Gruppe III- und

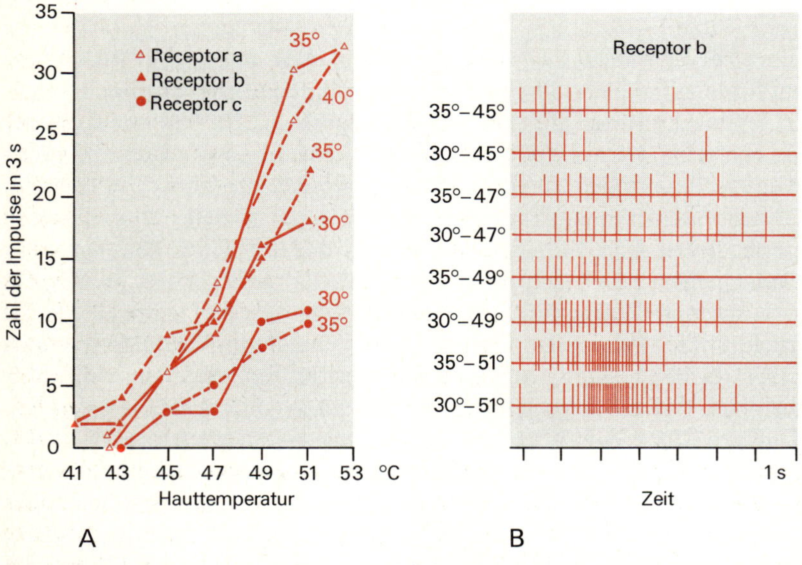

Abb. 4-4 A, B. Antwortverhalten polymodaler Nociceptoren der Gesichtshaut des Affen auf Hitzereize. **A** Abhängigkeit der Entladungen dreier Receptoren von der Endtemperatur von Hitzereizen im zugehörigen receptiven Feld. Die Ordinate gibt an, wieviele Impulse in den mit dem ersten Impuls beginnenden drei Sekunden nach Reizapplikation auftraten. Die Ausgangstemperaturen für jeden der 6 Versuche sind rechts an die Kurven angeschrieben. **B** Entladungsmuster des Receptors b bei Hitzereizen von 30° and 35 °C Ausgangsstemperatur auf die angegebenen Endtemperaturen. Jede Reihe beginnt mit dem ersten, durch den Reiz ausgelösten Impuls [nach Beitel und Dubner: J. Neurophysiol. **39,** 1160 (1976)]

IV-Afferenzen Schmerz hervorruft. Dabei scheint beim Oberflächenschmerz die Übertragung des 1. Schmerzes (s. S. 142) von Gruppe III-Fasern, die des 2. Schmerzes von Gruppe IV-Fasern (C-Fasern) besorgt zu werden, wie die folgenden Befunde zeigen: a) Wird durch mechanischen Druck auf einen Nerven eine Nervenblockade gesetzt, so fallen zunächst die dicken und erst später die dünnen Fasern aus. Solange nur die Gruppe II-Fasern geblockt sind, bleiben beide Qualitäten des Oberflächenschmerzes erhalten. Sobald aber die Gruppe III-Fasern geblockt werden, verschwindet der erste Schmerz, und nur der zweite läßt sich noch nachweisen. b) Bei Nervenblockade mit einem Lokalanaesthetikum (z.B. Novocain), für das die Gruppe IV-Fasern empfindlicher als die Gruppe III-Fasern sind, ist das umgekehrte Phänomen zu beobachten: der zweite Schmerz verschwindet vor dem ersten. c) Elektrische Reizung freigelegter Hautnerven führt bei Gruppe III-Reizstärke zu hellen Schmerzempfindungen. Werden jedoch die markhaltigen Fasern geblockt und wird mit Gruppe IV-Stärke gereizt, dann kommt es zu subjektiv sehr unangenehmen, dumpf-brennenden Schmerzen, die von der Versuchsperson als schwer erträglich bezeichnet werden. Die Zeitdifferenz zwischen dem Auftreten des ersten und zweiten Schmerzes scheint dabei in erster Linie durch die unterschiedliche Leitungsgeschwindigkeit der beteiligten Fasern verursacht sein.

Schmerzempfindungen können von allen inneren Organen ausgehen. Mechanosensitive ***viscerale Nociceptoren*** mit Gruppe IV-afferenten Fasern finden sich in glattmuskulären ***Hohlorganen der Eingeweide.*** Diese Receptoren reagieren teils auf passive Dehnung, teils auf aktive Kontraktion der glatten Muskulatur. Wenn diese Kontraktion isometrisch, d.h. ohne Längenänderung erfolgt, z.B. wenn der Ausgang eines Hohlorgans verschlossen ist, kommt es zu besonders starken Erregungen der visceralen Nociceptoren. Subjektiv treten unter diesen Bedingungen schwerste Schmerzen auf, die z.B. bei Verschluß des Gallenganges oder eines Harnleiters als Gallenkolik bzw. Nierenkolik bezeichnet werden. Auch fehlende Durchblutung (Ischämie) kann zu starken visceralen Schmerzen führen, von denen nicht bekannt ist, ob sie durch die dabei auftretenden mechanischen oder durch die chemischen Veränderungen im Gewebe hervorgerufen werden. Auch die ***Lunge*** besitzt zahlreiche Nociceptoren, die z.B. durch irritierende Gase oder durch Staubpartikel aktiviert werden und deren Gruppe III- und IV-Afferenzen im Nervus vagus nach zentral ziehen.

Schmerzen der Skeletmuskulatur (eindrucksvollstes Beispiel: akuter Muskelkrampf) werden ebenfalls über Nociceptoren mit freien Nervenendigungen und Gruppe III- und IV-Afferenzen vermittelt. Über ihre receptiven Eigenschaften ist noch wenig bekannt. Anscheinend kommen neben rein mechanosensitiven und rein chemosensitiven auch polymodale Nociceptoren in nicht geringer Anzahl vor. Im Herzmuskel kommt es besonders bei lokaler Mangeldurchblutung zur Erregung von Nociceptoren und dadurch zu den als ***Angina pectoris*** bezeichneten Schmerzzuständen. Auch hier ist noch offen, welche der durch die Mangeldurchblutung verursachten Veränderungen im Gewebe (z.B. abnorme Kontraktionen, Sauerstoff-Mangel, erhöhte Konzentration von Stoffwechselprodukten) für die Erregung der kardialen Nociceptoren verantwortlich ist.

Zum Abschluß dieser Betrachtung der Nociceptoren in den verschiedensten Körpergeweben sei betont, daß auf keinen Fall der Eindruck entstehen darf, als ob alle freien Nervenendigungen als Nociceptoren dienen. In den Abschnitten Mechanoreception und Thermoreception wurde bereits gesagt, daß es zahlreiche receptive Einheiten mit Gruppe III (dünnen markhaltigen) und Gruppe IV (marklosen) afferenten Fasern gibt, die spezifisch auf mechanische bzw. thermische Reize geringer Intensität empfindlich sind und die wahrscheinlich alle keine corpusculären, sondern freie Endstrukturen haben. Freie Nervenendigungen können also verschiedene adäquate Reize haben. Das Fehlen einer histologischen Differenzierung bedeutet keineswegs das Fehlen einer ***funktionellen Spezifität.*** Sie ist wahrscheinlich ***an Differenzierungen molekularer Strukturen gebunden,*** die der licht- und elektronenmikroskopischen Beobachtung nicht zugänglich sind.

Zentrale Weiterleitung und Verarbeitung. Im Rückenmark enden die nociceptiven Afferenzen an Neuronen des Hinterhornes. Diese Nervenzellen sind Ausgangspunkt der im vorhergehenden Kapitel ausführlich dargestellten ***Vorderseitenstrangbahnen,*** die in Richtung Hirnstamm aufsteigen, um sich dort mit den nociceptiven, weitgehend aus dem Nervus trigeminus stammenden Afferenzen aus dem Kopfbereich auf dem Weg zum Thalamus zu vereinigen. Für die Arbeitsweise dieser aufsteigenden Systeme, ihre weitere zentripetale Projektion und die Beteiligung von Formatio reticularis, Thalamus und Großhirnrinde an der Verarbeitung nociceptiver Signale sei auf die entsprechenden Abschnitte des vorhergehenden Kapitels verwiesen.

An dieser Stelle sei in bezug auf die ***Beteiligung der Großhirnrinde an Nociception und Schmerz*** lediglich erwähnt, daß in der ersten Hälfte dieses Jahrhunderts auf Grund klinischer und experimenteller Befunde die Ansicht vorherrschte, daß der Cortex für das Entstehen bewußter Schmerzempfindungen nicht unbedingt notwendig sei. Vielmehr wurde der Thalamus als das entscheidende Zentrum für bewußte Schmerzempfindungen angesehen. Sorgfältige Beobachtungen, vor allem an Hirnverletzten des zweiten Weltkrieges, haben allerdings zu einer Revision dieser Auffassung geführt. Schußverletzungen bestimmter Cortexareale in der Tiefe der Zentralfurche (Sulcus centralis) des Scheitelhirnes führten nämlich zu einer kontralateralen Schmerzunempfindlichkeit, die auch auf die Dauer bestehen blieb. In manchen Fällen war nur eine Teil der gegenüberliegenden Körperhälfte betroffen, beispielsweise ein Arm oder ein Bein, in anderen Fällen blieb die gesamte Körperhälfte schmerzunempfindlich. Entsprechend diesen Befunden ist es unterdessen auch geglückt, durch lokale elektrische Reizung dieser Hirnareale beim Menschen Schmerzempfindungen auszulösen. Wir können also heute davon ausgehen, daß Schmerzen ebenso wie alle anderen bewußten Sinneseindrücke, also wie beispielsweise Hören, Sehen, Fühlen, nicht ohne die Mitarbeit der Großhirnrinde möglich sind.

Schmerzmessung. Psychophysische Untersuchungen zum Schmerz haben sich vor allem mit dem Problem auseinanderzusetzen, auf welche Weise Schmerzen zuverlässig gemessen werden können. So ist eine Messung der ***Intensität des Oberflächenschmerzes*** auf verschiedene Weise versucht worden. Ein Beispiel zeigte bereits Abb. 1-8, wo im intermodalen Intensitätsvergleich die Intensitätszunahme des durch elektrische Hautreizung erzeugten Schmerzes aufgezeichnet wurde. Die Schwelle und die Unterschiedsschwellen für dumpfen Oberflächenschmerz durch Druckreize (mechanischer Schmerz) wurden ebenfalls schon gemessen. Auf der Stirn liegt diese Schwelle bei etwa 600 g/cm^2 und es können bis zum maximalen Schmerz etwa 15 Unterschiedsstufen empfunden werden. Wärmereize, insbesondere Wärmestrahlung, die gleichzeitige mechanische Reize vermeidet, sind ebenfalls ausgiebig zur Schmerzschwellenmessung herangezogen worden. Die erste Schmerzempfindung dieses ***Hitzeschmerzes*** tritt bei Hauttemperaturen zwischen 43° und 47°, meist bei 45 °C auf. Bei weiterer Erhöhung der Hauttemperatur konnten bis 21 unterscheidbare Intensitätsstufen bis zum Maximalwert der Schmerzempfindung angegeben werden. ***Chemische Reize*** werden in der Regel beim direkten Aufbringen auf die Haut nicht wirksam. Es wird daher im Experiment durch ein Reizpflaster eine Blase erzeugt und diese anschließend abgetragen. Der Blasenboden, gebildet vom Stratum basale, liegt dann frei und kann mit beliebigen Lösungen bespült werden. Dieser Testmethode ist besonders wegen der Möglichkeit eines allen Schmerzen gemeinsamen „Schmerzstoffes", der durch die Noxen aus den Geweben freigesetzt wird, großes Interesse entgegengebracht worden. Die Versuche haben bisher ergeben, daß es eine ganze Reihe von körpereigenen Stoffen gibt, die in entsprechender Konzentration Schmerzen auslösen. Insgesamt sprechen die Befunde aber ***gegen einen einheitlichen Schmerzstoff.***

Ein experimenteller, quantitativ gut abstufbarer Tiefenschmerz läßt sich durch Auslösen ***ischämischer Muskelschmerzen*** erzeugen. Dazu wird die Blutversorgung eines Armes durch eine Staubinde oder Stauschlauch (Tourniquet) unterbrochen. Anschließend werden rhythmische feste Handgreifbewegungen (Faustschließen, u. ä.) ausgeführt. In kurzer Zeit treten Muskelschmerzen auf, die um so stärker werden, je häufiger und je kräftiger die Muskeln angespannt werden. Schließlich kann die Muskelarbeit wegen Erreichen der ***Schmerztoleranzgrenze*** nicht mehr fortgeführt und der „Tourniquettest" muß abgebrochen, d. h. der Stau gelöst werden. Bei pathophysiologischen Muskelminderdurchblutungen, z. B. bei fortgeschrittener Arteriosklerose der Gefäße, können bei alltäglicher Muskelarbeit vergleichbare ischämische Muskelschmerzen auftreten, die z. B. beim Gehen zum Hinken oder Stehenbleiben zwingen (Claudicatio intermittens).

Schmerzadaptation. Neben dem Schmerzcharakter und der Schmerzintensität ist klinisch vor allen Dingen noch wichtig, ob der Schmerz adaptiert. Die subjektive Erfahrung weist eher auf ***fehlende Adaptation*** hin, denken Sie beispielsweise an stundenlange Kopfschmerzen oder Zahnschmerzen. Ein Experiment zur Messung der Schmerzadaptation zeigt Abb. 4-5. Oben ist eine Versuchsanordnung zur Messung thermischer Schmerzen der Haut skizziert. Eine Strahlungsquelle (Infrarotlampe), deren Intensität über einen weiten Bereich variiert werden kann, bestrahlt die geschwärzte Stirnhaut einer Versuchsperson. Mit einem Infrarotfühler (Photozelle) wird die Hauttemperatur gemessen und der Meßwert ebenso wie die Strahlungsintensität auf einem Schreiber festgehalten. Auf diese Weise ist es möglich, Schmerzreize (Hitzeschmerz) ohne gleichzeitige mechanische Reize zu applizieren. Die Frage der Schmerzadaptation kann mit dieser Versuchsanordnung wie folgt geprüft werden: Der Versuchsperson wird die Möglichkeit gegeben, die Strahlungsintensität selbst zu regeln, ohne daß sie die Stellung des Intensitätsreglers erkennen kann. Es wird ihr aufgetragen, die Strahlungsintensität so zu bemessen, daß die Schmerzschwelle immer gerade erreicht wird. Der Verlauf der Hauttemperatur ist dann ein Maß für den Verlauf der Schmerzschwelle, d. h. Zunahme der Hauttemperatur bedeutet ein Steigen der Schwelle, also eine Adaptation.

Das durchschnittliche Ergebnis thermischer Schmerzadaptationsmessungen zeigt Abb. 4-5 (links unten). Nach Einstellen der Schmerzschwelle in der ersten Versuchsminute ändert sich die Hauttemperatur nur wenig, d. h. die ***Schmerzschwelle verändert sich praktisch nicht.*** Eine geringe Abnahme der Hauttemperatur im Verlauf des Experiments ist jedoch zu erkennen, d. h. die Versuchspersonen haben eine geringere Strahlungsin-

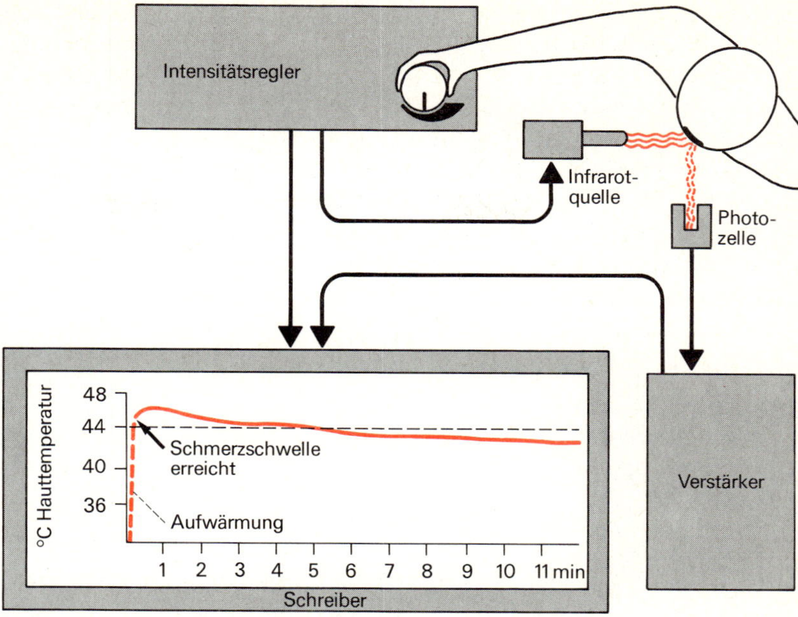

Abb. 4-5. Apparatur zur thermischen Schmerzreizung. Infrarote Strahlen erwärmen ein geschwärztes Hautfeld auf der Stirn der Versuchsperson. Die Hauttemperatur wird über einen Temperaturfühler (Photozelle) aufgenommen und auf einem Schreiber registriert [nach Hardy: J. appl. Physiol. **5**, 725 (1953)]. Die rote Kurve zeigt die Abhängigkeit der Schmerzschwelle (Mittelwerte) von der Dauer des Hitzereizes. Die Versuchspersonen wurden angehalten, die Strahlungsintensität selbst so einzuregulieren, daß die Hauttemperatur für die Dauer des Versuches gerade als schmerzhaft empfunden wurde. Das anfängliche Überschießen der Hauttemperatur über die Schmerzschwelle hinaus ist durch die Trägheit der Versuchsanordnung bedingt [nach Greene und Hardy: J. appl. Physiol. 17, 693 (1962)]

tensität benötigt, um gerade Schmerz zu empfinden. Dieser Befund spricht eher gegen eine Adaptation und für eine ***Sensibilisierung*** des gereizten Hautareals. Wir können also feststellen, daß es weder in der alltäglichen Erfahrung noch beim experimentell erzeugten Hitzeschmerz Anhaltspunkte für das Vorhandensein einer Schmerzadaptation gibt.

F 4.6 Welche der folgenden Behauptungen ist/sind richtig?
Auf der Haut sind in der Regel
a) Schmerzpunkte häufiger als Warmpunkte,
b) Warmpunkte häufiger als Druckpunkte,
c) Kaltpunkte seltener als Warmpunkte,
d) Druckpunkte häufiger als Schmerzpunkte.
e) Es gibt keine Sinnespunkte, die Sensibilität ist gleichmäßig über die Haut verteilt.

F 4.7 Das histologische Substrat der Nociceptoren sind in der Regel
a) Pacini-Körperchen
b) Merkel-Zellen
c) Meissner-Körperchen
d) freie Nervenendigungen
e) Haarfollikelreceptoren

F 4.8 Welche der folgenden Hypothesen über die peripheren Mechanismen der Nociception ist experimentell am besten abgesichert?
a) Intensitätstheorie
b) Mustertheorie
c) Spezifitätstheorie

F 4.9 Die afferenten Nervenfasern der Nociception gehören zu der/den Fasergruppe(n)
a) I a
b) I b
c) II
d) III
e) IV

F 4.10 Der Tourniquettest ist eine Methode der experimentellen Schmerzforschung mit der
a) die Anzahl der Schmerzpunkte pro cm^2 Haut festgelegt wird
b) der Zeitverlauf der Adaptation des Hitzeschmerzes gemessen wird
c) die Schmerzschwelle für Eingeweideschmerz bestimmt wird
d) eine Sensibilisierung der Nociceptoren erreicht wird
e) ein ischämischer Muskelschmerz erzeugt wird.

4.3 Pathophysiologie des Schmerzes: Spezielle und abnorme Schmerzformen

Die Grundlagen der Nociception, die im vorigen Abschnitt dargestellt wurden, werden in diesem Abschnitt ergänzt durch einige sinnesphysiologisch und klinisch wichtige Aspekte. Dazu zählen einerseits einige spezielle Schmerzformen, wie der projizierte und der übertragene Schmerz, andererseits auch periphere Störungen der Schmerzreception und, nur beispielhaft hier gestreift, Störungen der zentralen Schmerzverarbeitung.

Projizierter Schmerz. Bei heftiger mechanischer Reizung (Anstoßen an eine scharfe Kante) des am Ellenbogen oberflächlich verlaufenden Nerven (Nervus ulnaris) kommt es zu schwer beschreibbaren Mißempfindungen (Kribbeln o.ä.) im Versorgungsgebiet dieses Nerven (ulnare Teile des Unterarmes und der Hand). Offensichtlich wird die am Ellenbogen in den afferenten Fasern ausgelöste Aktivität vom Zentralnervensystem, also auch von unserem Bewußtsein, in das Versorgungsgebiet dieser afferenten Fasern ***projiziert***, da wir gelernt haben, daß normalerweise solche sensorischen Impulse aus den Receptoren dieses Versorgungsgebietes stammen. Die Interpretation der dabei auftretenden Empfindungen (Kribbeln o.ä.) fällt uns schwer, da das durch direkte mechanische Reizung des Nerven auftretende Impulsmuster normalerweise nicht vorkommt. (Ähnlich atypische Sinnesempfindungen treten übrigens auf, wenn aus experimentellen oder therapeutischen Gründen Hautnerven über von außen angelegte oder in sie eingestochene Elektroden elektrisch gereizt werden, wobei Intensität und Art der Sinnesempfindung von den Reizbedingungen abhängt, s. S. 171.)

Projizierte Empfindungen können im Prinzip innerhalb aller Sinnesmodalitäten vorkommen. Außer dem eben besprochenen, relativ harmlosen Beispiel ist der ***projizierte Schmerz*** klinisch wichtig. Seine Entstehung ist schematisch in Abb. 4-6 gezeigt. Reizung der afferenten

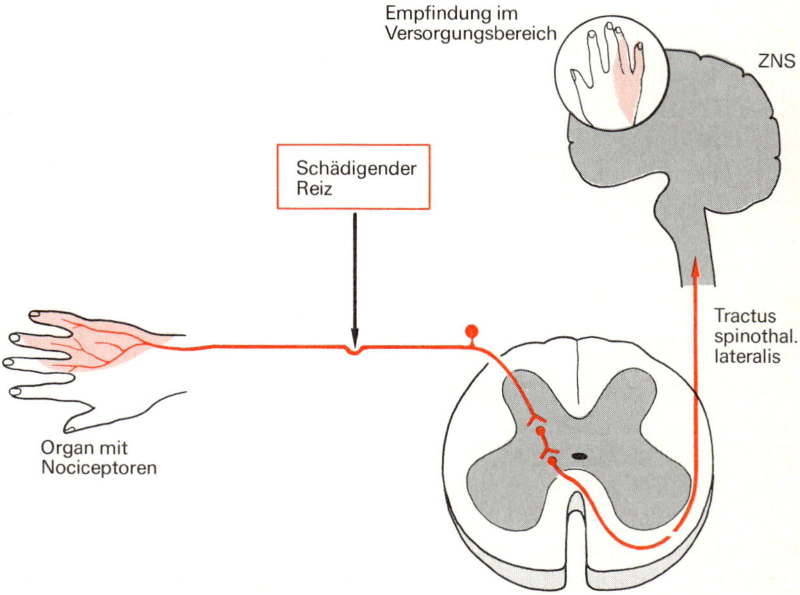

Abb. 4-6. Enstehung des projizierten Schmerzes (schematisch)

Faser wird, wie üblich, über den Tractus spinothalamicus lat. nach zentral übertragen (s. S. 109) und löst dort eine ***Empfindung im Versorgungsgebiet der afferenten Faser*** aus. Klinisch häufig sind beispielsweise bei Schädigungen der Zwischenwirbelscheiben Kompressionen von Spinalnerven an der Eintrittsstelle in den Wirbelkanal (Bandscheibensyndrom). Die dabei durch die zentripetalen Impulse in nociceptiven Fasern auftretenden Schmerzempfindungen werden in das Versorgungsgebiet des gereizten Spinalnerven projiziert. (Daneben können natürlich auch lokale Schmerzen auftreten.) Beim projizierten Schmerz ist also der Ort der Einwirkung der Noxe nicht identisch mit dem der Schmerzempfindung.

Neuralgie. Wirkt ein schädigender Reiz (z. B. Zug, Druck, Quetschung) längere Zeit auf einen Nerven ein, so führt dies schließlich zu „spontanen" Schmerzen, die wellenförmig oder attackenweise auftreten. Diese ***neuralgischen Schmerzen*** bleiben, wie nach dem bisher Gesagten zu erwarten, auf das Versorgungsgebiet der erkrankten Nerven oder der Nervenwurzel (Segment) begrenzt. Der eben beschriebene projizierte Schmerz ist also sozusagen das „akute Modell" einer Neuralgie, Typische Beispiele neuralgischer Schmerzen sind die beim eben schon erwähnten Bandscheibensyndrom im Versorgungsgebiet des Nervus ischiaticus auftretenden Beinschmerzen (Ischias oder Ischialgie), oder anfallsweise im Versorgungsgebiet des Nervus trigeminus vorkommende Gesichtsschmerzen (Trigeminusneuralgie). Auch nach der Infektion eines Nerven mit dem Herpes-zoster-Virus („Gürtelrose") können als Spätfolge schwerste neuralgische Schmerzen auftreten. Weder bei dieser Erkrankung noch bei den anderen Neuralgien ist bekannt, welche pathophysiologischen Mechanismen im einzelnen zur Erregung der nociceptiven Afferenzen und ihrer zentralen Neurone führen.

Kausalgie. Aus unbekannter Ursache kann es bei Nervenverletzungen, insbesondere bei Schußverletzungen, zu einer Sonderform der Neuralgie, nämlich zu chronischen, sehr quälenden Schmerzen im Versorgungsgebiet des verletzten Nerven kommen, wobei gleichzeitig Durchblutungs- und Ernährungsstörungen des betroffenen Gebietes auftreten. Der Symptomenkomplex wird als Kausalgie bezeichnet. Die Durchblutungs- und Ernährungsstörungen weisen auf eine Beteiligung des sympathischen Nervensystems hin.

Übertragener Schmerz. Nociceptive Reizung der Eingeweide wird oft nicht oder nicht nur am inneren Organ empfunden, sondern auch an oberflächlichen, entfernten Strukturen des Körpers. Einen solchen

Schmerz bezeichnet man als übertragenen Schmerz. Die Übertragung erfolgt immer in diejenigen Abschnitte der Peripherie, die vom gleichen Rückenmarkssegment wie das betroffene innere Organ versorgt werden, also, in bezug auf die Hautoberfläche, ***in das zugehörige Dermatom*** (s. S. 92). Ein bekanntes Beispiel sind Herzschmerzen, die von der Brust und einem schmalen Streifen der Innenseite des Armes zu kommen scheinen. Solche übertragenen Schmerzen sind auf Grund des Zusammenhanges zwischen Dermatom und innerem Organ (nervöse Versorgung aus dem gleichen Rückenmarksegment) ein wichtiges diagnostisches Hilfsmittel.

Das ***Zustandekommen des übertragenen Schmerzes*** beruht wahrscheinlich, wie Abb. 4-7 links zeigt, auf der Tatsache, daß nociceptive Afferenzen aus der Haut und den inneren Organen im Rückenmarkssegment zum Teil mit denselben Neuronen des Hinterhorns verbunden sind. Erregung dieser Neurone wird als Schmerz der Peripherie interpretiert, da diese Interpretation dem Organismus aus Erfahrung geläufig ist.

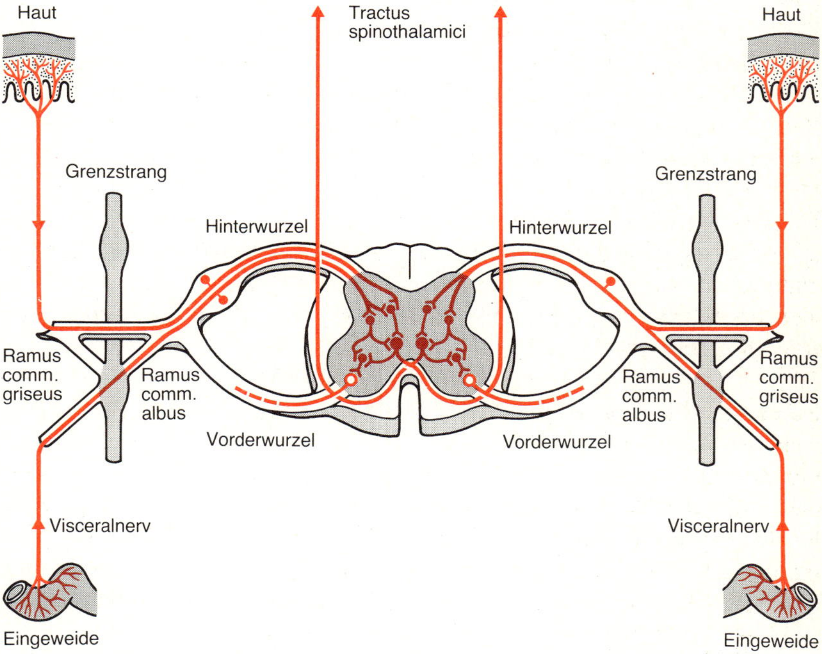

Abb. 4-7. Entstehungswege übertragener Schmerzen. Links ist gezeigt, daß nociceptive Afferenzen aus den Eingeweiden zum Teil an denselben Neuronen des Hinterhornes enden wie nociceptive Afferenzen aus der Haut. Rechts ist zu sehen, daß dieselbe nociceptive Afferenz gelegentlich sowohl oberflächliches wie tiefes Gewebe versorgen kann

In neuerer Zeit konnten bei Ratten, Katzen und Affen auch afferente Nervenfasern in den Hinterwurzeln nachgewiesen werden, deren periphere Verzweigungen teils die Haut und teils tiefes Gewebe innervierten (Abb. 4-7, rechts). Falls solche Nervenfasern auch beim Menschen vorkommen, werden sie vermutlich am Zustandekommen des übertragenen Schmerzes beteiligt sein, denn sie werden sowohl bei Reizung der Haut wie des tiefen Gewebes aktiviert.

Bei Erkrankungen eines inneren Organs kommt es als weitere Folge der Konvergenz nociceptiver Afferenzen aus dem Dermatom und dem zugehörigen inneren Organ auf Neurone der nociceptiven Bahnen oft zu einer ***Überempfindlichkeit der Haut (Hyperpathie)*** im zugehörigen Dermatom. Dies beruht darauf, daß die Erregbarkeit der Interneurone durch die visceralen Impulse erhöht ist, so daß ein nociceptiver Hautreiz im Vergleich zum Normalzustand zu einer stärkeren zentralen Aktivität führt. Diese Form der Erregbarkeitssteigerung wird in der Neurophysiologie als Bahnung bezeichnet.

Andere Wechselwirkungen zwischen dem somatischen und vegetativen Nervensystem. Es gibt anscheinend außer dem übertragenen Schmerz noch andere Wechselwirkungen zwischen dem somatischen und dem autonomen Nervensystem, die uns noch nicht voll durchsichtig sind. Als Beispiel sei die ***therapeutische Wärmeapplikation*** auf die Haut bei bestimmten Erkrankungen innerer Organe genannt. Die Wärme wirkt dabei nicht direkt auf die inneren Organe ein (die Kühlflüssigkeit Blut verhindert ein lokales Erwärmen des Gewebes in der Tiefe), sondern wahrscheinlich reflexogen über die Warmreceptoren der Haut (s. a. S. 169).

Reizung visceraler Nociceptoren führt oft zu Erhöhung der Muskelspannung (des Muskeltonus), in Extremfällen zur ***reflektorischen Muskelkontrakturen.*** Die visceralen Afferenzen können also auch (über polysynaptische Reflexwege) Motoneurone erregen. Es werden nicht nur Motoneurone im gleichen Segment erregt, sondern auch die Neurone anderer, funktionell im Zusammenhang stehender Muskeln. So sind bei Schmerzzuständen in der Bauchhöhle (z. B. Blinddarmentzündung) die Bauchmuskeln gespannt. Gleichzeitig liegen die Patienten oft mit angezogenen Knien, teils weil die Flexormuskeln der Oberschenkel durch die gleichen Afferenzen erregt werden, teils um die Bauchmuskeln zu entspannen. Eine starke und langanhaltende Erhöhung des Muskeltonus führt nämlich zu ***Muskelschmerzen*** und ***Überempfindlichkeit*** des Muskels. Solche Schmerzen finden sich nicht nur bei organischen Erkrankungen, wo sie wichtige Hinweise geben können, sondern auch bei psychischen Belastungen. Typisch sind z. B. Kopfschmerzen mit schmerzhaften Verspannungen der dorsalen Hals- und Nackenmuskulatur, die nach Beseitigung der psychischen Streßsituation oder entsprechender psychotherapeutischer Behandlung wieder verschwinden. Der Mechanismus der Schmerzentstehung im Muskel ist nicht bekannt. Die durch den hohen Muskeltonus erschwerte und dadurch verminderte Muskeldurchblutung spielt wahrscheinlich eine Rolle (Anhäufung von nociceptiv wirkenden Stoffwechselprodukten im Gewebe?).

Periphere Störungen der Nociception. Einige Stunden nach einer Hautschädigung durch intensive ultraviolette Strahlung kommt es zum „Sonnenbrand": die Haut ist gerötet, und die Empfindlichkeit für mechanische Reize ist erhöht. Diese Phänomene werden auch nach Hautschäden durch Hitze, Erfrierung, Röntgenstrahlen oder Abschürfung gefunden. Die Überempfindlichkeit wird als ***Hyperalgesie*** bezeichnet. Die Schmerzschwelle ist gesenkt, selbst normalerweise schmerzlose Reize (Reiben von Kleidungsstücken) werden als unangenehm bis schmerzhaft empfunden. Hyperalgesie und Rötung, letztere bedingt durch eine Erweiterung der lokalen Blutgefäße (Vasodilatation), können für Tage andauern. Hyperalgesie, Rötung, Schwellung und häufig auch spontane Schmerzen ohne Berührung oder Bewegung gehören auch zu den wesentlichen Symptomen bei Entzündungen tiefer Gewebe, z. B. bei Gelenksentzündungen. Es liegt bei diesen, wie bei den Entzündungen der Haut nahe anzunehmen, daß Hyperalgesie, spontane Schmerzen und Vasodilatation durch die lokale Freisetzung chemischer Substanzen aus geschädigten Gewebszellen verursacht sind. Als Kandidaten kommen nach den bisherigen Untersuchungsergebnissen vor allem verschiedene Prostaglandine, das Bradykinin, das Serotonin, das Histamin, Kaliumionen und Wasserstoffionen (Ansäuerung des Gewebes) in Betracht. Diese Stoffe werden wegen ihrer sensibilisierenden und erregenden Effekte auf Nociceptoren als ***algetische Substanzen*** („Schmerzstoffe") bezeichnet.

Das Gegenteil der Hyperalgesie, also eine Erhöhung der Schmerzschwelle, wird ***Hypalgesie***, ein völliger Ausfall der Schmerzempfindlichkeit wird ***Analgesie*** genannt. Beide kommen meist nur in Verbindung mit Störungen oder Ausfällen anderer Hautsinnesmodalitäten vor. Beispielsweise wird im einfachsten Fall die Durchtrennung oder Blockade (z. B. mit Novocain) eines Hautnerven zu einer Analgesie seines Versorgungsgebietes, aber auch zum Ausfall der anderen Hautsinnesmodalitäten, also zu einer kompletten ***lokalen Anaesthesie*** (Lokalanaesthesie) führen.

Gelegentlich werden Menschen mit einer ***angeborenen völligen Schmerzunempfindlichkeit*** beobachtet. Bei einem Teil dieser Fälle läßt sich ein eindeutiger Defekt des Nervensystems nachweisen, bei anderen fehlen entweder die nociceptiven Afferenzen in den peripheren Nerven oder die ersten weiterführenden Neurone im Hinterhorn des Rückenmarks (Lissauers Trakt) sind nicht vorhanden. Die angeborene Schmerzunempfindlichkeit kann sowohl durch periphere wie durch zentrale Störungen der Nociception bedingt sein. In allen Fällen ist die Symptomatik gleich: Die Patienten nehmen gewebsschädigende Reize nicht als solche wahr. Es ist für sie daher typisch, daß sie von frühester Kindheit schwere Schäden davontragen oder sich selbst zufügen. Diese Verstümmelungen führen in der Regel zu einem frühen Tod.

Bei Nervendurchschneidungen, beispielsweise bei der Amputation einer Extremität, bilden sich am Nervenende durch Aussprossungen der Nervenfasern häufig mehr oder weniger dicke Nervenfaserknäuel aus, Neurome genannt. Die Neurome sind häufig spontan und auf Druck schmerzhaft, da die aussprossenden feinen Nervenfasern sowohl spontan aktiv sind, als auch eine große Berührungsempfindlichkeit ausweisen. Die ***Neuromschmerzen*** sind also ein Sonderfall neuralgischer Schmerzen (vgl. S. 158).

Nach einer Amputation können aber auch gelegentlich sehr quälende Schmerzen auftreten, die aus dem amputierten Glied zu stammen scheinen. Bei diesen ***Phantomschmerzen*** erlebt der Patient sein Phantomglied fast immer in einer verkrampften und versteiften Stellung. Anders als die Neuromschmerzen sind die Phantomschmerzen allerdings oft weitgehend unabhängig von sensiblen Zuflüssen aus dem Stumpf, d.h. es handelt sich bei ihnen um eine „Verselbständigung“ chronischer Schmerzen durch bisher unbekannte Veränderungen der zentralen Schmerzverarbeitung.

Störungen der zentralen Schmerzverarbeitung. Drei Beispiele für Schmerzen, bei denen nicht nur Veränderungen an peripheren Nerven, sondern wahrscheinlich auch solche an zentralnervösen Strukturen für die Schmerzentstehung mitverantwortlich sind, haben wir bereits kennengelernt, nämlich den Phantomschmerz (s. oben), die Herpes-zoster-Neuralgie (S. 158) und die Kausalgie (S. 158), ohne daß dies bei den beiden letzteren bisher ausdrücklich erwähnt wurde. Es gibt außerdem Schmerzen, bei denen Störungen der zentralen Schmerzverarbeitung völlig im Vordergrund stehen, die also als ***zentrale Schmerzen*** im engeren Sinne anzusehen sind. So kommt es nach unfallbedingten Ausrissen der Hinterwurzeln aus dem Hals- und oberen Brustmark häufig zu sehr quälenden Schmerzen aus dem von diesen Hinterwurzeln sensorisch versorgten Arm, obwohl dieser völlig gefühllos ist. Dieser an sich paradoxe Zustand, der an den Phantomschmerz erinnert, wird als ***Anaesthesia dolorosa*** bezeichnet. Anscheinend führt das Ausreißen der Hinterwurzeln zu einer Übererregbarkeit und damit zu erhöhten Dauerentladungen der nociceptiven Neurone des Rückenmarks, wobei anfallsweise besonders hochfrequente Entladungsalven auftreten.

Störungen in weiter zentral gelegenen Strukturen des nociceptiven Systems führen ebenfalls weniger zu Ausfällen als zu Änderungen der Schmerzempfindung, da ein normales Schmerzerlebnis nur bei gleichzeitiger, ungestörter Aktivierung der corticalen und subcorticalen zentralnervösen Schmerzsysteme möglich ist (s. S. 152). Zum Beispiel kommt es bei Erkrankungen der an der Schmerzverarbeitung beteiligten Strukturen des Thalamus bei nociceptiven Reizen zu besonders unangenehmen Schmerzempfindungen, die subjektiv den Eindruck einer Schmerzüberempfindlichkeit (Hyperpathie) entstehen lassen. Außerdem empfinden die Patienten häufig spontane, schwer zu ertragende Schmerzen in der zugeordneten, also kontralateralen Körperhälfte, die schwer zu behandeln sind ***(Thalamusschmerz).***

Auch die affektive Anteilnahme am Schmerz kann durch zentrale Schädigung verändert sein. Zum Beispiel beachten schwer Stirnhirnverletzte vielfach ihre Schmerzen kaum, solange sie abgelenkt und beschäftigt sind. Hierbei sind die Schmerzschwellen völlig unverändert. Bei der ***Schmerzasymbolie,*** meist mit gleichzeitigen Defekten in Stirnhirn, Insel und Scheitellappen, fehlen die affektive Bewertung und die motorischen Reaktionen auf nociceptive Reize soweit, daß sich die Patienten den gleichen schädigenden Reizen immer wieder aussetzen und sich dabei häufig verstümmeln. Dies erinnert an die angeborene Schmerzunempfindlichkeit (S. 161), wobei hier allerdings mehr eine ***Schmerzgleichgültigkeit*** vorliegt, wahrscheinlich weil die für das Schmerzleiden zuständigen Hirnareale in ihrer Aktivität gedämpft oder von ihren Zuflüssen abgeblockt sind.

F 4.11 Beim Brustkrebs der Frau kommt es in manchen Fällen durch Druck auf den Plexus brachialis in der Achselgegend zu schweren Schmerzen in dessen Innervationsgebiet. Dieses Symptom ist ein Beispiel für

a) projizierten Schmerz
b) Analgesie
c) Grenzstrangirradiation
d) übertragenen Schmerz
e) Schmerzausbreitung

F 4.12 Chronischer Zug oder Druck auf eine Hinterwurzel des Rückenmarks („Bandscheibenleiden“) kann in deren Versorgungsgebiet zu quälenden Schmerzen führen. Es handelt sich um Schmerzen vom Typ der

a) hyperpathischen Schmerzen
b) neuralgischen Schmerzen
c) psychogenen Schmerzen
d) übertragenen Schmerzen
e) zentralen Schmerzen

F 4.13 Bei Erkrankung des Nierenbeckens oder der ableitenden Harnwege wird oft zusätzlich zu anderen Beschwerden über Schmerzen in der Leistengegend (Hoden, Vulva) berichtet. Dieses Symptom ist ein Beispiel für
a) Hypalgesie
b) übertragenen Schmerz
c) projizierten Schmerz
d) ersten Schmerz
e) zweiten Schmerz

F 4.14 Bei einem Sonnenbrand kommt es neben der Vasodilatation (Rötung) zu einer
a) Analgesie
b) Lumbalanaesthesie
c) Hypalgesie
d) Lokalanaesthesie
e) Hyperalgesie

F 4.15 Ordnen Sie bitte die folgenden Schmerzsyndrome einer überwiegenden Störung der peripheren Nociception (I) oder der zentralen Schmerzverarbeitung (II) zu.
a) Anaesthesia dolorosa
b) Entzündungsschmerz
c) Hyperalgesie bei Sonnenbrand
d) Ischialgie
e) Neuromschmerz
f) Schmerzasymbolie

4.4 Schmerzbeeinflussung und Schmerztherapie

Auch eine überwiegend sinnesphysiologische Betrachtung des Schmerzes kann nicht davon absehen, daß für den Schmerzleidenden die unlustbetonten affektiven und vegetativen Komponenten des Schmerzes in der Regel so stark im Vordergrund des Schmerzerlebnisses stehen, daß dieser entweder zunächst selbst versuchen wird, den Schmerz zum Verschwinden zu bringen oder alsbald einen Arzt mit der Erwartung konsultiert, daß jener seine Schmerzen so gut wie möglich lindert. Kann die schmerzauslösende Ursache beseitigt werden, verschwindet damit auch der Schmerz. In vielen Fällen, besonders bei chronischen Schmerzen, ist aber eine solche Schmerzbehandlung nicht oder nicht auf Anhieb möglich. Der Arzt muß dann in Abhängigkeit von der Natur des Schmerzes eine oder mehrere Maßnahmen aus dem großen Arsenal der schmerzbekämpfenden Methoden im engeren Sinne einsetzen.

Einen Überblick über die wesentlichsten Schmerzbehandlungsverfahren gibt Abb. 4-8. Sie zeigt einmal die pharmakologischen Verfahren (1 bis 4), die entweder dazu dienen, Aufnahme (1) und Weiterleitung (4) noxischer Signale zu verhindern, oder die zentrale Verarbeitung zu hemmen (2) und

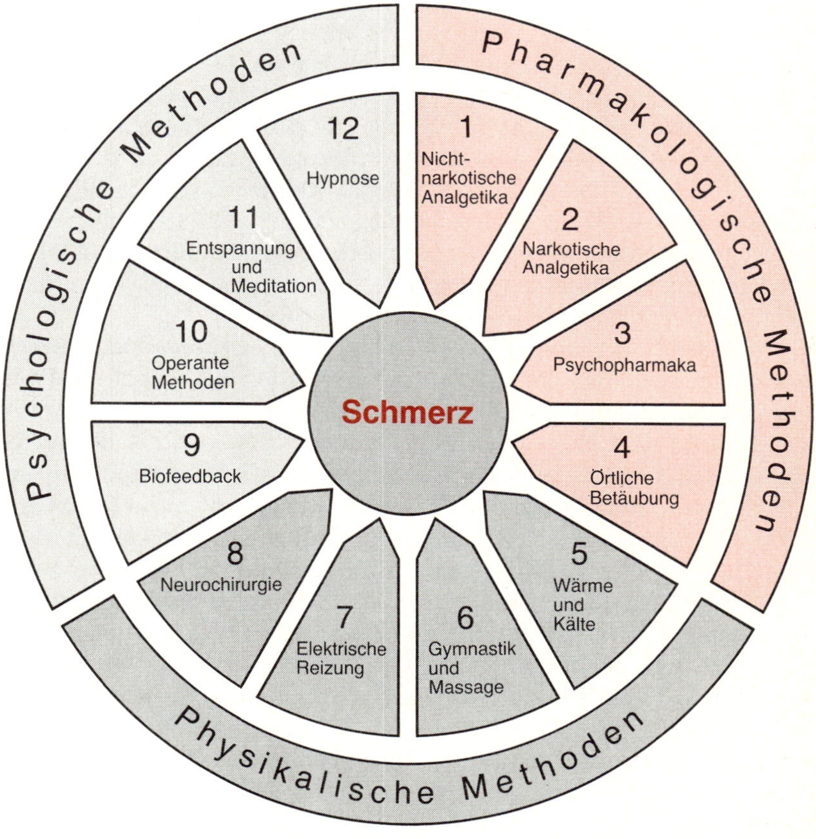

Abb. 4-8. Spektrum der wesentlichen pharmakologischen, physikalischen und psychologischen Methoden zur Behandlung von Schmerzen. Ausführliche Erläuterung im Text

die affektive Anteilnahme am Schmerzgeschehen abzuschwächen (2, 3). Zweitens zeigt Abb. 4-8 die physikalischen Behandlungsverfahren (5 bis 8), die auf den verschiedensten Wegen und an ganz unterschiedlichen Stellen in den Schmerz eingreifen. Drittens wird auf die psychologischen Verfahren hingewiesen (9 bis 12), die vereinfacht als Schmerzbewältigungsstrategien zusammengefaßt werden können. Im folgenden wird auf die Wirkweise dieser verschiedenen Behandlungsansätze in der in Abb. 4-8 gegebenen Reihenfolge kurz eingegangen, wobei entsprechend dem Charakter dieses Buches die somatischen Verfahren, also die medikamentösen und physikalischen Methoden im Vordergrund stehen werden.

Pharmakologische Schmerzbehandlung. Unter den Stichworten ***nichtnarkotische Schmerzmittel*** oder schwachwirksame Schmerzmittel werden eine Reihe von Stoffen und deren Abkömmlinge zusammengefaßt, die schmerzhemmend (analgetisch) wirken, deren Einnahme aber nicht zu einer deutlichen Einschränkung, Veränderung oder Ausschaltung (Narkose) des Bewußtseins führt. Die bekannteste Gruppe dieser Analgetika sind Abkömmlinge der Salicylsäure, vor allem die mit Abstand am meisten benutzte ***Acetylsalicylsäure*** (Aspirin u. a. Handelsnamen), die das meisteingenommene Schmerzmittel der Welt ist. Zusätzlich zur Schmerzhemmung wirken Acetylsalicylsäure und die anderen Salicylate auch entzündungshemmend (antiphlogistisch) und fiebersenkend (antipyretisch). Damit sind sie gute Mittel um bei fieberhaften, entzündlichen Schmerzen, z. B. rheumatischen Schmerzen, eingesetzt zu werden.

Neben den Salicylaten gibt es noch eine Reihe weiterer ***analgetischer Säuren*** (Indometacin, Naproxen, Piroxicam u. a.), die wie diese neben ihrer schmerzhemmenden auch antiphlogistische und antipyretische Eigenschaften haben. Ihnen allen ist gemeinsam, daß sie ihre analgetische und antiphlogistische Wirkung weitgehend in der Peripherie, also im entzündeten und schmerzenden Geweben entfalten. Als ihr molekularer Wirkmechanismus wird die Hemmung der Bildung von Prostaglandinen angesehen. Die Prostaglandine sind Abbauprodukte ungesättigter Fettsäuren aus zellulären Membranen, vor allem der Arachnidonsäure, die im entzündeten Gewebe in besonders hoher Konzentration auftreten und an der Ausbildung der Entzündungs- und Schmerzsymptome wesentlich beteiligt sind. Es ist aber noch offen, ob die schmerzhemmende Wirkung der analgetischen Säuren ausschließlich auf der Hemmung der Prostaglandinbildung beruht oder ob noch andere, bisher unbekannte Wirkwege ebenfalls eine Rolle spielen.

Als ***narkotische Schmerzmittel*** (2 in Abb. 4-8) oder narkotische Angetika oder stark wirksame Analgetika werden eine große Zahl von Substanzen zusammengefaßt, die einerseits in der Lage sind, auch stärkste

Schmerzen wirkungsvoll zu lindern, die aber andererseits, damit verbunden, eine so stark beruhigende, ja schläfrig machende Wirkung haben, daß vor allem bei höherer Dosierung narkoseähnliche Zustände auftreten können. Alle diese Substanzen haben einen „Urahn“, an dem sie auch heute noch gemessen werden, nämlich das ***Morphin,*** früher auch Morphium genannt. Das Morphin ist der für die Schmerzstillung wichtigste Bestandteil des Opiums. Dessen schmerzhemmende Wirkung war schon in der Antike bekannt. Aber erst Anfang des 19. Jahrhunderts wurde das Morphin aus dem Opium rein gewonnen. Aufgrund dieser Zusammenhänge werden die dem Morphin vergleichbaren Stoffe als ***Opiate*** oder ***Opioide*** bezeichnet.

Morphin und die anderen Opiate greifen nicht an den peripheren Schmerzreceptoren an. Sie dämpfen vielmehr die Aktivität derjenigen Gehirnstrukturen, die an der Aufnahme und besonders der Verarbeitung der nociceptiven Signale beteiligt sind. Insbesondere wirken sie auf das limbische System des Menschen ein, das für sein artspezifisches, emotional gefärbtes Verhalten verantwortlich ist. Im limbischen System spielen sich auch diejenigen Vorgänge ab, die unserer unlustbetonten affektiven Beteiligung am Schmerz zugrunde liegen. Dieser zentrale Angriffspunkt der Opiate am limbischen System macht verständlich, warum nach Opiatgabe die Patienten nicht nur berichten, daß der Schmerz nachgelassen habe (Hemmung der sensorischen Komponente), sondern daß der verbleibende Schmerz ihnen weniger ausmache (emotionale Distanzierung vom Schmerzgeschehen).

Die zur Schmerzlinderung wirksame Standarddosis von Morphin, nämlich 10 mg, ist so klein, daß man sich über Jahrzehnte fragte, wie eine so geringe Menge Morphin einen so deutlichen Effekt im Körper ausüben kann. Des Rätsels Lösung ist, daß Morphin und die anderen Opiate in ihrer Wirkung Stoffen gleichen, die der Körper selbst produziert. Diese körpereigenen Stoffe haben genau wie Morphin eine schmerzhemmende Wirkung. Da sie im Körper selbst (endogen) gebildet werden, heißen sie Endorphine. Unter diesem Oberbegriff faßt man mehrere Polypeptide zusammen, nämlich neben dem ***beta-Endorphin*** auch die ***Enkephaline*** und das ***Dynorphin.*** Ihnen allen ist gemeinsam, daß sie an speziellen, in die Zellmembran eingelagerten Receptormolekülen der Neurone des nociceptiven und schmerzverarbeitenden Systems angreifen und durch diese Bindung die Aktivität der Neurone vorübergehend hemmen. Je mehr solche Receptormoleküle besetzt werden, um so stärker ist die Hemmung der einzelnen Nervenzellen und des gesamten zugehörigen Nervenzellverbandes. Auf dieser Hemmung beruht die schmerzstillende Wirkung aller körpereigenen oder von außen zugeführten Opioide. (Die physiologische Rolle der Endophrine ist insgesamt noch weitgehend unklar. Möglicherweise gibt es einen „endophinergen Grundtonus", der für die Einstellung des Empfindlichkeitsbereiches des Schmerzsystems eine Rolle spielt.)

In vielen Mischpräparaten gegen Schmerzen sind Stoffe wie Barbiturate oder Coffein enthalten. Diese Stoffe wirken nicht unmittelbar schmerzhemmend, sie sollen aber durch ihre beruhigende (Barbiturate) oder anregende Wirkung (Coffein) die eigentlichen Schmerzmittel in ihrer Aufgabe unterstützen, sozusagen ein günstiges Klima für deren Einsatz schaffen. Sie werden also angewendet, um den seelischen oder psychischen Zustand des Patienten zu beeinflussen. Mit anderen Worten, sie werden als (wenn auch „leichte") ***Psychopharmaka*** benutzt (3 in Abb. 4-8).

Von denjenigen Medikamenten, die wegen ihrer starken Wirkung auf das psychische Befinden als Psychopharmaka in engeren Sinne betrachtet werden, spielen zwei Gruppen eine besondere Rolle bei der Schmerztherapie, nämlich die ***Tranquillizer*** (lateinisch tranquillus = ruhig, beruhigt) und die ***Antidepressiva.*** Von ersteren werden vor allem die Benzodiazepine zur Lösung und Dämpfung von Angst-, Spannungs- und Erregungszuständen nicht nur bei der Schmerzbekämpfung in weiterem Umfang eingesetzt. Von den Benzodiazepinen ist das Diazepam das bekannteste und unter dem Namen Valium das derzeit am häufigsten verschriebene Medikament. Die Antidepressiva werden in erster Linie bei endogenen Depressionen eingesetzt. Da bei diesen Erkrankungen häufig über Schmerzen geklagt wird und da umgekehrt chronische Schmerzen häufig zu einer depressiven Stimmungslage führen, kann der Einsatz von Antidepressiva in diesen Fällen erfolgversprechend sein. Manche Antidepressiva scheinen sogar neben ihrer stimmungsaufhellenden Wirkung einen direkten analgetischen Effekt zu haben.

Eine ***örtliche Betäubung*** (4 in Abb. 4-8) von Körpergewebe kann man dadurch erzielen, daß man entweder den zugehörigen Nerven mit einem Lokalanaesthetikum umspritzt (***Nervenblock*** beispielsweise eines Kiefernervenastes beim Zahnarzt) oder das Lokalanaesthetikum an vielen Stellen des zu betäubenden Gewebes injiziert, damit es das Gewebe durchtränkt und alle Receptoren vorübergehend blockiert ***(Infiltrationsanaesthesie)***. Auf Schleimhäute, aber nicht auf die wasserdichte Haut, kann ein Lokalanaesthetikum zur ***Oberflächenanaesthesie*** auch aufgesprüht oder aufgepinselt werden. Um andererseits eine kleine Hautstelle für kurze Zeit zu betäuben, kann man sie durch Aufsprühen von Chloräthyl, das rasch verdampft und dabei der Haut Wärme entzieht, so stark abkühlen („vereisen"), daß die Receptoren ihre Arbeit einstellen. Beispiele für Lokalanaesthetika sind Procain, Lidocain oder Mepivacain. Es sind dies alles synthetische Verwandte des einzigen natürlich vorkommenden Lokalanaesthetikums, nämlich des Cocain.

In der Behandlung umschriebener Schmerzzustände kann ein Nervenblock vorübergehend (in der Regel einige Stunden) eine erhebliche Erleichterung bringen. Nachteilig ist, daß nicht nur der Schmerz sondern alle Empfindungen aus dem von dem geblockten Nerven versorgten Gebiet ausfallen. Soweit auch motorische Nervenfasern geblockt werden, wird der zugehörige Muskel gelähmt. Auch die vegetativen Nervenfasern zu den Blutgefäßen werden geblockt, sodaß die Durchblutungsregulation in dem betroffenen Gebiet weitgehend ausfällt. In seltenen Fällen hält die schmerzlindernde Wirkung örtlicher Betäubung länger an als von der Wirkdauer des Lokalanaesthetikums zu erwarten ist, möglicherweise weil durch den Nervenblock Reflexkreise unterbrochen wurden, die beispielsweise über eine Muskelverspannung den schmerzauslösenden Prozeß verstärkten. Der Einsatz örtlicher Betäubung mit dem Ziel, nicht nur den Schmerz vorübergehend zu stillen, sondern nach Möglichkeit das Krankheitgeschehen selbst positiv zu beeinflussen, wird ***therapeutische Lokalanaesthesie,*** in Deutschland teilweise auch Neuraltherapie genannt.

Physikalische Schmerzbehandlung. Unter den physikalischen Maßnahmen zur Schmerzlinderung (5 bis 8 in Abb. 4-8) ist eine Reihe sehr unterschiedlicher Einwirkungen zusammenzufassen, die von einfachen Wärme- und Kälteanwendungen über Massage und Gymnastik bis zur Anwendung elektrischer Reize und zur Neurochirurgie reichen. Wenn man von letzterer einmal absieht, werden diese Methoden seit Jahrhunderten, oft seit Jahrtausenden zur Bekämpfung von Schmerzen eingesetzt. Das gilt auch für die einfachste physikalische Maßnahme, nämlich ***Ruhe und Ruhigstellung,*** die in der Schmerztherapie, beispielsweise bei Gelenkerkrankungen, bei Knochenbrüchen oder bei Muskelverspannungen oft eine große Hilfe sind.

Wärme ist wahrscheinlich die am häufigsten angewandte physikalische Schmerzbehandlung. Die Wärme bewirkt im wesentlichen dreierlei: Erstens gibt sie ein Gefühl der Behaglichkeit, das wiederum zur Entspannung führt. Zweitens erweitert sie die Blutgefäße; die verbesserte Gewebsdurchblutung schwemmt schmerzauslösende Substanzen schneller aus. Und drittens führt die Reizung der Warmreceptoren in der Haut und der dadurch ausgelöste Strom von afferenten Nervenimpulsen anscheinend in Rückenmark und Gehirn zu einer Hemmung der ebenfalls dort einströmenden Nervenimpulse aus den Nociceptoren. Jedenfalls werden durch die Sinnesmeldung „Wärme" die nociceptiven Meldungen mehr oder weniger verdeckt. Bei der lokalen Wärmeanwendung werden nur die oberflächlichen Schichten der Haut erwärmt (S. 159). Dennoch kann reflektorisch auch die Blutzirkulation tiefer liegender Organe erhöht werden. Eine direkte Wärmezufuhr in tiefere Gewebe ist durch Diathermie („Kurzwellenbestrahlung") möglich. Wärmeanwendungen wirken vor allem bei solchen Schmerzen, die durch mangelnde Gewebsdurchblutung bedingt sind oder durch diese begünstigt werden.

Umgekehrt gibt es Schmerzen, z. B. bei akut entzündlichen Prozessen oder beim Kopfschmerz des verkaterten Zechers, die mit einer Weitstellung der Gefäße einhergehen. Dieser muß dann durch die Anwendung von ***Kälte*** entgegengewirkt werden. Auch die Erregbarkeit der Nociceptoren wird durch Kälte vermindert oder völlig ausgeschaltet (siehe beispielsweise die schmerzstillende Wirkung von kaltem Wasser bei Verbrennungen und Verbrühungen). Schließlich wird durch Kälte bei unmittelbarer Anwendung nach Verbrennungen, Prellungen, Stauchungen und anderen Verletzungen durch die vorübergehend reduzierte Durchblutung und durch das Absenken des lokalen Stoffwechsels die Entwicklung einer Entzündung gebremst.

Krankengymnastik und ***Bewegungstherapie*** werden in weitem Umfang eingesetzt, um Heilungsprozesse an Gelenken, Muskeln, Sehnen, Bändern und Knochen zu fördern, um Schäden infolge von Haltungs- und Bewegungsfehlern zu korrigieren und um gegen Schäden vorzubeugen, die am Muskel- und Skeletsystem, aber auch bei Herz, Kreislauf und Atmung durch mangelnde Bewegung auftreten können. Der Beitrag der Bewegungstherapie zur Schmerzbekämpfung ist daher in der Regel indirekt. Ähnliches gilt für die verschiedenen Formen der Massage. Die klassische ***Muskelmassage*** lockert verspannte Muskeln auf und führt zu deren besserer Durchblutung. Muskelspannungsschmerzen können auf diese Weise gelindert oder zum Verschwinden gebracht werden. Bei der ***Bindegewebsmassage*** wird ein anderes Ziel verfolgt. Bei ihr werden die Haut und die darunterliegenden Gewebsschichten („Bindegewebe“) durch Druck- und Verschiebegriffe gereizt, um die dort liegenden Receptoren zu erregen und auf diesem Wege nervös-reflektorisch die Funktion innerer Organe zu beeinflussen.

Elektrische Reizung zur Schmerztherapie (7 in Abb. 8-4) wurde schon in der Antike eingesetzt, denn schon im vorchristlichen Griechenland wurden elektrische Schocks von elektrischen Fischen zur Linderung chronischer Schmerzen genutzt. Diese alte ebenso die neueren Reizverfahren machen sich die Beobachtung zunutze, daß sich Schmerzen oft durch andere, gleichzeitige Sinnesreize, wie Reiben, Kratzen, Wärme und Kälte (s. oben) deutlich vermindern lassen („Verdeckung“, „Gegenirritation“). In all diesen Situationen ist es keineswegs so, daß der Strom von nervösen Impulsen aus den Nociceptoren aufhört. Vielmehr gelingt es diesen Impulsen nicht mehr, bis zu den für eine bewußte Schmerzempfindung notwendigen Hirnstrukturen vorzudringen. Irgendwo auf dem Weg dorthin wird der nociceptive Impulsstrom gehemmt. Die Hemmung kann bereits im Rückenmark geschehen, sie kann aber auch weiter zentral, etwa im Hirnstamm oder Thalamus einsetzen. Wie diese ***afferente Hemmung*** abläuft, ist noch nicht in allen Einzelheiten bekannt. Dennoch wird mit Recht versucht, diese Hemmvorgänge zu aktivieren und zur Schmerzbekämpfung einzusetzen.

Am meisten wird die elektrische Reizung von Nerven durch die Haut eingesetzt, die als ***transcutance elektrische Nervenstimulation, TENS,*** bezeichnet wird (Impulsdauer eines Reizpulses 0,5 ms, Reizfrequenz 40–100 Hz). Die Reizstärke wird so gewählt, daß Empfindungen wie Vibrationen und Kribbeln und auch leichte Kontraktionen der unter den beiden knopfförmigen Elektroden liegenden Muskeln, aber keine Schmerzen auftreten. Eine Variante dieser Methode ist die ***Hinterstrangreizung,*** bei der die Elektroden operativ in den Wirbelkanal eingepflanzt werden. Man verspricht sich davon eine besonders intensive Reizung der afferenten Faserbündel im Hinterstrang des Rückenmarks und damit eine besonders starke afferente Hemmung. Die Langzeitergebnisse mit dieser Methode sind aber bisher insgesamt enttäuschend. Drittens versucht man, die afferenten Hemmzentren im Gehirn, vor allem im Hirnstamm, über eingepflanzte Elektroden direkt zu aktivieren. Diese ***elektrische Gehirnreizung*** ist die bisher gezielteste Form der Anwendung der im Tierversuch seit längerem bekannten „Stimulations-produzierten-Analgesie“, SPA, eines narkoseähnlichen Zustandes, der durch elektrische Reizung des Hirnstammes ausgelöst werden kann, und zwar besonders bei Reizung derjenigen Stellen, an denen auch die Opiate angreifen. Es ist daher denkbar, daß die analgetischen Effekte der SPA und die der elektrischen Nerven- und Gehirnreizung über dieselben neuronalen Systeme vermittelt werden wie die der Opiate und Endorphine.

Alle ***neurochirurgischen Maßnahmen zur Schmerzbekämpfung*** (8 in Abb. 4-8) sind nur Notbehelfe mit durchweg großen Nachteilen. Schneidet man beispielsweise einen Hautnerven durch, so wird die von ihm versorgte Haut unempfindlich (anaesthetisch) gegenüber allen Reizen. Sie ist damit schutzlos Schädigungen und Verletzungen ausgesetzt. Zusätzlich ist die nervöse Versorgung der Blutgefäße und Schweißdrüsen unterbrochen, was zu Ernährungsstörungen der Haut führt. Durchtrennung eines Muskelnerves hat den weiteren Nachteil, daß die zugehörigen Muskeln auf Dauer gelähmt bleiben. Außerdem droht bei allen Nervendurchschneidungen die Bildung von Neuromen, die eine neue Schmerzquelle darstellen können (s. S. 162). Ein Teil dieser Nachteile kann durch die Durchschneidung von Hinterwurzeln des Rückenmarks vermieden werden, da dabei nur afferente Fasern durchtrennt werden, aber die komplette Anaesthesie der betroffenen Körperregionen läßt sich nicht vermeiden. Außerdem bilden sich oft Mißempfindungen aus, die an die Anaesthesia dolorosa erinnern (s. S. 162). Bei der Durchschneidung der aufsteigenden nociceptiven Bahnen im Vorderseitenstrang des Rückenmarks (Chordotomie, vgl. S. 109), die in der Regel im Halsbereich durchgeführt wird, können kurz- bis mittelfristig (Wochen bis Monate) gute Erfolge erzielt werden. Die Operation eignet sich daher vor allem für schwerkranke Patienten, deren Lebenserwartung nur noch wenige Monate beträgt. Eingriffe im Gehirn selbst, beispielsweise im Thalamus (Thalamotomie), im Gyrus cinguli des limbisches Systems (Cingulotomie) oder an den Verbindungen zum Stirnhirn (Leukotomie), deren Einsatz ursprünglich von großen Hoffnungen begleitet war, spielen wegen ihrer durchweg unbefriedigenden Ergebnisse heute kaum noch eine Rolle.

Psychologische Methoden der Schmerzbekämpfung. Bei Schmerzen, die überwiegend oder ausschließlich auf subjektiver Ebene existieren (psychogener Schmerz, S. 143), liegt es von vorneherein nahe, die Patienten einer psychologischen Schmerzbehandlung zuzuführen. Aber auch bei Schmerzen mit Organbefund gibt es viele Situationen, in denen eine psychologische Behandlung weiter führt als eine somatische, beispielsweise wenn die bisherige pharmakologische und physikalische Therapie keine anhaltende Besserung brachte oder wenn die affektive Komponente des Schmerzes weit im Vordergrund steht. Besonders bei allen chronischen Schmerzzuständen wird eine psychologische Zusatztherapie in einer auf den jeweiligen Patienten und seine Beschwerden abgestimmte Form immer nützlich sein. Wichtige Beispiele solcher Therapieverfahren sind in Abb. 4-8 unter 9 bis 12 genannt. Mit all diesen Methoden sind bisher schon eindrucksvolle Erfolge erzielt worden, obwohl bis heute noch nicht mit der wünschenswerten Zuverlässigkeit vorausgesagt werden kann, welcher Patient mit welcher Methode behandelt werden sollte.

F 4.16 Welchen molekularen Wirkmechanismus haben vermutlich die Acetylsalicylsäure und andere nichtnarkotische Analgetika?
a) Hemmung der Prostaglandinsynthese
b) Hemmung von Transduktion und Transformation in Nociceptoren
c) Hemmung der Fortleitung in afferenten Nervenfasern
d) Hemmung der nociceptiven Hinterhornneurone
e) Hemmung thalamischer Neurone der schmerzverarbeitenden Systeme

F 4.17 Welche der im folgenden genannten Strukturen gilt als bevorzugter Angriffspunkt für Opiate?
a) Kleinhirn
b) Limbisches System

c) Nociceptor
d) Primär sensorische Hirnrinde
e) Vorderhorn des Rückenmarks

F 4.18 Welche Aussage ist falsch? Bei einem Leitungs- oder Nervenblock mit einem Lokalanaesthetikum
a) kommt es zum Ausfall aller Sinnesempfindungen des betroffenen Areals
b) fällt auch die nervöse Versorgung der Blutgefäße des betroffenen Areals aus
c) tritt bei Muskelnerven eine Lähmung des betroffenen Muskels auf
d) werden spezifisch die nociceptiven Afferenzen (Gruppen III und IV) geblockt
e) hält die Wirkung in der Regel nur einige Stunden an

F 4.19 Elektrische Reizung zur Auslösung afferenter Hemmung („Verdeckung", „Gegenirritation") wird in der Schmerztherapie derzeit vor allem eingesetzt in der Form von
a) elektrischen Schocks von elektrischen Fischen
b) transcutaner elektrischer Nervenstimulation
c) Diathermie
d) elektrischer Gehirnreizung über eingepflanzte Elektroden
e) Hinterstrangreizung im Halsbereich des Rückenmarks

F 4.20 Welche Aussage über Opiate (Opioide) trifft am ehesten zu?
a) Opiate stammen alle aus dem Opium.
b) Opiate haben einen überwiegend peripheren Angriffspunkt.
c) Opiate greifen an den gleichen zentralnervösen Membranreceptoren wie die Endorphine an.
d) Opiate erhöhen die Schwellen der gesamten Somatosensorik.
e) Opiate hemmen die Prostaglandinsynthese und führen dadurch zu einer Schmerzgleichgültigkeit.

5 Physiologie des Sehens

O.-J. Grüsser und U. Grüsser-Cornehls

In unserer Umwelt sehen wir eine endliche Menge dreidimensionaler, ruhender oder bewegter Objekte, die sich in einer bestimmten räumlichen Anordnung zueinander befinden und sich in ihrer ***Helligkeit, Farbe, Größe, Form*** oder ***Bewegung*** unterscheiden. Die visuell wahrgenommenen Gegenstände können für uns eine bestimmte ***Bedeutung*** haben oder bedeutungslos sein; sie können uns emotional beeindrucken oder keine subjektiv merkbare Reaktion auslösen. Die Physiologen haben sich daran gewöhnt zu sagen, eine visuelle Wahrnehmung käme zustande, ***weil*** auf der Netzhaut jedes Auges ein Bild der Umwelt entworfen wird. Dieses Bild löst einen differenzierten Signalaufnahme- und Signalverarbeitungsprozeß in den Receptoren und den nachgeschalteten Nervenzellen aus, der schließlich auf der „Bewußtseinsebene" zu einer Wahrnehmung führt (s. S. 6). Jeder Leser kennt jedoch aus seinen Träumen visuelle Wahrnehmungen ohne Bilder auf der Netzhaut und weiß andererseits, daß man tagträumend auch mit offenen Augen wenig sieht. Wie bei jeder Wahrnehmung so spielt auch beim Sehen die zielgerichtete Aufmerksamkeit, d. h. ein zentralnervöser Auswahlprozeß eine wichtige Rolle.

Wenn wir im folgenden die visuelle Wahrnehmung und ihre physiologischen Grundlagen beschreiben, so beschränken wir uns bewußt auf die „einfachen" Mechanismen des Sehens, die mit dem Kenntnisstand der heutigen Physiologie erklärbar sind. Komplizierte Probleme der Gestaltwahrnehmung, der Raumwahrnehmung und des Verständnisses visueller Zeichen mit symbolischer Bedeutung (z. B. Schriftzeichen) werden daher nicht im einzelnen besprochen. Gleiches gilt für die alltägliche Erfahrung, daß bei jeder Wahrnehmung ein ***Erwartungswert*** des Wahrnehmenden mit eingeht, der zum Teil von der emotionalen Gestimmtheit abhängt. An Abb. 5-1 können Sie den Einfluß des Erwartungswertes auf die Wahrnehmung selbst beobachten. Versuchen Sie rasch den Namen der dargestellten Universitätsstadt am Neckar zu ermitteln.

Zur Einführung in die Physiologie des Sehens werden zunächst einige einfache Beobachtungen beschrieben, die Sie selbst durchführen können: Bedecken Sie mit der Hand das linke Auge, ***fixieren*** Sie mit dem rechten Auge einen Gegenstand und beachten Sie, was Sie während der Fixation in Ihrer Umgebung sehen können. Sie stellen fest, daß dies nur

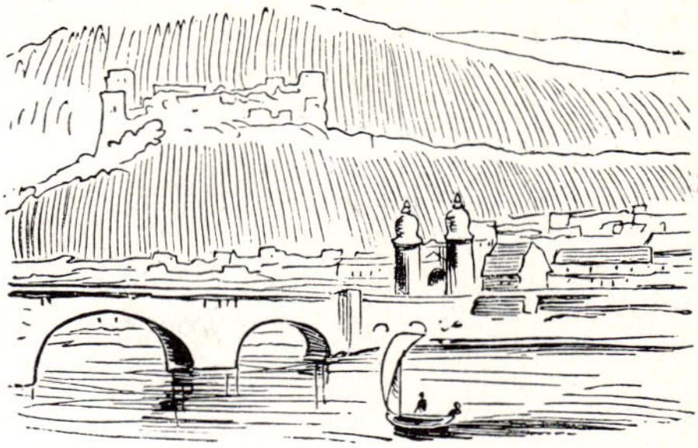

Abb. 5-1. „'s war Heibelderg, das sich erwählten als Freudenort die Neuvermählten" (Wilhelm Busch. Ein Wort ist falsch geschrieben!)

ein Ausschnitt aus der Umwelt ist, der dem ***monocularen Gesichtsfeld*** Ihres rechten Auges entspricht. Wenn Sie anschließend den Gegenstand mit zwei Augen (binocular) fixieren, so verbessert sich nicht nur Ihre Wahrnehmung der räumlichen Tiefe, sondern Sie sehen auch einen größeren Bereich der Umwelt. Das ***binoculare Gesichtsfeld*** ist also größer als das monoculare Gesichtsfeld. Es besteht aus dem ***binocularen Deckfeld*** in der Mitte (diesen Bereich sieht jedes Auge) und zwei seitlichen Bereichen, die jeweils nur mit einem Auge gesehen werden. Die Abb. 5-2 zeigt das schematisierte Resultat einer Messung der ***Gesichtsfeldgrenzen*** mit Hilfe einer von den Augenärzten zu diagnostischen Zwecken gebrauchten Perimeterapparatur.

Fixieren Sie erneut einen bestimmten Gegenstand und beachten Sie, wie ***deutlich*** Sie die anderen Gegenstände im binocularen Gesichtsfeld erkennen. Sie bemerken, daß die Deutlichkeit mit der Entfernung der Gegenstände vom Fixationspunkt abnimmt. Der Deutlichkeit der visuellen Wahrnehmung läßt sich ein quantitativ meßbarer Wert, die Sehschärfe zuordnen (s. S. 192). Die Fixationsstelle ist jener Bereich im Gesichtsfeld, für den Sie beim normalen Sehen im Tageslicht die größte Sehschärfe haben. Wenn Sie einen Gegenstand im Gesichtsfeld, der außerhalb der Fixationsstelle liegt, deutlich sehen wollen, so blicken Sie normalerweise auf den Gegenstand, der dadurch in den Fixationspunkt rückt. Durch die Blickbewegung wird der zuvor fixierte Gegenstand zur Gesichtsfeldperipherie verschoben.

Von der Mittelstellung gemessen können die Augen maximal etwa 60° zur Seite und 40° nach oben oder unten bewegt werden. Bei unbewegtem Kopf ist das ***Blickfeld*** also in horizontaler Richtung um 120°, in vertikaler Richtung um 80° größer als das Gesichtsfeld. Wie jeder weiß, läßt sich das binoculare Blickfeld normalerweise durch Kopfbewegungen und/oder Körperbewegungen auf den ganzen Raum erweitern. Kopf- und Augenbewegungen sind beim Umherblicken durch zentralnervöse Mechanismen koordiniert.

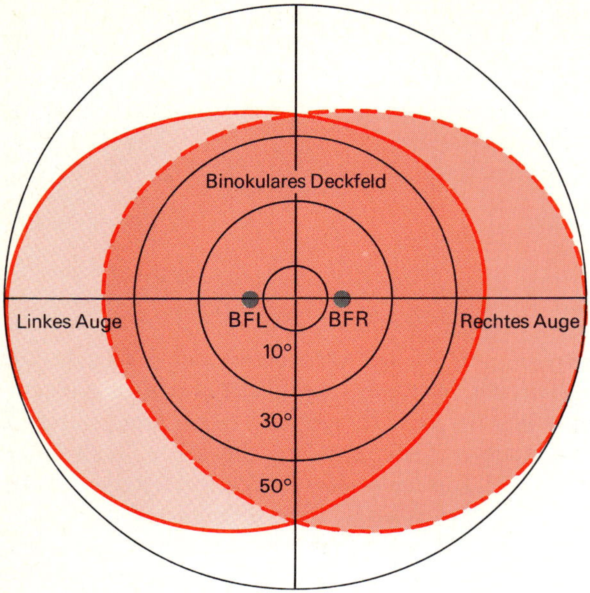

Abb. 5-2. ***Gesichtsfeld*** des linken (Grenzen durchgezogen) und des rechten Auges (Grenzen gestrichelt). Binoculares Deckfeld punktiert. Blinder Fleck für das Gesichtsfeld des linken Auges = BFL, für das rechte Auge = BFR. Kreise 10°, 30°, 50° und 90° vom Fixationspunkt entfernt

Die ***Augenbewegungen*** dienen jedoch nicht nur zur Verlagerung des Fixationspunktes im Blickfeld. Die durch die Augenbewegung bedingte Verschiebung des Netzhautbildes ist auch für die normale visuelle Wahrnehmung von großer Wichtigkeit. Wird mit Hilfe eines geeigneten optischen Systems ein Reizmuster innerhalb des Gesichtsfeldes „fixiert", so daß sich sein Bild auf der Netzhaut trotz Augenbewegungen nicht verschiebt (z.B. immer im Bereich des Fixationspunktes bleibt), so verschwinden innerhalb von wenigen Sekunden die Konturen und die Farben des Reizmusters. Am Beispiel der visuellen Wahrnehmung läßt sich also leicht die auch für einen Teil der anderen Sinnessysteme gültige Regel erkennen, daß die Sinnesorgane und die mit ihnen verbundenen zentralnervösen perceptorischen Systeme nicht nur passive „Empfänger" für Signale aus der Umwelt sind, sondern daß ***bei der Wahrnehmung*** aktive ***motorische Komponenten*** eine wichtige Rolle spielen. Unsere Umgangssprache hat eigene Bezeichnungen für diese aktiven Komponenten beim Sehen gebildet: „beschauen", „besehen", „betrachten", „besichtigen". Auch im Zustand scheinbar passiven Sehens „tasten" wir durch willkürliche und unwillkürliche Augenbewegungen unsere visuelle Umwelt ab, wobei ***Amplitude und Richtung der Augenbewegungen*** nicht nur vom internen Zustand des Zentralnervensystems (Aufmerksamkeit, Interesse), sondern auch von den visuellen Reizmustern abhängig sind.

Aus didaktischen Gründen werden im folgenden der sensorische und der motorische Apparat des Sehens zunächst getrennt beschrieben. In Abschnitt 5.1 wird das optische System des Auges, die Abbildung auf der Netzhaut und deren Struktur besprochen. Im Abschnitt 5.2 werden elementare sinnespsychologische Beobachtungen und „Gesetze" beschrieben, deren neurophysiologische Grundlagen in Abschnitt 5.3 zum Teil gemeinsam mit einigen theoretischen Konsequenzen dargestellt werden. In Abschnitt 5.4 werden die physiologischen Grundlagen der Oculomotorik und des Zusammenspiels sensorischer und motorischer Komponenten beim Sehen erläutert.

5.1 Das Auge

Wenn Sie Ihre Augen im Spiegel betrachten, so sehen Sie die weißgefärbte, von kleinen Blutgefäßen durchzogene Bindehaut ***(Conjunctiva)***, die am vorderen Pol des Auges in die durchsichtige ***Cornea*** (Hornhaut) übergeht (Abb. 5-3). Hinter der Hornhaut erkennen Sie die Iris, die je nach Stärke der Pigmentierung blau, grau oder braun erscheint. In ihrer Mitte befindet sich die ***Pupille***, eine normalerweise runde Öffnung, deren Durchmesser wie die Blende eines Photoapparates veränderlich ist. Zwischen der Cornea und der Iris liegt die vordere Augenkammer, die mit Kammerwasser gefüllt ist.

Cornea und Conjunctiva sind mit einem dünnen Film von Tränenflüssigkeit überzogen. Die Tränen werden in den ***Tränendrüsen*** gebildet, die im äußeren (temporalen) Bereich der Augenhöhle oberhalb des Auges liegen. Die Ausführungsgänge der Tränendrüsen befinden sich in der Conjunctiva hinter den Augenliedern oberhalb des äußeren Lidwinkels. Durch Bewegung der Augenlider (Blinzeln) werden die Tränen gleichmäßig über Cornea und Conjunctiva verteilt, so daß sich ein dünner Tränenfilm bildet, der die optischen Eigenschaften der Corneaoberfläche verbessert. Die Tränenflüssigkeit wird ständig in sehr kleinen Mengen produziert. Ein Teil des Wassers verdunstet in die Luft, der Rest fließt durch den Tränennasengang in die Nasenhöhle ab.

Die Tränen schmecken salzig, da ihre Zusammensetzung etwa einem Ultrafiltrat des Blutplasmas entspricht. Die Tränen schützen die Cornea und die Conjunctiva vor dem Austrocknen und sind „Schmiermittel"

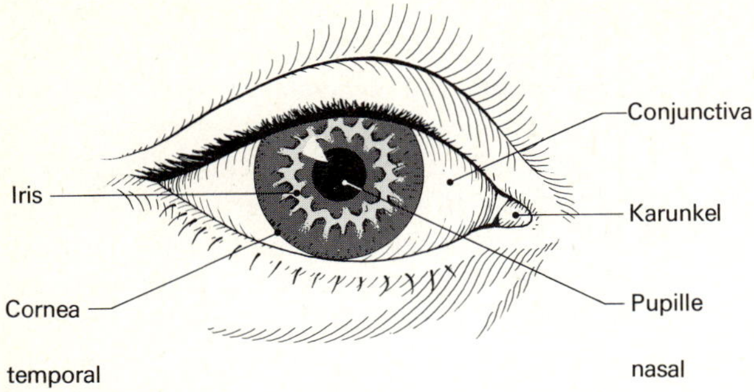

Abb. 5-3. Rechtes Auge im Spiegel. Besprechung im Text

zwischen Augen und Lidern bei den Lidbewegungen. Wenn ein kleiner Fremdkörper, z.B. ein Sandkorn zwischen Augenlid und Auge gerät, so nehmen reflektorisch die Tränenproduktion und das Blinzeln zu. Die Tränen haben dann die Funktion einer Spülflüssigkeit.

Tränen enthalten Enzyme, die gegen Krankheitserreger als Infektionsschutz wirksam sind. Schließlich sind die Tränen des Menschen ein emotionales Ausdrucksmittel beim Weinen.

Das optische System des Auges. Die Abb. 5-4 zeigt einen schematischen Querschnitt durch das rechte Auge des Menschen. Das optische System des Auges — ***der dioptrische Apparat*** — ist ein zusammengesetztes, nicht ganz exakt zentriertes Linsensystem, das auf der Netzhaut ein umgekehrtes und stark verkleinertes Bild der Umwelt entwirft. Cornea, vordere Augenkammer und Iris sind die vorderen Teile des dioptrischen Apparates. Unmittelbar hinter der Iris befindet sich die schmale hintere Augenkammer und die bikonvexe Linse. Die elastische Linse ist von der Linsenkapsel umgeben, in die Fasern der Zonula ciliaris einstrahlen. Die Zonulafasern sind mit dem Ciliarmuskel und der äußeren Gefäßschicht der Netzhaut (Chorioidea) und damit indirekt mit der Außenwand des Auges verbunden.

Der Innenraum des Auges hinter der Linse ist mit dem Glaskörper ausgefüllt. Die wasserklare Gelstruktur des Glaskörpers entsteht durch kolloidale Lösung von Hyaluronsäure in extracellulärer Flüssigkeit. Die hintere, innere Oberfläche des Auges ist mit der ***Netzhaut (Retina)*** ausgekleidet, in der die Schichten der Pigmentzellen, der Receptoren und der Nervenzellen des Auges liegen (s. Abb. 5-10). Die Sehachse, die wenige Winkelgrade von der optischen Achse des Auges abweicht, (Abb. 5-4) trifft die Netzhaut in der ***Fovea centralis,*** einer kleinen Eindellung der Retina. Der Bereich der Fovea centralis ist die ***Stelle schärfsten Sehens.***

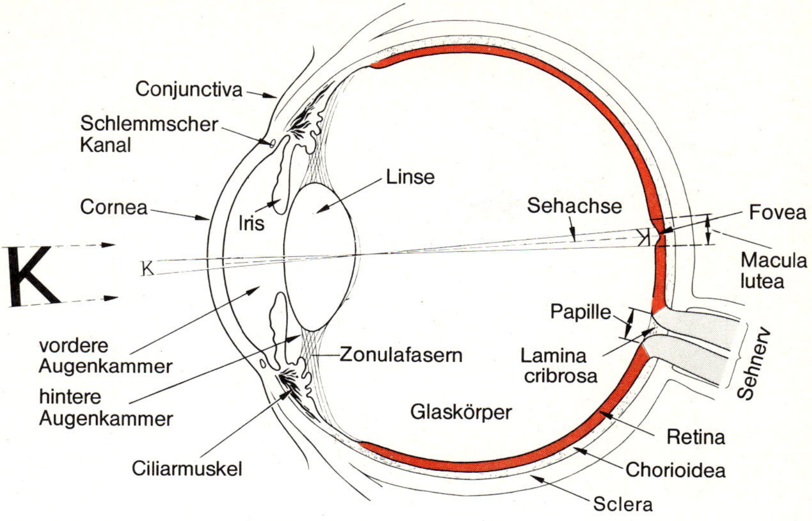

Abb. 5-4. Horizontalschnitt durch das rechte Auge

Zwischen Netzhaut und Sclera befindet sich die Aderhaut ***(Chorioidea)***, ein Netz von Blutgefäßen, durch das Pigmentzellen und Receptorzellen versorgt werden. Die übrigen, dem Glaskörper näher liegenden Nerven-Zellschichten der Netzhaut werden durch das Gefäßsystem der ***Arteria centralis retinae*** versorgt, die durch die Papille des Sehnerven in das Auge eintritt.

Regelprozesse im dioptrischen Apparat. Die Grundlagen der physikalischen Optik und der Bildentstehung im Auge sollen in diesem einführenden Text nicht näher besprochen werden (Einzelheiten s. Schmidt-Thews, Kap. 12). Wie den meisten Lesern noch aus dem Physikunterricht der Schule bekannt ist, wird die ***Brechkraft*** einer Linse durch die Bestimmung ihrer ***Brennweite f*** mit parallelen („aus dem Unendlichen kommenden“) Lichtstrahlen gemessen. Die Brechkraft wird in Dioptrien (dpt) ausgedrückt, wenn die Brennweite in Metern gemessen wird:

$$\text{Brechkraft} = \frac{1}{\mathrm{f}}\,[\mathrm{dpt}]. \tag{1}$$

Im normalen Auge beträgt die ***Gesamtbrechkraft*** des oben beschriebenen dioptrischen Apparates beim Blick in die Ferne 58,6 [dpt]. Den größten Beitrag zur Brechkraft des Auges leistet die Übergangsfläche {Luft → Hornhaut}, die wie eine starke Sammellinse von 42 dpt wirkt.

Die Erhöhung dieser Brechkraft auf 58,6 dpt wird durch die Linse des Auges bewirkt. Im normalen Auge wird bei einer Brechkraft von 58,6 dpt eine ***unendlich entfernte Fläche*** (z.B. der Sternenhimmel) scharf auf der Netzhaut abgebildet. Soll das gleiche auch für einen Gegenstand in ***endlicher*** Entfernung gelten, so muß eine ***Naheinstellung*** des optischen Systems erfolgen. Hierfür gibt es zwei „einfache" Lösungen: die Verschiebung der Linse relativ zur Netzhaut oder die Erhöhung der Brechkraft der Linse. Im menschlichen Auge ist die zweite Lösung verwirklicht, während z. B. im Auge von Fröschen ähnlich wie beim Photoapparat die Linse relativ zur „Empfangsfläche" verschoben wird.

Wird im normalsichtigen menschlichen Auge die Brechkraft der Linse um x dpt erhöht, so rückt der Fernpunkt aus dem Unendlichen in 1/x Meter Entfernung. Wenn ein Normalsichtiger eine Buchseite in 30 cm Entfernung liest, so muß die Brechkraft seiner Augen um 1/0,30 m = 3,3 dpt zunehmen. Die Zunahme der Brechkraft beim Blick in die Nähe wird ***Nahakkommodation,*** ihre Abnahme beim Blick in die Ferne ***Fernakkommodation*** genannt. Die Erhöhung der Brechkraft der Linse bei Nahakkommodation wird durch eine Zunahme der Krümmung der Linsenoberfläche erreicht. Bei Nahakkommodation wird die Linse also „kugelförmiger".

Um die Änderung der Linsenform bei der Akkommodation zu verstehen, sind einige anatomische Detailkenntnisse erforderlich. Im Zustand der Fernakkommodation ist der Ciliarmuskel (Abb. 5-4, 5-5) nicht kontrahiert, die Zonulafasern übertragen ***passiv*** die Spannung der Chorioidea und der Augenwand auf die Linsenkapsel, wodurch die elastische Linse relativ flach wird. Die Spannung der Augenwand wird durch den intraokularen Druck (18–20 mm Hg) aufrecht erhalten. Bei ***Nahakkommodation*** kontrahiert sich der Ciliarmuskel und wirkt durch seine Verbindungen mit den Zonulafasern den elastischen Kräften der Chorioidea entgegen. Dadurch nimmt die Spannung der Linsenkapsel ab. Entsprechend der Eigenelastizität der Linse wird besonders die Krümmung der Linsenvorderfläche stärker, wodurch die Brechkraft zunimmt. Der Kontraktionszustand des Ciliarmuskels wird durch vegetative Nervenfasern, vor allem durch parasympathische Nervenfasern aus dem ***Nervus oculomotorius*** kontrolliert (s. S. 234).

Die Elastizität der Linse nimmt mit dem Alter ab, daher vermindert sich mit zunehmendem Alter die Akkommodationsfähigkeit der Linse. Der Zehnjährige kann im Mittel noch 10 dpt, der Fünfzigjährige 2 dpt, der Siebzigjährige dagegen nur noch 0,5 dpt akkommodieren. Ältere, sonst normalsichtige Menschen benötigen daher zum scharfen Sehen naher Gegenstände und zum Lesen eine Brille mit Sammellinsen ***(Alterssichtigkeit = Presbyopie).*** Es ist wichtig, daß bei Menschen, die viel

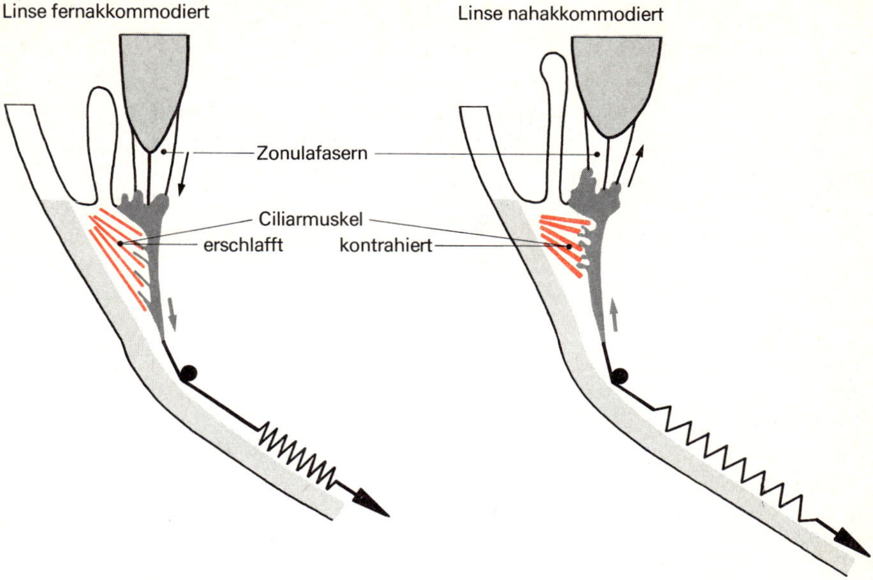

Abb. 5-5. Schema zur Deutung der Wirkungsweise des ***Ciliarmuskels.*** Im rechten Teil ist der Ciliarmuskel kontrahiert. Er bewirkt eine Reduktion der elastischen Federspannung, die aus der Chorioidea und der Sclera über die Zonulafasern auf die Linsenkapsel übertragen wird. Durch die Reduktion der Spannung in der Linsenkapsel nimmt die Krümmung der Linse zu ***(Nahakkommodation).*** Im linken Teil ist der Ciliarmuskel erschlafft. Der Zug des elastischen Gewebes in der Chorioidea überträgt sich über die Zonulafasern auf die Linsenkapsel. Die Linse wird dadurch flach ***(Fernakkommodation)***

Naharbeit ausführen oder viel lesen, die Brechkraft des dioptrischen Apparates sich entweder selbst an die Sehdistanz richtig anpaßt oder mit Hilfe von Brillen richtig korrigiert wird. Bei falscher Korrektur wird das neuronale Akkommodationssystem verstärkt beansprucht, was zu Ermüdungserscheinungen und Kopfschmerzen führen kann.

Pupillenreaktionen. Wie beim Photoapparat die Weite der Blende, so bestimmt beim Auge die Pupillenweite das Ausmaß des Lichteinfalles. Bei konstanter Umweltbeleuchtung ist die pro Zeiteinheit in das Auge einfallende Lichtmenge proportional der Pupillen***fläche***. Wenn man in einem hellen Raum die Augenlider für etwa 10 bis 20 Sekunden schließt und beim Öffnen der Augen in einen Spiegel schaut, so sieht man, daß beide Pupillen unmittelbar nach Augenöffnung enger werden. Diese ***Lichtreaktion*** der Pupillen kann durch getrennte Belichtung jedes Auges mit einer Taschenlampe differenziert werden (Abb. 5-6): Bei Belichtung ***eines*** Auges verengt sich nicht nur die Pupille des beleuchteten Auges, sondern auch die des nicht beleuchteten Auges. Die Verengung der

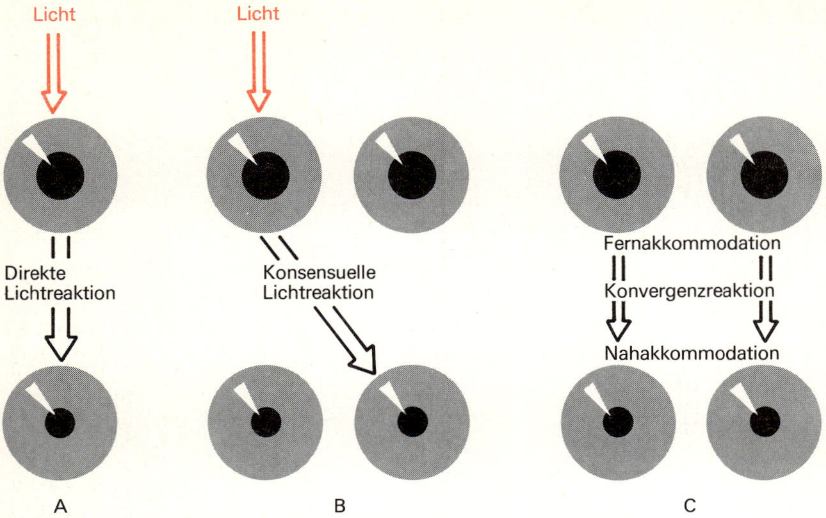

Abb. 5-6. Schema der ***Pupillenreaktionen.*** Besprechung im Text

Pupille bei Belichtung des anderen Auges wird ***konsensuelle Lichtreaktion,*** die Verengung der Pupille des belichteten Auges ***direkte Lichtreaktion*** genannt.

Die ***Lichtreaktion der Pupille*** ist ein Regelmechanismus, durch den bei hoher Umweltleuchtdichte (z. B. bei hellem Sonnenschein) der Lichteinfall auf die Netzhaut reduziert wird, während bei schwacher Umweltbeleuchtung durch eine Zunahme der Pupillenweite der relative Lichteinfall auf die Netzhaut zunimmt. Im Hinblick auf die enorme Variabilität unserer Umweltleuchtdichte ist die Pupillenreaktion zur Regelung des auf die Netzhaut einfallenden Lichtes nur für kurzfristige Leuchtdichteänderungen wichtig. Die Pupillenweite des Menschen hängt jedoch auch von der ***Entfernung*** des jeweils fixierten Gegenstandes ab. Blickt man auf einen Gegenstand in der Nähe, so werden die Pupillen enger ***(Naheinstellungsreaktion).*** Weil beim Blick in die Nähe die Sehachsen beider Augen konvergieren, wird die Naheinstellungsreaktion der Pupille auch ***Konvergenzreaktion*** genannt. Wie beim Photoapparat so nimmt auch für die Abbildungsqualität des Auges die „Tiefenschärfe“ zu, wenn die Pupille enger wird.

Die Pupille wird infolge der Kontraktion des ringförmig in der Iris gelegenen und durch parasympathische Nervenfasern innervierten ***Musculus sphincter pupillae*** enger. Eine Kontraktion des ***radial*** zur Pupille in der Iris liegenden ***Musculus dilatator pupillae*** erweitert dagegen die Pupille. Dieser Muskel wird durch sympathische Nervenfasern innerviert. Die vegetative Innervation der Irismuskeln erklärt, warum die Pupillenweite von psychischen Faktoren, vom Grad der Ermüdung und auch vom Konsum von Gebrauchsdrogen (Alkohol, Kaffee, Nicotin) abhängt. Kinder und Jugendliche haben im Mittel eine größere Pupille als ältere Menschen.

Refraktionsanomalien. In der Regel ist die Cornea nicht ideal sphärisch, sondern in einer Richtung (am häufigsten vertical) etwas stärker als in den anderen gekrümmt. Dieser optische Fehler wird ***Astigmatismus*** genannt. Ein Astigmatismus kann einfach mit der Scheibe von ***Placido*** festgestellt werden (Abb. 5-7). Der Arzt betrachtet durch ein Loch im Zentrum der Scheibe die Cornea des Patienten und das durch die Cornea entworfene kleine Spiegelbildchen der Scheibe. Bei einem stärkeren Astigmatismus erscheinen die Ringe der Scheibe im Spiegelbildchen des Patientenauges nicht mehr rund, sondern deformiert, z. B. ellipsenförmig oder unregelmäßig gekrümmt.

Bei normaler Brechkraft des Auges (58,6 dpt) wird von einem, sich in großer Entfernung befindlichen Gegenstand nur dann ein scharfes Bild auf der Netzhaut entworfen, wenn die Distanz zwischen der vorderen Hornhautfläche und der Retina etwa 24,4 mm beträgt. Ist diese Distanz zu groß, so liegt eine ***Kurzsichtigkeit*** (Myopie) vor, ist sie zu klein, dann liegt eine ***Weitsichtigkeit*** (Hypermetropie) vor. Bei der Kurzsichtigkeit können ferne Gegenstände nicht mehr scharf auf der Netzhaut abgebildet werden, weil bei Fernakkommodation die Brechkraft des dioptrischen Apparates zu groß ist (Abb. 5-8). Der Kurzsichtige muß also mit Hilfe der zerstreuenden Linsen seiner Brille die Gesamtbrechkraft des dioptrischen Apparates reduzieren, um Gegenstände in der Ferne scharf sehen zu können. Zerstreuende Linsen sind konkav geschliffen; ihre Brechkraft wird in negativen Dioptrien angegeben.

Der Weitsichtige kann dagegen durch Nahakkommodation Gegenstände im Unendlichen scharf sehen (Abb. 5-9). Seine Akkommodations-

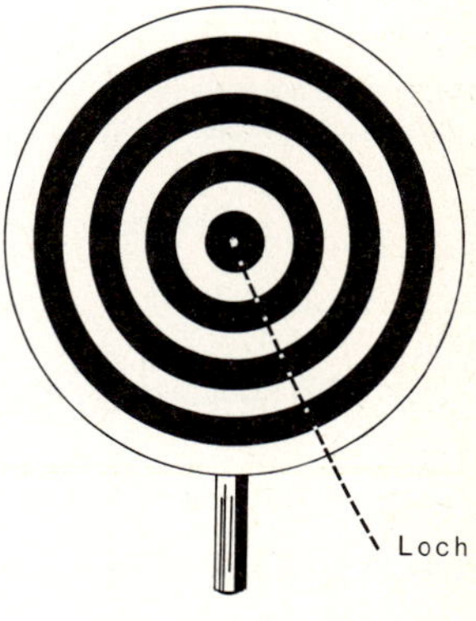

Abb. 5-7. Scheibe nach Placido zur Feststellung des ***Hornhautastigmatismus.*** Der Arzt betrachtet durch das Loch in der Scheibe das Spiegelbildchen der Kreise in der Cornea des Patienten. Scheibendurchmesser etwa 20 cm

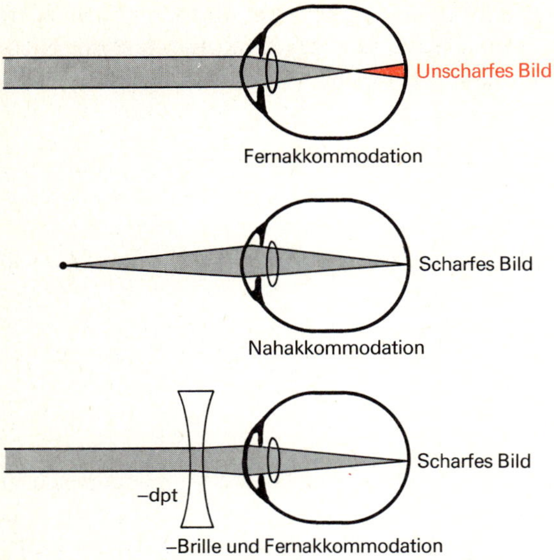

Abb. 5-8. ***Myopie*** (Kurzsichtigkeit) und Korrektur durch zerstreuende Linse

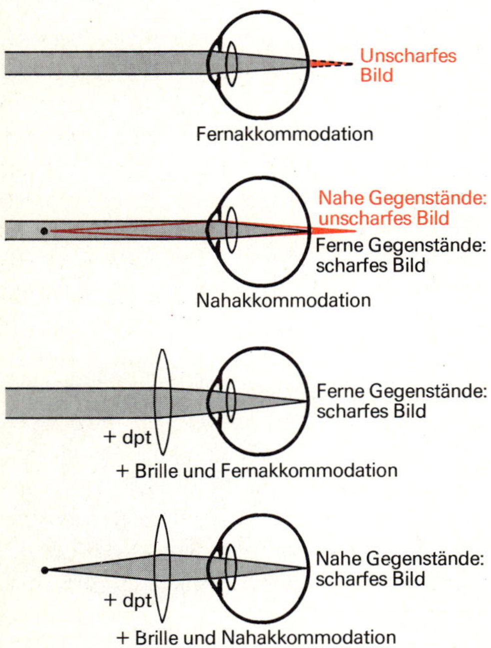

Abb. 5-9. ***Hypermetropie*** (Weitsichtigkeit) und Korrektur durch sammelnde Linse

breite reicht jedoch meist nicht aus, um auch Gegenstände in der Nähe scharf sehen zu können. Der Weitsichtige benötigt ***Sammellinsen***, um seine Fehlsichtigkeit zu kompensieren. Beim weitsichtigen Kind bewirkt die zum scharfen Sehen notwendige Nahakkommodation meist noch eine verstärkte Konvergenz der Augen (Einwärtsschielen eines Auges). Eine richtig angepaßte Brille verhindert beim weitsichtigen Kind oft auch das Schielen.

Die Netzhaut. Abb. 5-10 zeigt ein vereinfachtes Schema der Netzhaut ***(Retina)*** aus dem Auge eines Primaten, das dem menschlichen Auge sehr ähnlich ist. Die Retina besteht aus den ***Photoreceptoren***, vier verschiedenen Klassen von ***Nervenzellen***, den ***Gliazellen*** (Müllersche Stützzellen) und den ***Pigmentzellen***. Der signalaufnehmende Teil der Retina ist die Schicht der Photoreceptoren. Morphologisch kann man im menschlichen Auge zwei verschiedene Klassen von Photoreceptoren unterscheiden: ***Stäbchen*** (ca. 120 Millionen) und ***Zapfen*** (ca. 6 Millionen). Im Bereich der Stelle schärfsten Sehens (Fovea centralis) enthält die Netzhaut nur Zapfen. Die Photoreceptoren haben ein dünnes Außenglied, das aus etwa 1000 Membranscheibchen (Stäbchen) bzw. Membraneinfaltungen (Zapfen) aufgebaut ist. Die Moleküle der ***Sehfarbstoffe*** sind regelmäßig in ihre Membranscheibchen eingelagert. Die Stäbchen und Zapfen sind durch ***synaptische Kontakte*** (s. Grundriß der Neurophysiologie, S. 73f.) mit Bipolarzellen und Horizontalzellen verbunden. Die Bipolarzellen übertragen die Signale aus den Photoreceptoren in die Schicht der Ganglienzellen und zu den Amakrinen. Horizontalzellen und Amakrinen dienen der „horizontalen" Signalübertragung quer zur ***Hauptsignalflußrichtung*** {Receptoren → Bipolarzellen → Ganglienzellen → Zentralnervensystem}. Die ***Pigmentzellen*** grenzen nach außen an das äußere Blutgefäßsystem (Chorioidea, s. Abb. 5-4) an. Die Pigmentzellen haben eine wichtige Funktion für die Regulation des Sehfarbstoffgehaltes in den Außengliedern der Photoreceptoren. Wie aus Abb. 5-10 zu erkennen ist, besteht in der Netzhaut auf Grund der Ausbreitung der synaptischen Kontakte der neuronalen Elemente ein erhebliches Maß von ***Signaldivergenz*** und ***Signalkonvergenz*** (Schema s. Abb. 2-8, S. 100).

Alle neuronalen Elemente, die anatomisch und funktionell jeweils mit einer Nervenzelle eines Sinnessystems direkt oder indirekt verbunden sind, werden ***receptive Einheit*** dieser Nervenzelle genannt. Die receptive Einheit einer Ganglienzelle in der Netzhaut besteht also aus allen mit ihr funktionell verbundenen Receptoren, Horizontalzellen, Bipolarzellen und Amakrinen.

Für den inneren Bereich der Fovea centralis besteht eine 1 : 1-Verschaltung zwischen Receptoren und Ganglienzellen. Ein Zapfen ist in

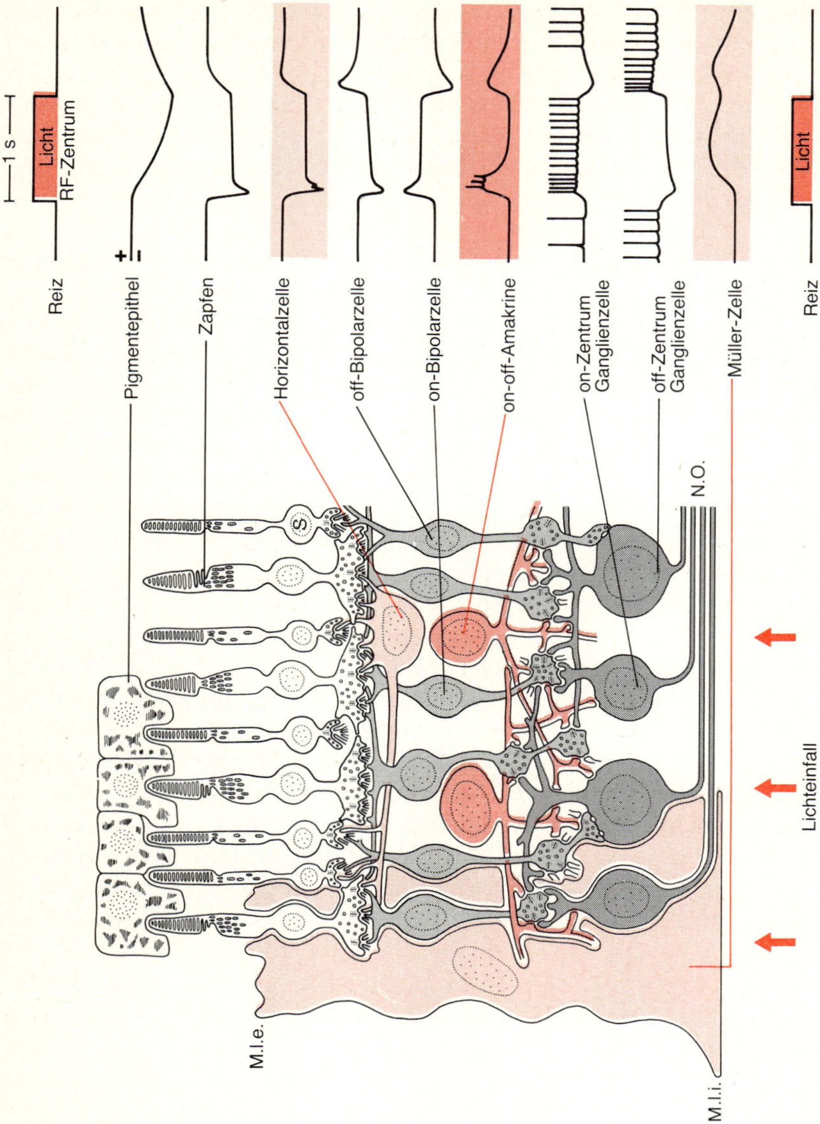
1 s
Licht
RF-Zentrum
Reiz
Pigmentepithel
Zapfen
Horizontalzelle
off-Bipolarzelle
on-Bipolarzelle
on-off-Amakrine
on-Zentrum Ganglienzelle
off-Zentrum Ganglienzelle
Müller-Zelle
Licht
Reiz
N.O.
S
Lichteinfall
M.l.e.
M.l.i.

diesem Bereich direkt jeweils nur mit einer Bipolarzelle, diese wiederum direkt nur mit einer Ganglienzelle verbunden. Die Horizontalzellen und die Amakrinen bewirken jedoch auch für die receptive Einheit einer der Fovea centralis zugeordneten Ganglienzelle eine größere indirekte, ***laterale Signalkonvergenz,*** die, wie auf S. 214 erläutert wird, vorwiegend hemmende Funktion hat.

Im Mittel überwiegt in der Netzhaut die Signalkonvergenz: Die in etwa 125 Millionen Receptorzellen aufgenommene Information wird im Erregungsmuster von etwa 1 Million Ganglienzellen abgebildet, deren Axone den Sehnerven (s. Abb. 5-4) bilden.

F 5.1 In welcher Distanz sieht ein Mensch mit ***normalen Augen*** Gegenstände scharf, wenn die Brechkraft der Linsen seines Auges durch Nahakkommodation um 4 dpt zugenommen hat?
a) 40 cm
b) 5 cm
c) 25 cm
d) 4 m

F 5.2 Alte Menschen benötigen häufig Brillen zum ... (Lesen/Sehen in die Ferne). Zahlreiche Menschen benötigen jedoch unabhängig vom Alter Brillen zum Sehen in die Ferne. Diese Menschen sind .... Ihre Brillen haben ... (zerstreuende/sammelnde) Linsen.

F 5.3 Welche Aussagen sind richtig? Die Pupillen des normalsichtigen Menschen sind
a) bei Tageslicht gleich groß wie im Dunkeln,
b) bei Tageslicht enger als im Dunkeln,

◀

Abb. 5-10. Aufbau der ***Primatennetzhaut*** [schematische Umzeichnung nach einer Abbildung von Boycott und Dowling, Proc. Roy. Soc. (Lond.) ***166,*** 80–111 (1966)] und Schema der Reaktion einzelner Neurone der Netzhaut auf einen Lichtreiz [Grüsser, Fortschr. Ophthalmol. **80,** 502–515 (1983)]
P: Pigmentzellen
Z: Zapfen,
S: Stäbchen,
H: Horizontalzelle
B: Bipolarzelle
M: Müllerzelle
G: Ganglienzelle
N. O.: Sehnervenaxone.
M. l. e.: Membrana limitans externa
M. l. i.: Membrana limitans interna

c) normalerweise gleich groß für das linke und das rechte Auge,
d) beim Blick in die Nähe enger als beim Blick in die Ferne,
e) bei Belichtung eines Auges nur im belichteten Auge enger,
f) bei monocularer Belichtung in beiden Augen etwa gleich groß.

F 5.4 Bezeichnen Sie in der nachfolgenden Liste die funktionell korrespondierenden Teile eines ***Photoapparates*** und des ***Auges:***

Photoapparat	***Auge***
1. Linsen	a) Änderung der Pupillengröße
2. Blende	b) Retina
3. Lichtempfindliche Filmschicht	c) Sclera
4. Entfernungseinstellung durch Verschiebung des Objektivs	d) Iris
5. Gehäuse	e) Akkommodation
6. Verminderung des Lichteinfalls durch Engerstellen der Blende	f) Cornea
	g) Linse
	h) Verengung der Pupillen

F 5.5 Welche Aussagen sind für die ***receptive Einheit einer retinalen Ganglienzelle,*** die dem Bereich der Fovea centralis zugeordnet ist, richtig?
a) In der Fovea centralis gibt es nur Stäbchen.
b) In der Fovea centralis gibt es nur Zapfen.
c) Für den Bereich der Fovea centralis besteht eine große Konvergenz zahlreicher Receptoren auf eine Bipolarzelle.
d) Für den inneren Bereich der Fovea centralis besteht eine 1 : 1-Verschaltung zwischen Receptoren, Bipolarzellen und Ganglienzellen.
e) Für den fovealen Bereich gibt es keine Horizontalzellen und Amakrinen.

5.2 Psychophysiologie der visuellen Wahrnehmung

Im Abschnitt „Allgemeine subjektive Sinnesphysiologie“ (S. 1f.) wurde besprochen, daß Zeit, Ort, Qualität und Intensität die „Grunddimensionen“ zur Beschreibung jeder Wahrnehmung sind. Im folgenden sollen diese Grunddimensionen für das Sehen an einigen Beispielen erläutert werden. Es wird der Einfluß der räumlichen und zeitlichen Faktoren der visuellen Reize auf das Sehen dargestellt; als ***Qualitäten*** der visuellen Wahrnehmung werden Helligkeit, Farbe, Bewegung und räumlicher Tiefeneindruck besprochen.

Das Eigengrau. Hält eine Versuchsperson sich hinreichend lange in einem völlig dunklen Raum auf und versucht dann, ihre visuelle Wahrnehmung zu beschreiben, so gibt sie nicht die Wahrnehmung „schwarz" oder „dunkel" an, sondern ein mittleres Grau, in dem räumlich und zeitlich sich verändernde hellere „Nebel", Lichtpünktchen und zum Teil auch geordnete Strukturen erscheinen. Die Beschreibung des mittleren Graus ***(Eigengrau)*** ist von Versuchsperson zu Versuchsperson sehr konstant, während die zusätzlichen visuellen Wahrnehmungen stark variieren. Eidetisch veranlagte Versuchspersonen erkennen leicht im Eigengrau gestaltete Strukturen; menschliche Gestalten oder Gesichter werden dann relativ häufig gesehen. Schon Aristoteles hat dieses Phänomen als eine Ursache des Geistersehens bezeichnet. Das Eigengrau ist offenbar das subjektive Korrelat der ***Spontanaktivität*** der Nervenzellen der Retina und des zentralen visuellen Systems (s. S. 213 f.).

Graustufen. Wenn vor der Versuchsperson, die im Dunkelraum ihr Eigengrau beschreibt, ein Schachbrett liegt, das plötzlich durch eine nicht blendende Lichtquelle beleuchtet wird, so sieht die Versuchsperson das Schachbrett sofort „richtig": die schwarzen Felder erscheinen ihr dunkler als das zuvor gesehene Eigengrau, die weißen Felder heller, obgleich auf alle Netzhautstellen mehr Licht fällt als während der vorausgehenden Periode totaler Dunkelheit. Diese einfache Beobachtung lehrt, daß die Wahrnehmung von Schwarz, Grau oder Weiß nicht nur von der auf jeden Photoreceptor pro Zeiteinheit fallenden Lichtmenge abhängt, sondern auch von der relativen Belichtung benachbarter Netzhautstellen. Unter den Beleuchtungsbedingungen des normalen Tageslichtes kann man 30 bis 40 verschiedene ***Graustufen*** zwischen dem tiefsten Schwarz und dem hellsten Weiß unterscheiden.

Da die Wahrnehmung von Eigengrau offenbar den „Ruhezustand" des visuellen Systems charakterisiert, hat ***Ewald Hering*** vor mehr als 100 Jahren zur Deutung der Entstehung der Wahrnehmung ***Schwarz*** und ***Weiß*** (Schachbrettbeispiel) zwei gegensätzlich arbeitende („antagonistische") neuronale Systeme in der Netzhaut bzw. im zentralen visuellen System gefordert. Danach bestimmt die relative Aktivierung des ***Dunkelsystems*** (Schwarzsystem) bzw. des ***Hellsystems*** (Weißsystem) den subjektiven Graueindruck einer Stelle im Gesichtsfeld. Die von Hering postulierten neuronalen Systeme wurden in der Ganglienzellschicht der Netzhaut bzw. im zentralen visuellen System gefunden. Es sind die auf S. 214 erwähnten ***On-Zentrum-Neurone*** (Hellsystem) und ***Off-Zentrum-Neurone*** (Dunkelsystem) s. S. 213 ff.).

Simultankontrast. Die Abb. 5-11 zeigt den visuellen Simultankontrast („Binnenkontrast"): Ein graues Feld auf weißem Hintergrund er-

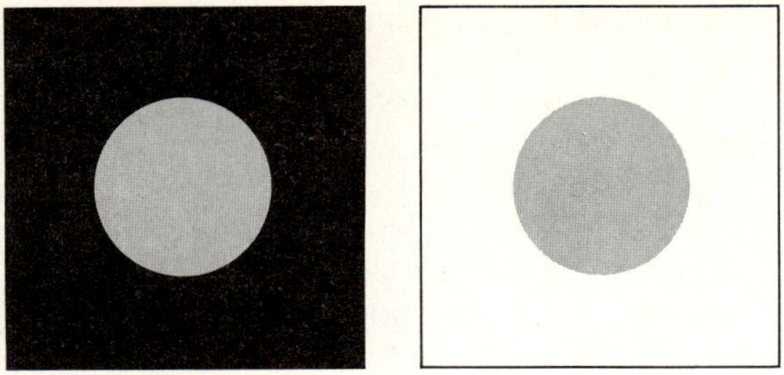

Abb. 5-11.
Simultankontrast.
Besprechung im Text

scheint dunkler als ein gleichgraues Feld auf schwarzem Hintergrund. Die Eigenschaften des Hintergrundes bestimmen also in diesem Bild die subjektiv wahrgenommene Helligkeit der grauen Felder, die physikalisch „gleiche“ Reize darstellen. Entlang der Hell-Dunkelgrenze erscheint der jeweils hellere Teil besonders aufgehellt, der dunklere Teil dunkler als die weitere Umgebung ***(simultaner Grenzkontrast**, „Mach-Bänder“). Man sieht die Mach-Bänder in Abb. 5-11 am besten, wenn man die Mitte eines der grauen Kreise aus etwa 50 cm Entfernung fixiert. Der innere Rand des grauen Kreises auf dunklem Hintergrund erscheint dann heller als der zentrale Bereich des Kreises, die dunkle Randzone dunkler als der übrige Hintergrund.

Das Phänomen des Simultankontrastes zeigt, daß die Empfindlichkeit eines bestimmten Netzhautortes von den Belichtungsbedingungen seiner Umgebung abhängt. Es wird später gezeigt werden, daß diese Abhängigkeit durch die funktionelle Organisation der ***receptiven Felder*** der On-Zentrum- und Off-Zentrum-Neurone (s. S. 213 f.) erklärt werden kann.

Der successive Hell-Dunkelkontrast; Nachbilder. Die Empfindlichkeit einer bestimmten Netzhautstelle hängt nicht nur von der Erregung benachbarter Netzhautstellen ab, sondern auch von der räumlichen Verteilung eines Hell-Dunkelmusters während der unmittelbar vorausgegangenen Zeit. Eine örtlich begrenzte Veränderung der Empfindlichkeit der Netzhaut bezeichnet man als ***Lokaladaptation***. Um die Lokaladaptation Ihrer Netzhaut beobachten zu können, fixieren Sie monocular den weißen Mittelpunkt des Musters der Abb. 5-12 für etwa 30 Sekunden und im Anschluß daran den Mittelpunkt des benachbarten weißen Umrisses. Sie sehen jetzt ein „Nachbild“. Was im Originalbild dunkel war, erscheint Ihnen im Nachbild heller, was hell war, dunkler als der Hintergrund der weißen Fläche. Jene Netzhautstellen, auf denen sich die dunklen Teile des fixierten Musters abbildeten, sind empfindlicher geworden als die ihnen benachbarten Bereiche der Netzhaut, auf denen sich während der Fixationsperiode der helle Hintergrund abgebildet hat.

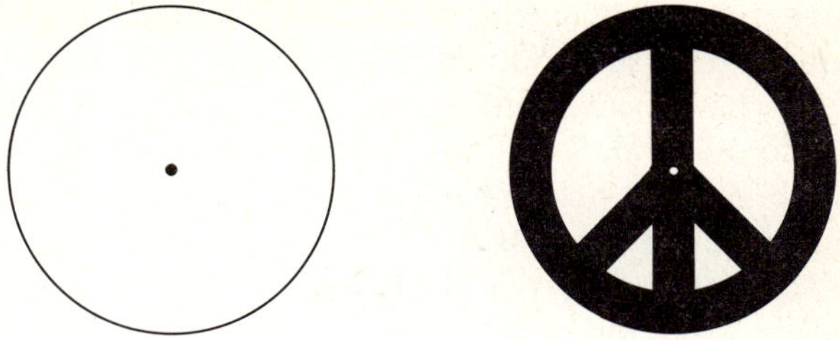

Abb. 5-12. Muster zur Beobachtung von ***Nachbildern***

Die Sehschärfe. Das Bild eines binocular fixierten Gegenstandes projiziert sich, wie oben schon erwähnt wurde, auf die ***Fovea centralis jedes Auges***. Unter den Beleuchtungsbedingungen des Tageslichtes ist die ***Sehschärfe*** im Bereich der Fixationsstelle am größten und nimmt von dort zur Netzhautperipherie ab. In der ärztlichen Praxis wird die Sehschärfe für die Stelle schärfsten Sehens („Visus") mit „Leseprobentafeln" (Abb. 5-13) geprüft. Die physiologische Definition der Sehschärfe S erfolgt meist mit Hilfe der ***Landoltringe*** (Abb. 5-13):

$$S = 1/\alpha \; [\text{Winkelminuten}^{-1}], \qquad (2)$$

wobei α die Lücke in Winkelminuten ist, die von der Versuchsperson in einem Landoltring gerade noch erkannt wird.

Bei der ***Prüfung der Sehschärfe*** mit den Landoltringen muß die Versuchsperson die Lage der Öffnung der Landoltringe angeben. Will man die Sehschärfe für einen Netzhautort außerhalb der Fovea centralis bestimmen, so läßt man die Versuchsperson monocular auf einer sonst homogenen Fläche einen Punkt fixieren und projiziert dann nachein-

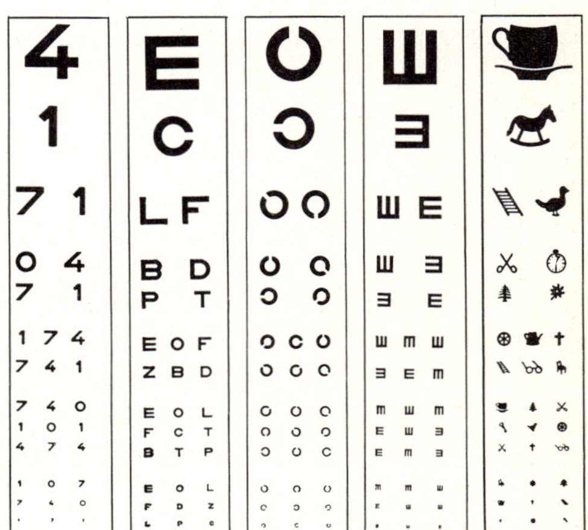

Abb. 5-13. ***Leseprobentafeln*** zur Bestimmung des Visus mit Zahlen, Buchstaben, Landolt-Ringen, Snellen-Haken und Bildern von Gegenständen (aus Leydhecker, 1975)

ander Landoltringe von verschiedenem Durchmesser (Abb. 5-13) an die zu untersuchenden Stellen des Gesichtsfeldes. Die ***Abhängigkeit*** der Sehschärfe ***vom Netzhautort*** ist in Abb. 5-14 gezeigt. Die Sehschärfe ändert sich auch mit der mittleren Leuchtdichte eines Prüfmusters. In Abb. 5-15 ist die Abhängigkeit der Sehschärfe des Bereichs der Fovea centralis (Fixationsstelle) ***von der mittleren Leuchtdichte*** des Prüfmusters dargestellt. Daß die Sehschärfe von den Beleuchtungsbedingungen abhängt, ist eine jedem bekannte alltägliche Erfahrung:

Diesen kleingedruckten Text können Sie nur lesen, wenn hinreichend viel Licht auf das Buch fällt.

Die richtige Wahl der Beleuchtungsbedingungen ist nicht nur für das Lesen wichtig sondern auch für die Arbeitsplätze in der Industrie und im Haushalt.

Der blinde Fleck. Eine genaue Betrachtung der Abb. 5-4 zeigt, daß ein Bereich des Augenhintergrundes nicht mit Netzhaut bedeckt ist: die Austrittsstelle ***(Papille)*** des Sehnerven. Die Stelle des Gesichtsfeldes (Abb. 5-2), die auf der Papille abgebildet wird, ist der ***blinde Fleck.*** Im Bereich des blinden Flecks wird „nichts" gesehen. Um ihren blinden Fleck feststellen zu können, fixieren Sie in Abb. 5-16 ***monocular*** mit dem rechten Auge aus 25 cm Entfernung das obere Kreuz. Sie bemerken, daß die schwarze Scheibe rechts „verschwindet"; ihr Bild fällt auf die Papille Ihres rechten Auges.

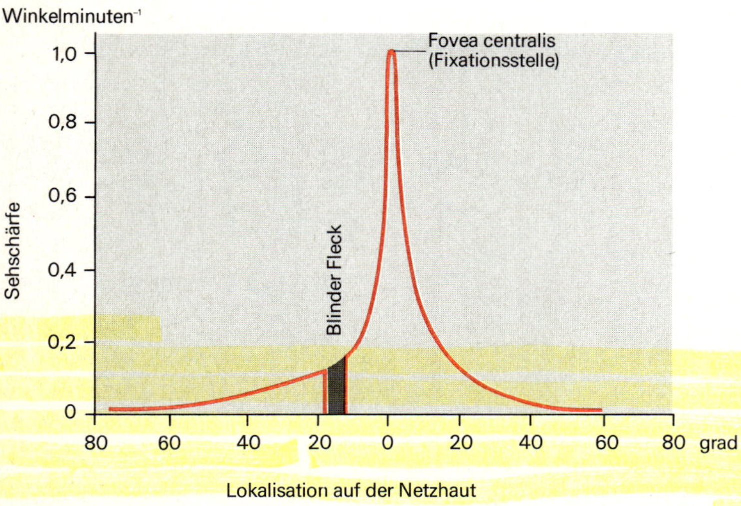

Abb. 5-14. Abhängigkeit der ***Sehschärfe*** von der Lokalisation des Prüfzeichens auf der Netzhaut. Messung für das photopische Sehen

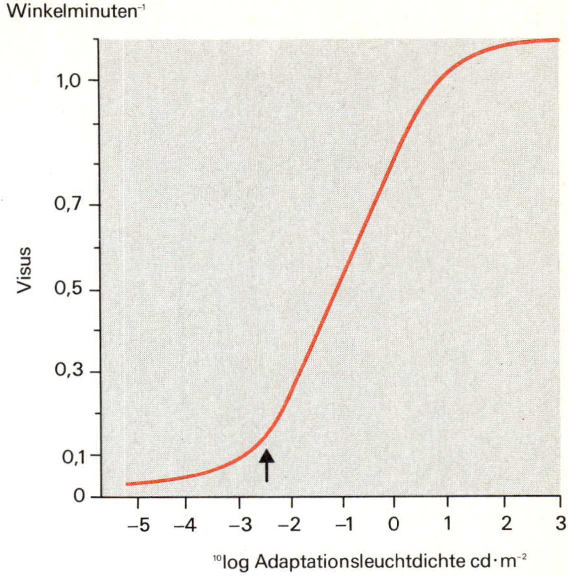

Abb. 5-15. Abhängigkeit der ***Sehschärfe*** (Ordinate) vom Adaptationszustand der Netzhaut. Auf der Abscisse ist die mittlere Leuchtdichte der Sehprobentafeln angegeben. Bei ↑ Übergang von photopischen zu skotopischen Adaptationsbedingungen

Der untere Teil der Abb. 5-16 zeigt jedoch, daß zwar Reizmuster im blinden Fleck nicht gesehen werden, jedoch gleichzeitig für den Bereich des blinden Flecks eine „Wahrnehmungsergänzung“ erfolgt, die durch das Reizmuster im Umfeld des blinden Fleckes bewirkt wird. Wenn Sie in dieser Abbildung monocular mit dem rechten Auge das ***untere*** Kreuz fixieren, so bemerken Sie, daß die Maus im blinden Fleck verschwindet, das vertikale Gitter über den blinden Fleck hinweg jedoch ergänzt wird. Wie solche Wahrnehmungsergänzungen neurophysiologisch erklärt werden können, wird auf S. 227 besprochen.

Photopisches und skotopisches Sehen. Aus dem Biologie-Unterricht der Schule wird den meisten Lesern noch bekannt sein, daß die ***Zapfen*** die Receptoren sind, mit denen unter den Beleuchtungsbedingungen des Tageslichtes gesehen wird ***(photopisches Sehen)***, während die ***Stäbchen*** zum Sehen unter den Beleuchtungsbedingungen einer sternenklaren Nacht ***(skotopisches Sehen)*** benutzt werden. Im Zwielicht der Dämmerung ist keines der beiden Receptorsysteme dominant ***(mesopisches Sehen)***. Beim photopischen Sehen ist die Sehschärfe sehr gut, es besteht gutes Farbensehen, der Ort der größten Sehschärfe liegt in der Mitte

Übergangsbereich

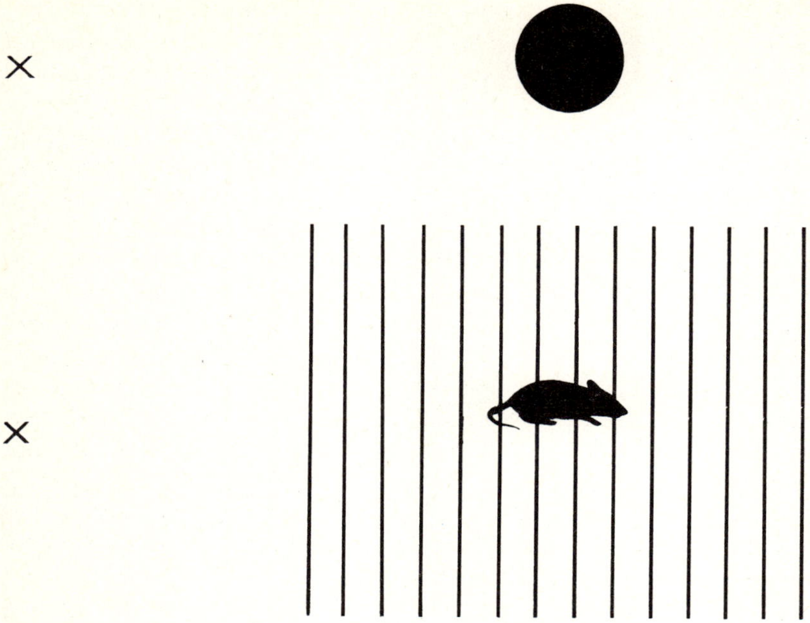

Abb. 5-16. Muster zur Ermittlung des ***blinden Flecks.*** Besprechung im Text

der Fovea centralis. Die Prozesse des Sehens sind beim photopischen Sehen schneller als beim skotopischen Sehen (s. S. 196), entsprechend sind die visuellen Reaktionszeiten kürzer.

Beim skotopischen Sehen mit dem Stäbchensystem besteht eine funktionelle Farbenblindheit („bei Nacht sind alle Katzen grau"), die Sehschärfe ist für den Bereich der Fovea centralis wesentlich kleiner als beim photopischen Sehen. Der Ort der größten Sehschärfe und größten Empfindlichkeit ist für das skotopische Sehen nicht die Mitte der Fovea centralis, sondern ihr Rand. Diese Verlagerung der Stelle größter Empfindlichkeit neben die Fixationsstelle kann jeder leicht durch eine Beobachtung am nächtlichen Sternenhimmel feststellen: Wenn Sie versuchen, einen sehr lichtschwachen Stern zu fixieren, so bemerken Sie, daß der Stern mit der Fixation verschwindet, jedoch sofort wieder auftaucht, wenn Sie einen Fixationsort etwas neben dem Stern wählen.

Der zeitliche Verlauf der Hell-Dunkeladaptation; Blendung. Wenn Sie bei Nacht aus einem hell erleuchteten Raum in einen nur durch das Licht der Sterne beleuchteten Garten treten, so können Sie zunächst in der Umgebung kaum etwas wahrnehmen. Die Empfindlichkeit ihres Sehsystems paßt sich jedoch allmählich an die geringe Umweltleuchtdichte an ***(Dunkeladaptation)***. Mit fortschreitender Dunkeladaptation nimmt Ihre Sehschärfe allmählich wieder etwas zu und die lichtschwachen Gegenstände im Garten werden wenigstens in groben Konturen wieder sichtbar.

Der quantitative Verlauf der Dunkeladaptation kann durch Bestimmung der Schwellenreizstärke zu verschiedenen Zeitpunkten nach dem Übergang aus dem Hellen ins Dunkle gemessen werden (Abb. 5-17). Die so erhaltene ***Dunkeladaptationskurve*** zeigt, daß die größte Empfindlichkeit des Auges erst nach einem Dunkelaufenthalt von über 30 Minuten erreicht wird. Die normale Dunkeladaptationskurve hat zwei Teile, der erste wird als ***Zapfenkomponente***, der zweite als ***Stäbchenkomponente*** interpretiert. Wird die Dunkeladaptationskurve mit kleinen roten Lichtmarken für den Bereich der Fovea centralis bestimmt, in dem die Netzhaut nur Zapfen enthält, so wird eine wesentlich geringere Empfindlichkeit (also ein höherer Schwellenwert) festgestellt als für die mit weißem oder blauem Licht gemessene Dunkeladaptationskurve der Netzhaut außerhalb des Bereiches der Fovea centralis. Dieser Unterschied wird auf einen unterschiedlichen Adaptationsverlauf des Zapfen- und Stäbchensystems zurückgeführt.

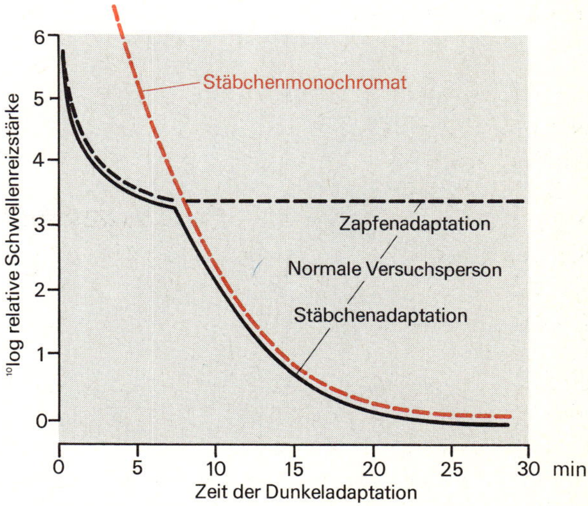

Abb. 5-17. ***Dunkeladaptationskurven.*** Auf der Ordinate ist die relative Reizstärke (Leuchtdichte) eines gerade überschwelligen Lichtreizes, auf der Abscisse die Dunkeladaptationszeit aufgetragen. Die gestrichelte rote Kurve entspricht Meßwerten bei einem total farbenblinden Menschen (Stäbchenmonochromaten). Die gestrichelte schwarze Kurve wurde mit rotem Licht in der Fovea centralis, die durchgezogene schwarze Kurve mit weißem Licht im extrafovealen Bereich erhalten.

Der zur Dunkeladaptation entgegengesetzte Prozeß ist die ***Helladaptation***. Den raschen Verlauf der Helladaptation können Sie leicht beobachten, wenn Sie nach einem längeren Aufenthalt im Dunkeln in einen hell erleuchteten Raum treten. Ist die Leuchtdichtedifferenz sehr groß, so kommt es zu einem vorübergehenden ***Blendungseffekt;*** danach paßt sich Ihr Sehsystem innerhalb von 15 bis 60 Sekunden an die neue Umweltleuchtdichte an. ***Blendung*** geht mit einer Herabsetzung der Empfindlichkeit und einer Störung der Formwahrnehmung einher. Ein solcher Zustand kann z.B. durch starkes Gegenlicht im nächtlichen Straßenverkehr ausgelöst werden.

Die zeitlichen Eigenschaften der visuellen Wahrnehmung. Wenn Sie die Speichen eines rasch fahrenden Fahrrades betrachten, so sehen Sie eine „durchsichtige" graue Fläche. Der zeitliche Hell-Dunkelwechsel des Bildes der Speichen auf Ihrer Netzhaut ist zu schnell, um noch getrennt wahrgenommen zu werden. Diese alltägliche Beobachtung weist auf die obere zeitliche Grenzfrequenz des Sehens hin, die man ***Flimmerfusionsfrequenz*** oder kritische Flimmerfrequenz (CFF) nennt. Ein intermittierender Lichtreiz oberhalb der Flimmerfusionsfrequenz kann nicht mehr von einem konstanten Lichtreiz von gleicher mittlerer Leuchtdichte unterschieden werden. Die Flimmerfusionsfrequenz kann einfach mit Hilfe der in Abb. 5-18 gezeigten Flimmerscheibe aus weißen und

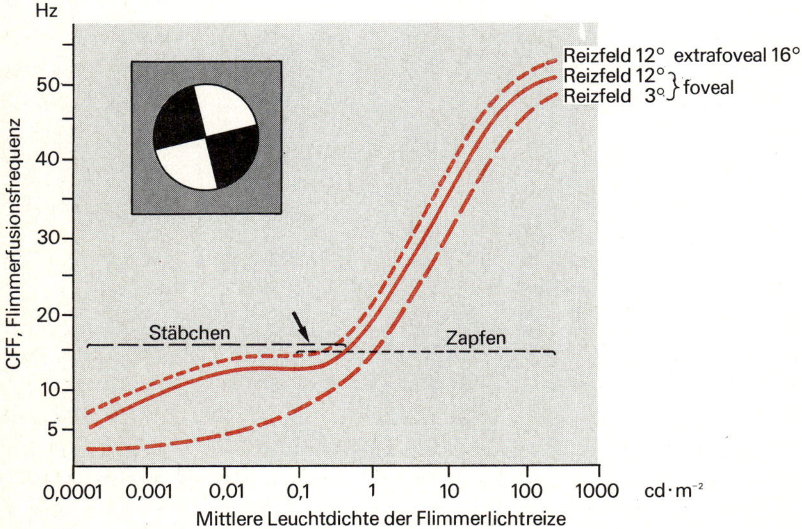

Abb. 5-18. Abhängigkeit der ***Flimmerfusionsfrequenz*** (Ordinate) von der mittleren Leuchtdichte der Flimmerlichtreize (Abscisse). Messung mit sinusförmig moduliertem Flimmerlicht; Modulationsgrad 70 Prozent

schwarzen Sektoren gemessen werden. Man betrachtet einen Ausschnitt dieser Flimmerscheibe und erhöht die Drehgeschwindigkeit der Scheibe so lange, bis ein gleichmäßiger Graueindruck entsteht. Die Flimmerfusionsfrequenz steigt mit der mittleren Leuchtdichte und dem Areal der intermittierenden Lichtreize an (Abb. 5-18). Man kann an der Kurve der Abb. 5-18 zwei Äste mit verschiedener Anstiegssteilheit unterscheiden, der eine wird dem Stäbchensehen, der andere dem Zapfensehen zugeordnet. Flimmerlicht wird unter skotopischen Adaptations- und Reizbedingungen höchstens bis 22 Hz als intermittierend wahrgenommen. Auf Grund der höheren Fusionsfrequenz des Zapfensystems kann man schließen, daß die Signalaufnahme und die Signalverarbeitung durch die Zapfen wesentlich rascher erfolgt als durch die Stäbchen.

Bei der Messung der Flimmerfusionsfrequenz wird jeweils ein bestimmter Bereich des Gesichtsfeldes untersucht. Werden die aufeinanderfolgenden Lichtreize jedoch alternierend an ***verschiedene*** Netzhautstellen projiziert, so werden nicht nur die zeitlichen, sondern auch die räumlichen Komponenten der Signalverarbeitung in der Netzhaut und im visuellen System überprüft. Erscheint zum Zeitpunkt t_0 im Gesichtsfeldort A ein Lichtreiz, der zum Zeitpunkt $(t_0 + t_r)$ ausgeschaltet wird, danach am Netzhautort B zum Zeitpunkt $(t_0 + t_r) + \Delta t$ jedoch wieder erscheint, so nimmt man eine ***Scheinbewegung*** des Lichtreizes von A nach B wahr, die nicht von einer wirklichen Bewegung unterschieden werden kann, wenn $\Delta t < 120$ ms ist. Eine alternierende Belichtung der Region A und B führt zum Eindruck, daß sich der Lichtreiz von A nach B hin und her bewegt. Die Entstehung der an zwei einfachen Lichtreizen geschilderten Scheinbewegung wird für das Kino ausgenützt. Im projizierten Film wird eine Folge stationärer Bilder unterschiedlicher Konfiguration mit einem Bildwechsel zwischen 18 und 24 Doppelbildern pro Sekunde gesehen. Diese Bildfrequenz liegt oberhalb der Verschmelzungsfrequenz für die Bewegungswahrnehmung scheinbewegter Muster und kann daher von uns nicht von wirklicher Bewegung unterschieden werden.

Das Farbensehen. Die Objekte in unserer Umwelt haben für den normal farbtüchtigen Menschen eine große Mannigfaltigkeit verschiedener Farbwerte ***(Farbvalenzen)***, die in zwei große Klassen zerfallen: die ***bunten*** und die ***unbunten*** Farben. Die unbunten Farbvalenzen bestehen aus den auf S. 165 erwähnten Graustufen, die vom hellsten Weiß bis zum tiefsten, durch Simultankontrast hervorgerufenen Schwarz gehen. Die bunten Farbvalenzen, die wir an den Oberflächen der Objekte wahrnehmen, lassen sich durch drei phänomenale Größen charakterisieren: Farbton, Sättigung und Dunkelstufe. Die ***Farbtöne*** ordnen sich in einer natürlichen und in sich geschlossenen Reihe („Farbenkreis", Abb. 5-19): rot, orange, gelb, grün, blau, violett, purpur, rot. Die ***Sättigung*** einer Farbvalenz hängt vom unbunten Anteil ab. Farbton und Sättigung bestimmen zusammen die ***Farbart***. Spektrales Rot mit Schwarz gemischt ergibt z.B. die Farbart Braun, Rot mit Weiß gemischt die Farbart Rosa. Die ***Dunkelstufe*** gibt den relativen Wert des unbunten Anteils einer Farbart auf der Graustufenleiter zwischen Schwarz und Weiß an. Für selbstleuchtende Lichtreize (z.B. farbige Lichtquellen) tritt anstelle der Dunkelstufe die ***Helligkeit***.

Alle Farbtöne des Farbenkreises entsprechen entweder bestimmten Spektralfarben im Spektrum des sichtbaren Sonnenlichtes oder können durch eine ***additive Farbmischung*** von zwei Spektralfarben hergestellt werden. Eine additive Farbmischung entsteht, wenn auf die ***gleiche*** Netzhautstelle Licht verschiedener Wellenlängen fällt (Abb. 5-20). Für den normal Farbtüchtigen kann ***jede*** Farbart F_x, die durch selbstleuch-

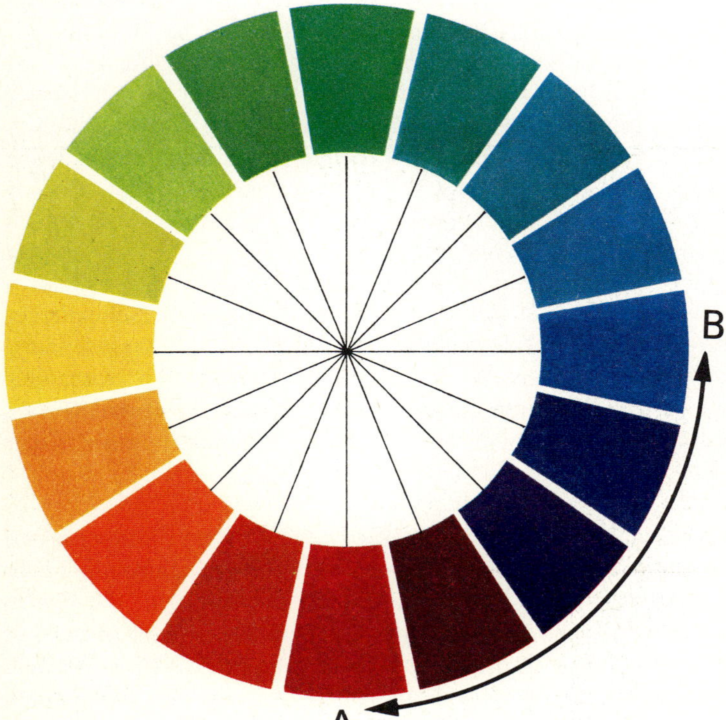

Abb. 5-19. Anordnung der Farbtöne in einem ***Farbenkreis.*** Die Farbtöne zwischen A und B (Pfeil) sind keine Spektralfarben, sondern als Mischfarben von Rot und Blau entstanden

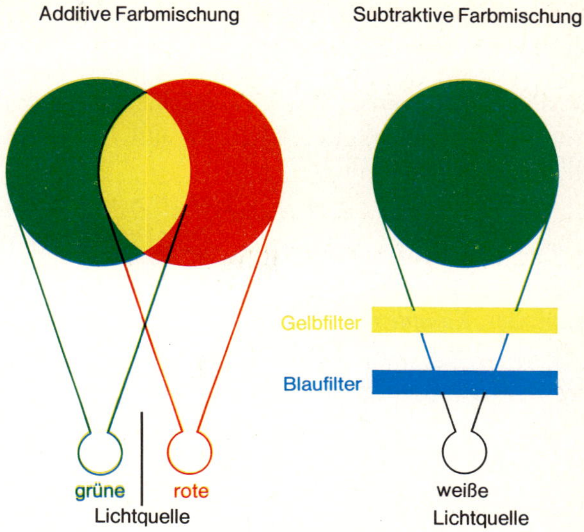

Abb. 5-20. Schema einer ***additiven*** und einer ***subtraktiven Farbmischung***

tende Lichtquellen herstellbar ist, durch eine additive Farbmischung von ***drei*** geeignet gewählten Farbtönen F_1, F_2 und F_3 hergestellt werden, wobei immer eine eindeutige und hinreichende Empfindungsgleichung gilt:

$$a\,\{F_1\} + b\,\{F_2\} + c\,\{F_3\} \cong d\,\{F_x\}. \tag{3}$$

Das Zeichen $\cong$ bedeutet in dieser Gleichung „Empfindungsgleichheit".

Zur eindeutigen Beschreibung einer Farbart wurden durch eine internationale Übereinkunft die Wellenlängen der ***Primärfarben*** („Primärvalenzen") F_1, F_2 und F_3 festgelegt. Es sind die Spektralfarben mit den Wellenlängen 700 nm (rot), 546 nm (grün) und 435 nm (blau).

Im Gegensatz zu einer additiven Farbmischung bezeichnet man als ***subtraktive Farbmischung*** die Entstehung einer Farbe, bei der das Licht einer weißen Lichtquelle hintereinander durch verschiedenfarbige Filter fällt (Abb. 5-20). Wenn ein Maler Pigmentfarben mischt (z. B. Blau und Gelb zu Grün), so stellt er eine subtraktive Farbmischung her, da die einzelnen Körnchen der blauen und gelben Pigmentfarbe wie Farbfilter wirken. Bei der Betrachtung der Farbe von Mosaiken und Gemälden können jedoch auch additive Farbmischungen im Auge eine Rolle spielen, wenn zwei verschiedene kleine Farbpunkte sich auf demselben Zapfen abbilden. In der „Tüpfeltechnik" mancher impressionistischer Maler und bei den Pointillisten wurde dieser Effekt systematisch ausgenützt. Voraussetzung für sein Eintreten ist die hinreichende Beobachtungsdistanz zwischen Bild und Betrachter.

Weiß und Schwarz als Farbe. Zu jeder Farbe F_1 des Farbkreises läßt sich eine zweite Farbart F_2 finden, die mit F_1 additiv gemischt die Farbe Weiß entstehen läßt:

$$a\{F_1\} + b\{F_2\} \cong w\{\text{Weiß}\}. \tag{4}$$

Die Konstanten a und b dieser Empfindungsgleichung hängen von der Definition von „Weiß" ab. Die Farbtöne F_1 und F_2 sind jeweils zueinander ***Komplementärfarben***. Weiß kann als Farbvalenz aus selbstleuchtenden Lichtquellen entstehen. Dies gilt jedoch nicht für die Graustufen und für Schwarz, für deren Wahrnehmung ein Kontrastmechanismus notwendig ist.

Als ***Farbenraum*** bezeichnet man die Darstellung der wahrgenommenen Farbvalenzen in einem dreidimensionalen Kontinuum. In einem solchen Farbenraum steht die Achse Schwarz-Weiß „senkrecht" zur Ebene des Farbenkreises aus reinen Farbtönen.

Zur geometrischen Darstellung der sinnesphysiologischen Resultate von additiven Farbmischungen selbstleuchtender Farben [Gl. (3) und (4)] wird die ***Normfarbtafel*** (Abb. 5-21, „Farbendreieck") angewandt. Werden zwei in der Normfarbtafel dargestellte Farbtöne additiv miteinander gemischt, so liegt die Mischfarbe auf der Geraden zwischen den beiden Farbtönen. Die zu einem beliebigen Farbton gehörende Komplementärfarbe liegt jeweils auf einer Geraden, die durch den ***Weißpunkt*** (E in Abb. 5-21) geht. Für den normal Farbtüchtigen sind alle Farbtöne selbstleuchtender Farben entsprechend Gl. (3) durch maximal drei Konstanten hinreichend und eindeutig beschreibbar. Diese Beobachtung führte zur Bezeichnung „trichromatisches Sehen". Für die überwiegende Mehrheit der Bevölkerung sind die Konstanten a, b und c in Gl. (3) zur Herstellung eines Farbtons der Normfarbtafel praktisch gleich ***(normale Trichromaten)***. Ein kleiner Prozentsatz der Bevölkerung hat abweichende Konstanten ***(anomale Trichromaten)***. Für etwa 1% der Menschen kann die Farbe aller selbstleuchtenden Lichtquellen durch eine Gleichung mit ***zwei*** Konstanten beschrieben werden ***(Dichromaten):***

$$a\{F_1\} + b\{F_2\} \cong d\{F_x\}. \tag{5}$$

Der Farbenraum dieser Menschen ist wesentlich weniger differenziert als jener der Trichromaten. Die dichromatischen Abweichungen des Farbensehens sind wie auch die anomale Trichromasie genetisch bedingt. Am häufigsten ist die „Rot-Grün-Blindheit" (Einzelheiten s. Schmidt-Thews, Lehrbuch der Physiologie, Kap. 12). Weniger als

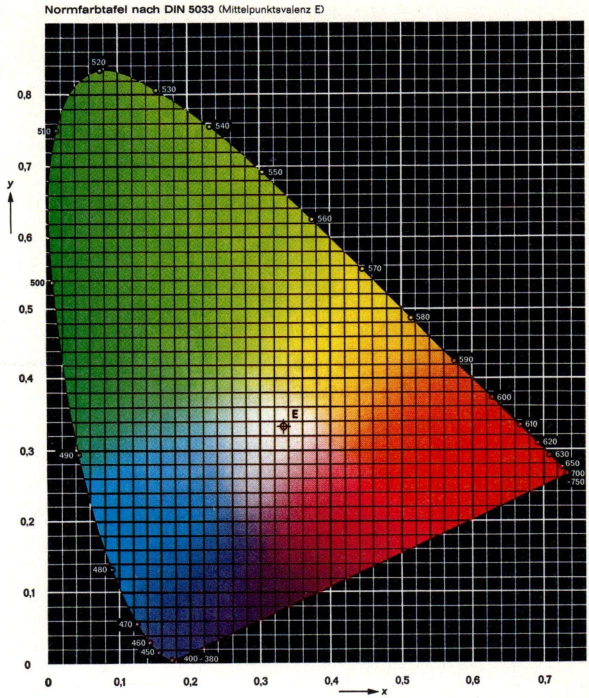

Abb. 5-21. *Normfarbtafel* nach DIN 5033. Der Weißbereich liegt um den Punkt E. Die Basis des „Farbendreiecks" bilden die Purpurtöne, die im Spektrum nicht vorkommen, sondern durch eine additive Mischung der Spektralfarben Blau und Rot entstehen

0,01‰ der Menschen sind ***total farbenblind***. Diese Menschen können nur verschiedene Graustufen wahrnehmen („Monochromaten"), da sie genetisch bedingt nur ein Sehfarbstoffsystem haben. Die Stäbchen und Zapfen der Monochromaten enthalten nur den Sehfarbstoff Rhodopsin (s. S. 210).

An dieser Stelle sollen die beiden wichtigsten ***Theorien des Farbensehens*** erwähnt werden: Die ***trichromatische Theorie*** des Farbensehens von Young und Helmholtz postuliert drei verschiedene Zapfentypen, die als unabhängige Empfängersysteme des photopischen Sehens arbeiten und deren Signale gemeinsam in einem neuronalen Helligkeitssystem und in einem neuronalen Farbsystem verrechnet werden. Für die Richtigkeit dieser Theorie sprechen neben der Farbmischgleichung (3) die auf S. 211 erwähnten Befunde über drei verschiedene Zapfensehfarbstoffe und die spektrale Empfindlichkeit des Receptorpotentials verschiedener Zapfen (s. Abb. 5-26).

Die ***Gegenfarbentheorie*** („Vierfarbentheorie“) von E. Hering postuliert antagonistische neuronale Prozesse mit den Gegenfarben Grün-Rot und Gelb-Blau sowie einem ebenfalls antagonistisch organisierten Schwarz-Weißsystem. Die auf S. 218 beschriebenen Befunde über die Organisation der receptiven Felder farbspezifischer Neurone der Retina und des Corpus geniculatum laterale stützen neben zahlreichen sinnespsychologischen Messungen die Richtigkeit der Gegenfarbentheorie. Die trichromatische Theorie des Farbensehens und die Gegenfarbentheorie sind also auf verschiedenen Ebenen des afferenten visuellen Systems „richtig“. Daß eine Synthese der beiden wichtigsten, konkurrierenden Theorien des Farbensehens möglich ist, wurde schon Anfang dieses Jahrhunderts in der ***Zonentheorie*** des Freiburger Physiologen v. Kries gezeigt. Eine Weiterentwicklung der Gegenfarbentheorie stellt die Farbentheorie von Land dar, der für ein Muster aus vielen unterschiedlichen Farben zeigen konnte, daß die wahrgenommene Farbe vor allem vom Verhältnis der chromatischen Reflektion eines Farbfeldes zu der Summe aller benachbarten chromatischen Kontraste abhängt. Diese Bedingung erklärt die hohe Farbkonstanz der Objekte unserer natürlichen Umwelt auch bei sehr unterschiedlicher chromatischer Zusammensetzung des Lichtes.

Binocularsehen. Ein in der visuellen Umwelt mit den Augen fixierter Gegenstand erscheint uns im wesentlichen derselbe, wenn er nur mit dem rechten, nur mit dem linken Auge oder mit beiden Augen gesehen wird. Die Vereinigung der beiden monocularen Bilder eines Gegenstandes wird ***binoculare Fusion*** genannt. Beim Binocularsehen eines dreidimensionalen Gegenstandes in der Nähe erhöht sich im Vergleich zum Monocularsehen der ***räumliche Tiefeneindruck.*** Da sich die Augen an verschiedenen Stellen des Kopfes befinden, ist dann die Abbildung der Umwelt auf beiden Retinae aus geometrisch-optischen Gründen geringfügig unterschiedlich. Die ***relative*** Differenz der Bilder, die von einem Gegenstand auf der rechten und der linken Netzhaut entstehen, ist dabei um so größer, je näher der fixierte Gegenstand ist. Diese Differenz der Bilder ist eine wichtige Voraussetzung für die Wahrnehmung der räumlichen Tiefe ***(Stereoskopie).*** Auf Grund von Größenunterschieden, Überdeckungen, Dunsteffekten und parallaktischen Verschiebungen bei Kopfbewegungen kann man auch monocular einen gewissen räumlichen Tiefeneindruck gewinnen, der vor allem für Gegenstände in größerer Entfernung wichtig ist.

Sie können die unterschiedliche Abbildung der visuellen Umwelt auf den beiden Retinae leicht durch den folgenden Versuch feststellen: Strecken Sie den rechten Arm aus und fixieren Sie Ihren rechten, aufwärts ausgestreckten Daumen zunächst binocular, und danach abwechselnd monocular mit dem linken und mit dem rechten Auge. Beim monocularen Wechsel verschiebt sich der Daumen scheinbar gegen den Hintergrund („Daumensprung"). Daraus folgt, daß die Abbildung der Welt auf dem linken Auge unterschiedlich von der Abbildung auf dem rechten Auge ist.

Eine ***Störung der binocularen Fusion*** entsteht wenn man durch leichten Druck mit dem Finger die ***Position eines Auges in der Augenhöhle*** verändert und gleichzeitig einen Gegenstand fixiert. Der Gegenstand bildet sich an einer „falschen" Stelle der Retina des verschobenen Auges ab; man sieht ***Doppelbilder,*** die binoculare Fusion ist aufgehoben.

Das binoculare Einfachsehen entsteht also nur dann, wenn die Bilder des binocular fixierten Gegenstandes auf ganz bestimmte Netzhautareale beider Augen fallen, die ***korrespondierenden Netzhautstellen.*** Näherungsweise lassen sich diese durch die Konstruktion des Cyclopenauges ermitteln (Abb. 5-22). Das Cyclopenauge befindet sich in der Mitte zwischen dem linken und dem rechten Auge. Die Retinae beider Augen überdecken sich im Cyclopenauge derart, daß die Mittelpunkte der Foveae centrales aufeinanderliegen und für die Retina jedes Auges die normale Lage im Kopf beim Blick nach Geradeaus eingehalten wird. Alle Netzhautstellen, die sich dann im Cyclopenauge überdecken, sind korrespondierende Netzhautstellen für das Binocularsehen. Aus dem oben beschriebenen einfachen Experiment folgt der unten noch zu modifizierende Schluß: Fällt das Bild eines Gegenstandes beim Binocularsehen auf korrespondierende Netzhautstellen, so wird der Gegenstand ***einfach*** gesehen; fällt das Bild jedoch auf nichtkorrespondierende Netzhautstellen, so müßte der Gegenstand ***doppelt*** gesehen werden.

Den korrespondierenden Netzhautstellen entspricht im Raum eine gekrümmte Fläche, die durch die Knotenpunkte des optischen Systems beider Augen und den jeweiligen Fixationspunkt geht. Diese Fläche im Raum wird ***Horopter*** genannt; ihr horizontaler Schnitt ist der Horopterkreis (Abb. 5-22). Die Lage des Horopters wird durch die Konvergenz der Sehachsen bestimmt, d.h. durch die Lage des binocularen Fixationspunktes. Die Bilder aller Punkte des binocularen Sehraumes, die nicht auf dem Horopter liegen, fallen auf nicht-korrespondierende Netzhautstellen. Gegenstände, die nicht in der Horopterfläche liegen, müßten daher doppelt gesehen werden. Die Lage der Doppelbilder dieser Gegenstände kann anhand der Konstruktion der Abb. 5-22 ermittelt werden: Das Objekt liegt in diesem Fall ***außerhalb*** des Horopters. Im rechten Auge liegt das Bild des Gegenstandes ***links*** von der Fovea centralis, im linken Auge dagegen ***rechts*** von der Fovea centralis. Die Bilder des Objektes fallen also auf der linken und der rechten Netzhaut auf nicht-korrespondierende Netzhautstellen. Die relative ***Lage*** der Doppel-

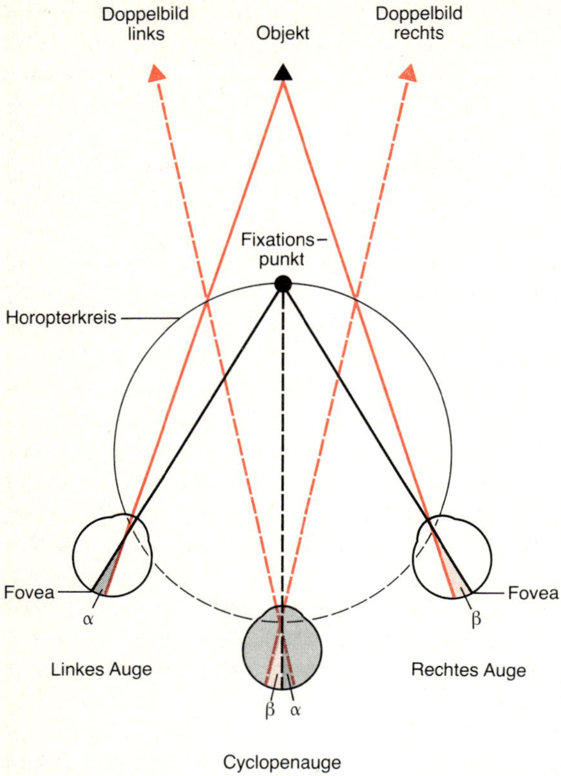

Abb. 5-22. Schema des ***Binocularsehens*** und Konstruktion des ***Cyclopenauges.*** Der Gegenstand (Objekt) befindet sich außerhalb der Horopterfläche. Sein Bild projiziert sich im linken Auge rechts von der Fovea centralis. Beim Binocularsehen entstehen ungekreuzte Doppelbilder, deren Lage durch die Projektion der Retina des linken und rechten Auges auf die gedachte Retina des Cyclopenauges bestimmt werden kann

bilder kann ebenfalls an der Abb. 5-22 ermittelt werden. Man unterscheidet ***gekreuzte*** und ***ungekreuzte*** Doppelbilder. Für das Objekt in der Abb. 5-22, das außerhalb des Horopterkreises liegt, entstehen ***ungekreuzte*** Doppelbilder. Dies bedeutet, daß das linke Auge das Bild links vom Fixationspunkt sieht, das rechte Auge das Bild rechts vom Fixationspunkt. ***Gekreuzte*** Doppelbilder entstehen dagegen, wenn der Gegenstand zwischen den Augen und dem Horopter liegt.

Die Entstehung von gekreuzten und ungekreuzten Doppelbildern kann einfach mit dem „Zweifingerversuch" demonstriert werden: Halten Sie dazu Ihren rechten Zeigefinger in etwa 20 cm horizontaler Distanz vor die Augen und davor Ihren linken Zeigefinger in etwa 50 cm Distanz. Fixieren Sie zunächst den näheren, rechten Zeigefinger. Sie sehen den ferneren, linken Zeigefinger doppelt. Schließen Sie dann abwechselnd das linke und das rechte Auge. Sie stellen fest, daß die Doppelbilder ***ungekreuzt*** sind (Abb. 5-22). Als nächstes fixieren Sie den ferneren Zeigefinger; jetzt erscheint der nähere Zeigefinger doppelt. Beim abwechselnden Schließen des linken und des rechten Auges stellen Sie ***gekreuzte*** Doppelbilder fest. Versuchen Sie, analog zu der Abb. 5-22 die Lage der Doppelbilder bei Fixation des näheren Zeigefingers zu konstruieren.

Aus den bisherigen Beobachtungen müßte geschlossen werden, daß alle Gegenstände im Raum, die nicht auf korrespondierenden Netzhautstellen abgebildet werden, weil sie innerhalb oder außerhalb des Horopters liegen, zur Wahrnehmung von Doppelbildern führen müssen. Störende Doppelbilder treten jedoch beim freien Umherblicken in einer gut strukturierten visuellen Umwelt nicht auf. Daher muß es Mechanismen geben, durch welche die Wahrnehmung von Doppelbildern verhindert wird. Einer dieser Mechanismen ist die geringe Sehschärfe für die Wahrnehmung mit der Netzhautperipherie (s. S. 195). Als zweite Ursache wird ein ***binocularer Hemmungsmechanismus*** im zentralen visuellen System angenommen, durch den die Wahrnehmung der Doppelbilder wechselseitig unterdrückt wird. Wenn Sie unterschiedliche Gegenstände mit der ***Fovea centralis*** Ihres linken und Ihres rechten Auges sehen, können Sie den binocularen Hemmungsmechanismus beobachten: Fertigen Sie sich dazu zwei etwa 30 cm lange Rohre von 3–4 cm Durchmesser an und betrachten Sie gleichzeitig mit dem einen Auge durch das eine Rohr eine Briefmarke, mit dem anderen durch das andere Rohr ein 10-Pfennig-Stück. Mit diesen, für jedes Auge stark unterschiedlichen Reizmustern tritt keine binoculare Fusion ein, d. h. Sie sehen keinen einheitlichen „Briefmarkenpfennig". Infolge der binocularen Hemmungsmechanismen kommt es zum ***„binocularen Wettstreit"***, d. h. einer abwechselnden Wahrnehmung von Briefmarke oder Münze. Teile beider Reizmuster können auch gleichzeitig, jedoch nur ***nebeneinander*** sichtbar sein. Beim binocularen Wettstreit sind in der Regel Konturen effektiver als gleichmäßig getönte Flächen. Dies läßt sich durch die auf S. 214–216 besprochene stärkere Aktivierung der Nervenzellen des afferenten visuellen Systems durch Kontrastgrenzen im Vergleich zur Aktivierung durch homogene Flächen erklären.

Räumliches Sehen. Obgleich jeder größere dreidimensionale Gegenstand, der binocular fixiert wird, auf Grund der oben besprochenen geometrisch-optischen Bedingungen in der Fovea centralis jedes Auges ein etwas unterschiedliches Bild entwirft, sehen wir normalerweise diesen Gegenstand mit beiden Augen nicht doppelt, sondern einfach und

räumlich ausgedehnt. Die bei normaler Kopfstellung auftretende „horizontale“ Abweichung der beiden Abbildungen des Gegenstandes auf der Netzhaut jedes Auges von den geometrisch exakt korrespondierenden Netzhautstellen wird ***Querdisparation*** genannt. Die Querdisparation ist eine wichtige Voraussetzung für das binoculare räumliche Sehen. Der Grad der Querdisparation bestimmt, wie stark der Eindruck räumlicher Tiefe ist. Die oben besprochene funktionelle Bedeutung korrespondierender Netzhautstellen muß also modifiziert werden: Erst wenn ein bestimmtes Ausmaß von Querdisparation überschritten wird, zerfällt das binocular einheitlich gesehene räumliche Bild eines Gegenstandes in Doppelbilder. Für das stereoskopische binoculare Einfachsehen sind also nicht korrespondierende ***Punkte*** in der Netzhaut jedes Auges einander funktionell zugeordnet, sondern jeweils ***Areale,*** die einige Winkelgrade Ausdehnung haben. Die räumliche Querdisparation der Bilder eines Gegenstandes nimmt aus geometrischen Gründen mit der Distanz des Gegenstandes von den Augen ab. Daher ist eine differenzierte Tiefenwahrnehmung für Gegenstände in größerer Entfernung nicht mehr möglich. Das ***Scherenfernrohr*** vergrößert funktionell den Augenabstand neben der Vergrößerung der Gegenstände und verbessert dadurch die räumliche Tiefenwahrnehmung. Den Einfluß der Querdisparation auf die Tiefenwahrnehmung können Sie anhand der Abb. 5-23 ermitteln: Fixieren Sie dazu einen gedachten Punkt hinter dem Buch derart, daß die beiden großen Kreise binocular verschmelzen. Sie sehen dann drei große Kreise, den mittleren mit zwei Augen. Im mittleren Kreis erscheint Ihnen der kleine Kreis etwa 1–2 cm vor dem größeren Kreis im Raum zu schweben. Seine querdisparate Abbildung in jedem Auge ergibt sich durch die unterschiedlich asymmetrische Lage zum Mittelpunkt des großen Kreises.

Gestaltwahrnehmung. Beim Umherblicken in einem visuell gut strukturierten Raum nehmen wir keine voneinander isolierten „Reize“ wahr, sondern Gegenstände und ihre Beziehungen zueinander („Sachverhalte“). Die „Zerlegung“ der sinnesphysiologischen Mechanismen bei der Wahr-

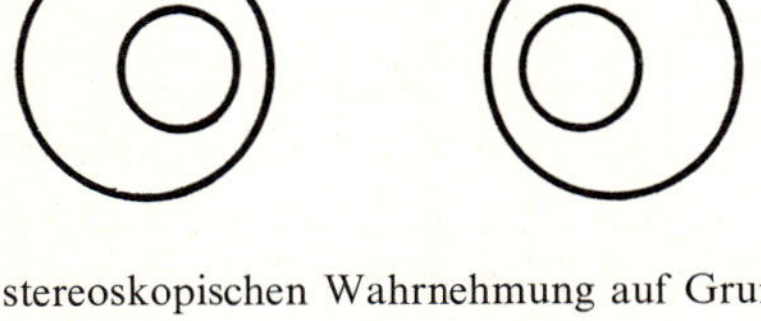

Abb. 5-23. Vorlage zur stereoskopischen Wahrnehmung auf Grund von ***Querdisparation.*** Erklärung s. Text

nehmung in einfache Prozesse (Sinneseindrücke, s. S. 5), wie sie in den vorausgehenden Abschnitten geschildert wurde, hat sich als eine zweckmäßige Verfahrensweise der Sinnesphysiologie bewährt und besonders zum Verständnis der Funktion der peripheren Sinnesorgane beigetragen. Die diesem Vorgehen zugrunde liegende Hypothese, daß die Wahrnehmung einer komplexen Gestalt sich auf sinnesphysiologisch elementare Mechanismen in der Netzhaut und im afferenten visuellen System zurückführen läßt, wurde durch direkte neurophysiologische Messungen in diesen Systemen gestützt (s. Abschnitt 5-3).

Wie aus den elementaren neurophysiologischen Mechanismen, die bisher im visuellen System gefunden wurden, die ***Wahrnehmung einer geschlossenen Gestalt*** zustandekommt, ist dagegen noch ungeklärt. Gleiches gilt für die phänomenale Invarianz der wahrgenommenen Gegenstände. Darunter versteht man die jedem bekannte Tatsache, daß zum Beispiel eine auf einem Tisch stehende Teekanne vom Beobachter jeweils als die gleiche wahrgenommen wird, unabhängig davon, wie hell und durch welche Lichtquelle sie beleuchtet wird, an welcher Stelle des Gesichtsfeldes des Beobachters sie sich befindet, ob sie mit einem oder zwei Augen gesehen wird, nahe oder ferne ist und wie sie relativ zum Beobachter gedreht ist. Die Teekanne wird immer ganz und in „richtiger“ Form wahrgenommen, auch wenn nur ein Teil und dieser in perspektivischer Verzerrung gesehen wird.

Wie für die elementaren Mechanismen der Farb- und Hell-Dunkelwahrnehmung treten auch bei der Gestaltwahrnehmung Ergänzungs- und Kontrastprozesse auf, die unter bestimmten Bedingungen zu Sinnestäuschungen führen. Einige solcher Sinnestäuschungen sind in Abb. 5-24 demonstriert: Die wahrgenommene Länge und die Krümmung einer Strecke wird nicht nur von ihrem „objektiven“ Verlauf, sondern auch vom Winkel und der Länge der sie überkreuzenden oder angrenzenden Strecken bestimmt (Abb. 5-24a, b). Konturen einfacher Gestalten werden ergänzt, man sieht eine Grenze, wo „objektiv“ nichts ist (Abb. 5-24c). Die wahrgenommene Größe hängt von der Größe der benachbarten Figuren in der Umgebung ab (Abb. 5-24d). Systematische Untersuchungen der Gestaltpsychologie, besonders im ersten Viertel dieses Jahrhunderts, haben die Regelhaftigkeit der visuellen Wahrnehmung komplexer Gestalten nachgewiesen. Da die Neurophysiologie diese Regeln bisher nur unvollständig oder überhaupt nicht erklären kann, sei an dieser Stelle auf eine eingehende Darstellung verzichtet. Auf S. 228 werden neurophysiologische Befunde beschrieben, die ein erster Ansatz sind zum Verständnis der physiologischen Mechanismen bei der Wahrnehmung komplexer visueller Gestalten.

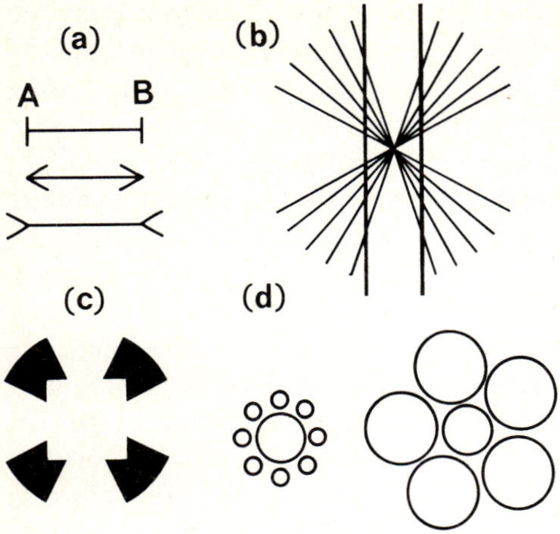

Abb. 5-24 a-d. Beispiele für Sinnestäuschungen bei der Gestaltwahrnehmung **a** Die Strecke AB ist für den Doppelpfeil und die Doppelgabel objektiv gleich, erscheint jedoch verschieden groß **b** Die beiden vertikalen dicken Striche sind parallel und gerade; messen Sie dies mit einem Lineal nach **c** Das weiße Quadrat in der Mitte entsteht durch Gestaltergänzung **d** Die beiden Kreise in der Mitte sind jeweils gleich groß

F 5.6 Der visuelle Simultankontrast beim Hell-Dunkel-Sehen ist
- a) eine Urteilstäuschung, die durch Nachdenken leicht verhindert werden kann,
- b) durch eine Störung im dioptrischen Apparat des Auges bedingt,
- c) ein durch Lernen erworbener Mechanismus,
- d) ein durch laterale Inhibitionsmechanismen in der Netzhaut und im zentralen visuellen System bedingter Effekt.

F 5.7 Welche Aussagen sind für die Sehschärfe des normal sehenden Menschen richtig?
- a) Die Sehschärfe ist im helladaptierten Zustand für den Bereich der Fovea centralis am größten.
- b) Die Sehschärfe ist bei Helladaptation besser als im dunkeladaptierten Zustand.
- c) Die Sehschärfe an der Stelle schärfsten Sehens wird Visus genannt.
- d) Die Sehschärfe für den Bereich des blinden Flecks ist 1,0 [Winkelminuten^{-1}].
- e) Die Sehschärfe kann mit Landolt-Ringen bestimmt werden.
- f) Bei Blendung ist die Sehschärfe reduziert.

F 5.8 Wie groß ist der Visus, wenn bei der Prüfung ein Landolt-Ring mit der Öffnung $\alpha = 0{,}8$ Winkelminuten richtig erkannt wird?
Antwort: . . . [ ].

F 5.9 Welche Mechanismen sind für das normale stereoskopische Sehen mit zwei Augen notwendig?

a) Binoculare Fusion
b) Helladaptation
c) Dunkeladaptation
d) Binoculare Hemmung störender Doppelbilder (binocularer Wettstreit)
e) Querdisparation
f) Gleicher Farbeindruck auf beiden Augen

F 5.10 Unter ***korrespondierenden Netzhautarealen*** versteht man

a) das Verhältnis von receptivem Feldzentrum und receptiver Feldperipherie,
b) die für normales Binocularsehen einander zugeordneten Areale in beiden Retinae,
c) die Areale in einer Retina, die jeweils den gleichen Abstand von der Fovea centralis haben,
d) Netzhautareale, in denen nur Zapfen vorhanden sind.

F 5.11 Der ***Horopter*** ist

a) der Bereich des Gesichtsfeldes, der sich auf die Fovea centralis projiziert,
b) jener Bereich des binocularen Gesichtsfeldes, der sich auf beide Foveae centrales projiziert,
c) eine gedachte Fläche im Raum, deren Punkte sich auf geometrisch korrespondierenden Netzhautstellen beider Retinae abbilden,
d) jener Bereich der Umwelt, der außerhalb des binocularen Gesichtsfeldes liegt.
e) Keine der Aussagen ist richtig.

F 5.12 Welche der folgenden Aussagen sind richtig?

a) Fallen drei verschiedene, monochromatische Lichtreize auf einen Photoreceptor des Auges, so entsteht eine additive Farbmischung.
b) Fallen zwei verschiedene monochromatische Lichtreize auf einen Photoreceptor des Auges, so entsteht eine subtraktive Farbmischung.
c) Wenn ein Maler Rot und Gelb zu Orange mischt, so hat er eine subtraktive Farbmischung hergestellt.
d) Wenn ein Maler Gelb und Blau zu Grün mischt, so hat er eine additive Farbmischung hergestellt.

e) Die Menge aller Farbtöne selbstleuchtender Lichtquellen, die der Normalsichtige wahrnehmen kann, läßt sich durch eine Farbmischungsgleichung aus drei Spektralfarben (Primärvalenzen) hinreichend und eindeutig beschreiben.

5.3 Neurophysiologie des Sehens

Der photochemische Primärprozeß. Der dioptrische Apparat des Auges entwirft auf der Netzhaut ein umgekehrtes und verkleinertes Bild der Umwelt. Ist dieses Bild gut strukturiert, so fällt pro Zeiteinheit auf die mosaikförmig nebeneinander liegenden Photoreceptoren eine jeweils unterschiedliche Zahl von ***Lichtquanten (Photonen)*** von unterschiedlicher Energie. Die Photonen werden zum Teil von den in den Membranscheibchen (Abb. 5-10) der Photoreceptoren eingelagerten Sehfarbstoffmolekülen absorbiert. Jedes Sehfarbstoffmolekül kann ***ein*** Photon absorbieren und gerät dadurch in einen Zustand höherer Energie. Mit einer Wahrscheinlichkeit von etwa 0,5 („Quantenausbeute“) wird dadurch eine Konfigurationsänderung und ein mehrstufiger ***Zerfallsprozeß*** des Sehfarbstoffmoleküls eingeleitet. Der Sehfarbstoff der Stäbchen (Rhodopsin) besteht aus einem Eiweiß (Opsin) und Retinal 1, dem Aldehyd des Vitamins A_1. Das ***Absorptionsmaximum*** des Rhodopsin-Moleküls liegt bei $\approx$ 500 nm. Nach Lichtabsorption zerfällt Rhodopsin in das farblose Opsin und Vitamin A_1. Die Zusammensetzung der Sehfarbstoffe in den Zapfen ist im einzelnen noch nicht geklärt. Man vermutet jedoch einen ähnlichen Aufbau wie für das Rhodopsin. In den Zapfen der menschlichen Netzhaut konnten drei verschiedene Zapfenfarbstoffe nachgewiesen werden. Ihre Absorptionsmaxima liegen bei etwa 445, 535 und 570 nm. In der menschlichen Netzhaut enthält jeder Zapfen jeweils nur ***einen*** der drei Sehfarbstoffe.

Der durch Photonenabsorption eingeleitete Zerfall der Sehfarbstoffmoleküle ist die erste Stufe des ***Transduktionsprozesses*** (s. S. 85) des Sehens, der alle weiteren neurophysiologischen Erregungsprozesse einleitet. Die molekulare Konfigurationsänderung der Sehfarbstoffmoleküle erhöht vermutlich den ***Calciumleitwert*** der Scheibchenmembran, so daß Calciumionen oder eine andere, noch unbekannte intracelluläre Transmittersubstanz aus dem Inneren der Membranscheibchen in den Intracellulärraum des Außengliedes der Photoreceptoren diffundieren. Dort findet eine Wechselwirkung mit Molekularreceptoren an den „Natrium-Kanälen“ der ***Außenmembran*** des Außengliedes statt, wodurch deren Natriumleitwert abnimmt. Diese Leitwertänderung ist für das unten besprochene ***Receptorpotential*** der Photoreceptoren verantwortlich.

Die zerfallenen Sehfarbstoffmoleküle werden durch ***chemische, energieverbrauchende*** Prozesse über verschiedene Zwischenstufen wieder aufgebaut. Mit Hilfe einer „Membranpumpe" wird das Calcium in den Innenraum der Membranscheibchen zurückgepumpt. Bei ***konstanter Belichtung*** stellt sich ein ***Gleichgewicht*** zwischen dem photochemischen Zerfall der Sehfarbstoffe und ihrem chemischen Wiederaufbau ein. Dieses ***Reaktionsgleichgewicht*** ist eine physiko-chemische Grundlage der Hell-Dunkeladaptation: Mit der Abnahme der Adaptationsleuchtdichte nimmt die Konzentration der Sehfarbstoffe in den Photoreceptoren zu.

Das Receptorpotential. Wird mit Mikroelektroden von der Oberfläche eines einzelnen Photoreceptors oder aus seinem Inneren während totaler Dunkelheit registriert, so beobachtet man einen relativ starken elektrischen Stromfluß durch die Zellmembran („Dunkelstrom"). Im Dunkeln ist das Ruhepotential der Photoreceptoren nur −20 bis −40 mV groß. Belichtet man den Photoreceptor, so stellt man eine ***Hyperpolarisation*** des Ruhepotentials fest, d. h. eine Zunahme der elektrischen Negativität des Zellinneren im Vergleich zum Extracellulärraum. Gleichzeitig nimmt der elektrische Stromfluß durch die Membran der Photoreceptoren ab. Der Membranwiderstand hat sich also durch Belichtung erhöht. Die Hyperpolarisation des Receptorpotentials bei adäquater Reizung (Belichtung) ist eine Besonderheit der Photoreceptoren der Vertebratenretina. In allen anderen bisher untersuchten Receptoren geht Erregung in der Regel mit einer ***Depolarisation*** des Membranpotentials einher, dessen „Ruhewert" in diesen Receptoren zwischen −60 und −80 mV liegt (s. Abschnitt 3.1, S. 82 f.).

Die Amplitude A des durch Belichtung ausgelösten hyperpolarisierenden Receptorpotentials ist umso größer, je höher die Lichtintensität I relativ zu einem vorgegebenen Adaptations- bzw. Schwellenwert I_s ist (Abb. 5-25):

$$A = k \log \frac{I}{I_s} \text{ [mV]}.$$

Die ***spektrale Empfindlichkeit*** des Receptorpotentials einzelner Photoreceptoren der Wirbeltierretina wurde mit energiegleichem, monochromatischem Licht verschiedener Wellenlänge ermittelt. Bei diesen Messungen wurde mit Mikroelektroden intracellulär aus einzelnen Photoreceptoren abgeleitet. Die Abb. 5-26 zeigt, wie in einem solchen Experiment die Amplitude des Receptorpotentials in einem größeren Kollektiv untersuchter Receptoren von der Wellenlänge abhängt. Auch bei diesen Messungen lassen sich drei verschiedene Klassen von Zapfen unterscheiden. Das Reaktionsmaximum der Stäbchen liegt entsprechend dem Maximum der spektralen Absorption von Rhodopsin bei etwa

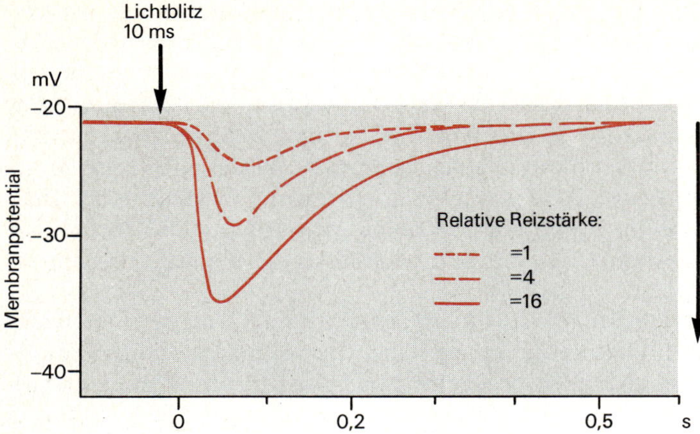

Abb. 5-25. Receptorpotential eines einzelnen Zapfens aus der Schildkrötenretina. Reaktion auf drei kurze Lichtblitze von verschiedener Reizstärke [nach Baylor und Fuortes: J. Physiol. (Lond.) ***207***, 77–92 (1970)]

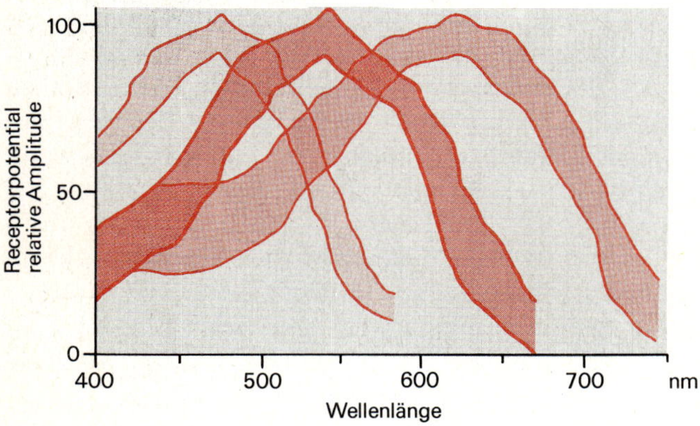

Abb. 5-26. Spektrale Empfindlichkeitskurve der drei Zapfentypen in der Fischretina (Karpfen). Auf der Ordinate ist die relative Amplitude des Receptorpotentials (maximale Antwort mit 100% normiert), auf der Abscisse die Wellenlänge des jeweils energiegleichen monochromatischen Reizlichtes aufgetragen. Trotz erheblicher Streuung der Einzelbefunde lassen sich drei verschiedene Zapfentypen unterscheiden, deren Streubereich in den Kurven dargestellt ist [nach Tomita et al.: Vision Res. *7*, 519–531 (1967)]

500 nm. Diese neurophysiologischen Resultate bestätigen die oben erwähnten Hinweise auf die Existenz unterschiedlicher Sehfarbstoffe in Stäbchen und Zapfen und das Vorkommen von drei verschiedenen Zapfentypen in der Vertebratennetzhaut. Sie sind insgesamt eine Be-

stätigung der auf S. 201 besprochenen ***trichromatischen Theorie*** des Farbensehens.

Die Signalverarbeitung in den Horizontalzellen, Bipolarzellen und Amakrinen. Im Tierexperiment kann man mit Mikropipetten das Membranpotential der retinalen Nervenzellen intracellulär messen. Die retinalen Neurone bilden durch mannigfaltige synaptische Kontakte ein dicht geknüpftes neuronales Netzwerk (s. Abb. 5-10). Im Neuronennetz der Retina unterscheidet man ***zwei Signalflußrichtungen***, die direkte ***Hauptsignalflußrichtung*** {Receptoren → Bipolarzellen → Ganglienzellen} und die ***laterale Signalübertragung*** in den Schichten der Horizontalzellen bzw. der Amakrinen (s. Abb. 5-10). In den Horizontalzellen, Bipolarzellen und Amakrinen erfolgt die Signalverarbeitung durch langsame Membranpotentialänderungen ohne Umwandlung des Membranpotentials in Impulsfolgen von Aktionspotentialen. Das Ausmaß der Freisetzung von synaptischer Transmittersubstanz (s. Grundriß der Neurophysiologie, Kap. 3) hängt in diesen Neuronen offenbar direkt vom Membranpotential der synaptischen Endstrukturen ab. Die Abb. 5-10 zeigt schematisch die „Verarbeitung" der Signale im Netzwerk des retinalen Neuronensystems. Das Resultat dieser Signalverarbeitung ist die im folgenden besprochene funktionelle Organisation in den receptiven Feldern der retinalen Ganglienzellen.

Neurophysiologie retinaler Ganglienzellen. Als ***receptive Einheit*** bezeichnet man alle neuronalen Elemente, die mit ***einer*** Nevenzelle eines afferenten sensorischen Systems verknüpft sind. Die receptive Einheit einer retinalen Ganglienzelle besteht also aus allen mit dieser retinalen Ganglienzelle direkt oder indirekt verbundenen Receptoren, Bipolarzellen, Horizontalzellen und Amakrinen. Wie aus Abb. 5-10 hervorgeht, umfaßt die receptive Einheit einer Ganglienzelle ein größeres Areal in der Netzhaut. Die receptive Einheit bildet die anatomische Grundlage der ***receptiven Felder*** retinaler Ganglienzellen. Im Gegensatz zu den Receptoren, Horizontalzellen und Bipolarzellen, an deren Membran die Signalverarbeitung nur durch langsame Potentiale ohne Entstehung von Impulsen erfolgt, bildet die Membran der Ganglienzellen ***Aktionspotentiale.*** Die Aktionspotentiale werden auf den Axonen der retinalen Ganglienzellen in das Zentralnervensystem übertragen. Diese Axone bilden den ***Sehnerven,*** der durch die Augenhöhle und die knöcherne Wand des Schädels in den Schädelinnenraum zieht und im Bereich des Zwischenhirns in das Gehirn eintritt.

Zur Messung der funktionellen Organisation der receptiven Felder retinaler Ganglienzellen kann man die Aktionspotentiale ihrer Axonen im

Sehnerven mit Mikroelektroden registrieren. Jeder Ganglienzelle des Auges ist innerhalb des ***Gesichtsfeldes*** (s. S. 175) ein kleines Areal zugeordnet, aus dem mit geeigneten Lichtreizen ein Erregungs- und/oder Hemmungsprozeß ausgelöst werden kann. Dieses Areal heißt ***receptives Feld*** (RF). Die receptiven Felder benachbarter Ganglienzellen der Netzhaut überlappen sich erheblich. Prüft man mit unbunten Lichtreizen, die an verschiedene Stellen eines receptiven Feldes projiziert werden, die Reaktion zahlreicher retinaler Ganglienzellen, so kann man zunächst zwei große Neuronenklassen unterscheiden: die ***On-Zentrum-Neurone*** und die ***Off-Zentrum-Neurone.*** Beide Neuronenklassen bestehen aus zwei Untertypen: die phasisch reagierenden Neurone (on I, off I) und die tonisch reagierenden Neurone (on II, off II). In der helladaptierten Säugetiernetzhaut haben on- und off- Zentrum-Neurone receptive Felder, die sich in ein funktionell unterschiedliches ***RF-Zentrum*** und eine ***RF-Peripherie*** unterteilen lassen (Abb. 5-27). Bei den On-Zentrum-Neuronen bewirkt die Belichtung des ***RF-Zentrums*** eine Erregung, d.h. eine Zunahme der Impulsfrequenz der Aktionspotentiale, Belichtung der ***RF-Peripherie*** dagegen eine Hemmung, d.h. eine Abnahme der Impulsfrequenz der Aktionspotentiale (Abb. 5-27). Bei gleichzeitiger Belichtung von RF-Zentrum und RF-Peripherie dominiert in der Regel die Reaktion aus dem RF-Zentrum. Ausschalten des kleinen Lichtreizes löst im RF-Zentrum eine Hemmung, in der RF-Peripherie dagegen eine Aktivierung aus.

Die receptiven Felder der ***Off-Zentrum-Neurone*** sind ebenfalls „antagonistisch" organisiert und näherungsweise spiegelbildlich zu den receptiven Feldern der On-Zentrum-Neurone: Belichtung des RF-Zentrums bewirkt eine Hemmung, „Licht aus" im RF-Zentrum dagegen eine Aktivierung. Belichtung der RF-Peripherie führt zu einer Aktivierung, „Licht aus" in der RF-Peripherie dagegen zu einer Hemmung (Abb. 5-27).

Neurophysiologie des Simultankontrastes. Aus der funktionellen Organisation der retinalen receptiven Felder kann die Entstehung des oben besprochenen Simultankontrastes beim Hell-Dunkelsehen (s. S. 190) abgeleitet werden. Die Abb. 5-28 zeigt schematisch die Veränderung der neuronalen Reaktion eines retinalen On-Zentrum-Neurons, wenn eine Hell-Dunkelgrenze an verschiedenen Stellen in das receptive Feld projiziert wird. Die angegebenen Zahlen sind Relativwerte der neuronalen Erregung bzw. Hemmung. Befindet sich die Hell-Dunkelgrenze in Position A, so werden RF-Peripherie und RF-Zentrum durch den Lichtreiz gleichmäßig beleuchtet. Es überwiegt beim On-Zentrum-Neuron die neuronale Aktivierung aus dem Feldzentrum (relative Erregung = 4). Befindet sich die Hell-Dunkelgrenze dagegen in Position B, so wird nur ein Teil des hemmenden Umfeldes beleuchtet. Die Hemmung

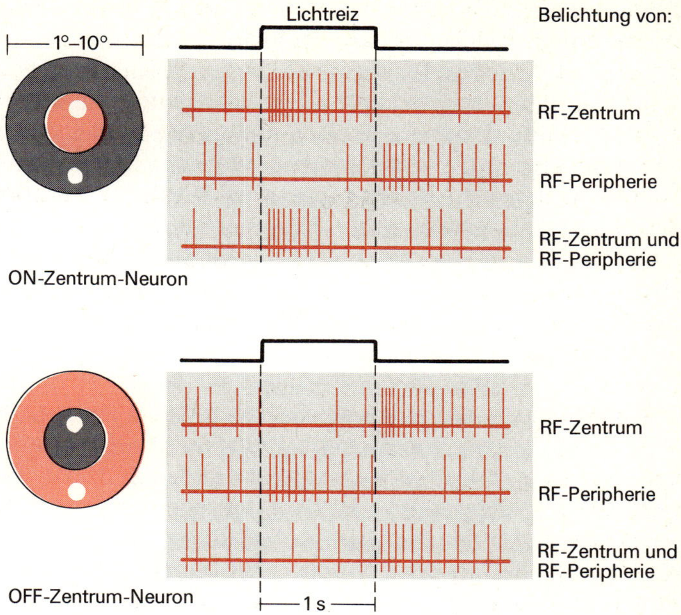

Abb. 5-27. Funktionelle Organisation receptiver Felder der Ganglienzellen in der Säugetiernetzhaut. Zur Analyse der receptiven Felder werden weiße Lichtpunkte (schwarz gezeichnet) entweder in das RF-Zentrum (C) oder in die RF-Peripherie (P) projiziert

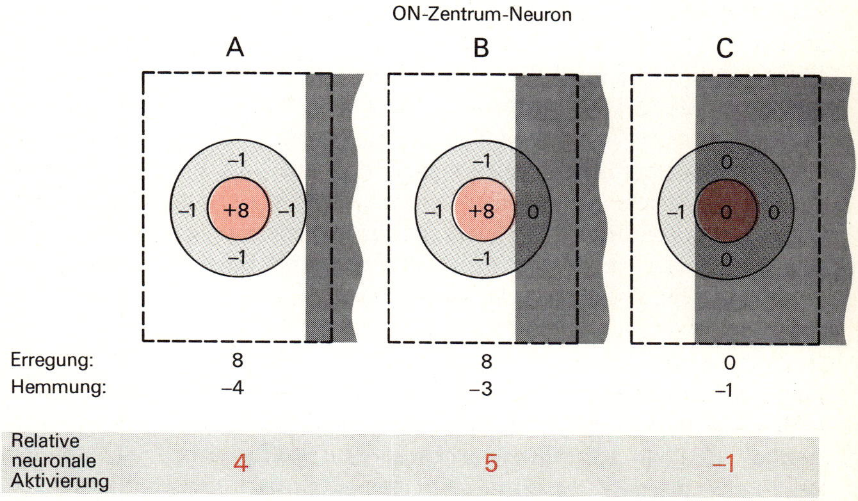

Abb. 5-28. Schema zur Entstehung der Simultankontrastaktivierung eines On-Zentrum-Neurons. Nähere Erklärung s. Text

ist also geringer als für den Lichtreiz in Position A, woraus eine relativ stärkere neuronale Erregung resultiert (= 5). Befindet sich die Hell-Dunkelgrenze in Position C, so wird nur ein kleiner Teil des hemmenden Umfeldes beleuchtet, während das RF-Zentrum dunkel bleibt. Insgesamt kommt dann eine Hemmung der neuronalen Spontanaktivität zustande. Die neuronale Aktivierung ist also am stärksten, wenn die Hell-Dunkelgrenze an der Grenze zwischen RF-Zentrum und RF-Peripherie liegt (Position B). Unter der gut begründeten Annahme, daß das Ausmaß der subjektiven Empfindung „hell" mit der Impulsfrequenz der On-Zentrum-Neurone positiv korreliert ist, läßt sich aus der neuronalen Reaktion somit der Simultankontrast (s. Abb. 5-11) voraussagen.

Die Änderung der receptiven Feldorganisation bei Dunkeladaptation. Die Entstehung der antagonistischen RF-Organisation kann durch die Überlagerung excitatorischer und inhibitorischer Prozesse innerhalb der receptiven Einheit einer retinalen Ganglienzelle erklärt werden. Man nimmt hierzu an, daß die ***lateralen Inhibitionsprozesse*** vorwiegend durch die Neurone des lateralen Signalflusses (Horizontalzellen, Amakrinen) übertragen werden. Die ***lateralen excitatorischen Prozesse*** werden dagegen vorwiegend durch die ***Konvergenz*** der Kontakte mehrerer Bipolarzellen an einer Ganglienzelle vermittelt. Die relative Stärke der excitatorischen und inhibitorischen Prozesse innerhalb der perceptiven Einheit einer retinalen Ganglienzelle hängt vom ***Adaptationszustand***, also der mittleren Leuchtdichte in einem größeren Netzhautareal ab. In Abb. 5-29 ist gezeigt, daß das RF-Zentrum funktionell umso kleiner wird, je höher die mittlere Leuchtdichte des Reizmusters ist, während natürlich die Verknüpfungen der Neurone innerhalb einer receptiven Einheit und deren Ausdehnung gleich bleiben. Mit zunehmender Dunkeladaptation vergrößert sich das RF-Zentrum, und bei vollständiger Dunkeladaptation verschwindet die antagonistische Organisation der receptiven Felder völlig. Die On-Zentrum-Neurone reagieren dann auf Belichtung aller Teile des receptiven Feldes mit einer Aktivierung bei „Licht an", die Off-Zentrum-Neurone mit einer Aktivierung bei „Licht aus".

Receptordichte und receptive Feldgröße als Funktion der retinalen Exzentrizität. Unter retinaler ***Exzentrizität*** versteht man die Distanz eines Retina-Ortes von der ***Fovea centralis***. Die Receptordichte (Zahl der Receptoren pro mm^2 Netzhautfläche) hängt von der retinalen Exzentrizität ab. Für das Zapfensystem ist die Receptordichte in der Fovea centralis am größten. Die Stäbchendichte ist dagegen im parafovealen

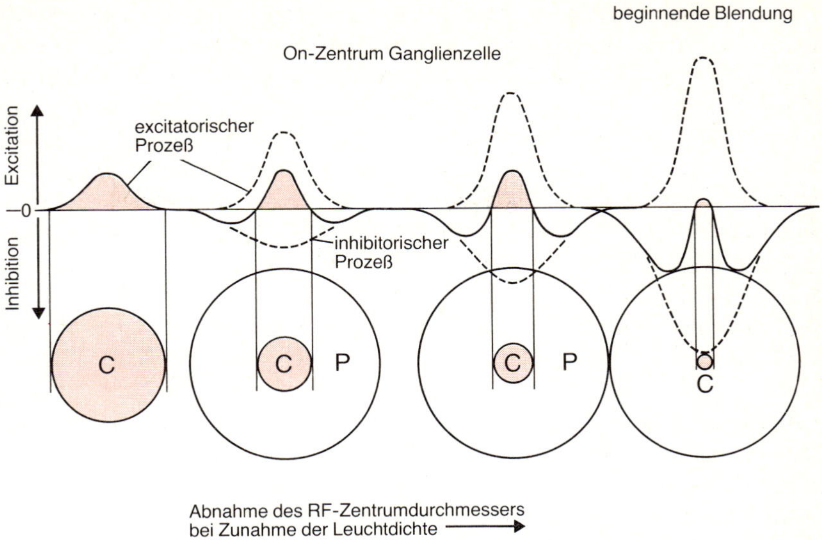

Abb. 5-29. Die räumliche Organisation des receptiven Feldes einer on-Ganglienzelle kann durch Überlagerung eines räumlichen inhibitorischen mit einem excitatorischen Prozeß erklärt werden. Die Excitation hat eine niedrigere Schwelle als die Inhibition. Nimmt oberhalb der jeweiligen Schwelle die Inhibition mit der Leuchtdichte relativ mehr zu als die Excitation, so kommt es zu einer funktionellen Verkleinerung des RF-Zentrums. Bei sehr starken, dann als blendend empfundenen Lichtreizen überwiegt die Inhibition; die Lichtreaktion der on-Ganglienzelle ist gehemmt, eine Störung der visuellen Formenwahrnehmung tritt ein. Bei optimaler Helladaptation ist das RF-Zentrum am kleinsten und daher die Sehschärfe am größten (aus Grüsser, Fortschr. Ophthalmol. ***80,*** 502–515, 1983)

Bereich am größten; die Fovea centralis enthält keine Stäbchen. Die Stäbchendichte nimmt ebenfalls gegen die weitere Netzhautperipherie ab. Im äußersten Bereich der Netzhaut besteht die Receptorschicht fast nur aus Stäbchen. Da mit den Stäbchen keine Farben gesehen werden, ist die äußerste Netzhautperipherie funktionell farbenblind.

Die Größe der receptiven Felder nimmt vom Bereich der Fovea centralis bis zur äußersten Netzhautperipherie zu. Messungen an Ganglienzellen der helladaptierten Netzhaut von Affen ergaben, daß die receptiven Feldzentren der Ganglienzellen im Bereich der Fovea centralis einige Winkelminuten groß sind, mit der retinalen Exzentrizität größer werden und in der Netzhautperipherie bis zu mehreren Winkelgraden betragen können. Vergleicht man die Receptordichte mit der Größe der receptiven Felder, so kommt man zu dem Schluß, daß auch die ***Signalkonvergenz*** zwischen Receptoren und Ganglienzellen mit der retinalen Exzentrizität zunimmt. Diese Beobachtung wird durch die anatomischen Befunde bestätigt. Die gute Korrelation zwischen dem Durchmesser der receptiven Feldzentren und der Sehschärfe an den verschiedenen Netzhautorten erlaubt den Schluß, daß die Sehschärfe (s. S. 191) nicht nur von der Receptordichte abhängt, sondern auch vom Aufbau der receptiven Felder. Für diesen Schluß spricht auch die Änderung der Sehschärfe mit der Änderung der mittleren Leuchtdichte (s. S. 193); auch hier ist der Durchmesser der receptiven Feldzentren sehr eng mit der Sehschärfe korreliert, während die Receptordichte natürlich unabhängig vom Adaptationszustand bleibt.

Die Reaktion retinaler Ganglienzellen auf farbige Lichtreize. Bei Tieren (z.B. Rhesus-Affen), deren Farbensehen nach verhaltensbiologischen Messungen vermutlich dem Farbensehen des Menschen ähnlich ist, kann man die funktionelle Organisation der receptiven Felder retinaler Ganglienzellen weiter differenzieren. In der helladaptierten Netzhaut und im Corpus geniculatum laterale (s. S. 221) findet man Nervenzellen mit zum Teil ***farbspezifischen*** Reaktionen. Etwas vereinfachend lassen sich drei Klassen unterscheiden (Abb. 5-30):

a) Die ***Ganglienzellen des Hell-Dunkelsystems*** zeigen unabhängig von der Wellenlänge des monochromatischen Lichtes im sichtbaren Bereich (ca. 400–700 nm) ***qualitativ*** die gleiche Reaktion (On-Zentrum-Neurone oder Off-Zentrum-Neurone). Die spektrale Empfindlichkeit von RF-Zentrum und RF-Peripherie unterscheiden sich in dieser Ganglienzellklasse nicht.

b) Die Ganglienzellen des ***Rot-Grün-Systems*** zeigen bei Belichtung ihres RF-Zentrums mit roten Lichtreizen eine Aktivierung, mit grünen eine Hemmung, während Belichtung ihrer RF-Peripherie mit roten Lichtreizen eine Hemmung, mit grünen eine Erregung auslöst.

c) Die Ganglienzellen des ***Gelb-Blau-Systems*** haben ebenfalls eine farbspezifische antagonistische Organisation ihres receptiven Feldes. Monochromatische Lichtreize im Gelbbereich des Spektrums lösen eine Aktivierung im RF-Zentrum und eine Hemmung in der RF-Peripherie aus, während monochromatische Lichtreize im Blaubereich des Spektrums umgekehrte Reaktionen bewirken.

Durch die Signalverarbeitung in den Neuronen der Retina und im Corpus geniculatum laterale wird also ein für das Farbensehen wichtiger Umwandlungsprozeß vorgenommen. Über die Bipolarzellen, Horizontalzellen und Amakrinen sind die Signale aus den ***drei verschiedenen Zapfentypen*** so verschaltet, daß neben einem neuronalen System für

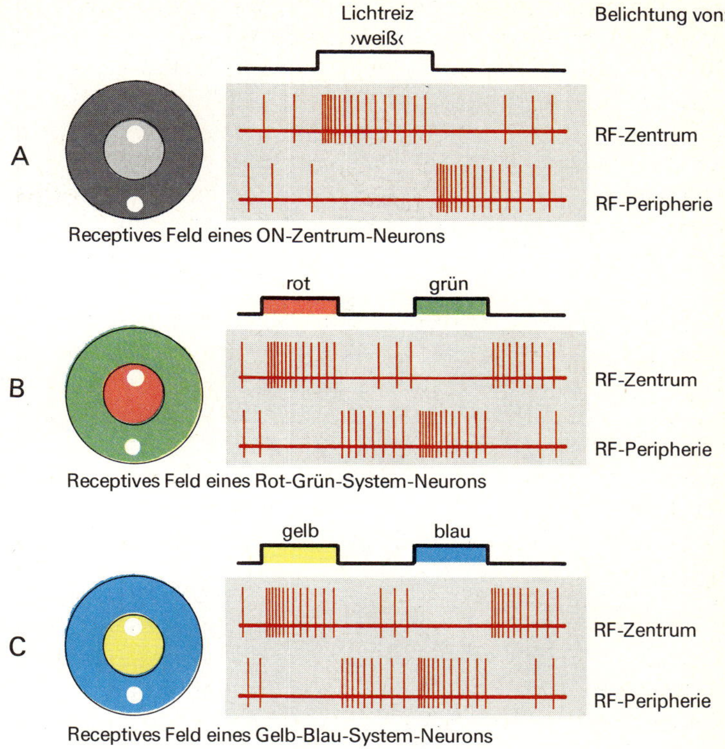

Abb. 5-30 A-C. Schema der räumlichen Organisation von drei receptiven Feldern in der Ganglienzellschicht der Netzhaut bzw. dem Corpus geniculatum laterale eines farbtüchtigen Säugetiers. **A** Nervenzelle des Hell-Dunkel-Systems, **B** Nervenzelle des Rot-Grün-Systems, **C** Nervenzelle des Gelb-Blau-Systems. Bei den farbspezifischen receptiven Feldern **(B), (C)** sind Zentrum und Peripherie antagonistisch organisiert

das „Unbunt-Sehen“ zwei farbspezifische, antagonistische Neuronensysteme in der Ganglienzellschicht vorhanden sind, die ein ***Vierfarbensystem*** mit den Gegenfarbenpaaren Gelb-Blau und Rot-Grün bilden.

Die Projektion der Netzhaut in das Zentralnervensystem. Die Sehnerven beider Augen vereinigen sich an der Schädelbasis zum ***Chiasma opticum*** (Abb. 5-31). Im Chiasma opticum kreuzen beim Menschen etwa die Hälfte der 1 Million Sehnervenfasern zur kontralateralen Seite, die andere Hälfte bleibt ipsilateral und bildet mit den gekreuzten Axonen des anderen Sehnerven den ***Tractus opticus***. Jeweils etwa 1 Million Axone retinaler Ganglienzellen verlaufen also im Tractus opticus zu

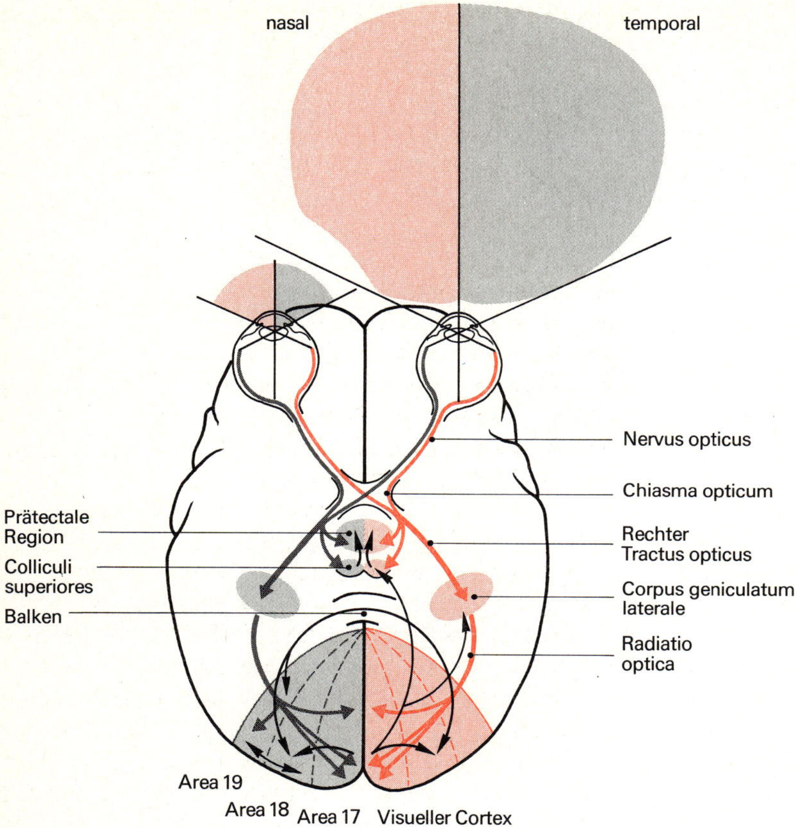

Abb. 5-31. Schema der Sehbahn im Gehirn des Menschen. Die efferenten Verbindungen zwischen dem visuellen Cortex und subcorticalen Strukturen sind auf der rechten Seite zusätzlich eingezeichnet. Der visuelle Cortex der linken und der rechten Hirnhälfte ist durch Axonen miteinander verbunden, die durch das Corpus callosum ziehen. Zeichnung der Area 17, 18 und 19 sehr schematisch. Der Pfeil zur prätectalen Region faßt Verbindungen der Axone des Sehnerven zur eigentlichen Area praetectalis, zum Kern des optischen Tractes (NOT) und den anderen Endigungsgebieten des accessorischen optischen Tractes und zum Hypothalamus zusammen

den ersten zentralen Schaltstellen der Sehbahn: dem ***Corpus geniculatum laterale***, den ***Colliculi superiores*** und der ***prätectalen Region des Hirnstammes***. Die Kreuzung der Sehnervenfasern im Chiasma opticum folgt einer strengen Regel: Die Axone der Ganglienzellen aus dem ***temporalen Teil*** der Retina des linken Auges und dem ***nasalen Teil*** der Retina des rechten Auges verlaufen im linken Tractus opticus; die Axone der Ganglienzellen aus dem nasalen Teil des linken Auges und dem temporalen Teil der Retina des rechten Auges bilden dagegen den rechten Tractus opticus (Abb. 5-31). Die Axone der Nervenzellen des Corpus geniculatum laterale verlaufen vorwiegend durch die Sehstrahlung ***(Radiatio optica)*** zum primären visuellen Cortex (Area 17 oder V_1) im Hinterhauptslappen der Großhirnrinde. Von dort bestehen Verbindungen zu den sekundären und tertiären visuellen Feldern sowie den höheren visuellen Assoziationsregionen, die ebenfalls im Hinterhauptsbereich bzw. dem Scheitelbereich der Großhirnrinde lokalisiert sind. Aus diesen visuellen Regionen bestehen Verbindungen zu den in Abb. 5-31 gezeigten subcorticalen Schaltstationen des afferenten visuellen Systems, zu den Regionen des Hirnstammes, über welche eine Steuerung der Augenbewegungen erfolgt (s. S. 234f.) und zu Assoziationsregionen im Scheitellappen und Schläfenlappen der Großhirnrinde, die sprachlichen Funktionen zugeordnet sind. Über Verbindungen durch den Balken sind die visuellen Hirnregionen der linken und der rechten Großhirnhälfte miteinander verbunden (Abb. 5-31).

Die zentrale Sehbahn weist eine ***topologische Organisation*** auf. Dies bedeutet, daß ähnlich der Abbildung eines bestimmten geographischen Gebietes auf einer Landkarte das räumliche Erregungsmuster in der Ganglienzellschicht der Netzhaut sich im räumlichen Erregungsmuster der Neurone des Corpus geniculatum laterale, der Colliculi superiores und der Sehrinde „abbildet". Im Unterschied zu einer Landkarte mit der Verkleinerung von z. B. 100 000 : 1, bei der jeder Kilometer Luftlinie in der Natur einem Zentimeter auf der Karte entspricht, ist die topologische Projektion der Netzhaut jedoch ***nicht linear.*** Das kleine Gebiet der Fovea centralis projiziert sich auf sehr viel mehr zentrale Neurone als ein gleich großes Areal der Netzhautperipherie. In dieser nichtlinearen Projektion („retino-corticaler Vergrößerungsfaktor") kommt die größere funktionelle Wichtigkeit der Fovea centralis im Vergleich zur Netzhautperipherie zum Ausdruck und die Abnahme der Sehschärfe mit der Distanz von der Fovea centralis (s. S. 192f.).

Die Signalverarbeitung im Corpus geniculatum laterale. Die Nervenzellen des Corpus geniculatum laterale, der ersten zentralen Schaltstelle zwischen Netzhaut und Hirnrinde, haben wie die Ganglienzellen der Retina meist einfache, konzentrisch organisierte receptive Felder. Die ***binoculare Interaktion*** zwischen den Signalen aus dem linken und rechten Auge ist im Corpus geniculatum laterale nur in Form einer geringfügigen wechselseitigen Hemmung festzustellen. Für jeweils drei der sechs Nervenzellschichten des Corpus geniculatum laterale ist ein Auge „dominant". Dies bedeutet, daß die Signalverarbeitung jeweils dreier Schichten im wesentlichen von einem Auge bestimmt wird. Die eigentliche ***binoculare Integration der visuellen Information*** aus dem rechten und dem linken Auge erfolgt erst im visuellen Cortex. Die funktionelle Bedeutung der Signalverarbeitung im Corpus geniculatum laterale ist trotz intensiver neurophysiologischer Untersuchungen noch ziemlich unklar. Aus neurophysiologischen Experimenten gibt es Hinweise, daß die lateralen Inhibitionsprozesse, die für das Kontrastsehen besonders wichtig sind (s. S. 215), bei einem Teil der Nervenzellen des Corpus geniculatum laterale besonders stark ausgeprägt sind. Wie oben schon erwähnt wurde, ist die Farbinformation über die Sehdinge im Corpus geniculatum laterale in mindestens drei verschiedenen Nervenzellklassen repräsentiert (Hell-Dunkelsystem, Gelb-Blau-System, Rot-Grün-System). Die Erregbarkeit der Nervenzellen des Corpus geniculatum laterale ändert sich sehr stark beim Übergang vom Wachzustand in den Schlafzustand. Im Tiefschlaf wird die Signalübertragung im Corpus geniculatum laterale wahrscheinlich weitgehend reduziert.

Die Neurone des visuellen Cortex. Neue Prinzipien für die Organisation der receptiven Felder findet man für die Nervenzellen der primären und sekundären Sehrinde (V_1, V_2) im occipitalen Cortex. Nur noch ein Teil der Nervenzellen des primären visuellen Cortex hat wie die Neurone im Corpus geniculatum laterale konzentrische receptive Felder. Die RF eines anderen Teils der corticalen visuellen Neuronen haben parallel angeordnete On- oder Off-Zonen (Abb. 5-32). Diffuse Belichtung des ganzen receptiven Feldes verändert die Spontanaktivität dieser Neuronen in der

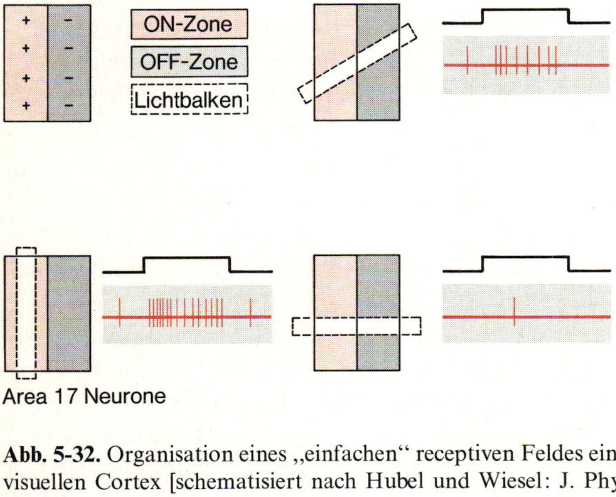

Abb. 5-32. Organisation eines „einfachen" receptiven Feldes einer Nervenzelle im primären visuellen Cortex [schematisiert nach Hubel und Wiesel: J. Physiol. (Lond.) **160,** 106–154 (1962)]

Regel nur wenig. Wird jedoch ein „Lichtbalken" mit „richtiger" Orientierung und Position in das receptive Feld projiziert, so ergibt sich eine starke Aktivierung. Dies ist für die Position C der Abb. 5-32 der Fall. Die receptiven Felder mit parallelen On- oder Off-Zonen werden als ***„einfache" receptive Felder*** bezeichnet, weil man ihre funktionelle Organisation durch Projektion kleiner Lichtpunkte an die verschiedenen Stellen des receptiven Feldes leicht ermitteln kann.

Andere corticale visuelle Neurone haben dagegen ***„komplexe"*** receptive Felder. Um diese Neurone zu aktivieren, müssen Hell-Dunkelkonturen von bestimmter räumlicher Orientierung und Ausdehnung, Konturunterbrechungen, Ecken usw. in das receptive Feld projiziert werden. Jener Bereich des receptiven Feldes, aus dem durch adäquate Reizung mit dem „richtigen" Reizmuster eine neuronale Aktivierung ausgelöst werden kann, wird ***excitatorisches receptives Feld*** (ERF) genannt. Meist findet man um das ERF eine Region, von der durch Hell-Dunkelmuster nur eine Hemmung ausgelöst werden kann. Diese Region wird ***inhibitorisches receptives Feld*** (IRF) genannt. Neurone mit komplexen receptiven Feldern reagieren meist nicht auf diffuse, unstrukturierte Lichtreize, die in ihr receptives Feld projiziert werden. In Abb. 5-33 sind schematisch die Reaktionen von zwei Neuronen im visuellen Cortex gezeigt, die ein komplexes receptives Feld haben.

Ein großer Teil der Neurone im visuellen Cortex mit komplexen receptiven Feldern wird durch ***bewegte Reizmuster*** sehr viel stärker aktiviert als durch unbewegte Reizmuster. Zusätzlich zu dieser Bewegungsempfindlichkeit hängt die Aktivierung eines Teils der Neurone des visuellen Cortex noch von der ***Bewegungsrichtung*** des visuellen Reizmusters ab. Ein optimal räumlich strukturiertes Reizmuster wirkt z.B. nur dann aktivierend, wenn es von links nach rechts durch das ERF bewegt wird, während entgegengesetzte Bewegung keine Aktivierung auslöst. Bewegungs- und Richtungsempfindlichkeit corticaler visueller Neurone stellen wahrscheinlich eine Anpassung an die Tatsache dar, daß das Bild der stationären Umwelt sich infolge der ständig vorhandenen Augenbewegungen immer auf der Netzhaut hin und her verschiebt (s. S. 232). Das „cerebrale Bild" der stationären visuellen Welt muß während der kurzen Fixationsperioden aus den mit jeder Augenbewegung sich ändernden retinalen Reizmustern ermittelt werden.

Die Neurone des visuellen Cortex mit komplexen receptiven Feldern haben in der Regel in jeder Retina ein receptives Feld. Diese Nervenzellen können also ***monocular von jedem Auge*** allein erregt werden. Bei ***binocularer*** Belichtung jedes Auges mit dem gleichen Reizmuster ist in der Regel die Aktivierung jedoch stärker ***(binoculare Summation)***. Die receptiven Felder einer binocular aktivierbaren corticalen Nervenzelle

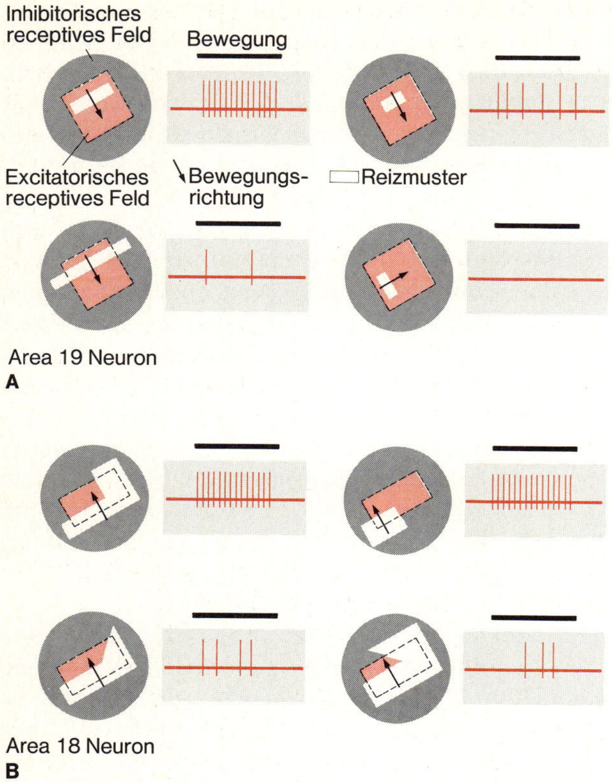

Abb. 5-33 A, B. Schema der Reaktion von zwei Neuronen im visuellen Cortex mit komplexen receptiven Feldern (**A** und **B**). Das Reizmuster ist weiß dargestellt, die Pfeile zeigen die Bewegungsrichtung an [schematisiert nach Hubel und Wiesel: J. Neurophysiol. ***28,*** 229–289 (1965)]

liegen in der linken und rechten Retina nur näherungsweise auf geometrisch einander korrespondierenden Arealen (s. S. 203). Die Abweichung der receptiven Felder von exakt korrespondierenden Netzhautstellen ist für verschiedene Neurone unterschiedlich. Diese Abweichung von der exakten geometrischen Korrespondenz bewirkt, daß ein binocular gesehenes Reizmuster außerhalb des Horopters optimal aktivierend wirkt. Dieser neuronale Mechanismus wird als neurophysiologische Grundlage des auf S. 205 näher besprochenen binocularen Tiefensehens gedeutet.

Aufbau und Funktion der visuellen corticalen Felder. Die Nervenzellen der primären Sehrinde sind wie die meisten Regionen der Großhirnrinde (Neocortex) in sechs deutlich unterscheidbare cytoarchitektonische Schichten parallel zur Großhirnoberfläche gegliedert. Zum Teil sind noch Unterschichten zu erkennen (Abb. 5-34). Die afferenten Axone aus dem Corpus geniculatum laterale endigen vor allem in der Schicht IV der ***primären Sehrinde*** (Area 17 = V1). In dieser Schicht liegen zum Teil Neurone, die nur von einem Auge erregt werden, während die Belichtung des anderen Auges eine hemmende Wirkung hat. Diese Verschaltung stellt vermutlich eine der neuronalen Komponenten des binocularen Wettstreites dar. An den meisten anderen Nervenzellen der Sehrinde findet man jedoch excitatorische Kontakte, die sowohl durch Belichtung des einen wie des anderen Auges erregt werden (neurobiologische Grundlagen der binocularen Fusion).

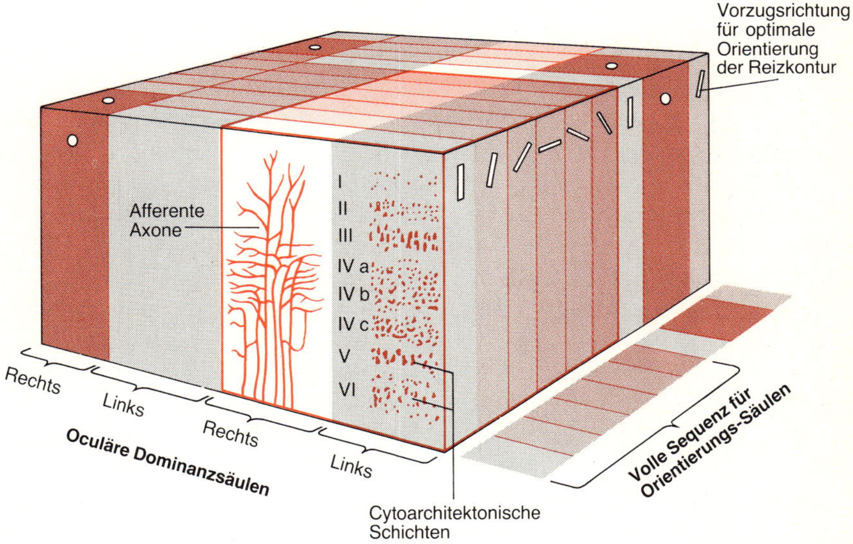

Abb. 5-34. Schema der „horizontalen cytoarchitektonischen Schichten" (I-VI), der „vertikalen" ocularen Dominanzsäulen und der Orientierungssäulen im visuellen Cortex (Area 17 = V 1) des Rhesusaffen (schematisiert nach Hubel und Wiesel 1977 und Livingston und Hubel 1984). Innerhalb der oculären Dominanzsäulen besteht eine sequentielle Wiederholung der Orientierungssäulen. Es ist nur eine volle Sequenz dargestellt. Zwischen den Säulen mit Nervenzellen, deren receptive Felder einer Vorzugsorientierung für Konturen erkennen lassen, gibt es größere, ebenfalls säulenförmige Regionen, in denen Nervenzellen liegen, deren receptive Felder keine Orientierungspräferenz für Reizkonturen haben. Diese Nervenzellen reagieren auf diffuse Lichtreize und dienen u. a. der farbspezifischen Signalübertragung. Die receptiven Felder sind konzentrisch organisiert

Die Nervenzellen der Area V 1 sind nicht nur in Schichten parallel zur Oberfläche, sondern auch senkrecht dazu in „Säulen" angeordnet. Die receptiven Felder der Nervenzellen einer vertikalen Säule liegen im gleichen Bereich der Netzhaut bzw. des Gesichtsfeldes. Man unterscheidet ***oculäre Dominanzsäulen,*** innerhalb derer jeweils die Erregung aus einem Auge stärker ist als aus dem anderen, und ***Orientierungssäulen.*** Diese Orientierungssäulen sind Unterstrukturen der oculären Dominanzsäulen (Abb. 5-34). Untersucht man die optimale Orientierung für Konturen, die zu einer Erregung der corticalen Nervenzellen führen, so findet man, daß eine regelhafte Änderung der optimalen Orientierung für benachbarte Säulen besteht (Abb. 5-34). Zwischen den Orientierungssäulen gibt es größere Regionen, in denen die receptiven Felder der Nervenzellen keine Orientierungsspezifität erkennen lassen. Gehäuft sind diese Nervenzellen dann jedoch farbspezifisch. Diese funktionelle Architektonik der Area V 1 zeigt, daß offensichtlich eine örtliche Aufteilung der Signalverarbeitung nach verschiedenen Qualitäten des Sehens (Farbe, Orientierung von Konturen) vorliegt.

Visuelle Felder der Großhirnrinde außerhalb der Area V 1. Systematische Mikroelektrodenableitungen im occipitalen, occipito-parietalen und temporalen Bereich der Großhirnrinde des Rhesusaffen haben in den letzten Jahren ergeben, daß ausgedehnte Gebiete des Großhirns der visuellen Signalverarbeitung dienen (Abb. 5-35). Dies entspricht klinischen Beobachtungen beim Menschen. An den primären visuellen Cortex (V 1) schließen sich in anteriorer Richtung ausgedehnte visuelle Areale an, für die noch eine regelmäßige „retinotope" Abbildung der Netzhaut ähnlich der der Area V 1 gilt: Die Nervenzellen dieser Areale V 2, V 3 und V 4 reagieren z. Tl. sehr selektiv auf Konturen oder bewegte Reize (V 2), auf ganz bestimmte Farbsignale (V 4) oder Bewegung in der „Z-Achse" (d. h. Bewegung auf den Kopf zu oder vom Kopf weg, STS-Region). Nervenzellen, die in dem in Abb. 5-35 doppelt schraffiert gezeichneten Teil des Gyrus temporalis inferior liegen, reagieren auf wesentlich komplexere visuelle Reizmuster. In diesen Regionen gibt es keine retinotope Abbildung mehr. Ein Gebiet in der Tiefe des Sulcus temporalis sup. enthält Nervenzellen, die nur auf Gesichter oder gesichtsähnliche visuelle Reizkonfigurationen reagieren.

Neuronale Grundlagen der Gestaltwahrnehmung. Die formalen Eigenschaften einer visuellen Gestalt, ihre Konturen, Ecken und Konturunterbrechungen werden in jeweils unterschiedlichen Klassen von Nervenzellen der primären (V 1) und der sekundären Sehrinde (V 2) ermittelt. Diese corticalen visuellen Neurone haben „komplexe" receptive Felder und

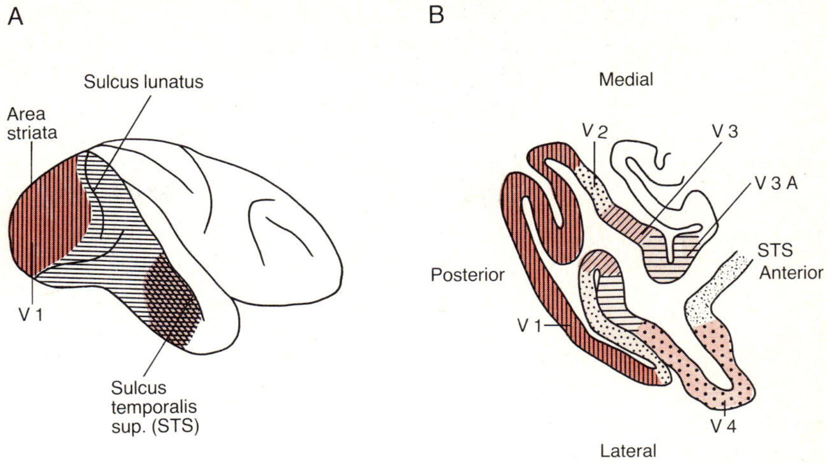

Abb. 5-35. A Die Verteilung der visuellen Areale in der Großhirnrinde eines Rhesusaffen. Die Area V 1 (Area 17) nimmt einen großen Teil der äußeren, occipitalen Oberfläche ein. Die horizontal gestrichelte Region umfaßt die an der Oberfläche sichtbaren Teile der visuellen corticalen Areale V 2, V 3, V 4 und STS. Für diese visuellen Regionen gibt es eine regelhafte retinocorticale Projektion („retinotope" Abbildung). Diese besteht nicht mehr für die visuellen Regionen des ***Gyrus temporalis inferior*** (gekreuzte Schraffierung), in denen es Nervenzellen gibt, die nur auf sehr komplexe visuelle Reize antworten. In der Tiefe des Sulcus temporalis sup., in der Gegend der Pfeilspitze, findet man z. B. Nervenzellen, die bevorzugt auf Gesichter oder gesichtsähnliche Gestaltkonfigurationen antworten. **B.** Horizontaler Querschnitt durch den occipitalen Cortex des Rhesusaffen in Höhe der Pfeillinie von (a). Die verschiedenen corticalen Areale sind mit unterschiedlichen Symbolen gekennzeichnet (nach S. Zeki, Nature ***274,*** 423–428, 1978). STS: Cortexregion im Bereich des Sulcus temporalis superior.

reagieren bevorzugt auf unterbrochene Konturen bestimmter Orientierung, Kanten und Ecken, besonders wenn dieselben in eine bestimmte Richtung bewegt werden. Die Bewegungsempfindlichkeit zahlreicher visueller Neurone stellt vermutlich eine Anpassung an den Umstand dar, daß das Bild der stationären Welt aus einer Sequenz von auf der Retina verschobenen optischen Bildern dieser Welt neuronal „rekonstruiert" werden muß.

Diese optimal aktivierenden Eigenschaften sind für die verschiedenen Neuronenklassen unterschiedlich. Insgesamt gibt es im primären und sekundären visuellen Cortex mindestens 15 verschiedene Neuronenklassen, die jeweils über das gesamte corticale Projektionsgebiet des Gesichtsfeldes verteilt sind. Man kann aus zahlreichen nacheinander durchgeführten Mikroelektrodenableitungen von verschiedenen Nervenzellen des visuellen Cortex das simultane räumliche Erregungsmuster rekonstruie-

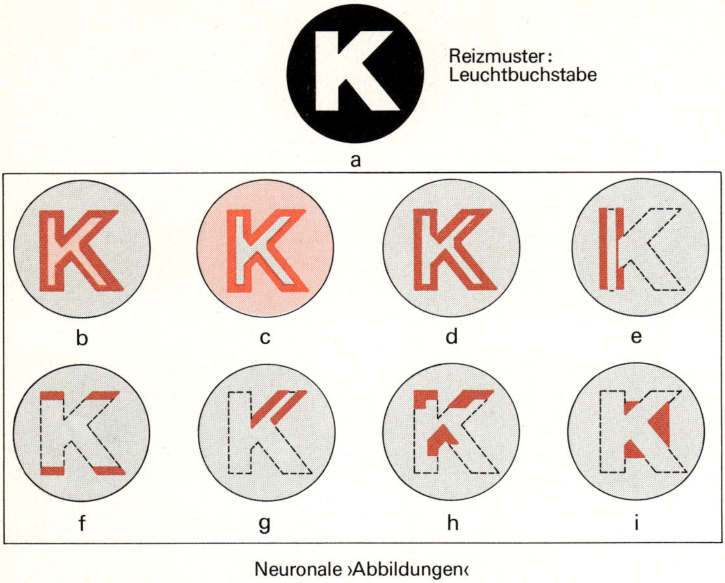

Abb. 5-36. Schema der Erregungsprozesse, die ein Leuchtbuchstabe K in verschiedenen neuronalen Schichten der Netzhaut und des zentralen visuellen Systems auslöst. a) Bild des Leuchtbuchstabens auf der Netzhaut und räumliches Erregungsmuster in der Receptorschicht der Netzhaut. b) und c) Erregungsmuster in der Ausgangsschicht der Netzhaut (Ganglienzellen). In b bis g ist die Erregung durch rote Balken charakterisiert. b) On-Zentrum-Neurone, c) Off-Zentrum-Neurone. d) Erregungsmuster in der Neuronenschicht des Corpus geniculatum laterale und einem Teil der Neuronen der Sehrinde. Die Konturen des Leuchtbuchstabens lösen eine Erregung der Nervenzellen aus. e) – i) Erregungsmuster in verschiedenen Neuronenschichten von unterschiedlichen Nervenzellklassen in der primären, sekundären und tertiären Sehrinde des Gehirns. Die Nervenzellen werden nur noch durch Konturen bestimmter Orientierung, Winkel oder Konturunterbrechungen erregt. Die Abbildung vereinfacht die neurobiologischen Verhältnisse stark; die räumliche Verteilung der Erregung in den verschiedenen Nervenzellschichten der Hirnrinde ist im Verhältnis zum Reizmuster nichtlinear

ren, das ein bestimmtes visuelles Reizmuster in den Neuronen einer corticalen Neuronenklasse auslöst. In Abb. 5-36 ist ein solcher Rekonstruktionsversuch vereinfachend dargestellt. Im räumlichen Erregungsmuster verschiedener Neuronenklassen werden jeweils andere Eigenschaften des visuellen Reizmusters „abgebildet“. Infolge der nichtlinearen Projektion der Netzhaut in die Sehrinde ist die räumliche Verteilung der Erregung in den vielen tausend Nervenzellen einer Neuronenklasse jedoch geometrisch nicht so einfach, wie dies im Schema der Abb. 5-36 dargestellt ist. Dieses Schema soll lediglich die gleichzeitige mehrfache Abbildung eines optischen Reizmusters im Erregungsmuster verschiedener Neuronenklassen der visuellen Hirnrinde veranschaulichen und dem Leser einen Eindruck vermitteln, mit welchem Komplexitätsgrad neuronaler Signalverarbeitung die Neurophysiologien zu rechnen haben, wenn sie die Funktion einzelner Nervenzellen der visuellen Hirnrinde von Säugetieren untersuchen. Welche neuronalen Mechanismen dafür verantwortlich sind, daß aus der mehrfachen Abbildung der visuellen Information im Erregungsmuster corticaler Neuronen die Wahrnehmung einer einheitlichen Gestalt zustandekommt, ist völlig unklar. Aus Beobachtungen an Patienten mit einer Störung der visuellen Gestalt- und Objektwahrnehmung ***(optische Agnosie)*** weiß man jedoch, daß für diese Leistungen nicht nur die visuellen Projektionsfelder der Großhirnrinde im Hinterhauptsbereich, sondern auch die höheren Assoziationsregionen im Scheitelbereich der Großhirnrinde notwendig sind.

F 5.13 Welche Sätze sind für das Receptorpotential einzelner Zapfen der Wirbeltiernetzhaut richtig?
a) Bei Belichtung entsteht ein depolarisierendes Receptorpotential.
b) Bei Belichtung entsteht ein hyperpolarisierendes Receptorpotential.
c) Bei Belichtung ändert sich das Membranpotential der Receptoren nicht.
d) Das Receptorpotential hat mit Ionenbewegungen durch die Membran nichts zu tun.
e) Zwischen der Amplitude des Receptorpotentials und der Reizstärke besteht eine lineare Beziehung.
f) Zwischen der Amplitude des Receptorpotentials und der Reizstärke besteht näherungsweise eine logarithmische Beziehung über zwei bis drei $\log_{10}$-Einheiten.

F 5.14 Welche Aussagen sind für Rhodopsin (R) richtig?
a) R besteht aus Opsin und Retinal.
b) R besteht aus γ-Globulin und Vitamin A.
c) R ist identisch mit dem Sehfarbstoff in den Zapfen.
d) Die Konzentration von R nimmt in den Stäbchen bei Dunkeladaptation zu.
e) Die Konzentration von R nimmt in den Stäbchen bei Dunkeladaptation ab.
f) Eine Lösung von R sieht rot aus, nach Belichtung sieht eine Lösung von R farblos aus.

F 5.15 Ergänzen Sie richtig: Die On-Zentrum-Neurone der Retina (Ganglienzellen) antworten bei Belichtung des RF-Zentrums mit einer ... (Aktivierung/Hemmung), bei Verdunkelung des RF-Zentrums dagegen mit einer .... Belichtung der RF-Peripherie der On-Zentrum-Neurone löst eine ..., Verdunkelung dagegen eine ... aus. RF-Zentrum und RF-Peripherie sind also funktionell ... ... organisiert. Mit Zunahme der mittleren retinalen Beleuchtungsstärke wird der Durchmesser des RF-Zentrums ... (größer/kleiner).

F 5.16 Welche Feststellungen sind richtig?
Die receptiven Felder retinaler Ganglienzellen der Säugetiernetzhaut
a) sind im Bereich der Fovea centralis kleiner als in der Netzhautperipherie,
b) sind über die ganze Netzhaut im Mittel gleich groß,
c) lassen sich bei Helladaptation in ein funktionell unterschiedliches RF-Zentrum und eine RF-Peripherie gliedern,
d) sind nur für Neurone der Fovea centralis vorhanden,
e) sind zum Teil in ihrer spektralen Empfindlichkeit antagonistisch organisiert,
f) sind nicht größer als die receptiven Felder eines einzelnen Photoreceptors.

F 5.17 Die Organisation der receptiven Felder der Nervenzellen im visuellen Cortex macht verständlich, warum für die Gestalterkennung folgende Eigenschaften visueller Reizmuster besonders wichtig sind:
a) Die mittlere Leuchtdichte,
b) Konturen,
c) Konturunterbrechungen,
d) Farben,
e) Die Tatsache, daß das Bild der Umwelt auf der Netzhaut umgekehrt abgebildet wird.

5.4 Augenbewegungen und sensorisch-motorische Integration beim Sehen

In der Beschreibung des Stoffes der vorausgehenden Abschnitte wurde die wesentliche Rolle der ***Augenbewegungen*** bei der Wahrnehmung der visuellen Umwelt nicht berücksichtigt. Um die Bedeutung der sensorisch-motorischen Integration bei der visuellen Wahrnehmung zu verstehen, muß man die neuronalen Mechanismen zur Steuerung der Augenbewegungen kennen. Sie werden daher zunächst besprochen.

Das menschliche Auge wird durch ***6 äußere Augenmuskeln*** bewegt (Abb. 5-37, s. Lehrbücher der Anatomie). Diese Augenmuskeln können nach sehr verschiedenen Programmen zusammenarbeiten. Da das Auge in der Orbita wie eine ***Kugel*** in einem Kugelgelenk liegt, hat es mechanisch einen relativ hohen Freiheitsgrad, der die Voraussetzung für die im folgenden beschriebenen verschiedenen Programme der Blickmotorik ist. Relativ zu den Kopfkoordinaten kann das Auge ***horizontale, vertikale*** oder ***„cyclo-rotatorische"*** Bewegungen ausführen. Für Drehbewegungen in der fronto-parallelen Ebene ist der Freiheitsgrad der Bewegung auf 5° bis 10° eingeschränkt, während für vertikale und horizontale Bewegungen die Sehachse (s. S. 179) bei maximaler Auslenkung des Auges bis nahe an die Orbita-Ränder geführt werden kann. Eine Kombination von vertikalen und horizontalen Augenbewegungen führt zu schrägen Augenbewegungen, deren Richtung durch eine entsprechende Aktivierung der äußeren Augenmuskeln beliebig veränderbar ist.

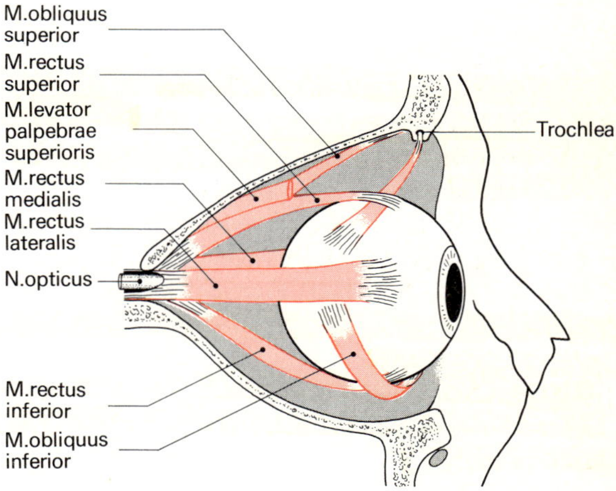

Abb. 5-37. Lage der äußeren Augenmuskeln und des Auges in der Orbita (schematisiert)

Konjugierte Augenbewegungen; Vergenzbewegungen. Blickt ein Mensch mit normalem Binocularsehen frei im Raum umher, so bewegen sich seine Augen so gut koordiniert, daß sich der fixierte Gegenstand (genauer: ein Punkt dieses Gegenstandes) jeweils in der ***Foveamitte*** jedes Auges abbildet. Betrachtet man die Bewegungen beider Augen genauer, so kann man zwei „Programme" unterscheiden: Beide Augen können jeweils zusammen nach oben, nach unten, nach links oder nach rechts bewegt werden. Dann bewegt sich also jedes Auge in bezug auf die Koordinaten des Kopfes in die gleiche Richtung. Diese binocularen Augenbewegungen werden als ***konjugierte Augenbewegungen*** bezeichnet.

Betrachtet die Versuchsperson dagegen abwechselnd Gegenstände in der Ferne oder in der Nähe, dann bewegen sich beide Augen in bezug auf die Kopfkoordinaten näherungsweise spiegelbildlich. Bei solchen ***Vergenzbewegungen*** ändert sich der Winkel der Sehachsen beider Augen zueinander. Wenn ein Punkt in großer Ferne fixiert wird, sind die Sehachsen parallel. Wird danach ein Punkt in der Nähe fixiert, so konvergieren bei Fixationswechsel die Sehachsen ***(Konvergenzbewegungen)***. Wird anschließend wieder ein Gegenstand in der Ferne fixiert, so bewegen sich die Sehachsen durch ***Divergenzbewegung*** beider Augen auseinander, bis sie wieder parallel sind. Vergenzbewegungen und konjugierte Augenbewegungen können auch gemeinsam auftreten, z.B. wenn von einem Gegenstand in der Ferne rechts auf einen nahen Gegenstand links geblickt wird.

Auch die Drehbewegungen der Augen in der fronto-parallelen Ebene sind binocular koordiniert. Ein leichtes „Gegenrollen" der Augen tritt z. B. bei Neigung des Kopfes zur Seite auf (s. S. 282).

Die zeitlichen Eigenschaften der Augenbewegungen. Beim freien Umherblicken bewegen sich die Augen in ***raschen Rucken (Saccaden)*** von einem Fixationspunkt zum nächsten. Die Amplitude der Saccaden kann wenige Winkelminuten betragen ***(Mikrosaccaden)*** oder viele Winkelgrade, wie z.B. bei einem Wechsel des Fixationspunktes von der rechten in die linke Hälfte des Blickfeldes. Die Dauer der Saccaden schwankt zwischen etwa 10 und 80 ms. Größere Saccaden werden häufig von zusätzlichen Kopfbewegungen begleitet. Zwischen den Saccaden treten ***Fixationsperioden*** auf, die in der Regel zwischen 150 und 400 ms dauern.

Wird ein ***bewegtes Objekt*** aufmerksam mit den Augen verfolgt, so treten gleitende ***Augenfolgebewegungen*** auf, wenn die Objektgeschwindigkeit nicht zu groß ist. Unterhalb von etwa 50°/s entspricht die Winkelgeschwindigkeit der Augen näherungsweise der Winkelgeschwindigkeit des bewegten Objektes. Die langsamen Augenfolgebewegungen haben den

Bei Betrachtung komplexer Reizmuster kommt es zu Saccaden entgegengesetzt zur normalen Richtung → Regressionssaccade

Zweck, das Bild des mit den Augen verfolgten, sich bewegenden Gegenstandes in der Foveamitte beider Augen, also auf der Stelle schärfsten Sehens zu „halten". Ist die Winkelgeschwindigkeit des bewegten Objektes höher als 50°/s, so bleibt die Augenbewegung relativ zur Objektbewegung zurück, d. h. trotz der Augenfolgebewegung verschiebt sich das Bild des bewegten Gegenstandes über die Netzhaut.

Augenfolgebewegungen, Saccaden und Fixationsperioden sind verschiedene Bewegungsformen der Augen, die durch unterschiedliche „Programme" in den blickmotorischen Neuronensystemen des Hirnstamms gesteuert werden. Während längerer willkürlicher Fixationsperioden (0,5–2 s Dauer) kommt es zu ***langsamen Verschiebungen des Fixationspunktes*** („drifts") von geringer Amplitude. Auch die „beste" Fixation ist von einem ***„Mikrotremor"*** der Augen überlagert, dessen Amplitude sehr klein ist (1 bis 3 Winkelminuten) und dessen Hauptfrequenzkomponenten zwischen 20 und 150 Hz liegen.

Die Blickmotorik. Während konjugierter Augenbewegungen ist die Bewegungsfolge des einzelnen Auges ***(Oculomotorik)*** dem neuronalen Koordinationsprogramm für beide Augen ***(Blickmotorik)*** untergeordnet. Funktioniert diese Koordination beider Augen nicht mehr einwandfrei, so kommt es zum ***Schielen***. Im Gegensatz zum normalen Binocularsehen werden in den schielenden Augen die Bilder ***verschiedener*** Gegenstände auf der Fovea centralis jedes Auges abgebildet (s. S. 205). Wie in Abschnitt 5.2 schon besprochen wurde, können dann störende ***Doppelbilder*** auftreten. Für die richtige Steuerung der binocularen Blickmotorik sind im Zentralnervensystem Neurone vorhanden, die das Verhältnis von Erregung und Hemmung an den oculomotorischen Motoneuronen des Hirnstammes kontrollieren, die ihrerseits die Kontraktion der äußeren Augenmuskeln bestimmen.

In Abb. 5-38 ist stark schematisiert das neuronale System zur Steuerung der horizontalen Augenbewegung gezeichnet. Die blickmotorischen „Zentren" liegen im Bereich der pontinen und mesencephalen ***Formatio reticularis*** des Hirnstammes, in den ***Colliculi superiores*** und in der ***prätectalen Region***. Durch die Ergebnisse von Mikroelektrodenableitungen aus dem Gebiet der Formatio reticularis des Hirnstammes weiß man, daß die horizontalen Augenbewegungen von der präpontinen Formatio reticularis (PPRF) gesteuert werden, die vertikalen Augenbewegungen dagegen von der mesencephalen Formatio reticularis (MRF).

Die ***blickmotorischen Zentren des Hirnstammes*** werden ihrerseits über neuronale Verbindungen von der Sehrinde und vom „frontalen Augenfeld" der Großhirnrinde kontrolliert. Diese Verbindungen sind

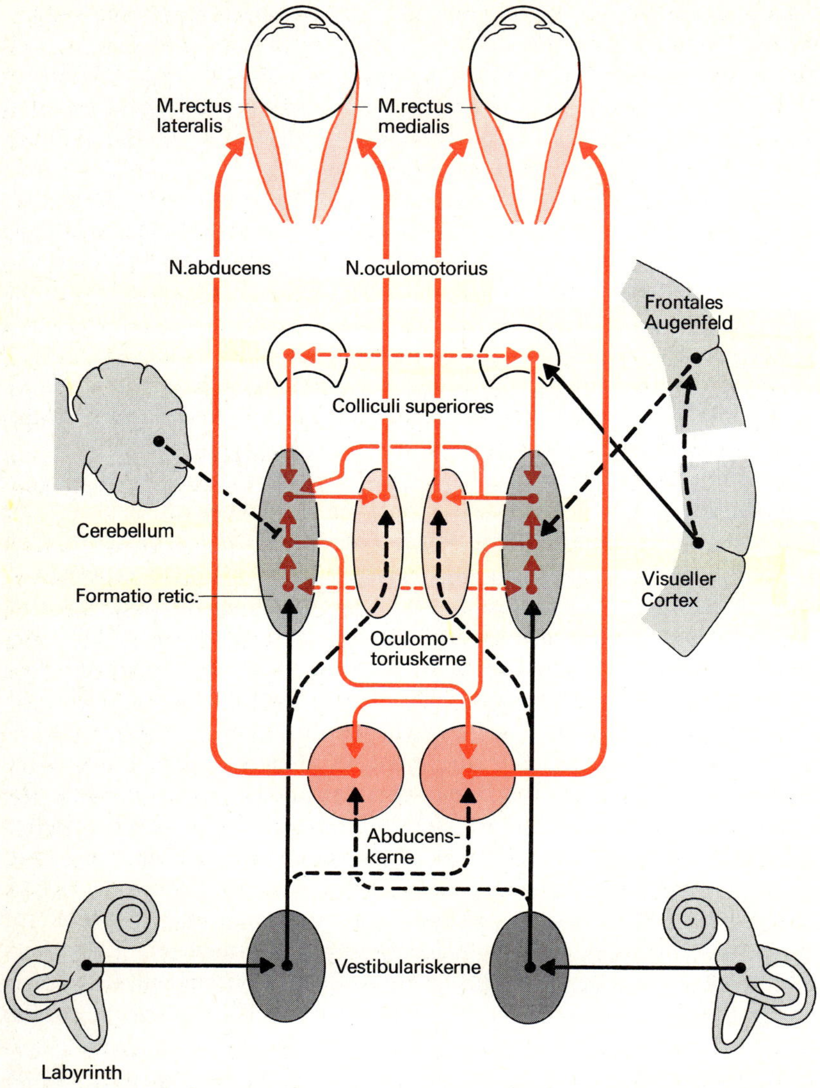

Abb. 5-38. Schema der subcorticalen Zentren zur Steuerung der Blickmotorik (horizontale Augenbewegungen). Weitere Erklärung s. Text

für die unten besprochenen Korrelationen zwischen den visuellen Reizmustern und Abtastbewegungen der Augen wichtig, sowie für die Steuerung der Augenfolgebewegungen. Die Nervenzellen in den ***Colliculi superiores*** und in der ***prätectalen Region*** erhalten neben indirekten visuellen Afferenzen über die Sehrinde auch noch direkte visuelle Afferenzen aus dem Auge, da ein Teil der Axone des Sehnerven Collateralen zu diesen subcorticalen Strukturen hat (s. Abb. 5-31).

In Abb. 5-38 sind noch Verbindungen zwischen dem ***Gleichgewichtsorgan*** (Labyrinth) und den oculomotorischen bzw. blickmotorischen Zentren des Hirnstammes eingezeichnet. Diese Verbindungen dienen vor allem der reflektorischen Änderung der Augenstellung bei Änderung der Kopflage im Raum. Die durch Erregung des Gleichgewichtsorgans ausgelösten ***oculomotorischen Reflexe*** werden beim wachen Menschen jedoch in der Regel durch andere nervöse Kommandos zur Steuerung der Augenbewegungen überspielt. Die durch das Labyrinth ausgelösten oculomotorischen Reflexe spielen vor allem eine wichtige Rolle zum „Festhalten" des Fixationspunktes bei plötzlichen Kopfbewegungen. Sind die Receptoren im Labyrinth pathologisch stark erregt, so bestimmt die ***vestibuläre Erregung*** allein die Augenbewegungen. Es kommt dann zum ***vestibulären Nystagmus*** und entsprechenden ***Schwindelerscheinungen,*** die auf S. 281 besprochen werden.

Die Präzision der Augenbewegungen, vorwiegend jene der langsamen Augenfolgebewegungen, aber zum Teil auch die Genauigkeit der Saccaden, hängt von der intakten Funktion des ***Kleinhirns*** ab. Besonders im Flocculus und Paraflocculus des Kleinhirns werden vestibuläre und visuelle Signale mit Signalen über die Augenposition verrechnet. Das Resultat dieser Verrechnung wird über efferente Kleinhirnverbindungen zu den blickmotorischen Zentren des Hirnstammes weitergeleitet.

Wie jeder im Alltag beobachten kann, können Augenbewegungen auch als Indikator für den „internen psychischen Zustand" betrachtet werden. Aufmerksamkeit, Ermüdung und Interesse, Angst oder Gleichgültigkeit verändern die Häufigkeit und die Amplitude der Saccaden. Dieser Einfluß emotionaler und affektiver Komponenten auf die Augenbewegungen wird vermutlich über die „unspezifischen" Neuronensysteme der Formatio reticularis vermittelt, die ihrerseits vom „limbischen System" (s. „Grundriß der Neurophysiologie, HTB 96, Kap. 8) beeinflußt werden.

Als einfaches und häufig benutztes Verfahren zur Messung der Augenbewegungen soll im folgenden die ***Elektrooculographie*** näher besprochen werden. Sie hat auch eine wichtige klinisch-diagnostische Bedeutung. Die Registrierung eines Elektrooculogramms ist möglich, weil zwischen der Cornea und der Retina eines Auges eine elektrische Spannungsdifferenz vorhanden ist, das ***corneo-retinale Bestandspotential.*** Das Auge ist also ein elektrischer Dipol, wobei die Cornea positiv im Vergleich zur Retina ist (Abb. 5-39). Die Registrierelektroden werden auf die Haut über dem knöchernen Rand der Augenhöhle oberhalb und

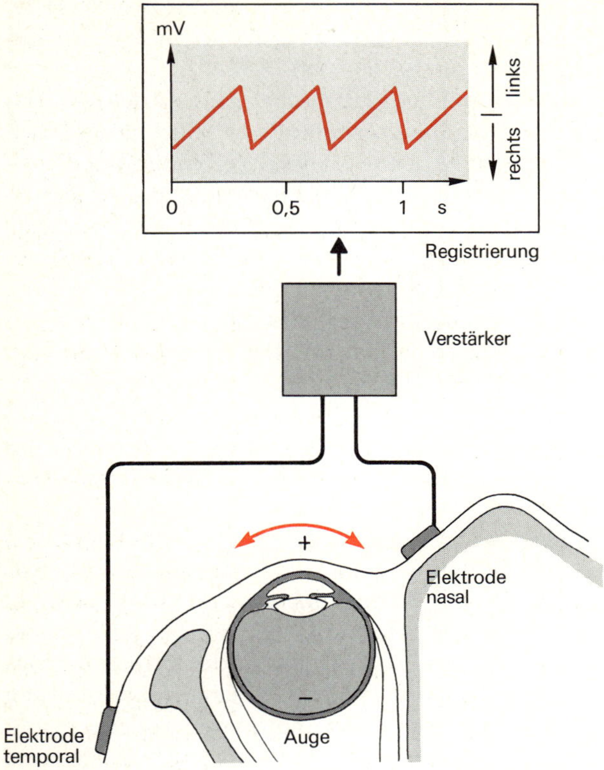

Abb. 5-39. Schema der Elektrodenlage bei der Elektrooculographie und Registrierung eines optokinetischen Nystagmus mit Hilfe des Elektrooculogramms

unterhalb bzw. nasal und temporal vom Auge aufgeklebt. Bewegt sich der vordere Augenpol auf eine der Elektroden zu, so entsteht eine elektrische Spannungsdifferenz zwischen beiden Elektroden, da sich mit der Augenbewegung auch die Richtung der Achse des elektrischen Dipols dreht. Die zwischen den Elektroden registrierte elektrische Spannung ist näherungsweise proportional zur Auslenkung des Auges in der Orbita. Man mißt mit der Elektrooculographie also die Position eines Auges relativ zu den Kopfkoordinaten.

Augenbewegungen und visuelle Wahrnehmung; Nystagmus. Im folgenden sollen zunächst nur horizontale Augenbewegungen besprochen werden. Die Abb. 5-40 zeigt ein Elektrooculogramm, das beim Lesen von drei unterschiedlich schweren Texten registriert wurde: Eine Bewegung des

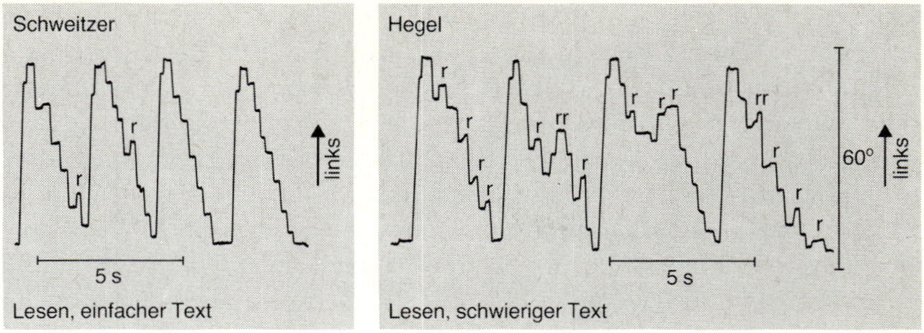

Abb. 5-40. Augenbewegungen beim Lesen von zwei unterschiedlich schweren Texten. Die Zeilen werden durch 5 bis 7 Saccaden mit anschließenden Fixationsperioden abgetastet. Rückwärtsgerichtete Saccaden treten außer beim Zeilenwechsel besonders gehäuft bei schwierigen Texten auf, sie werden vom Lesenden jedoch in der Regel nicht bemerkt. Texte: Albert Schweitzer „Aus meiner Kindheit und Jugendzeit", G. F. Hegel: „Einführung in die Philosophie" (nach Ghazarian und Grüsser 1977)

Auges nach rechts bewirkt hierbei eine Auslenkung im Elektrooculogramm nach oben, eine Bewegung des Auges nach links eine Auslenkung nach unten. Abb. 5-40 zeigt, daß beim „gleichförmigen" „stummen" oder lauten Lesen die Augen sich in raschen ***Saccaden*** verschieben, wobei ***zwischen den Saccaden kurze Fixationsperioden*** auftreten. Ist der Fixationspunkt beim Lesen am Ende der Zeile angelangt, so verschiebt er sich beim Zeilenwechsel in ***einer*** Saccade zum nächsten Zeilenanfang. Saccaden dauern je nach Amplitude zwischen 10 und 80 ms; die mittlere Winkelgeschwindigkeit des Auges während der Saccaden liegt zwischen 200 und 600 Grad/s. Unbewußt treten Rückwärtssaccaden auf, weil der Text inhaltlich schwierig ist.

Ein periodischer Wechsel von ***Saccaden und langsamen Augenfolgebewegungen*** kann durch die Betrachtung bewegter Reizmuster erreicht werden. Blickt man aus dem Seitenfenster eines fahrenden Eisenbahnwagens oder Automobils in die Gegend, so wechseln konjugierte, langsame horizontale Augenbewegungen und rasche Saccaden einander ab. Während der langsamen ***Augenfolgebewegungen*** wird das Bild des fixierten Gegenstandes im Bereich der Fovea centralis „gehalten". Die Augenfolgebewegung erfolgt also in Richtung der bewegten (oder scheinbewegten) Objekte. Der Wechsel zwischen Saccaden und langsamen Augenfolgebewegungen wird ***Nystagmus*** genannt. Da im geschilderten Beispiel bewegte optische Reizmuster den Nystagmus auslösen, heißt dieser ***optokinetischer Nystagmus*** („Eisenbahnnystagmus").

Ein optokinetischer Nystagmus kann leicht ausgelöst werden, wenn die Versuchsperson die Zahlen auf einem von den Hausfrauen beim Nähen benutzten Meßband liest, das vom Versuchsleiter in horizontaler oder vertikaler Richtung bewegt wird. Die ***Richtung des Nystagmus*** wird vereinbarungsgemäß nach der ***Bewegungsrichtung der raschen Phase*** (Saccade) angegeben. Bewegt sich von der Versuchsperson aus gesehen das Meßband also nach rechts, so entsteht ein optokinetischer Nystagmus nach links, da nach rechts langsame Augenfolgebewegungen, nach links dagegen ***Rückstellsaccaden*** auftreten. Zur genauen experimentellen Messung des optokinetischen Nystagmus benutzt man als Reize häufig horizontal oder vertikal bewegte Hell-Dunkelstreifen, die auf die Innenseite eines Halbzylinders projiziert werden.

Augenbewegungen beim freien Sehen. Beim normalen Umherblicken in einer visuell gut strukturierten Umwelt wechseln Saccaden und Fixationsperioden miteinander ab. Die Augenbewegungen können in allen Richtungen auftreten. Die zweidimensionale Aufzeichnung der Augenbewegungen beim Betrachten eines komplexen visuellen Reizmusters zeigt die Abb. 5-41. Man erkennt an dieser Abbildung, daß die Augenbewegungen bevorzugt durch die Konturen, Konturunterbrechungen oder Konturüberschneidungen des visuellen Musters bestimmt werden. Bei der Betrachtung eines menschlichen Gesichtes sind die Augen und der Mund besonders häufige Fixationsstellen wobei die rechte Gesichtsseite bevorzugt wird. Diese Beobachtung weist daraufhin, daß die blickmotorische Steuerung nicht nur durch die formalen Eigenschaften des Reizmusters bestimmt wird, sondern auch durch die ***Bedeutung*** der visuellen Signale. Bei längerer Betrachtung eines visuellen Reizmusters wird dieses als ***„Bewegungsbild“*** in den motorischen Abtastbewegungen der Augen grob reproduziert. Die Häufigkeit der Fixation kennzeichnet die „Auffälligkeit“ bestimmter Unterstrukturen des visuellen Musters. Diese Beobach-

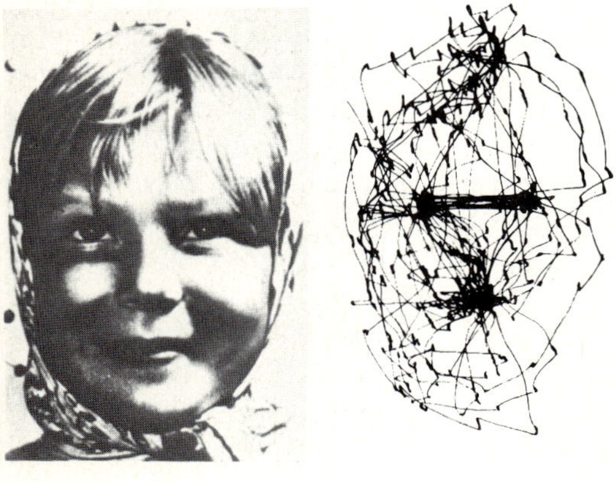

Abb. 5-41. Zweidimensionale Aufzeichnung der Augenbewegungen beim Betrachten eines Gesichtes. Eine Versuchsperson betrachtete mehrere Minuten die Photographie links (nach Yarbus, 1965)

tung veranlaßte die Werbepsychologen, mit Hilfe der Messung der Augenbewegungen den „Auffälligkeitswert" (und damit indirekt die Werbewirksamkeit) bestimmter visueller Strukturen von Werbeplakaten zu bestimmen.

Die Saccaden verschieben den Fixationspunkt innerhalb des Blickfeldes, die visuelle Signalaufnahme erfolgt während der kurzen Fixationsperioden zwischen den Saccaden. Die rasche Verschiebung des Umweltbildes auf der Netzhaut während der Saccaden wird nicht wahrgenommen. Dafür gibt es verschiedene Gründe: Verschiebt sich der Fixationspunkt während einer Saccade über ein gut strukturiertes visuelles Muster, so liegt die zeitliche Reizfrequenz für jeden Netzhautort in der Regel weit oberhalb der Flimmerfusionsfrequenz (s. S. 196). Daher entspricht das physiologisch wirksame Signal auf der Netzhaut während einer Saccade weitgehend einem kurzen „Graureiz". Ein zweiter Faktor scheint ein aktiver zentraler Hemmungsmechanismus für Bewegungswahrnehmungen während der Saccade zu sein. Man muß zur Deutung dieses Phänomens annehmen, daß aus den blickmotorischen Zentren des Hirnstammes „Rückmeldungen" in das zentrale visuelle System erfolgen. Sie können diese Hemmung der Bewegungswahrnehmung sehr einfach durch folgendes Experiment an sich selbst beobachten: Betrachten Sie Ihr Auge im Spiegel und blicken Sie vom inneren Augenrand auf den äußeren Augenrand und zurück. Sie können keine oder nur eine geringfügige Bewegung Ihres Auges wahrnehmen. Wiederholen Sie dieses Experiment mit einer zweiten Versuchsperson und betrachten Sie die Augenbewegungen der Versuchsperson im Spiegel, wenn diese ihrerseits zwischen ihrem inneren und äußeren Augenrand hin und her blickt. Sie können die Augenbewegungen der Versuchsperson deutlich und klar erkennen.

Die Koordination von Augenbewegungen und visueller Wahrnehmung wird vor allem durch die Verbindungen zwischen der Sehrinde und den blickmotorischen Regionen des Hirnstammes vermittelt. In Abschnitt 5-3 wurde besprochen, daß die Nervenzellen in der Sehrinde zum Teil ***komplexe*** receptive Felder haben. Für die Nervenzellen der sekundären und tertiären Sehrinde sind vor allem ***Konturen***, ***Konturunterbrechungen*** oder ***Konturüberschneidungen*** besonders effektive Reizmuster. Es erscheint daher sehr wahrscheinlich, daß diese Nervenzellen über die Verbindung zwischen der Sehrinde und den subcorticalen blickmotorischen Zentren, insbesondere über die Verbindung zu den Colliculi superiores, die Abtastbewegungen der Augen steuern. Daß die Abtastbewegungen der Augen jedoch auch noch von höheren assoziativen Hirnregionen abhängen, zeigt der Zusammenhang zwischen Augenbewegungen und Text beim Lesen. Die Aufnahme der visuellen

Information erfolgt beim Lesen nur während der Fixationsperioden. Bevorzugte Fixationsstellen beim Lesen sind der Zeilenanfang, der Wortanfang, besonders bei Worten mit einem Großbuchstaben am Anfang. Bei langen Worten treten Mehrfach-Fixationen auf. Jedoch nicht nur diese ***äußere Struktur*** des Textes bestimmt die Fixationswahrscheinlichkeit, sondern auch die ***Bedeutung*** der Worte in einem Text. Innerhalb eines längeren Textes kann die gleiche Wortfolge verschiedene „Fixationsstellen" erhalten, wenn sich ihre Bedeutung durch den Kontext verändert. Diese Beobachtung weist darauf hin, daß beim Lesen auch die sensorische Sprachregion die Abtastbewegungen der Augen mit beeinflußt.

Auslösung von Augenbewegungen durch bewegte Reize in der Gesichtsfeldperipherie. Wenn in der Gesichtsfeldperipherie plötzlich ein bewegter Gegenstand auftaucht, wird eine „reflektorische" Saccade ausgelöst, die von einer Kopfbewegung begleitet sein kann. Saccade und Kopfbewegung sind derart gesteuert, daß das Bild des „neuen" Objektes auf die Fovea centralis fällt. Dieser Reflex wird durch ***bewegungsempfindliche Neuronen*** im visuellen Cortex und in den Colliculi superiores gesteuert. Insgesamt ist die „Auffälligkeit" bewegter Objekte in der Gesichtsfeldperipherie stärker als in der Fovea centralis. Die geschilderten „reflektorischen" Saccaden gehen einher mit einer ***Aufmerksamkeitszuwendung*** zum neuen Objekt. Der geschilderte Mechanismus stellt eine biologisch sinnvolle ***phylogenetische Anpassung*** dar, der für die Säugetiere und den prähistorischen Menschen wichtig war. Die erhöhte Bewegungsempfindlichkeit in der Gesichtsfeldperipherie und die reflektorische Blick- und Aufmerksamkeitssteuerung erleichterten das Erkennen eines plötzlich auftauchenden, bewegten visuellen Reizes (z.B. eines Tieres oder eines Feindes). Auch im modernen Straßenverkehr ist die erhöhte Bewegungsempfindlichkeit im peripheren Gesichtsfeld außerordentlich wichtig, um die richtige Reaktion auf ein plötzlich in der Gesichtsfeldperipherie auftauchendes Fahrzeug zu ermöglichen. Ein alter phylogenetischer Mechanismus erhöht also auch noch heute die Überlebenschance.

F 5.18 Saccaden sind
- a) ruckförmige Bewegungen der Augen,
- b) langsame Augenfolgebewegungen,
- c) pendelförmige Drehbewegungen der Augen,
- d) keine der Aussagen ist richtig.

F 5.19 Mit welchen elektrischen Registriermethoden können die Augenbewegungen gemessen werden?

a) Elektrokardiogramm
b) Elektroretinogramm
c) Elektrooculogramm
d) Elektroencephalogramm
e) Elektronystagmogramm

F 5.20 Bei der Betrachtung eines Bildes sind die Augenbewegungen
a) statistisch zufällig,
b) von den Farbwerten des Bildes abhängig,
c) von den Konturen und Konturunterbrechungen abhängig,
d) für beide Augen in der Regel koordiniert,
e) regellos für beide Augen, aber abhängig von besonderen Merkmalen des Bildes.

F 5.21 Wenn Sie aus einem gleichmäßig fahrenden Eisenbahnzug durch ein Seitenfenster die Landschaft betrachten, entstehen
a) ruckförmige Konvergenzbewegungen beider Augen,
b) ein optokinetischer Nystagmus,
c) vom Labyrinth ausgelöste Augenbewegungen,
d) unregelmäßige Augenbewegungen, die unabhängig von der Fahrtrichtung des Zuges sind.
e) Keine der Angaben ist richtig.

6 Physiologie des Hörens

R. Klinke

Das Gehör ist für den Menschen ein außerordentlich wichtiger Sinn, weil es, zusammen mit der Sprache, das wichtigste zwischenmenschliche Kommunikationsmittel aufbaut und somit die Möglichkeit zu sozialen Kontakten schafft. Es verwundert daher nicht, daß der Ausfall des Gehörs oft zu schweren Verhaltensstörungen führt.

Seit langem ist offenbar bekannt gewesen, daß das Ohr am Hörvorgang beteiligt ist, aber erst im 17. Jahrhundert wurde das im Felsenbein der Schädelbasis liegende Hohlraumsystem, das Labyrinth, erstmalig als Sitz des Gehörsinnes vermutet. Doch konnte dies erst zu Beginn des 19. Jahrhunderts bewiesen werden. In der 2. Hälfte des 19. Jahrhunderts wurden die Physiologie des Hörganges und die Probleme der physikalischen Akustik von einer Reihe von Forschern angegangen. Besonders der Name Helmholtz soll hier genannt werden. Viele Probleme konnten jedoch erst im Laufe dieses Jahrhunderts geklärt werden, und trotzdem besteht noch über eine Reihe von fundamentalen Prozessen der Hörphysiologie Unklarheit.

6.1 Anatomischer Aufbau des Ohres

Zum Verständnis der Hörphysiologie ist die Kenntnis der wichtigsten anatomischen Daten Voraussetzung. Sie sollen deswegen kurz rekapituliert werden. Diese summarische Darstellung kann und soll aber keinesfalls ein umfassendes Bild entwerfen. Der Leser sei deswegen ausdrücklich auf Lehrbücher der Anatomie verwiesen.

Das Hörorgan umfaßt das äußere, das mittlere und das innere Ohr (s. Abb. 6-1). Der ***äußere Gehörgang*** ist an seinem inneren Ende durch das ***Trommelfell*** verschlossen. Es handelt sich um eine dünne Membran, die normalerweise, was für den Arzt diagnostisch wichtig ist, perlmuttfarben glänzt. Dahinter befindet sich ein luftgefüllter Hohlraum, die ***Paukenhöhle***. Dieser Hohlraum steht durch eine enge Röhre, die Tuba Eustachii, mit dem Pharynx (dem Rachen) in Verbindung und wird bei jedem Schluckakt von dort belüftet. (Luftdruckschwankungen, z.B. im Flugzeug, führen zum sog. „Druck auf den Ohren". Es handelt sich

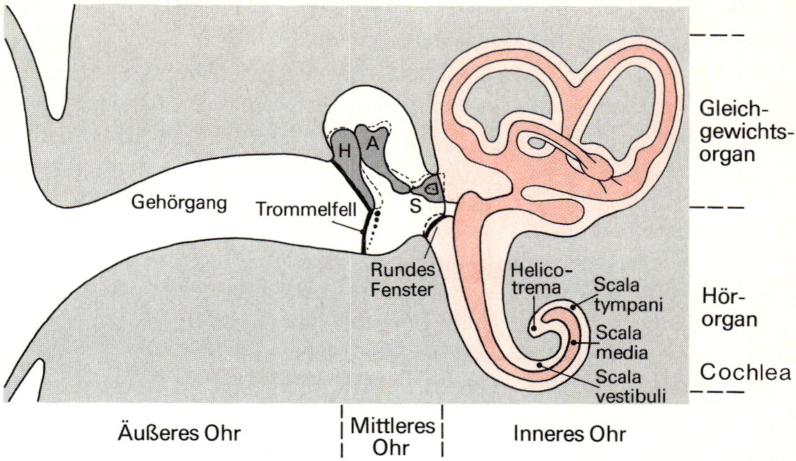

Abb. 6-1. Schematische Darstellung von äußerem, mittlerem und innerem Ohr, stark vereinfacht. H = Hammer, A = Amboß, S = Steigbügel.
Die gestrichelten Konturen von H, A und S geben eine Extremlage an, die die Gehörknöchelchen bei Beschallung annehmen können

dabei um subjektiv unangenehme Spannungen des Trommelfells, die durch Druckunterschiede zwischen Atmosphäre und Paukenhöhle entstehen. Schlucken, d.h. Öffnen der Eustachischen Röhre, stellt den Druckausgleich her.) Die Paukenhöhle enthält drei Knöchelchen, die ***Gehörknöchelchen***, die als ***Hammer***, ***Amboß*** und ***Steigbügel*** bezeichnet werden. Sie sind gelenkig miteinander verbunden und bilden so ein kettenförmiges Gebilde, das man deswegen auch als ***Gehörknöchelchenkette*** bezeichnet. Der Hammer ist mit einem seiner Fortsätze am Trommelfell angewachsen. Das Trommelfell nimmt die Schallschwingungen aus der Luft auf und gibt sie an die Gehörknöchelchen weiter. Der Steigbügel ***(Stapes)***, der tatsächlich wie ein Steigbügel aussieht, ist mit seiner Fußplatte in eine Knochenöffnung eingefügt, die als ***ovales Fenster*** bezeichnet wird. Die Paukenhöhle und die darin befindlichen Gehörknöchelchen werden als ***mittleres Ohr*** bezeichnet, der Stapes bildet mit seiner Fußplatte die Grenze zum dritten Teil des Hörorgans, dem ***inneren Ohr***. Die Kette der Gehörknöchelchen bildet eine Brücke vom Trommelfell zum ovalen Fenster, also von der Luft zum Innenohr. Auf diesem Weg gelangt die Schallenergie ans Innenohr, das, um es vorwegzunehmen, die Sinneszellen enthält.

Das ***innere Ohr*** liegt im Knochen des Felsenbeines. Es steht in direkter Verbindung zum ***Gleichgewichtsorgan*** (s. Abb. 6-1). Beide Organe zusammen werden auch als ***Labyrinth*** bezeichnet. Das Innenohr wird wegen seiner Form auch ***Schnecke (Cochlea)*** genannt. Wir wollen hier zunächst nur die Cochlea betrachten. Sie besteht aus drei übereinanderliegenden schlauchförmigen Kanälen, die spiralig aufgewickelt sind. Die Abb. 6-2 stellt einen Schnitt durch die Schnecke dar, der mitten durch die Schneckenspindel geht.

Dabei sind die spiralig aufgewickelten Kanäle mehrfach angeschnitten. Sie werden als ***Scala vestibuli***, ***Scala media*** und ***Scala tympani*** bezeichnet. Beim Menschen hat die Schnecke etwa $2^1/_2$ Windungen. Auf Abb. 6-1 ist, vereinfachend, nur etwa eine Windung dargestellt. Ferner ist zu sehen, daß der Stapes mit seiner Fußplatte am ovalen Fenster an die Scala vestibuli grenzt, die, wie die übrigen Scalen, mit Flüssigkeit gefüllt ist. Scala vestibuli und Scala tympani enthalten die sog. ***Perilymphe***, wogegen die Scala media ***Endolymphe*** enthält. Die Lymphen unterscheiden sich durch ihre chemische Zusammensetzung. Die Perilymphe enthält viel Na^+, etwa entsprechend einer extracellulären Flüssigkeit, wogegen die Endolymphe der Scala media kaliumreich ist, etwa entsprechend einer intracellulären Flüssigkeit. Wie auf Abb. 6-1 zu sehen ist, stehen Scala vestibuli und Scala tympani am ***Helicotrema*** miteinander in Verbindung. Ähnlich wie die Scala vestibuli am ovalen Fenster, das durch den Stapes verschlossen und durch das ***Ringband*** abgedichtet ist, besitzt auch die

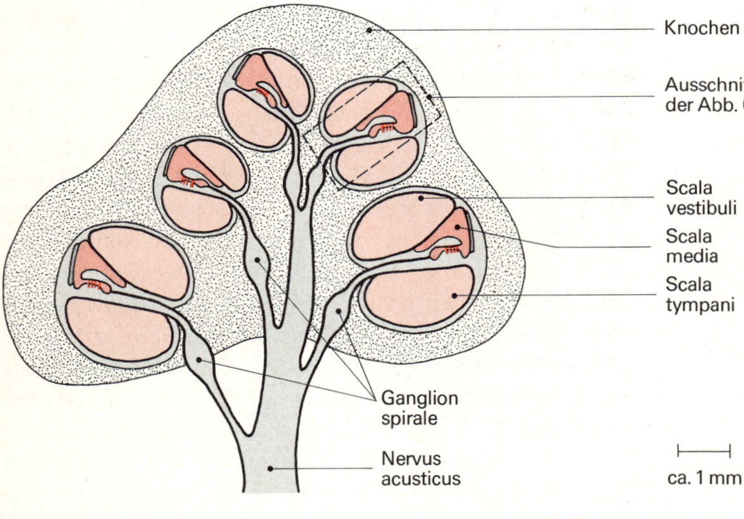

Abb. 6-2. Grob schematischer Schnitt durch die menschliche Cochlea, wobei die schneckenförmigen Windungen mehrfach angeschnitten sind. Der eingezeichnete Ausschnitt aus den oberen Windungen ist in Abb. 6-3 genauer dargestellt

Scala tympani zur Paukenhöhle hin eine Öffnung, das ***runde Fenster*** (s. Abb. 6-1). Diese Öffnung ist durch eine feine Membran verschlossen, so daß keine Perilymphe in die Paukenhöhle fließen kann.

Ein Ausschnitt der Abb. 6-2 ist in Abb. 6-3 genauer dargestellt. Ihr ist zu entnehmen, daß die Grenze zwischen Scala vestibuli und Scala media durch die sog. ***Reissnersche Membran*** gebildet wird. Die Grenze zwischen Scala media und Scala tympani bildet die sog. ***Basilarmembran***. Auf ihr befindet sich der eigentliche sensorische Apparat, das ***Cortische Organ.*** Es enthält, eingebettet in Stützzellen, die Receptorzellen. Sie werden als ***Haarzellen*** bezeichnet, weil sie submikroskopische haarförmige Fortsätze tragen, die man ***Stereocilien*** nennt. Man unterscheidet ***innere*** und ***äußere*** Haarzellen. Die äußeren Haarzellen sind in drei Reihen angeordnet, wogegen die inneren Haarzellen nur eine einzige Reihe bilden. Dementsprechend gibt es wesentlich mehr äußere Haarzellen als innere Haarzellen.

Über das Cortische Organ legt sich eine gallertartige Masse, die ***Tectorialmembran***. Sie ist an der inneren Seite der Schnecke, also in der Gegend der Schneckenspindel befestigt. Außerdem berührt sie die Cilien der Haarzellen und hat mit ihnen relativ festen Kontakt. An der äußeren Begrenzung der ***Scala media*** befindet sich eine gefäßreiche Region, die ***Stria vascularis***. Sie spielt für die Energieversorgung der

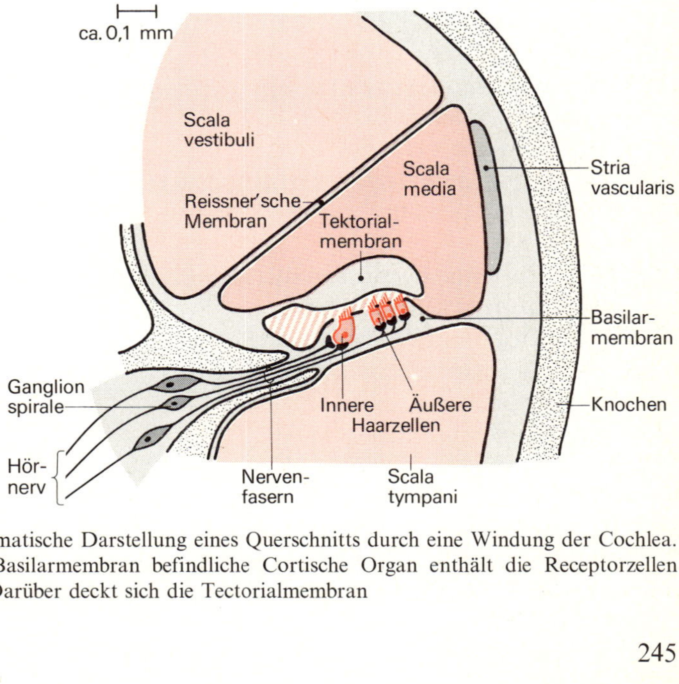

Abb. 6-3. Schematische Darstellung eines Querschnitts durch eine Windung der Cochlea. Das auf der Basilarmembran befindliche Cortische Organ enthält die Receptorzellen (Haarzellen). Darüber deckt sich die Tectorialmembran

Cochlea eine große Rolle und hält u. a. die hohe K^+-Konzentration der Endolymphe aufrecht.

Die Receptorzellen am Cortischen Organ sind sekundäre Sinneszellen, d. h. sie bilden selbst keine Nervenfortsätze aus. Statt dessen werden sie von Nervenfasern innerviert, deren Ursprungszellen im ***Ganglion spirale*** liegen. Dies wiederum liegt inmitten der Cochlea und ist ebenfalls spiralförmig gewunden (s. Abb. 6-2).

Die Nervenzellen dieses Ganglions sind ***Bipolarzellen.*** Sie besitzen also zwei Fortsätze, von denen einer in die Peripherie zu den Receptorzellen des Cortischen Organs läuft, der andere im ***Nervus acusticus*** zum Zentralnervensystem. Innere Haarzellen und äußere Haarzellen sind getrennt innerviert. Jede ***innere Haarzelle*** wird von vielen afferenten Nervenfasern versorgt, von denen jede wahrscheinlich nur an einer einzigen inneren Haarzelle endet. Dagegen verzweigen sich die für die ***äußeren Haarzellen*** bestimmten Nervenfasern vielfach, und jede einzelne versorgt viele äußere Haarzellen. Somit kommt der größte Teil der Fasern des Nervus acusticus (= Hörnerv) von den inneren Haarzellen.

F 6.1 Bitte geben Sie die Reihenfolge der Gebilde an, die der Schall passieren muß, wenn er von der Luft zum Innenohr gelangt.
a) Hammer
b) Trommelfell
c) Steigbügel
d) Amboß

F 6.2 Scala vestibuli und Scala media stehen in Verbindung
a) am Helicotrema,
b) am ovalen Fenster,
c) am runden Fenster,
d) überhaupt nicht.

F 6.3 Das Cortische Organ befindet sich auf der
a) Reissnerschen Membran,
b) Tectorialmembran,
c) Basilarmembran,
d) Tympanalmembran,
e) Stria vascularis.

F 6.4 Die Stria vascularis spielt eine große Rolle für
a) die Energieversorgung des Innenohres,
b) den Ausgleich bei Stapesbewegungen,
c) die Aufrechterhaltung des Ionenmilieus in der Endolymphe,

d) die Produktion von Perilymphe,
e) die Resorption von Perilymphe.

F 6.5 Die Endolymphe ist reich an
a) K^+,
b) Na^+, und ähnelt deswegen
c) intracellulärer Flüssigkeit,
d) extracellulärer Flüssigkeit.
Bei der Perilymphe ist es
e) ebenso,
f) umgekehrt.

6.2 Die Leistungen des Hörsystems

Physikalische Eigenschaften der Schallreize. Schwingende Körper, z.B. eine Stimmgabel oder eine Lautsprechermembran, regen die umgebende Luft zu Schwingungen an, indem sie die Luftmoleküle der unmittelbaren Umgebung beschleunigen. Diese geben ihrerseits wieder Energie an die weitere Umgebung ab, so daß auch dort die Luftmoleküle in Schwingung geraten (s. Abb. 6-4). Dieser Vorgang breitet sich um die Quelle wellenförmig aus mit einer Geschwindigkeit von ca. 340 m/s. Das Phänomen wird als ***Schall*** bezeichnet, genauer müßte man ***Luftschall*** sagen. Spielt sich ein ähnlicher Vorgang in Festkörpern ab, so spricht man von ***Körperschall***. Wie Abb. 6-4 zeigt, bilden sich in einem Schallfeld Zonen, in denen die Luftmoleküle dichter gepackt sind, und solche, in denen weniger Moleküle vorhanden sind. In diesen Zonen ist entsprechend der Druck erhöht bzw. erniedrigt. Die dabei auftretende Druckamplitude nennt man ***Schalldruck***, man kann ihn mit geeigneten Meßmikrophonen messen und zur Charakterisierung des Schalles verwenden. Die Abb. 6-4 zeigt natürlich nur einen momentanen Zustand. In Wirklichkeit schwingen die Luftmoleküle ebenso wie die Schallquelle um ihre mittlere Ruhelage hin und her. Da Schwingungsrichtung und Ausbreitungsrichtung des Schalles identisch sind, spricht man bei Schallwellen von ***Longitudinalwellen***.

Der Schalldruck wird wie jeder andere Druck in N/m^2 angegeben. Meist verwendet man in der Akustik jedoch ein anderes Maß, den sog. ***Schalldruckpegel***. Er wird in ***dB*** (= deziBel) angegeben. Es handelt sich dabei um eine Verhältniszahl, indem ein beliebiger Schalldruck p_x mit dem im Grunde willkürlich festgelegten Bezugsschalldruck $p_o = 2 \cdot 10^{-5}$ N/m^2 verglichen wird. Man bildet den Quotienten $\frac{p_x}{p_o}$. Dieser Quotient

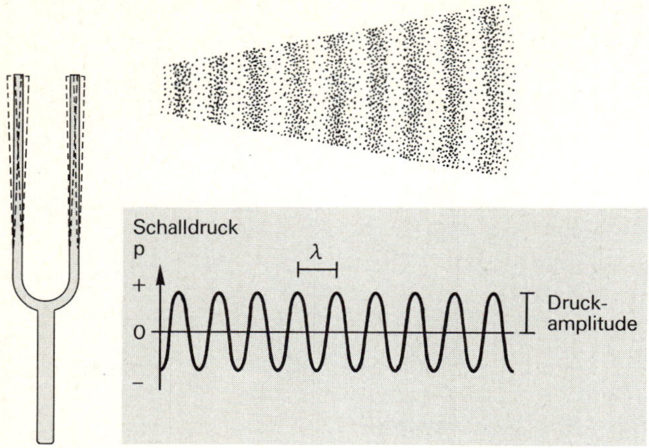

Abb. 6-4. Ausschnitt aus dem durch eine schwingende Stimmgabel erzeugten Schallfeld (Momentanzustand)

wird logarithmiert (dekadischer Logarithmus) und mit 20 multipliziert, so daß der Schalldruckpegel L folgendermaßen definiert ist:

$$L = 20 \cdot \log_{10} \frac{p_x}{p_o}\,(\text{dB}) \tag{1}$$

Diese unhandlich erscheinende Definition bietet für die rechnerische Behandlung verschiedener akustischer Probleme große Vorteile und wurde deswegen so gewählt. Es soll hier darauf jedoch nicht eingegangen werden. Statt dessen wollen wir ein Beispiel rechnen. Gesucht sei der Schalldruckpegel eines Tones mit dem Schalldruck von $p_x = 2 \cdot 10^{-2}$ N/m^2

$$\frac{p_x}{p_o} = \frac{2 \cdot 10^{-2}}{2 \cdot 10^{-5}} = 10^3$$

$$L = 20 \cdot \log_{10} 10^3 = 20 \cdot 3 = 60\,\text{dB}.$$

Dem Schalldruck von $2 \cdot 10^{-2}\ \text{N/m}^2$ entspricht also ein Schalldruckpegel von 60 dB. Die Abb. 6-6 gibt auf der linken Ordinate eine Gegenüberstellung von Schalldruck und Schalldruckpegel von weiteren Werten.

Da auch andere Größen, z.B. elektrische Spannungen in einer dB-Skala angegeben werden können, werden oft Werte des Schalldruckpegels als ***dB SPL*** angegeben. Dies soll lediglich verdeutlichen, daß die Zahlenwerte nach der obigen Definition gewonnen wurden, wobei auf einen Schalldruck von $p_o = 2 \cdot 10^{-5}\ \text{N/m}^2$ bezogen wurde. Die Abkür-

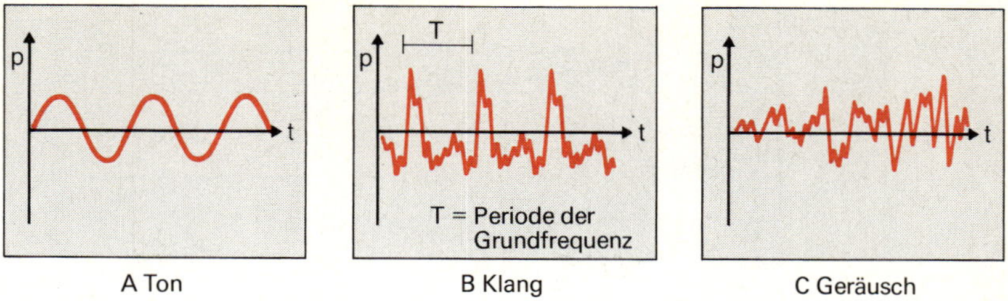

Abb. 6-5. Schalldruckverlauf eines Tones (A), eines Klanges (B) und eines Geräusches (C)

zung SPL bedeutet „sound pressure level", also die englische Bezeichnung für Schalldruckpegel.

Der Schalldruck bzw. Schalldruckpegel eines Schalles kann mit Hilfe von Meßinstrumenten (Meßmikrophonen) gemessen werden.

Die Frequenz eines Schalles wird in ***Hertz*** angegeben, das sind Schwingungen pro Sekunde. Bei ruhender Schallquelle haben Schall und Schallquelle immer die gleiche Frequenz. Frequenz f, Schallgeschwindigkeit c und Wellenlänge λ (lambda) bilden die Beziehung (s. Abb. 6-4):

$$c = f \cdot \lambda. \tag{2}$$

Wenn ein Schallereignis nur eine einzige Frequenz (z.B. 2000 Hz) besitzt, nennt man es einen ***Ton*** (Abb. 6-5A). Im täglichen Leben kommen reine Töne jedoch praktisch nicht vor. Hier dominieren vielmehr Klänge und Geräusche. Man spricht von einem ***Klang***, wenn das Schallereignis mehrere Frequenzen enthält. Es handelt sich dabei im allgemeinen um einen Grundton mit mehreren harmonischen Obertönen (s. Abb. 6-5B). Der Grundton ist in der Periode des Schalldruckverlaufes (T in Abb. 6-5B) zu erkennen. Die Frequenzen der Obertöne sind, falls man den Klang nicht synthetisch erzeugt, ganzzahlige Vielfache der Grundfrequenz. Dies gilt insbesondere für Musikinstrumente, die im physikalischen Sinne „Klänge" abstrahlen. Doch erzeugen verschiedene Instrumente auch bei gleichem Grundton Obertöne in unterschiedlicher Zahl und Intensität. An manchen Instrumenten können bestimmte Obertöne überhaupt nicht entstehen, z.B. kommen an gedackten Orgelpfeifen nur die ungeraden Harmonischen, also die Frequenzen f_1, $3f_1$, $5f_1$, ... vor. So entstehen die unterschiedlichen Klangbilder eines Orchesters. Enthält ein Schallereignis praktisch alle Frequenzen des Hörbereichs, so nennt man das Ereignis ein ***Geräusch***. Im zeitlichen Verlauf des Schalldrucks ist hierbei keine Periodizität mehr zu erkennen (Abb. 6-5C).

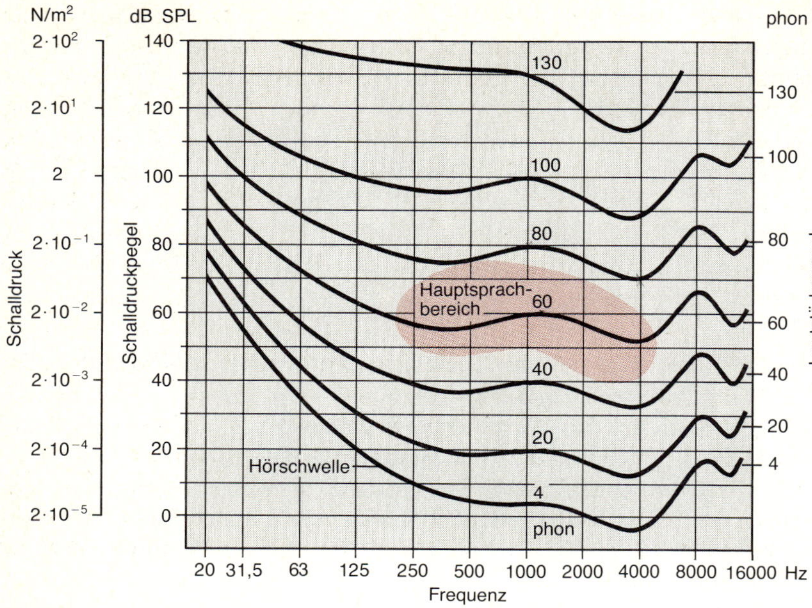

Abb. 6-6. Kurven gleicher Lautstärkepegel. Die Ordinaten auf der linken Seite geben außerdem eine Gegenüberstellung von Schalldruck und Schalldruckpegel. Rot unterlegt ist der Hauptsprachbereich.

Schallereignis und subjektive Hörempfindung. Die tägliche Erfahrung lehrt, daß Schallereignisse zu leise sein können, als daß man sie hört. Der Schall muß also einen bestimmten Schalldruckpegel überschreiten, um gehört zu werden. Der Schalldruckpegel, bei dem ein Ton eben hörbar wird, nennt man ***Hörschwelle***. Dieser Wert hängt von der Frequenz des Prüftones ab. Die unterste Kurve der Abb. 6-6 gibt den Verlauf der Hörschwelle in Abhängigkeit von der Frequenz an.

Der Kurve ist zu entnehmen, daß das Ohr im Bereich von 2000–5000 Hz am empfindlichsten ist. Dort genügt bereits ein sehr niedriger Schalldruckpegel, um die Hörschwelle zu überschreiten. Bei höheren und tieferen Frequenzen sind zum Überschreiten der Hörschwelle höhere Schalldruckpegel notwendig.

Ist die Hörschwelle einmal überschritten, so wird, unabhängig von der Frequenz, mit steigendem Schalldruck ein Ton immer lauter empfunden. Man muß nun klar unterscheiden, zwischen dem physikalisch definierten ***Schalldruck*** bzw. dem ***Schalldruckpegel*** (gemessen in N/m^2 bzw. dB SPL) eines Tones und der subjektiven ***Lautstärke***empfindung, die er auslöst.

Eine quantitative Zuordnung zwischen objektivem Schalldruck und subjektiver Lautstärkeempfindung ist allerdings möglich. Eine Versuchsperson kann nämlich nicht nur darüber Angaben machen, wann ein Ton hörbar wird, also die Hörschwelle überschreitet, sondern auch darüber, wann sie Töne gleicher oder verschiedener Frequenz als ***gleich laut*** empfindet. Man bietet der Versuchsperson dazu 2 Töne dar, einen Testton und einen Vergleichston von 1000 Hz. An einem Potentiometer ändert die Versuchsperson den Schalldruckpegel des Vergleichstons so lange, bis ihr beide Töne gleich laut erscheinen. Man sagt dann, beide Töne besitzen den gleichen ***Lautstärkepegel.*** Der Lautstärkepegel wird in ***phon*** angegeben. Man verwendet als Maßzahl den Schalldruckpegel des als gleich laut empfundenen 1000 Hz-Tones. Stellt also die Versuchsperson den Vergleichston von 1000 Hz auf 80 dB ein und beurteilt dann beide Töne als gleich laut, so besitzt der Testton den Lautstärkepegel von 80 phon. (Entsprechend dieser Festlegung sind bei 1000 Hz dB-Werte und phon-Werte identisch, s. auch Abb. 6-6.) Eine gesunde Versuchsperon wird z. B. einen Ton von 4000 Hz und 70 dB SPL ebenso laut empfinden, wie einen 1000 Hz Ton von 80 dB SPL. Der Lautstärkepegel des genannten 4000 Hz Tones wäre dann 80 phon.

Die ***Kurven gleicher Lautstärkepegel*** sind neben der Hörschwelle in Abb. 6-6 eingetragen. Sie stellen die Mittelwerte der Angaben einer großen Zahl gesunder Versuchspersonen dar. Alle Töne, unabhängig von ihrer Frequenz, die auf jeweils einer dieser Kurven liegen, werden als gleich laut empfunden. Die Kurven werden daher auch als ***Isophone*** bezeichnet. Auch die Hörschwelle ist eine Isophone; alle Töne, die auf der Hörschwelle liegen, sind nämlich gleich laut und zwar eben überschwellig. Die mittlere Hörschwelle gesunder Versuchspersonen liegt bei 4 phon.

Steigt der Schalldruckpegel eines Schalles stark an, so empfindet eine Versuchsperson schließlich Schmerz. Dies ist bei etwa 130 phon der Fall. Dieser Wert wird deswegen als ***Schmerzschwelle*** bezeichnet. Derartig hohe Schalldruckpegel führen jedoch nicht nur zu Schmerzempfindungen im Ohr, sondern in Abhängigkeit von der Einwirkungsdauer auch zu Schädigungen des Ohres, sog. ***Schalltraumata***. Schalltraumata treten, wenn der Schall lang genug einwirkt, sogar schon bei viel geringeren Schallbelastungen auf s. S. 252).

Neben der beschriebenen Phonskala gibt es noch einen anderen, ebenfalls eigenmetrisch zu gewinnenden psychophysischen Zusammenhang. Bei ihm wird die Versuchsperson danach gefragt, wann sie einen Testton n mal so laut, also etwa 2mal oder 4mal so laut empfindet wie einen Vergleichston von 1000 Hz und 40 dB SPL. Man gewinnt so Angaben über die ***Lautheit*** eines Tones und gibt die Werte in ***sone*** an. Ein Ton, der 4mal so laut ist wie ein Vergleichston von 1000 Hz und 40 dB

SPL, besitzt dann die Lautheit von 4 sone, ein halb so lauter 0,5 sone usw. Bei der Aufstellung einer ***sone-Skala*** wird von der Versuchsperson also eine ***differenziertere Beurteilung*** des Schalles gefordert als bei der phon-Skala, bei der sie nur die Gleichheit zu beurteilen hat. Es zeigt sich dennoch, daß zwischen der Lautheit und dem Lautstärkepegel ein regelhafter Zusammenhang besteht, wenigstens oberhalb von 40 phon. In diesem Bereich führt eine Erhöhung des Lautstärkepegels um 10 phon zu einer Verdoppelung der Lautheitsempfindung. Eine genaue Betrachtung zeigt, daß oberhalb von 40 phon die Lautheitsempfindung einem Potenzgesetz gehorcht, wobei der Exponent 0,3 ist. Unterhalb von 40 phon trifft dies nicht zu, dort wird eine Lautheitsverdoppelung schon bei geringerer Zunahme des Lautstärkepegels erreicht.

Technische Verfahren zur Beurteilung von Lärm. Zur Beurteilung störenden Lärms sollte eigentlich von der Lautheit des Geräusches ausgeangen werden. Die Lautheit ist aber strenggenommen nur durch das Urteil von Versuchspersonen zu bestimmen, da die Einheit „sone" nur so definiert ist. Technische Verfahren, die Lautheit eines Geräusches näherungsweise zu berechnen, sind aufwendig und im allgemeinen nicht praktikabel. Auch der Lautstärkepegel basiert auf dem Urteil von Versuchspersonen und ist daher nicht direkt zu bestimmen. Man kann jedoch einen Schallpegelmesser durch ein Frequenzfilter in seiner Empfindlichkeit so verändern, daß er nicht für alle Frequenzen gleich empfindlich ist, sondern eine Bewertung vornimmt, die dem menschlichen Gehör entspricht. Die höchste Empfindlichkeit des Meßinstrumentes liegt dann, entsprechend dem Verlauf der Hörschwelle (s. S. 250) im mittleren Frequenzbereich, für höhere und tiefere Frequenzen ist das Gerät weniger empfindlich. Die mit einem derartigen Gerät zu messenden Werte werden mit ***dB(A)*** bezeichnet. Sie stimmen ***näherungsweise*** mit phon-Werten überein, also mit dem Lautstärkepegel. Da die Handhabung des Gerätes einfach ist, werden so gewonnene Meßwerte zur Beurteilung von Lärm herangezogen, auch wenn dabei gewisse Fehler in Kauf zu nehmen sind. Als Beispiel sei das Standgeräusch eines Kraftfahrzeuges genannt, das etwa 75 dB(A) beträgt.

Man sollte wissen, daß eine Dauerbelastung (8stündiger Arbeitstag) mit mehr als 90 dB(A) im Laufe von Jahren zu Hörschäden führt.

Die oben beschriebene ***Skala des Lautstärkepegels*** baut im Gegensatz zur physikalisch definierten Schalldruckpegelskala auf den subjektiven Angaben über „Gleichheit" auf. Hier stellt sich die Frage nach der Genauigkeit der Angaben von Versuchspersonen. Es zeigt sich, daß man Gleichheit der Lautstärke zweier Töne recht gut beurteilen kann. Zwei Töne gleicher Frequenz werden im Schwellenbereich als unterschiedlich laut empfunden, wenn sich der Schalldruck um 3–5 dB voneinander unterscheidet ***(Unterschiedsschwelle).*** Je höher der Schalldruck wird, desto kleiner wird die Unterschiedsschwelle. Bei 40 dB SPL beträgt sie nur noch etwa 1 dB.

Die ***Hörbarkeit eines Tones*** hängt neben dem Schalldruck außerdem noch von der Frequenz ab. Der Erwachsene kann Frequenzen im Bereich von 20 Hz bis 16000 Hz (16 kHz) hören. Höhere Frequenzen als 16 kHz bezeichnet man als ***Ultraschall,*** tiefere als 20 Hz als ***Infraschall.*** Demnach spielen sich alle Ereignisse, die wir hören können, im Bereich zwischen 20 Hz und 16 kHz und 4 phon und 130 phon ab. Dieser Bereich des Diagramms der Abb. 6-6 wird deswegen auch als ***Hörfläche*** bezeichnet. Der mittlere Bereich dieser Fläche ist besonders wichtig, weil die beim Sprechen entstehenden Frequenzen und Intensitäten in diesem Bereich liegen. Der Bereich wird deswegen auch als ***Hauptsprachbereich*** bezeichnet.

Schwerhörige Patienten haben eine erhöhte Hörschwelle, d.h. sie benötigen zum Hören höhere Schalldruckpegel, um etwas wahrzunehmen, als Normalpersonen. Die klinische Bestimmung der Hörschwelle nennt man ***Audiometrie***. Dazu werden dem Patienten einohrig über Kopfhörer verschiedene Töne dargeboten. Mit diesem Verfahren wird die sog. Luftleitung (s. S. 257) geprüft. Der Arzt beginnt bei jedem Ton im sicher unterschwelligen Bereich und erhöht den Schalldruck langsam so weit, bis der Patient eine Hörempfindung angibt. Der dazu benötigte Wert wird in ein Diagramm eingetragen. Liegt die Hörschwelle eines Patienten um soundsoviel dB über der normalen Hörschwelle, so spricht man von einem ***Hörverlust*** von soundsoviel dB. Die gefundenen Werte werden zur Dokumentation in ein Diagramm eingetragen, das als ***Audiogramm*** bezeichnet wird (Abb. 6-7). In diesen Formularvordrucken ist die normale Hörschwelle als gerade Linie dargestellt, die mit „0 dB" bezeichnet ist. Höhere Schwellenwerte sind im Gegensatz zum Diagramm der Abb. 6-6 nach unten abgetragen. Sie geben an, um wieviele dB die Hörschwelle des Patienten über der normalen Hörschwelle liegt. Die Werte dürfen nicht verwechselt werden mit dem Schalldruckpegel, der in dB SPL angegeben wird. Bezüglich der sog. objektiven Audiometrie s. S. 269.

Ein Hörverlust für hohe Frequenzen kommt im Alter regelmäßig vor. Das Phänomen wird als ***Presbyakusis*** bezeichnet.

Unser Gehör ist nicht nur in der Lage, einen Ton nach seiner Lautstärke zu beurteilen, sondern auch nach der ***Tonhöhe,*** die durch die Tonfrequenz gegeben ist. Im allgemeinen Sprachgebrauch sind wir gewohnt, einen Ton mit hoher Frequenz als „hoch" zu bezeichnen und umgekehrt.

Physikalisch bedeutet die Oktave f_1 eines Tones f_0 die Verdoppelung

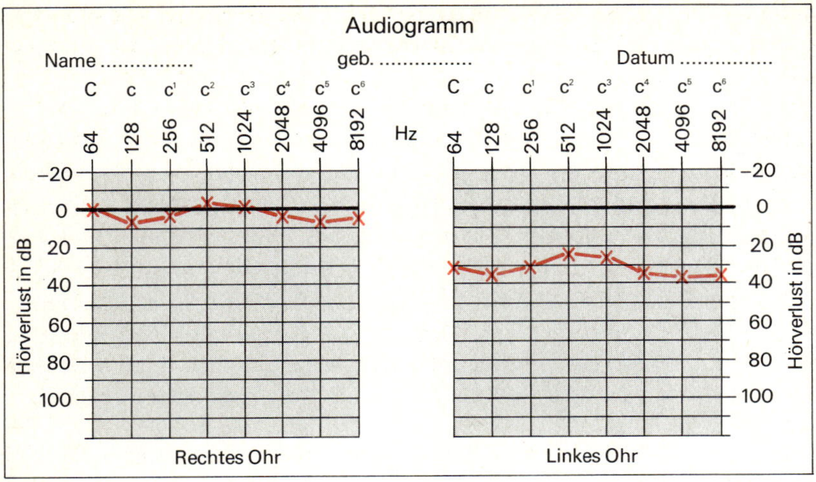

Abb. 6-7. Audiogramm eines Patienten mit einem Hörverlust von ca. 30 dB am linken Ohr (eingezeichnet sind nur die Werte für Luftleitung)

der Frequenz: $f_1 = 2f_0$. Die Oktavperiodizität ist eine wichtige Grundlage der abendländischen Musik, auf ihr baut, scheinbar einfach, die Stimmung der Musikinstrumente auf. Im psychophysischen Experiment ergeben sich dennoch Diskrepanzen. Läßt man, ausgehend von einem Grundton > 2 kHz, durch eine Versuchsperson Frequenzen einstellen, die jeweils einer Verdoppelung einer Tonhöhenempfindung entspricht, dann findet man, daß größere Intervalle als eine physikalische Oktave eingestellt werden. Trotzdessen sind die Musikinstrumente nach physikalischen Oktaven gestimmt. Die Unterteilung der Oktave erfolgt in 12 Schritte, die sich bei der temperierten Stimmung um den Faktor $\sqrt[12]{2}$ unterscheiden, bei verschiedenen Instrumenten jedoch geringfügig von diesem Wert abweichen, sofern sie nicht temperiert gestimmt sind.

Die Fähigkeit, Tonhöhen zu unterscheiden, ist erstaunlich gut. Im optimalen Bereich um 1000 Hz sind wir in der Lage, noch Frequenzen zu unterscheiden, die sich um nur 0,3 ‰, also 3 Hz unterscheiden. Dieser Wert wird auch als ***Frequenzunterschiedsschwelle*** bezeichnet. Auch Klängen kann man eine Tonhöhe zuordnen, man empfindet sie im allgemeinen so hoch, wie einen reinen Ton mit gleicher Frequenz wie die Grundfrequenz des Klangs.

Akustische Raumorientierung. Eine weitere wichtige Funktion des auditorischen Systems ist der Beitrag zur Raumorientierung. Wie die tägliche Erfahrung zeigt, kann man die ***Richtung einer Schallquelle*** recht genau angeben. Dazu ist beidohriges (binaurales) Hören nötig. Physikalische Grundlage für das ***räumliche Hören*** ist der Umstand, daß meist ein Ohr von der Schallquelle weiter entfernt ist als das andere. Da der Schall sich mit einer endlichen Geschwindigkeit fortpflanzt, trifft er am entfernteren Ohr ***später*** ein und nimmt außerdem an ***Intensität*** ab. Die Abb. 6-8 zeigt, wie man den Laufzeitunterschied berechnen kann. Der Wegunterschied ist $\Delta l = d \cdot \sin\alpha$, wobei d der Abstand der beiden Ohren ist und α der Winkel, unter dem die Schallquelle erscheint. Für die Zeitverspätung Δt ergibt sich dann:

$$\Delta t = \frac{\Delta l}{c} \qquad (3)$$

c ist die Schallgeschwindigkeit.

Bei $\alpha = 30°$ und einem Ohrenabstand d von 0,17 m entsteht eine Zeitverspätung von

$$\Delta t = \frac{0{,}085}{340} = 2{,}5 \cdot 10^{-4}\ \text{s}.$$

Das auditorische System kann aber noch viel kleinere Zeitverspätungen auswerten. Bis hinab zu $3 \cdot 10^{-5}$ s sind Beurteilungen sicher möglich, was einer ***Abweichung der Schallquelle*** um ca. 3° von der Mittellinie entspricht. Unter optimalen Bedingungen kann dieser Wert noch um etwa die Hälfte verkleinert werden.

Daß zur Erstellung des Raumeindruckes tatsächlich ***Laufzeit- und Pegeldifferenzen*** ausgenutzt werden, läßt sich experimentell zeigen. Man kann nämlich im psychophysischen Experiment bei Beschallung mit Kopfhörern eine Schallverspätung auf einem Ohr durch eine Erhöhung der Intensität auf dem gleichen Ohr wettmachen und umgekehrt. Gleiche Ergebnisse zeigen auch neurophysiologische Einzelzelluntersuchungen an Zellen des lateralen und medialen Kerns der ***oberen Olive.*** Insbesondere in diesem Kern werden die zur räumlichen Orientierung ausgenutzten ***neuronalen Verrechnungen*** der Signale von beiden Ohren vorgenommen. Diese Verrechnungsergebnisse werden dann an höhere Zentren weitergegeben, und im auditorischen Cortex finden sich schließlich Zellen, die nur dann aktiviert werden können, wenn die Schallquelle unter einem bestimmten Raumwinkel erscheint (s. Abschnitt 6-4).

Mit den geschilderten Mechanismen läßt sich jedoch nicht erklären, warum man die Unterscheidung treffen kann, ob eine ***Schallquelle*** sich ***vor*** oder ***hinter*** einem befindet. Die Abb. 6-8 zeigt, daß man α auch nach hinten abtragen kann, ohne daß sich Laufzeit- und Pegeldifferenzen ändern. Das notwendige, zusätzliche Hilfsmittel besteht in der ***Ohr-***

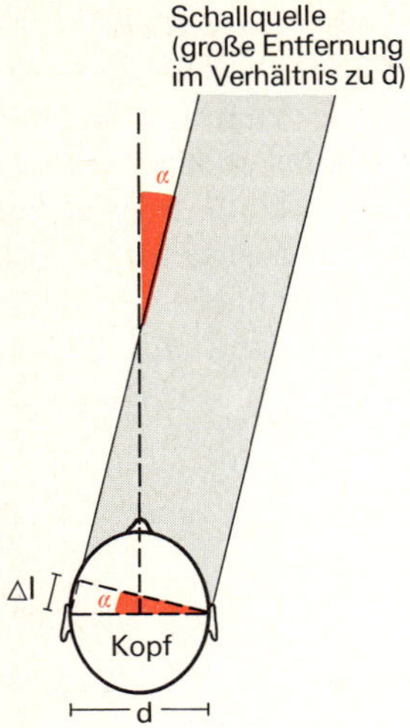

Abb. 6-8. Zur Berechnung der Laufzeitdifferenzen des Schalles beim räumlichen Hören (s. Text)

muschel. Sie bewirkt, daß Schallquellen, die sich vorn befinden, anders wahrgenommen werden als solche hinter der Versuchsperson. Benutzt man diese Hilfsmittel, so kann man, mit Hilfe eines künstlichen Kopfes, der an Stelle der Trommelfelle Mikrophone besitzt, hervorragende stereophone Tonbandaufnahmen machen.

F 6.6 Das hohe c einer Sängerin ist im physikalischen Sinn
a) ein Ton,
b) ein Klang,
c) ein Geräusch.

F 6.7 Der Schalldruck, der einen Schalldruckpegel von 20 dB SPL erzeugt, wird verdoppelt. Es ergibt sich ein neuer Schalldruckpegel von
a) 22 dB,
b) 26 dB,
c) 40 dB.
d) Alle Antworten sind falsch.

F 6.8 Isophone sind
a) Kurven gleichen Schalldruckes,
b) Kurven gleicher Schalldruckpegel,
c) Kurven gleicher Lautstärkepegel,
d) Kurven gleicher Lautheit.

F 6.9 Im klinischen Audiogramm werden nach unten abgetragen
a) der Schwellenschalldruck, bei dem der Patient erstmalig eine Hörempfindung angibt,
b) der Schalldruckpegel der Hörschwelle des Patienten,
c) der Hörverlust in dB.

F 6.10 Eine Schallquelle ist zu lokalisieren, wenn sie sich
a) vor dem Kopf bzw. leicht seitlich befindet, sonst nicht,
b) vor, hinter oder seitlich des Kopfes befindet,
c) wenn die Abweichung von der Geradeausrichtung kleiner als 30° ist,
d) kann ohne Mithilfe der Augen überhaupt nicht lokalisiert werden.

6.3 Die Aufgaben des Mittelohres und des Innenohres

Im letzten Abschnitt wurden einige Leistungen dargestellt, zu denen das auditorische System fähig ist. In den folgenden zwei Abschnitten soll gezeigt werden, wie der Organismus diese Leistungen vollbringt.

Aufgaben des Mittelohres. Wie bereits in 6.1 gesagt wurde, nimmt das Trommelfell den Schall auf und gibt die Schwingungsenergie über die Gehörknöchelchenkette an das Innenohr weiter, genauer gesagt an die Perilymphe der Scala vestibuli. Dieser Weg der Schallübertragung wird als ***Luftleitung*** bezeichnet. Eine Schallempfindung entsteht aber auch dann, wenn man einen schwingenden Körper, z.B. eine Stimmgabel, direkt auf den Schädel aufsetzt. Hierbei werden primär die Schädelknochen angeregt, weswegen man dies als ***Knochenleitung*** bezeichnet. Für das Hören im täglichen Leben spielt die Knochenleitung nur beim Hören der eigenen Stimme eine Rolle. Ansonsten gelangt jeder durch Luft übertragene Schall auch auf dem Wege Trommelfell–Gehörknöchelchen ans Innenohr. Die weitverbreitete Hypothese, wonach höhere Frequenzen durch Knochenleitung an das Innenohr gelangen sollen, hat sich experimentell nicht bestätigen lassen. Doch ist die klinische Prüfung der Knochenleitung von erheblichem diagnostischen Wert, darauf wird später noch eingegangen werden.

Bei der ***Luftleitung*** muß der Schall von Luft in die Flüssigkeit des Innenohres übertreten. Normalerweise wird bei einem derartigen Übergang von Luft auf Flüssigkeit an der Grenzfläche der größte Teil der Schallenergie reflektiert. Dies wäre im Falle des Ohres sehr unzweckmäßig, denn diese Verluste würden zu einer erheblichen Verschlechterung der Hörleistung führen. Um diese ***Reflexionsverluste*** möglichst gering zu halten, wurde von der Natur der komplizierte Mechanismus des Trommelfell-Gehörknöchelchenapparates „erfunden". Durch diese Einrichtung wird der ***Schallwellenwiderstand*** von Luft an den Schallwellenwiderstand des Innenohres ***angepaßt***. Dadurch werden die Reflexionsverluste erheblich verringert, und es gelangt mehr Schallenergie ans Innenohr. Der Mechanismus entspricht etwa der Vergütung photographischer Objektive, durch die ebenfalls die Reflexion an den Grenzflächen Luft–Glas verringert wird. Am Mittelohr kommt die Anpassung des Schallwellenwiderstandes im wesentlichen durch zwei Mechanismen zustande: Die Fläche des Trommelfells ist erheblich größer als die der Stapesfußplatte. Da Druck = Kraft/Fläche, wird bereits dadurch der Druck am ovalen Fenster höher als am Trommelfell. Außerdem bewirken die Hebelarme der Gehörknöchelchenkette eine weitere Druckerhöhung.

Das System arbeitet also ähnlich wie ein ***Transformator***. Daneben spielen jedoch auch andere Faktoren noch eine Rolle. Insgesamt wird durch diesen Mechanismus eine Verbesserung des Hörvermögens um 15–20 dB bewirkt.

Am Hammer und am Steigbügel setzen feine Muskeln an, die sog. ***Mittelohrmuskeln***. Sie kontrahieren sich reflektorisch bei Beschallung, was die Schallübertragung verschlechtert, ohne daß diese Kontraktionen einen nennenswerten Schallschutz zu bieten scheinen. Genaueres über die Funktion dieser Mittelohrreflexe ist noch nicht bekannt.

Schallaufnahme im Innenohr. Ortstheorie. Der ***Stapes*** überträgt bei Beschallung des Ohres Schallenergie auf die ***Perilymphe*** der ***Scala vestibuli*** (s. Abb. 6-1). Dabei schwingt der Stapes hin und her. Da die Flüssigkeiten des Innenohres inkompressibel sind, muß ein Druckausgleich möglich sein. Das ist am ***runden Fenster*** der Fall. Bei Einwärtsbewegung des Stapes bewegt sich die Membran des runden Fensters nach außen und umgekehrt. Bei diesen Bewegungen des Steigbügels wird gleichzeitig der stapesnahe, basale Anteil der ***Scala media*** mit ***Basilarmembran*** und ***Reissnerscher Membran*** ausgelenkt. Er schwingt dabei gegen die Scala tympani bzw. die Scala vestibuli. Der Einfachheit halber wollen wir im folgenden die Scala media mit ihren Hüllen, also der Reissnerschen Membran und der Basilarmembran, als ***„Endolymphschlauch"*** bezeichnen. Die soeben beschriebene initiale Auslenkung des Endolymphschlauches führt dazu, daß eine Welle den Endolymphschlauch vom Stapes zum Helicotrema hin entlangläuft, ähnlich wie eine Welle an einem horizontal gehaltenen Seil. Zwei festgehaltene Zustände einer derartigen Welle sind in Abb. 6-9 dargestellt. In dieser Abbildung ist der Endolymphschlauch als einfacher Strich gezeichnet.

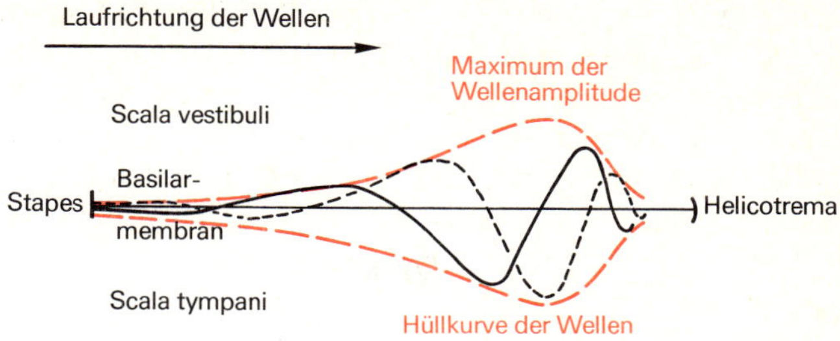

Abb. 6-9. Wanderwellen entlang des Endolymphschlauches, der als Strich schematisch dargestellt ist. Links ist das Stapesende, rechts das Helicotremaende der Cochlea zu denken. Es sind zwei Wellenbilder für verschiedene Zeitpunkte, sowie die Hüllkurve der Wellen eingezeichnet. Die Hüllkurve gibt an, welche Extremwerte die Wellen an jedem Ort erreichen können

Da bei Beschallung mit Tönen der Stapes ständig hin und her schwingt, werden also ständig Wellen angeregt, die den Endolymphschlauch entlang laufen. Man spricht von ***Wanderwellen***.

Auf die physikalisch exakte Darstellung der Wellenmechanik wird hier verzichtet, die Verhältnisse werden lediglich verbal beschrieben: Die ***Basilarmembran*** schwingt bei Beschallung auf und ab, wie es die räumlichen Bilder der Abb. 6-10 zeigen. Allerdings sind die Amplituden in Wirklichkeit sehr klein, im Schwellenbereich etwa 10^{-10} m. Wegen der vom Stapes zum Helicotrema hin abnehmenden ***Steife der Basilarmembran*** wird zum Helicotrema hin die ***Fortpflanzungsgeschwindigkeit*** der Wellen immer geringer und die Wellen nehmen zunächst an Amplitude zu. Aufgrund bestimmter physikalischer Eigentümlichkeiten der flüssigkeitsgefüllten Kanäle werden sie aber später wieder gedämpft und verschwinden schließlich völlig, im allgemeinen noch, bevor sie das Helicotrema erreicht haben. Zwischen dem Ursprungsort der Welle am Stapes und deren Ende entsteht also notwendigerweise irgendwo ein Schwingungsmaximum. Dieses Maximum bildet sich für jede Frequenz an einem anderen Ort aus und zwar bei Beschallung mit ***hohen*** Frequenzen mehr in der ***Stapesregion***, bei Beschallung mit ***tiefen*** Frequenzen mehr in der ***Nähe des Helicotremas*** (Abb. 6-11). Durch die Ausbildung dieses ***Schwingungsmaximums*** wird also jede Frequenz eines Schallreizes einem bestimmten Ort des Endolymphschlauches bzw. der Basilarmembran zugeordnet. Die Sinneszellen werden in erster Linie an der Stelle des Maximums erregt. Jede Frequenz erregt daher andere Sinneszellen. Dies ist der Inhalt der sog. ***Ortstheorie***.

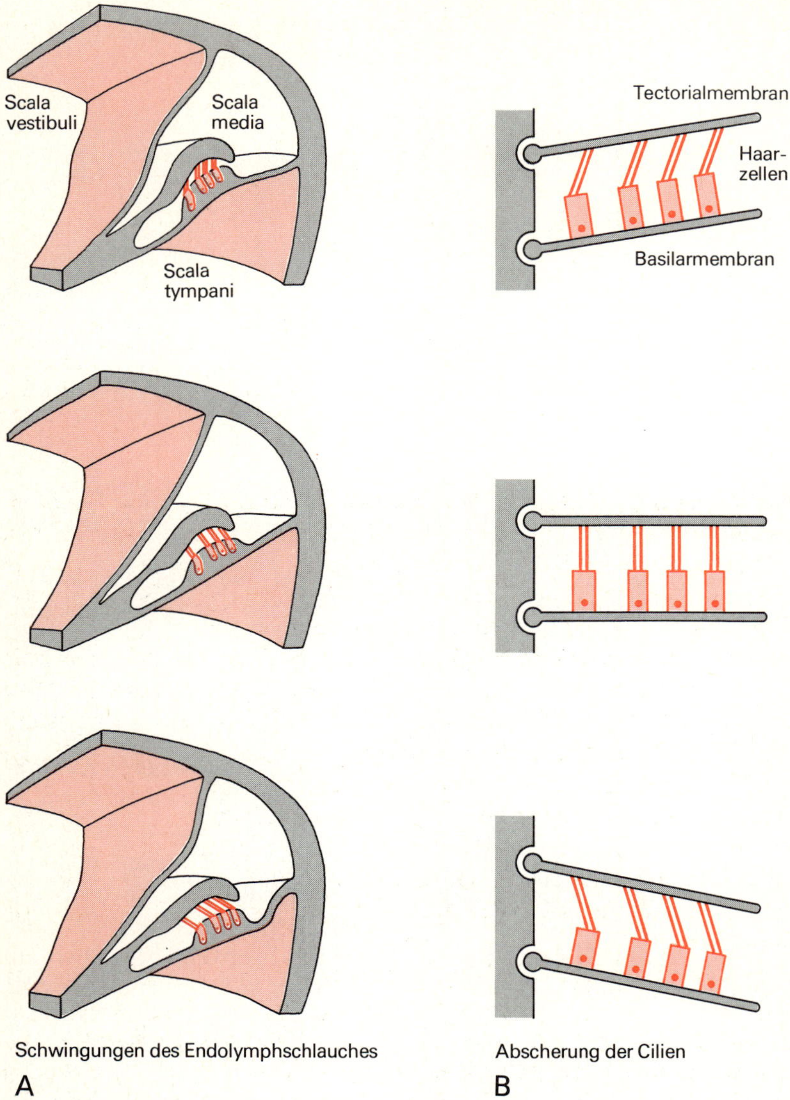

Abb. 6-10. A Räumliches Bild der Schwingungen des Endolymphschlauches **B** Abscherung der Cilien bei Schwingungen der Basilarmembran

Reizaufnahme durch die Haarzellen. Wie die Abb. 6-10 A zeigt, schwingt bei Beschallung der Endolymphschlauch gegen die Scala vestibuli bzw. gegen die Scala tympani. Dabei kommt es unter anderem auch zu einer

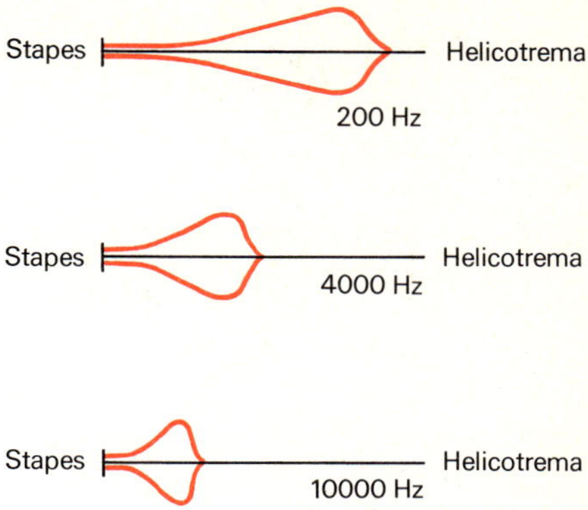

Abb. 6-11. Auslenkungsmaxima der schwingenden Basilarmembran bei Beschallung mit Tönen verschiedener Frequenz; Frequenz-Ortsabbildung.

Relativbewegung zwischen der Basilarmembran und der Tectorialmembran. Dies soll die stark schematisierte Abb. 6-10B verdeutlichen. Da die ***Cilien*** der Haarzellen festen Kontakt zur Tectorialmembran haben, werden sie bei dieser Bewegung ***abgeschert*** (verbogen). Diese ***Abscherung der Cilien*** stellt für die Haarzellen den adäquaten Reiz dar.

Um den ***Transduktionsprozeß*** (die Reizaufnahme) an der Haarzelle zu beschreiben, müssen noch einige Details eingeführt werden: Mißt man mit einer Mikroelektrode die Potentiale im Innenohr und wählt dabei die Scala vestibuli als Referenzort, so zeigt sich, daß die Scala media stark positiv (ca. +80 mV) geladen ist (Abb. 6-12). Die Stria vascularis und das Cortische Organ sind demgegenüber negativ. Das positive endocochleäre Potential wird durch die energieliefernden Prozesse an der Stria vascularis aufrechterhalten. Da sich die soeben genannten Potentiale am ***unbeschallten*** Ohr befinden, nennt man sie ***Bestandspotentiale***.

Am ***beschallten*** Ohr lassen sich zusätzlich noch weitere Potentiale nachweisen, das sog. Mikrophonpotential und das Summenaktionspotential des Nervus acusticus. Der Name ***Mikrophonpotential*** ist dadurch entstanden, daß sich dieses Potential, das sich z.B. am runden Fenster ableiten läßt, wie die Ausgangsspannung eines Mikrophons verhält. Es gibt also genau den ***Schalldruckverlauf*** wieder. Das Mikrophonpotential folgt dem Reiz praktisch ohne Latenz (1), es besitzt keine Refraktärzeit (2), keine meßbare Schwelle (3) und ist nicht ermüdbar (4). Somit steht es im Gegensatz zu den meisten biologischen Potentialen, insbesondere den Nervenaktionspotentialen. Wahrscheinlich stellt das Mikropohonpotential die extracellulär ableitbare ***Summe der Receptor-***

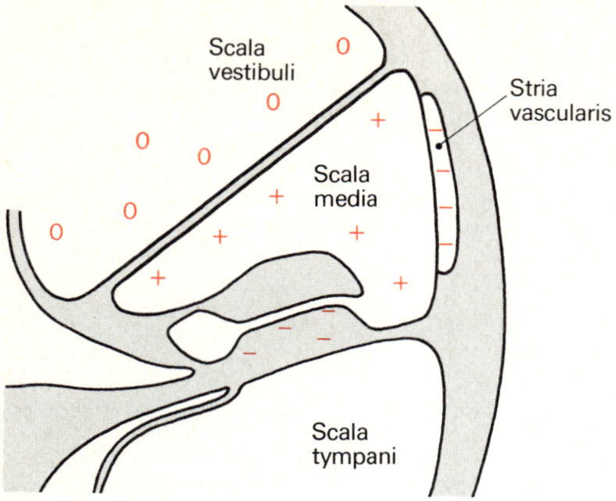

Abb. 6-12. Bestandspotentiale am Innenohr. Besprechung im Text

potentiale aller erregten Haarzellen dar. Man nimmt an, daß der akustische Reiz über die Abscherung der Cilien zu einer reizsynchronen Änderung des elektrischen Widerstandes der Membran der Receptorzelle führt. Da die Bestandspotentiale ein großes Potentialgefälle zwischen Endolymphraum und Innerem der Receptorzellen schaffen (mindestens 150 mV), führen diese Widerstandsänderungen an der Membran zu einem Ionenein- bzw. Ionenausstrom und damit zu einem Receptorpotential in der Haarzelle. Dies ist der Inhalt der ***Batteriehypothese.*** Man nimmt weiter an, daß das Receptorpotential der einzelnen Haarzelle zu einer ***Ausschüttung von Transmitter*** am basalen Pol der Zelle führt. Dieser chemische Überträgerstoff bewirkt dann eine Erregung der afferenten Nervenfasern.

Die ***Aktionspotentiale*** der Fasern des Hörnerven melden, nach dem eben Gesagten, den Erregungszustand der Haarzellen an das Zentralnervensystem. Diese Aktionspotentiale lassen sich mit Mikroelektroden ableiten. Über ihre Eigenschaften wird im nächsten Abschnitt berichtet.

Über Unterschiede in den Aufgaben und Eigenschaften von inneren und äußeren Haarzellen ist nichts Sicheres bekannt.

Wenn man das Ohr mit einem Klick, einem sehr kurzen Druckpuls, beschallt, werden die Fasern des Nervus acusticus synchron erregt, und es läßt sich ein ***Summenaktionspotential*** ableiten weil dann die Aktionspotentiale der einzelnen Nervenfasern ungefähr gleichzeitig ausgelöst werden und sich so summieren. Die Abb. 6-13 zeigt die am runden Fenster ableitbaren ***Mikrophonpotentiale*** (CM) und das ***Summenaktionspotential*** des Hörnerven (CAP) bei Beschallung des Ohres mit einem Klick. Bei einer Dauerbeschallung entladen die einzelnen Fasern des Nervus acusticus nicht mehr synchron, deswegen ist in diesem Fall ein Summenaktionspotential nicht zu beobachten.

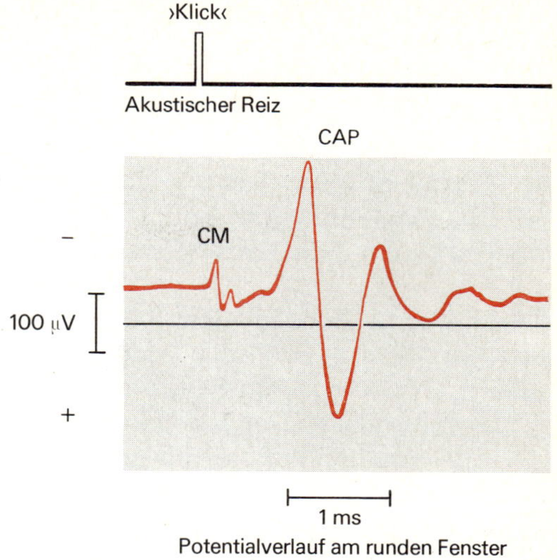

Abb. 6-13. Die am runden Fenster ableitbaren Potentiale bei Beschallung des Ohres mit einem Klick. CM = Mikrophonpotential, CAP = Summenaktionspotential des Nervus acusticus

Unterscheidung zwischen Mittelohr- und Innenohrschwerhörigkeit. Wir haben oben gesagt, daß man die Schädelknochen auch unmittelbar zu Schwingungen anregen kann, etwa durch das Aufsetzen einer schwingenden Stimmgabel. Der schwingende Knochen regt dann auch das Innenohr an. Diese ***Knochenleitung*** ist für die ärztliche Untersuchung von großer Bedeutung. Es gibt nämlich, grob eingeteilt, zwei Arten von Schwerhörigkeit: 1) die ***Schalleitungsstörung***, bei der das ***Mittelohr*** aus verschiedenen Ursachen nicht im üblichen Umfang Schallenergie auf das Innenohr überträgt; 2) die ***Innenohrschwerhörigkeit***, bei der das Mittelohr zwar intakt ist, aber in der ***Cochlea*** die Haarzellen oder die afferenten Nervenfasern geschädigt sind. Der Arzt prüft bei der klinischen Audiometrie nicht nur die ***Luftleitung***, wie es bereits auf S. 253 beschrieben ist, sondern auch die ***Knochenleitung***, indem er einen Schwingkörper (z.B. Stimmgabel) auf den Processus mastoideus (knöchernen Warzenfortsatz hinter der Ohrmuschel) der zu untersuchenden Seite aufsetzt. Es ist leicht einzusehen, daß bei einer ***Innenohrschwerhörigkeit*** die Hörschwelle sowohl bei Luftleitung als auch bei Knochenleitung verschlechtert sein muß, da ja der receptorische Prozeß betroffen ist. Anders ist es bei der ***Schalleitungsstörung*** bei einer ***Mittelohrschwerhörigkeit***. Hier ist das Innenohr intakt, und damit die Schwelle für Knochenleitung unverändert, während die Schwelle für Luftleitung erhöht ist. Wenn der Patient, dessen Audiogramm auf Abb. 6-7 gezeigt ist, einen Mittelohrschaden hat, verläuft also die Schwelle für Knochenleitung auf beiden Ohren bei 0 dB.

Man kann übrigens mit einer Stimmgabel (am besten 256 Hz) sehr einfach feststellen, ob ein einohrig schwerhöriger Patient einen Mittelohr- oder einen Innenohrschaden hat. Dies ist mit dem sog. ***Weberschen Versuch*** möglich. Man setzt dazu den Griff einer schwingenden Stimmgabel auf die Mitte des Schädels auf. Bei einem Innenohrschaden gibt der Patient an, den Ton auf der gesunden Seite zu hören. Bei der Schalleitungsstörung gibt er ihn auf der kranken Seite an. Man sagt, der Ton wird auf die kranke Seite lateralisiert.

F 6.11 Der Trommelfell-Gehörknöchelchenapparat
a) dient ausschließlich der Überbrückung des Zwischenraumes zwischen Trommelfell und ovalem Fenster,
b) vermindert die Reflexionsverluste beim Übertritt des Schalles von Luft auf das Innenohr,
c) verhindert durch seine Konstruktion (Hebelarme!) eine Schädigung des Innenohres bei Beschallung,
d) ist ein entwicklungsgeschichtliches Relikt, das aus den Kiemenbögen stammt, aber beim Säuger ohne besondere Bedeutung ist.

F 6.12 Die Wanderwellentheorie besagt,
a) daß in der Cochlea bei Beschallung stehende Wellen entstehen,
b) daß eine Welle vom Helicotrema zum Stapes läuft, die, frequenzabhängig, im Zwischenbereich ein Maximum ausbildet,
c) daß eine Welle vom Stapes zum Helicotrema läuft, die, frequenzabhängig, im Zwischenbereich ein Maximum ausbildet,
d) daß Schall sich in Luft wellenförmig ausbreitet.

F 6.13 Die Ortstheorie besagt,
a) daß bei Beschallung nur die Haarzellen an einem einzigen Ort der Basilarmembran erregt werden,
b) daß bei Beschallung jede Frequenz die Haarzellen an einem bestimmten Ort der Basilarmembran erregt,
c) daß die Fasern des Nervus acusticus alle von einem Ort, nämlich dem Ganglion spirale, stammen.

6.4 Der Nervus acusticus und die höheren Stationen der Hörbahn

Erregungsbedingungen der Hörnervenfasern. Jede Nervenfaser des Hörnerven kommt aus einem eng umschriebenen Bereich der Cochlea bzw. überhaupt nur von einer einzigen inneren Haarzelle. Da bestimmten Orten der Cochlea bestimmte Frequenzen zugeordnet sind, heißt das, daß jede Nervenfaser durch eine ganz bestimmte Frequenz optimal erregt werden kann. Diese Frequenz nennt man ***charakteristische Frequenz*** der Faser. Eine Faser des Nervus acusticus ist also dann am leichtesten zu erregen, wenn das Ohr mit der charakteristischen Frequenz dieser Faser beschallt wird (Abb. 6-14). Geeignete reine Töne genügen also, um bestimmte einzelne Fasern des Hörnerven zu erregen. Wird das Ohr mit Frequenzen beschallt, die nicht der charakteristischen Frequenz einer untersuchten Faser entsprechen, so läßt sich die Faser nur dann aktivieren, wenn ***entsprechend höhere Schalldrucke*** aufgewendet werden. Dies zeigt Abb. 6-15. Sie gibt für jede Frequenz den Schalldruck

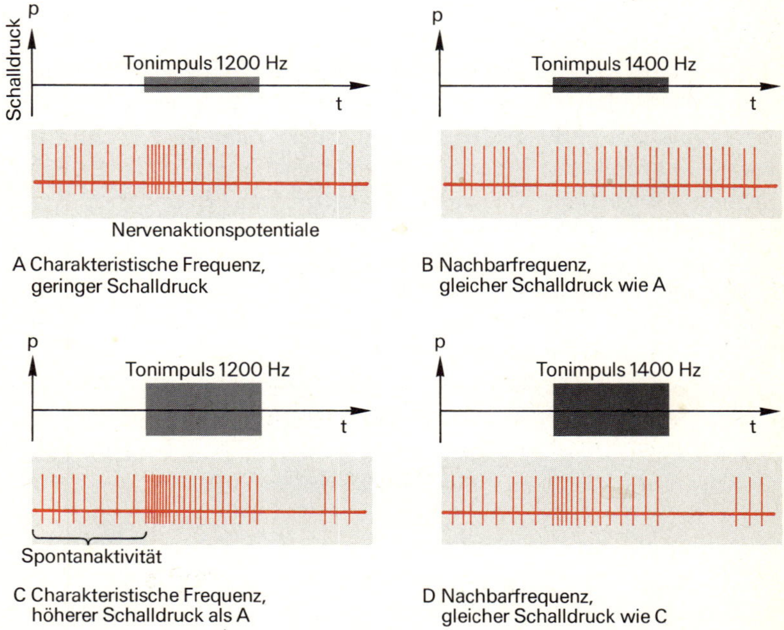

Abb. 6-14. Verhalten einer Nervenfaser des Hörnerven bei Beschallung mit ihrer charakteristischen Frequenz sowie mit einer Nachbarfrequenz bei zwei verschiedenen Schallintensitäten

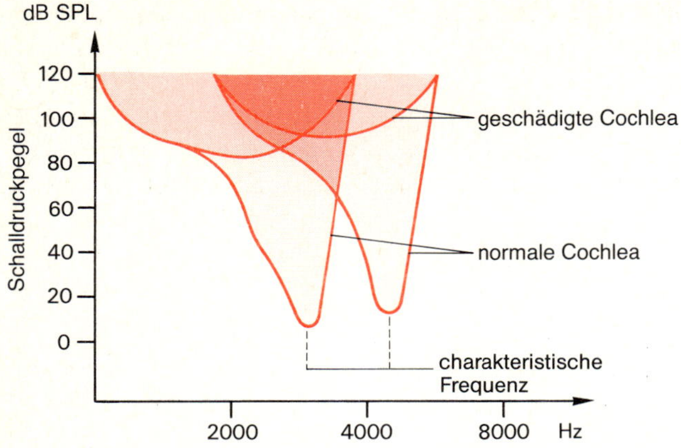

Abb. 6-15. Tuning-Kurven von zwei Nervenfasern des Hörnerven bei normalen bzw. geschädigter Cochlea (s. Text)

an, der nötig ist, um zwei Fasern mit verschiedener charakteristischer Frequenz (ca. 3000 Hz und 4600 Hz) eben überschwellig zu aktivieren. Jede Faser ist also innerhalb des schraffierten Bereiches aktivierbar. Man nennt die in der Abbildung dargestellten Kurven ***„tuning-Kurven"*** (= Abstimmkurven). Bei niedrigen Schalldrucken sind die Nervenfasern also sehr selektiv auf enge Frequenzbänder abgestimmt. Enthält ein Schallreiz mehrere Frequenzen, so werden alle zugehörigen Gruppen von Nervenfasern eerregt. Die ***Dauer*** eines Schallreizes wird durch die Dauer der Aktivierung, seine ***Intensität*** durch den Grad der Aktivierung codiert. Bei hohen Schalldruckpegeln werden nicht nur die betroffenen Fasern ***stärker erregt*** (Zunahme der Entladungsrate), sondern es werden auch zusätzlich benachbarte Fasern ***rekrutiert.*** Auch das ist der Abb. 6-15 zu entnehmen: Die beiden Fasern werden dann gleichzeitig erregt, wenn der Schallreiz im doppelt hinterlegten Bereich liegt. Wenn das Innenohr geschädigt ist (z. B. durch Lärmschaden) dann werden die Fasern unempfindlicher (= Schwerhörigkeit) und die Frequenzselektivität geht verloren. Dies führt dazu, daß komplexe Schalle, z. B. Sprache, nicht mehr so genau analysiert werden können. Dann nimmt die Sprachverständlichkeit ab.

Zusammenfassend kann man sagen, daß auf der Ebene der primär afferenten Fasern ein Schallreiz in seine Frequenzkomponenten zerlegt wird. Die einzelnen Komponenten erregen die zugehörigen afferenten Fasern. Auf höheren Stationen der Hörbahn verhalten sich die Neurone anders.

Verlauf der Hörbahn. Die Abb. 6-16 zeigt in einem stark vereinfachten Schema die wichtigsten Anteile der ***Hörbahn.*** Der Übersichtlichkeit halber sind nur die Bahnen vom linken Ohr eingezeichnet. Eine Pfeilspitze bedeutet jeweils Umschaltung auf ein weiteres Neuron, wobei auf die Differenzierung zwischen hemmenden und erregenden Synapsen der Einfachheit halber verzichtet wurde. Die primär afferenten Fasern

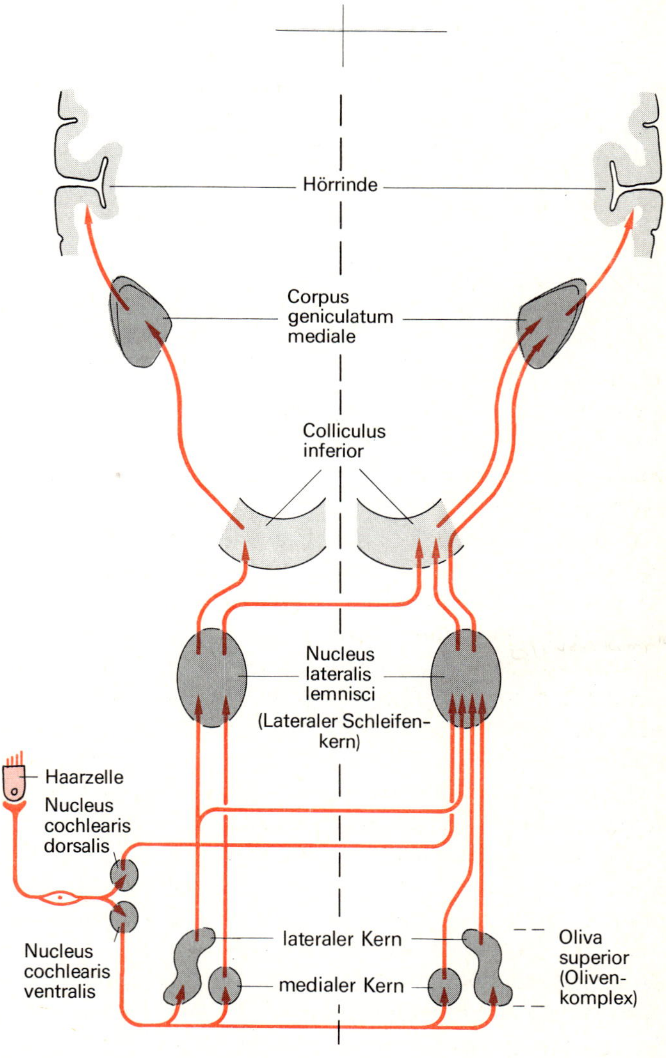

Abb. 6-16. Stark vereinfachtes Schema der Hörbahn. Besprechung im Text

ziehen zunächst in den ***Nucleus cochlearis***, der in einen ***ventralen*** und in einen ***dorsalen*** Kern unterteilt ist. Vom ventralen Teil geht eine ventrale Bahn aus, die zum ***Olivenkomplex*** der gleichen und der gegenüberliegenden Seite zieht. Die Nervenzellen des Olivenkomplexes erhalten also Eingänge von beiden Ohren. So besteht auf dieser neuronalen Ebene erstmalig die Möglichkeit, akustische Signale, die auf beiden Ohren einwirken, miteinander zu vergleichen, worauf schon im Abschnitt 6.2 beim räumlichen Hören hingewiesen wurde. Vom ***Nucleus cochlearis dorsalis*** entspringt eine dorsale Bahn. Die Fasern kreuzen auf die andere Seite und werden im ***lateralen Schleifenkern*** der Gegenseite umgeschaltet. Die Zellen des Olivenkomplexes projizieren zum Teil auf der gleichen Seite, zum Teil auf der Gegenseite nach oben. Nach jeweils neuer Umschaltung verläuft die Hörbahn über den ***Colliculus inferior*** und das ***Corpus geniculatum mediale*** schließlich zur ***primären Hörrinde*** im Temporallappen. Die Bahn besteht somit aus wenigstens fünf bzw. sechs Neuronen, doch kommen auch noch weitere Umschaltungen vor, die nicht im Schema der Abb. 6-16 eingezeichnet sind. Deswegen sind auch längere Ketten möglich. Auch finden sich im Verlauf der Hörbahn vielfach collaterale Verschaltungen. Schließlich gibt es im Hörsystem neben den afferenten, zentripetalen Fasern die vom Ohr zur Hirnrinde ziehen noch ein zentrifugales, efferentes System, das umgekehrt verläuft und das ebenfalls in Abb. 6-16 nicht eingezeichnet ist. Über seine Funktion ist noch nichts Sicheres bekannt.

Erregungsbedingungen zentraler Neurone des Hörsystems. Während die Neurone des Nervus acusticus durch recht einfache Reize, z.B. reine Töne, erregt werden können, ist dies bei den Neuronen der höheren Ebenen der Hörbahn im allgemeinen nicht mehr möglich. Zwar verhalten sich die Neurone des ***ventralen Nucleus cochlearis*** noch ähnlich wie die im Hörnerven, doch ist bereits im ***Nucleus cochlearis dorsalis*** ein deutlich anderes Verhalten zu beobachten. Hier kann Beschallung unter Umständen zu ***Hemmung*** der untersuchten Neuronen führen. Anatomische Grundlage dieses Phänomens sind starke ***wechselseitige Verschaltungen*** zwischen den Neuronen.

Untersucht man Neurone der Hörbahn auf noch höherer Ebene, so reagieren sie oft gar nicht mehr auf reine Töne. Dagegen sprechen sie auf ***komplexe Schallmuster*** an, z.B. amplituden- oder frequenzmodulierte Töne. Das sind solche, bei denen sich der Schalldruck oder die Frequenz ständig ändert. Andere Neurone sprechen nur auf den Beginn, wieder andere nur auf das Ende von Schallreizen an, usw. Vielfach findet man, daß Neurone durch manche Frequenzen aktiviert, durch andere gehemmt werden. Als Faustregel kann man sagen: ***Auf je***

höherer Ebene sich ein Neuron in der Hörbahn befindet, umso komplíziertere Schallmuster sind nötig, um es zu erregen. Entgegen früheren Ansichten ist auch die ***Frequenzselektivität*** von Neuronen, die sich durch reine Töne aktivieren lassen, auf höheren Ebenen der Hörbahn nicht nennenswert besser als im Hörnerven. In der ***Hörrinde*** finden sich sogar Neurone, die sich durch ein sehr breites Frequenzband aktivieren lassen.

Bei den ***Schallerlebnissen des täglichen Lebens*** handelt es sich jedoch in den wenigsten Fällen um reine Töne. Sie setzen sich vielmehr aus den oben genannten Komponenten zusammen. Dies gilt insbesondere für ***Sprachlaute***, bei denen sich das Reizbild ständig ändert, einzelne Anteile nur kurz andauern, wobei sowohl Schalldruckamplitude als auch Frequenz ständig Änderungen unterworfen sind. Die Neurone der höheren Hörbahnanteile extrahieren offenbar jeweils aus einem komplexen Schall bestimmte Charakteristika, etwa die Änderung der Frequenz innerhalb eines Sprachlautes, und identifizieren so bestimmte Reizkonstellationen. Im Experiment zeigt sich dies daran, daß sie nur auf diese eine Reizkonstellation reagieren. Sie entsprechen also den komplexen bzw. hyperkomplexen Neuronen des visuellen Cortex (s. S. 223). Ihre funktionelle Bedeutung liegt offenbar darin, daß sie zur ***auditorischen Mustererkennung*** dadurch beitragen, daß sie bestimmte Eigenschaften eines Reizes, etwa eines Sprachlautes, extrahieren. Ähnliches wird von den vergleichbar arbeitenden Neuronen des visuellen Systems vermutet.

Die einem Schallreiz folgenden neuronalen Verarbeitungsprozesse äußern sich unter anderem auch an elektrischen Summenpotentialen, die man am unverletzten Schädel ableiten kann. Diese Potentiale sind sehr klein, können aber mit Hilfe von Elektronenrechnern ausgewertet werden. Sie bilden die Grundlage der sog. ***E***voked ***R***esponse ***A***udiometry (ERA), mit deren Hilfe versucht wird, den Sitz cochleärer und retrocochleärer Hörstörungen genauer zu differenzieren.

Adaptation im Hörsystem und ihre funktionelle Bedeutung. Das Hörsystem zeigt wie andere Sinnessysteme das Phänomen der ***Adaptation***. An diesem Vorgang sind sowohl ***peripheres Ohr*** als auch ***zentrale Neurone*** beteiligt. Ausdruck der Adaptation ist ein ***Anstieg der Hörschwelle***. Die Adaptation ist kein nutzloser oder unerwünschter Mechanismus. Sie führt vielmehr zu einer ***Verkleinerung der Unterschiedsschwelle*** und trägt daher zur ***Differenzierung unserer Hörerlebnisse*** bei. Zur Verdeutlichung sei auf Abb. 6-6 verwiesen. Man kann ihr entnehmen, daß bei 4000 Hz ein Ton mit ca. 33 dB SPL den Lautstärkepegel von 40 phon und ein Ton von 52 dB SPL den Lautstärkepegel von

60 phon besitzt. Um einen Unterschied im Lautstärkepegel von 20 phon zu erreichen, muß man im fraglichen Bereich den Schalldruck also um 19 dB erhöhen. Ist das Ohr auf 4000 Hz adaptiert, so verschieben sich in diesem Bereich die Isophonen nach oben, diejenigen für niedere Lautstärkepegel jedoch mehr als die für hohe Lautstärkepegel. Die Isophonen rücken also näher zusammen. Das heißt also, daß nun nicht mehr 19 dB nötig sind, um einen Unterschied im Lautstärkepegel von 20 phon zu erreichen, sondern weniger, vielleicht 14 dB. Umgekehrt: Der ***gleiche Unterschied im Schalldruckpegel*** bewirkt also im ***adaptierten Zustand*** einen ***größeren Unterschied im Lautstärkepegel***. Der subjektive Unterschied wird also größer, die Unterschiedsschwelle wird demnach kleiner.

Durch die bisherigen Ausführungen dürfte der Eindruck entstanden sein, als basiere die ***Tonhöhenempfindung*** ausschließlich auf der Abbildung von Frequenzen auf der Cochlea entsprechend der ***Ortstheorie*** bzw. auf den Abstimmungseigenschaften der Hörnervenfasern, die jeweils eine bestimmte, charakteristische Frequenz besitzen, durch die sie optimal erregt werden können (s. S. 265). Es lassen sich jedoch nicht alle psychophysischen Beobachtungen bezüglich der Tonhöhenempfindung mit der Ortstheorie erklären. Bietet man z.B. dem Ohr einen Schallreiz an, der aus kurzen Druckpulsen (Klicks) besteht, die alle 5 ms aufeinanderfolgen, so entspricht dieser Reiz einer subjektiven Tonhöhe von 200 Hz. Wird dieser Schall durch ein Hochpaßfilter gefiltert, das nur höhere Frequenzen passieren läßt, also etwa Frequenzen $>$ 800 Hz, so ist in dem so gefilterten Schallreiz die Frequenz 200 Hz nicht mehr enthalten. Trotzdessen wird die subjektive Tonhöhe wiederum mit 200 Hz gleichgesetzt. Eine schlüssige Erklärung für das Phänomen existiert bisher nicht, jedenfalls ist eine Erklärung über die Ortstheorie nicht möglich. Man nimmt daher an, daß der Organismus die Periodizitäten im Schallreiz (z.B. alle 5 ms ein Druckpuls) auswerten und zu einem Tonhöheneindruck verarbeiten kann (sog. ***Periodizitätsanalyse***).

F 6.14 Angenommen, ein Schallereignis aktiviert Fasern des Nervus acusticus mit verschiedenen charakteristischen Frequenzen und zwar diejenigen mit einer charakteristischen Frequenz von ca. 800 Hz, von ca. 1600 Hz und ca. 3200 Hz. Fasern, deren charakteristische Frequenzen zwischen diesen Werten liegen, werden nicht aktiviert. Die Ursache dafür kann sein,

a) daß das Schallereignis mehrere Frequenzen enthält,
b) daß die Schallintensität sehr hoch ist,

c) daß die Nervenfasern des Nervus acusticus eine Spontanaktivität besitzen.
d) a) und b) können die Beobachtung gleichermaßen erklären.

F 6.15 Zur Hörbahn gehören unter anderem folgende Zentren:
a) Nucleus cochlearis
b) Formatio reticularis
c) Colliculus superior
d) Corpus geniculatum mediale
e) Corpus geniculatum laterale
f) Hörrinde
g) Obere Olive
h) Nucleus lentiformis

F 6.16 Primär afferente Fasern des Hörnerven lassen sich
a) durch beliebige Schallreize aktivieren, sofern sie nur überschwellig sind,
b) nur durch reine Töne aktivieren,
c) nur durch komplexe Schalle, wie z.B. frequenz- oder amplitudenmodulierte Töne aktivieren,
d) nur beim An- oder Ausschalten eines Schallreizes (on- und off-Neurone) erregen.

7 Physiologie des Gleichgewichtssinnes

R. Klinke

7.1 Anatomischer Aufbau und Physiologie des peripheren Organs

Receptoren des Gleichgewichtsorgans und ihre Erregungsbedingungen. Neben der Cochlea findet sich im Felsenbein noch das Vestibularorgan, das ein wichtiger Fühler bei der Aufrechterhaltung des Gleichgewichtes ist. Dem Ohr ist es entwicklungsgeschichtlich verwandt. Es liegt im Felsenbein, seine Lage war bereits in Abb. 6-1 zu sehen (s. auch Abb. 7-5). Die entwicklungsgeschichtliche Verwandtschaft der beiden Organsysteme bezieht sich vor allem auf die ***Receptoren.*** Auch die Receptorzellen des Gleichgewichtsorgans sind ***Haarzellen.*** Beim Cortischen Organ wurde beschrieben, daß der adäquate Reiz für die Haarzellen eine Abscherung (= Verbiegung) der ***Cilien*** ist. Dies gilt auch von den Haarzellen des Vestibularorgans, allerdings wird hier die Abscherung durch einen anderen Mechanismus bewirkt. Wir wollen uns hier zunächst einmal klarmachen, wie die Rezeptorzellen des Gleichgewichtsorgans gereizt werden und dann den makroskopischen Aufbau des Organs besprechen. Die Abb. 7-1 gibt ein Beispiel für den Reizmechanismus. Dargestellt ist eine sensorische Untereinheit aus dem Vestibularorgan, ein ***Maculaorgan.*** Die ***Cilien*** der Haarzellen ragen in eine gallertige Masse, die ***Otolithenmembran*** in die kleine, spezifisch dichtere Steinchen eingelagert sind. Die Cilien nehmen stufenförmig an Größe zu. Das größte der Cilien ist anders aufgebaut als die übrigen. Es wird ***Kinocilium*** genannt. Hier besteht ein Unterschied zu den cochleären Haarzellen, diese besitzen kein Kinocilium, sondern nur ***Stereocilien.***

Der obere Teil der Abb. 7-1 zeigt die ***Macula*** in Ruhelage. Wird der Kopf zur Seite geneigt, so entsteht das Bild unten rechts bzw. links. Infolge der Schwerkraft verrutscht die Otolithenmembran ein klein wenig über dem Sinnesepithel ab und verbiegt die Cilien. Dies stellt einen Reiz für die Receptoren dar. Der afferente Nerv meldet diesen Zustand folgendermaßen an das Zentralnervensystem: Er besitzt eine ***Ruheaktivität.*** Werden die Cilien in die eine Richtung abgebogen, so wird diese neuronale Aktivität erhöht, werden sie zur anderen Seite abgebogen, wird sie verringert, und zwar wird die afferente Nervenfaser aktiviert, wenn das

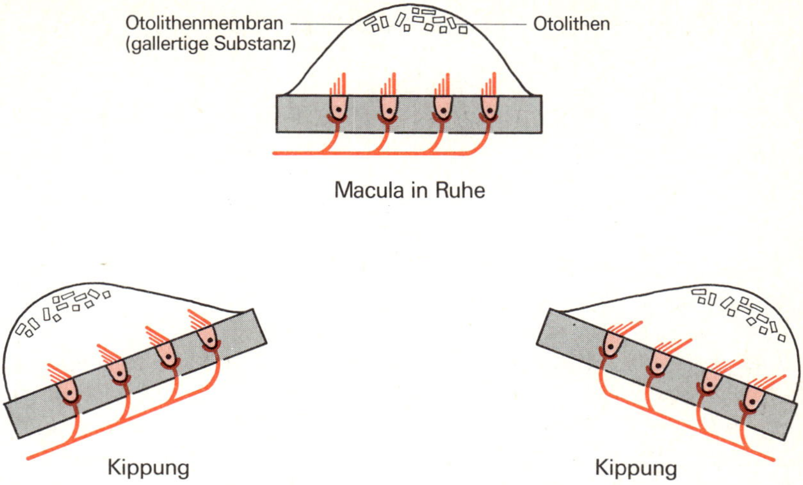

Abb. 7-1. Schematische Darstellung eines Maculaorgans bei adäquater Reizung (Kippung)

Cilienbündel in Richtung auf das Kinocilium abgeschert wird. Wird das Cilienbündel vom Kinocilium weggebogen, so resultiert eine Hemmung der Ruheaktivität (Abb. 7-2). Als wirksamer Reiz kommt für die Maculaorgane in erster Linie die ***Schwerkraft*** in Frage, wie es soeben besprochen wurde. Die Schwerkraft ist ein spezieller Fall einer ***Linearbeschleunigung (= Translationsbeschleunigung).*** Auch auf alle anderen Translationsbeschleunigungen spricht dieses Organ an, z. B. Anfahren und Bremsen im Auto. Hier wird die Otolithenmembran auf der Unterlage, dem Sinnesepithel ähnlich verschoben, wie ein beweglicher Gegenstand beim scharfen Bremsen im Auto nach vorn rutscht.

Aufbau und Aufgaben der Statolithen- und Bogengangsorgane. Von den Maculaorganen, die auch ***Statolithenorgane*** genannt werden, gibt es auf jeder Seite zwei, die ***Macula utriculi*** und die ***Macula sacculi*** (vgl. Abb. 7-5). Beide haben festen Bezug zum Schädel. Die Macula utriculi liegt bei aufrechter Körperstellung etwa waagerecht (entsprechend dem mittleren Teil der Abb. 7-1), die Macula sacculi senkrecht. Beim Neigen des Kopfes ergeben sich die Situationen von Abb. 7-1 unten. Von der Macula sacculi gilt Entsprechendes, wenn man berücksichtigt, daß sie senkrecht im Schädel liegt. Da bei jeder beliebigen Stellung des Schädels im Raum unter dem Einfluß der Schwerkraft jede Otolithenmembran gegenüber dem Sinnesepithel eine bestimmte Stellung einnimmt, folgt daraus eine ganz bestimmte Erregungskonstellation in den zugehörigen afferenten Nervenfasern. Der Organismus kann in den

Wegen der Einlagerung der Calcit-Kristalle ist die Dichte der Otholithen-membran höher als die der Endolymphe. Die Erdbeschleunigung übt auf die dichtere Otholithenmembran stärkere Kräfte aus als auf die Endolymphe.

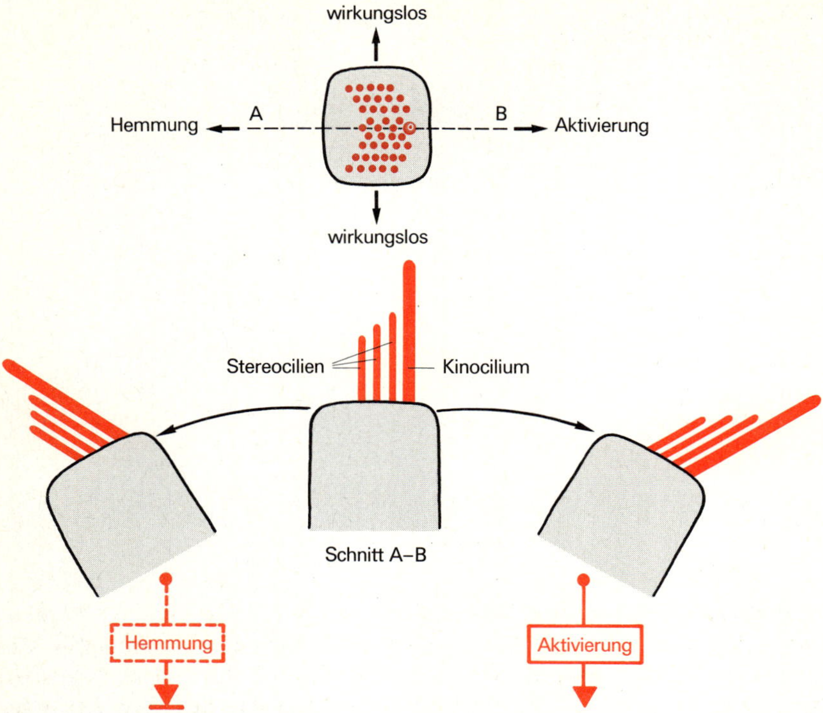

Abb. 7-2. Schematische Ansicht der Cilien einer Haarzelle beim Blick von oben bzw. im Schnitt. Abscherung der Cilien in Richtung auf das Kinocilium führt zu einer Aktivierung, Abscherung von Kinocilium weg zu einer Hemmung der afferenten Entladungen. Abscherungen senkrecht zu dieser Achse sind wirkungslos

zentralen Anteilen des Vestibularsystems dieses Erregungsmuster neuronal auswerten und so ***Informationen über die Stellung des Schädels im Raum*** gewinnen.

Neben den Maculae enthält das Vestibularorgan auch noch weitere Sinnessysteme, die sog. ***Bogengangsorgane***. Diese sprechen nicht auf Translations-, sondern auf ***Rotationsbeschleunigungen***, also ***Drehbeschleunigungen*** an. Das Bauprinzip ist folgendes (Abb. 7-3): In einen kreisförmig geschlossenen, flüssigkeitsgefüllten Kanal ragt an einer Stelle, der sog. ***Ampulle***, eine gallertige Fahne, die ***Cupula***. Dieses Gebilde besitzt genau die gleiche ***spezifische Dichte*** wie die umgebende ***Endolymphe***. Da Cupula und Endolymphe die gleiche spezifische Dichte besitzen, wird die Cupula im Gegensatz zu der Otolithenmembran durch Translationsbeschleunigungen nicht beeinflußt. Dagegen spricht das

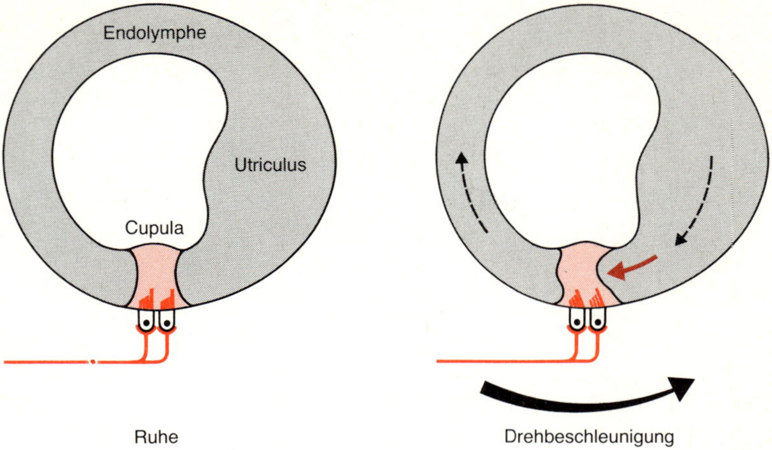

Abb. 7-3. Schematische Darstellung eines Bogenganges. Innerhalb der Ampulle die Cupula. Der rechte Teil der Abbildung gibt die Lage der Cupula bei einer Rotationsbeschleunigung an

wodurch auf beiden Seiten d. Cupula einen Druckunterschied entsteht.

System auf Rotationsbeschleunigungen an. Wird der ruhende Schädel nämlich gedreht, so bleibt wegen ihrer Trägheit die Endolymphe zunächst in Ruhe. Dadurch wird die Cupula, die mit der Kanalwand verwachsen ist, in die Gegenrichtung ausgelenkt (rechter Teil der Abb. 7-3). In die Capula ragen nun wieder die Cilien der Receptorzellen. Wird die Capula abgebogen, so werden zwangsläufig auch die Cilien abgeschert, was wiederum den adäquaten Reiz für die Receptoren darstellt. Wie bei den Maculaorganen zeigen die afferenten Nervenfasern auch ohne Abscherung der Cilien eine bestimmte ***Ruheaktivität.*** Abbiegung der Cupula in eine Richtung führt zu einer ***Erhöhung***, Abbiegung in die Gegenrichtung zu einer ***Verminderung der Entladungsrate*** (s. Abb. 7-6 und 7-7). Die Erhöhung tritt am horizontalen Bogengang dann auf, wenn die Cupula in Richtung auf den Utriculus (utriculopetal) ausgelenkt wird (Abb. 7-5). Bei Drehung nach links ist dies am linken horizontalen Bogengang der Fall.

weil das Kinocilium zum Utriculus zeigt

Rotationsbeschleunigungen sind um die drei Achsen des Raumes möglich. Man kann den Kopf (1) drehen, (2) nicken nach vorwärts bzw. nach rückwärts und (3) neigen nach den beiden Seiten. Um diese drei Möglichkeiten und alle Kombinationen von ihnen erfassen zu können, kommt der Organismus nicht mit einem Bogengang aus. Der Organismus benötigt vielmehr dazu mindestens ***drei Bogengänge***, nämlich für jede Ebene des Raumes einen. Ein Blick auf die Abb. 7-4 und 7-5 zeigt, daß wir tatsächlich auf jeder Seite drei Bogengänge besitzen, die ***ungefähr senkrecht***

zu Erhöhung der Aktivität d. Nervenfasern an den vertikalen Bogengängen durch eine utriculofugale Cupulaauslenkung (also vom Utriculus weg) erzeugt.

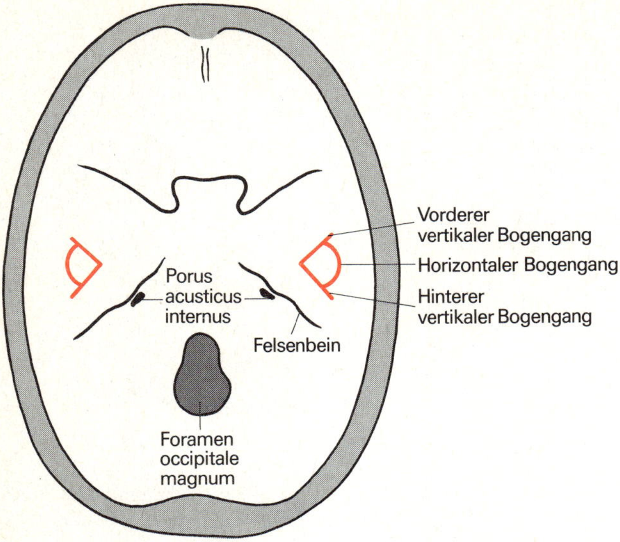

Abb. 7-4. Lage der Bogengänge im menschlichen Schädel bei Blick von oben auf die Schädelbasis

aufeinander stehen. Sie sind im Schädel etwa so angeordnet, wie es die Abb. 7-4 zeigt. Auf jeder Seite gibt es einen ***horizontalen***, einen ***vorderen vertikalen*** und einen ***hinteren vertikalen*** Bogengang. Somit besteht das Vestibularorgan auf jeder Seite aus insgesamt ***fünf*** Untereinheiten, ***zwei*** Maculae und ***drei*** Bogengängen. Diese Bogengänge sind übrigens keine ideal kreisförmigen Gebilde, sie besitzen gemeinsame Strecken, wie es aus den Abb. 7-4 und 7-5 hervorgeht. Es muß schließlich noch erwähnt werden, daß der sog. horizontale Bogengang bei normaler aufrechter Körperstellung nicht genau horizontal liegt, sondern sein vorderer Rand leicht angehoben ist. So bildet die Bogengangsebene mit der Horizontalen etwa einen Winkel von 30°, der nach vorne offen ist.

Die Bogengänge, sowie Utriculus und Sacculus bestehen aus feinen Häutchen, die schlauchförmig geschlossen sind. Man spricht vom ***häutigen Labyrinth***. Es ist mit ***Endolymphe*** gefüllt, dieser Endolymphraum hat eine Verbindung zum Endolymphraum der Cochlea. Ferner ist das häutige Labyrinth von ***Perilymphe*** umgeben. Diese perilymphatischen Räume sind ebenfalls mit denen des Cortischen Organs verbunden. Das knöcherne Hohlraumsystem, in dem Cochlea und Vestibularorgan enthalten sind (s. Abb. 6-1), wird als ***knöchernes Labyrinth*** bezeichnet.

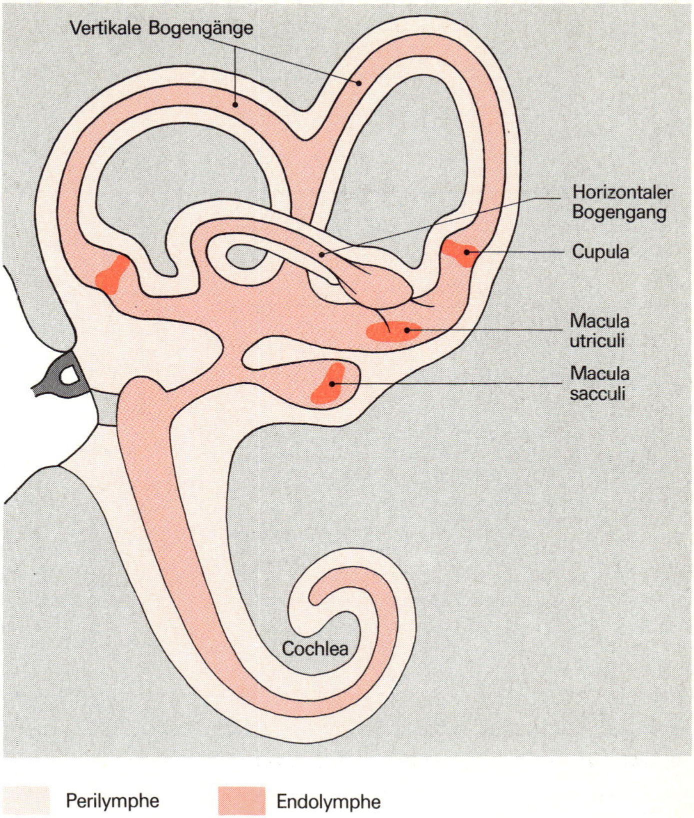

Abb. 7-5. Schematische Darstellung des vestibulären Labyrinths

Verhalten der Cupula bei kurzen und langdauernden Drehbewegungen. Einige spezielle Eigenschaften der Cupulamechanik müssen noch besprochen werden. Die Abb. 7-6 zeigt die bei einer kurzen Kopfwendung entstehenden Drehbeschleunigungen, die erreichte ***Drehgeschwindigkeit,*** sowie die experimentellen Befunde über die ***Cupulaauslenkung*** im horizontalen Bogengang und die Aktivität einer zugehörigen primär afferenten Nervenfaser. Wie man sieht, entspricht die Cupulaauslenkung und die Aktivität afferenter Nervenfasern der Drehgeschwindigkeit und nicht der Drehbeschleunigung, obwohl die zur Cupulaauslenkung führenden Kräfte Beschleunigungskräfte sind. Dies sieht man an Abb. 7-7. Hier sind ***langdauernde*** gleichförmige Drehungen am Drehstuhl gezeigt. Die Versuchsperson wird anfänglich beschleunigt, bis sie eine bestimmte Drehge-

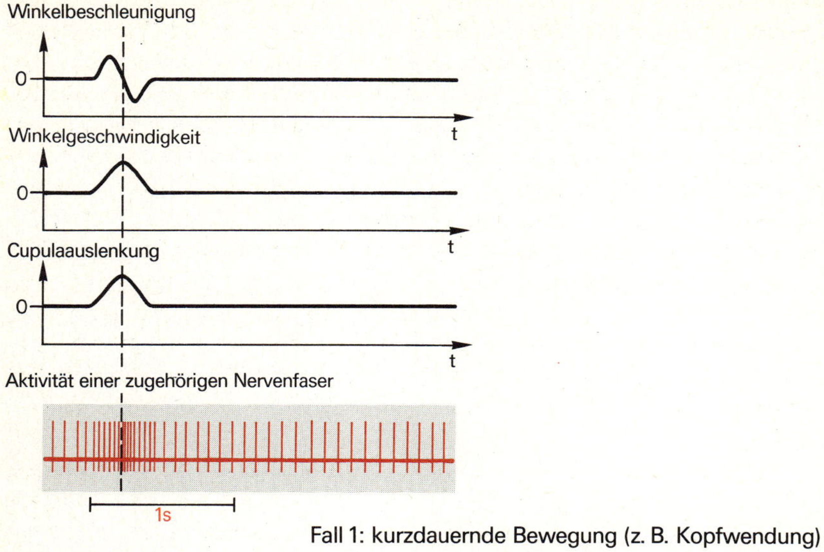

Abb. 7-6. Verhalten von Cupula und Aktivität afferenter Nervenfasern bei kurzen Drehbewegungen. Eingezeichnet sind die wirkenden Beschleunigungen sowie die erreichte Geschwindigkeit

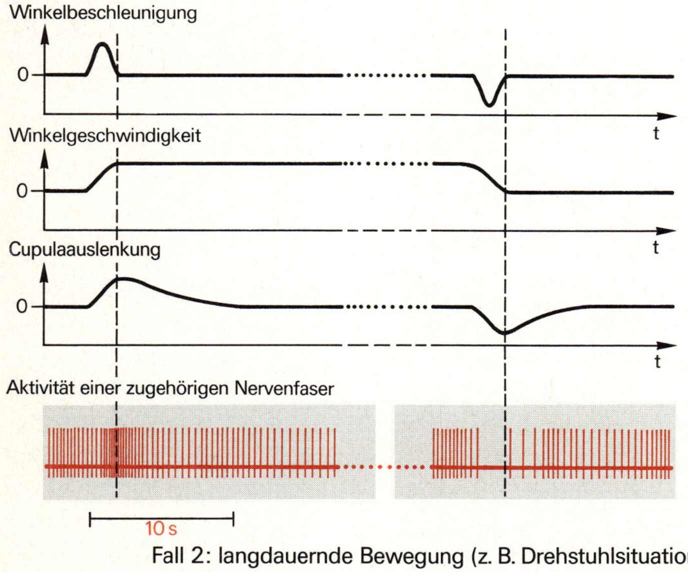

Abb. 7-7. Verhalten von Cupula und afferenter Aktivität bei langdauernden Drehbewegungen. Die wirkenden Beschleunigungen sowie die erreichten Geschwindigkeiten sind eingezeichnet

schwindigkeit erreicht hat. Diese Geschwindigkeit wird über lange Zeit aufrechterhalten. Die Abbildung zeigt, daß während der Beschleunigungsphase die Cupula aus ihrer Ruhephase ausgelenkt wird und während der gleichförmigen Drehung langsam wieder in ihre Ruhelage zurückkehrt. Dazu kommt es deswegen, weil durch die Reibung der Endolymphe an der Bogengangswand die Lymphe langsam der Rotationsbewegung des Körpers folgt und schließlich keine Differenz mehr zwischen der Drehung des Kopfes und der Endolymphe besteht. Also existieren auch keine Kräfte mehr, die die elastische Cupula auslenken. Wie die Cupulaauslenkung verhält sich auch die neuronale Aktivität d. h. die Entladungsraten der afferenten Nervenfasern nehmen zu bzw. ab. Wird die Bewegung wieder gestoppt, so sind die entgegengesetzten Phänomene zu beobachten: Die Cupula wird in die Gegenrichtung ausgelenkt und kehrt nach völligem Stillstand erst langsam (im Laufe von 10–30 s) wieder in ihre Ruhelage zurück.

Das ***unterschiedliche Verhalten der Cupula*** bei ***kurzen*** Drehbewegungen, wo die Cupula nach Beendigung der Drehung wieder ihre Ruhelage einnimmt, und ***langdauernde*** Drehungen liegt an bestimmten mechanischen Eigenschaften des Systems Cupula-Endolymphe, die hier nicht besprochen werden sollen. Wichtig ist jedoch festzuhalten, daß die zur Cupulaauslenkung führenden Kräfte immer ***Beschleunigungskräfte*** sind. Man muß ferner sagen, daß die Bogengänge für die üblicherweise im täglichen Leben vorkommenden kurzen Drehbewegungen vorhanden sind und die Drehstuhlsituation bereits ein unphysiologischer Reiz ist.

F 7.1 Zum Vestibularorgan gehört:
a) Macula utriculi
b) Macula sacculi
c) Macula lutea
d) Vorderer vertikaler Bogengang
e) Hinterer vertikaler Bogengang
f) Horizontaler Bogengang
g) Scala vestibuli

F 7.2 Adäquater Reiz für den Bogengang ist:
a) Translationsbeschleunigung
b) Rotationsbeschleunigung
c) Rotationsgeschwindigkeit
d) Schwingungen des Stapes

7.2 Die zentralnervösen Verschaltungen und die Leistungen des Gleichgewichtssinnes

Zentrale Verbindungen der Receptoren des Gleichgewichtsorgans. Die Receptoren des Vestibularorgans sind, wie die der Cochlea, sekundäre Sinneszellen. Die zugehörigen afferenten Nervenfasern stammen aus dem ***Ganglion vestibuli (Scarpae)***, das wie das Vestibularorgan selbst im Felsenbein gelegen ist. Die Fasern projizieren in das Gebiet der ***Vestibulariskerne*** (Abb. 7-8), das in der ***Medulla oblongata*** liegt. Dort werden die Entladungsraten der Fasern des Vestibularnerven erstmalig ausgewertet.

Es gibt auf jeder Seite vier verschiedene Kerne. Damit das Gleichgewichtsorgan der Erhaltung des Gleichgewichtes dienen kann, müssen zentralnervöse Verschaltungen der Muskulatur vorhanden sein, über die die notwendigen Regelvorgänge ablaufen. Daher gibt es von den ***Vestibulariskernen*** Verbindungen

a) zum ***Tractus vestibulospinalis***, über den schließlich insbesondere die Motoneurone der Extensoren beeinflußt werden,
b) auf direktem Weg zu den ***Motoneuronen des Halsmarks***,
c) zu den ***Augenmuskelkernen*** (s. Abb. 5-37),
d) zum ***Kleinhirn***,
e) zu den ***Vestibulariskernen*** der anderen Seite, mit Hilfe derer die Eingänge von den beiden Seiten gegeneinander verrechnet werden,
f) zur ***Formatio reticularis***,
g) über den ***Thalamus*** zur hinteren Zentralwindung des ***Cortex***, die der bewußten Verarbeitung vestibulärer Eingänge dienen,
h) zum ***Hypothalamus***; diese Fasern spielen beim Zustandekommen der Kinetosen (s. S. 285) eine Rolle.

Da bei den höheren Wirbeltieren der Kopf gegenüber dem Rumpf be-

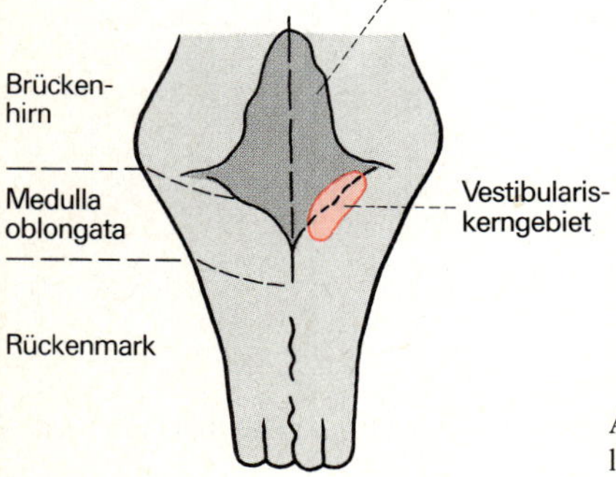

Abb. 7-8. Lage der Vestibulariskerne im verlängerten Mark

weglich ist, genügen die ***Vestibularisreceptoren*** nicht, um ein eindeutiges Bild über die Stellung des Körpers im Raum zu liefern (Abb. 7-9). Vielmehr müssen noch Informationen über die Stellung des Kopfes gegenüber dem Rumpf hinzukommen. Diese Informationen erhält der Organismus über die Receptoren der Halsgelenke und der Halsmuskulatur (Muskelspindeln, Golgi-Receptoren), die neuronal mit den Vestibulariskernen verschaltet sind (s. auch Abschnitt 2.2, ab S. 57).

Statische und statokinetische Reflexe. Vestibulärer Nystagmus. Die Erhaltung des Gleichgewichts erfolgt reflektorisch ohne Beteiligung des Bewußtseins. Obwohl eine bewußte Verarbeitung von Raumeindrücken möglich ist, reicht sie nicht aus, um Regulationsaufgaben zu bewältigen, deren Ausführung nicht genetisch vorgegeben ist. (Man kann daher z.B. nicht lernen, blind, d.h. etwa im Nebel, ein Flugzeug zu steuern. Nur mit Hilfe von Meßinstrumenten ist dies möglich.) Die vom Vestibularorgan ausgelösten Reflexe unterteilt man in zwei Gruppen, die sog. ***statischen Reflexe*** und die sog. ***statokinetischen Reflexe.*** Die statischen Reflexe erhalten das Gleichgewicht beim ruhigen Stehen, Sitzen, evtl. Liegen bei den verschiedensten Körperstellungen. Für die ***statischen*** Reflexe sind die ***Maculaorgane*** verantwortlich. Die Rezeptoren der Maculaorgane bewirken also über geeignete Zentralnervöse Verschaltungen eine Innervation derjenigen Muskelgruppen, deren Aktivität zur Erhaltung des Gleichge-

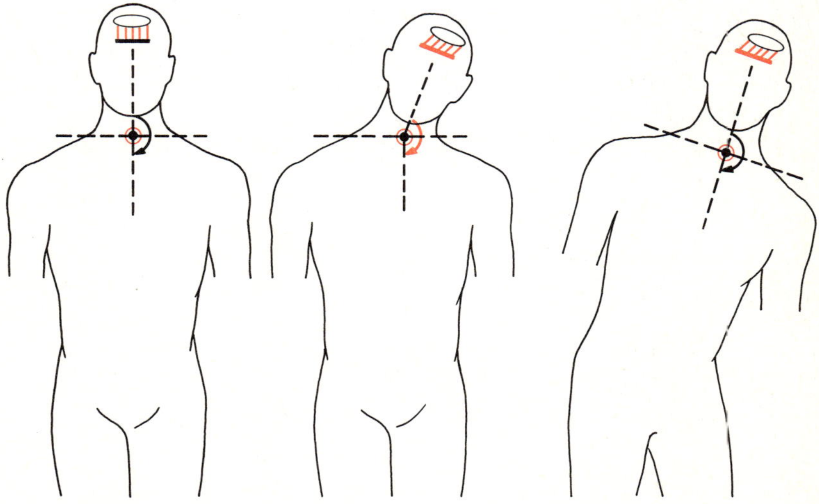

Abb. 7-9. Schema von Maculaorganen und Halsreceptoren bei verschiedenen Körperstellungen (s. Text)

wichts nötig ist. Das ***Gegenrollen der Augen,*** das sich besonders schön bei Katzen beobachten läßt (Abb. 7-10), aber auch beim Menschen vorkommt, ist ein ebenfalls ***statischer*** Reflex. Durch ihn wird erreicht, daß horizontale und vertikale Linien auf der Retina immer gleich abgebildet werden. Selbstverständlich sind am Ablauf des Reflexes die Halsreceptoren beteiligt. Die ***statokinetischen*** Reflexe hingegen treten während Bewegungen auf und stellen selbst Bewegungen dar. Zu ihnen gehört auch das Umdrehen im freien Fall. So fällt z. B. eine Katze immer auf die Füße, unabhängig davon, in welcher Stellung sie fallengelassen wird. ***Statokinetische*** Reflexe können von den ***Maculaorganen*** und/oder von den ***Bogengangsorganen*** ausgelöst werden. Ein weiterer statokinetischer Reflex ist die ***Liftreaktion.*** Sie entspricht einer Reaktion auf den freien Fall, mit der Erhöhung des Extensortonus beim Anfahren nach unten und umgekehrt.

Ein besonders auffälliger statokinetischer Reflex ist der ***vestibuläre Nystagmus*** (Abb. 7-11). Wie sich bei Drehung in völlig dunklen Räumen zeigen läßt, wo optische Reize ausgeschlossen sind, handelt es sich dabei um eine vestibulär ausgelöste Augenbewegung, die dazu dient, die Augen während einer Drehbewegung so gegen die Drehbewegung zu führen, daß

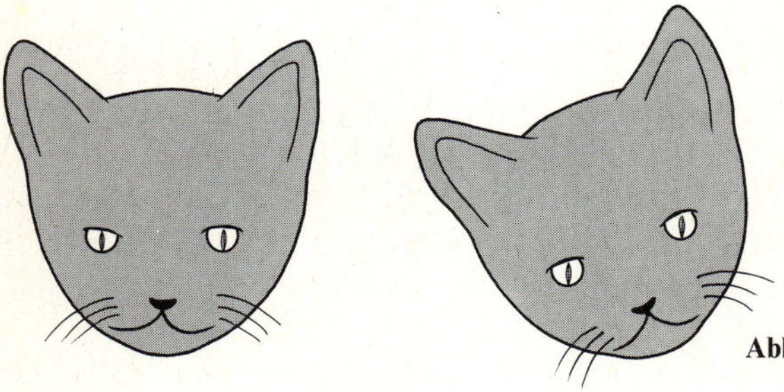

Abb. 7-10. Gegenrollen der Augen

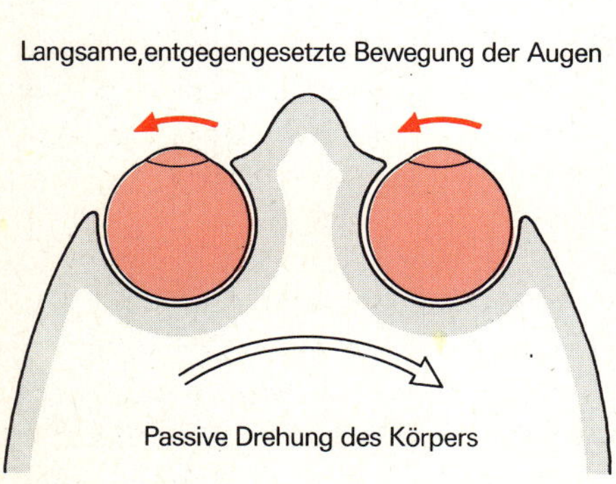

Abb. 7-11. Vestibulärer Nystagmus

die Augen die ursprüngliche Blickrichtung beibehalten. Die daran beteiligten neuronalen Verschaltungen von den Vestikulariskernen zu den Augenmuskelkernen zeigt Abb. 5-37. Diese ***Gegenbewegung der Augen*** ist natürlich nur bis zu einem bestimmten Punkt möglich. Bevor die Augen seitlich anschlagen, erfolgt eine ***schnelle*** Augenbewegung in Richtung der Drehung, die so schnell ist, daß die Drehbewegung überholt wird. An diese schnelle Phase schließt sich wieder eine ***langsame*** Bewegung entgegen der Drehrichtung an.

Bei einer ***Drehung um die vertikale Achse*** sind praktisch nur die horizontalen Bogengänge betroffen. Eine Auslenkung der Cupulae der beiden horizontalen Bogengänge ruft daher auch einen ***horizontalen Nystagmus*** hervor. Die Richtung der beiden Nystagmuskomponenten hängt dabei von der Drehrichtung bzw. von der Auslenkung der Cupulae ab. Wie gesagt, besteht der Nystagmus aus zwei Komponenten. Verabredungsgemäß wird die ***Richtung eines Nystagmus*** nach der Richtung der ***schnellen*** Phase bezeichnet. Beim Rechtsnystagmus geht also nach rechts die schnelle Phase. Die Nomenklatur stimmt mit der beim ***optokinetischen Nystagmus*** überein (vgl. S. 237).

Bei einer passiven Drehung wird erstens auf den Vestibularapparat ein Reiz ausgeübt, zweitens wird, bezogen auf die Versuchsperson, das visuelle Umfeld verschoben. Beides löst für sich bereits einen Nystagmus aus, der vestibuläre Reiz einen vestibulären, die Verschiebung des Gesichtsfeldes einen optokinetischen. Beide ergänzen sich synergistisch. Eine der wichtigsten Aufgaben des Bogengangsapparates ist es also dazu beizutragen, daß die Gegenführung der Augen bei Kopfbewegungen doppelt gesichert ist. Weitere Einzelheiten über statische und statokinetische Reflexe in Kapitel 6.4 des Grundriß der Neurophysiologie.

Diagnostische Bedeutung des Nystagmus. Der Nystagmus wird zur klinischen Funktionsprüfung des Vestibularapparates verwendet, und zwar meistens in der Form des ***postrotatorischen*** Nystagmus. Die Versuchsperson wird dazu auf einen Drehstuhl gesetzt und lange Zeit gleichförmig gedreht. Danach wird die Bewegung plötzlich gestoppt. Auf Abb. 7-7 ist das Verhalten der Cupula bei einem Stop aus einer langdauernden gleichförmigen Bewegung gezeigt. Wie man sieht, kommt es beim Stop aus einer solchen Bewegung zu einer Auslenkung der Cupula. Die Richtung der Auslenkung ist der Auslenkungsrichtung beim Andrehen entgegengesetzt. Da, wie oben beschrieben wurde, die Auslenkung der Cupula einen Nystagmus auslöst, kommt es also beim Stop aus einer langdauernden, gleichförmigen Bewegung ebenfalls zu einem Nystagmus, der als ***postrotatorischer Nystagmus*** bezeichnet wird. Aus der dabei entstehenden Cupulaauslenkung kann man sich die Richtung des postrotatorischen Nystagmus überlegen: Bezogen auf die ***frühere Drehrichtung*** muß die ***Richtung*** des postrotatorischen ***Nystagmus entgegengesetzt*** gerichtet sein. Registriert man die Augenbewegungen, so erhält man Bilder, wie sie die Abb. 7-12 zeigt. Derartige Kurven nennt man ***Nystagmogramme***. Auf der Abb. 7-12 ist ein Rechtsnystagmus dargestellt.

Es muß noch erwähnt werden, daß bei der Prüfung des postrotatorischen Nystagmus die ***visuelle Fixation ausgeschaltet*** werden muß. Sonst wird ein Nystagmus unter Umständen unterdrückt, da das visuelle System über das vestibuläre dominiert. Aus diesem Grund setzt man dem Patienten eine Brille auf, die sehr stark konvexe Linsen und eine Beleuchtung enthält (Frenzelsche Brille). Der Patient wird mit dieser Brille myop und kann nicht mehr fixieren. Andererseits kann der Arzt die Augen des Patienten gut beobachten. Auch wenn man bei der klinischen Untersuchung prüfen will, ob der Patient einen ***Spontannystagmus*** zeigt, muß man unbedingt mit der ***Leuchtbrille*** die visuelle Fixation ausschalten.

Eine andere Möglichkeit, bei einer klinischen Prüfung einen vestibulären Nystagmus auszulösen, besteht in der ***calorischen Reizung*** des horizontalen Bogenganges. Hierbei ist es von Vorteil, daß man jeden Bogengang getrennt prüfen und damit Seitenunterschiede in der Empfindlichkeit aufdecken kann. Evtl. kann man auch nachweisen, daß bei bestimmten Erkrankungen ein Bogengang gänzlich funktionsuntüchtig ist. Zur Prüfung neigt man den Kopf der Versuchsperson um etwa 60° nach hinten. Dann liegt der horizontale Bogengang genau vertikal. Nun wird der ***äußere Gehörgang*** mit kaltem bzw. warmem Wasser gespült. Der äußere Rand des Bogenganges liegt dem Gehörgang sehr nahe. Er wird deswegen abgekühlt bzw. erwärmt. Auf Abb. 7-13 sieht man den Effekt: Die erwärmte Endolymphe steigt auf, da sie leichter wird, es kommt zu einer Endolymphströmung, zu einer Cupulaauslenkung und schließlich zu einem Nystagmus. Wegen dieser Auslösungsform spricht man von einem

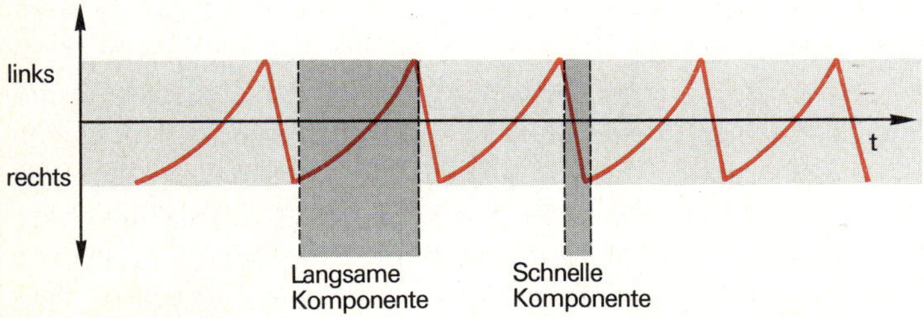

Abb. 7-12. Nystagmogramm

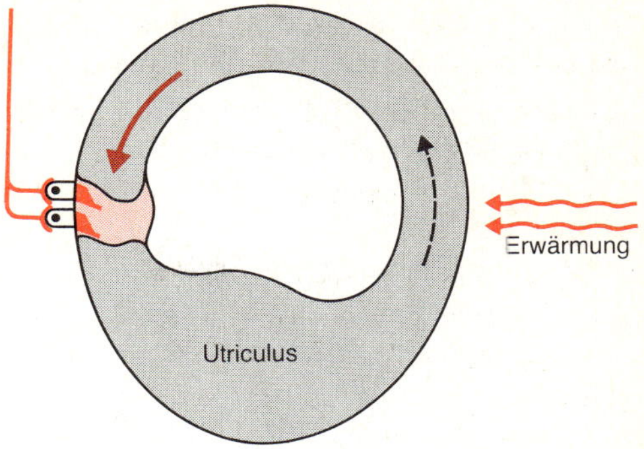

Abb. 7-13. Cupulaauslenkung bei calorischer Reizung eines Bogenganges

calorischen Nystagmus. Wie man sich leicht überlegen kann, ist der Nystagmus bei Kaltspülung dem bei Warmspülung entgegengesetzt. Warmspülung ruft einen Nystagmus zur gespülten Seite hervor. Die Drehempfindung, die bei der Versuchsperson während des calorischen Nystagmus ausgelöst wird, entspricht der schnellen Phase der Augenbewegungen.

Die langsame Phase des Nystagmus wird durch das vestibuläre System ausgelöst, wogegen die schnelle Rückstellbewegung von der Formatio reticularis verursacht wird.

Bezüglich der Auslösung des calorischen Nystagmus durch eine Endolymphströmung sei noch gesagt, daß dieser Auslösemechanismus nur im Schwerefeld der Erde möglich ist, da nur hier Dichteunterschiede in der Endolymphe zu einer Strömung führen können. Da man einen calorischen Nystagmus jedoch auch in der Schwerelosigkeit des Weltraums auslösen kann, muß man annehmen, daß die Entladungsraten im Vestibularnerven zusätzlich auch durch den thermischen Reiz an sich beeinflußt werden.

Starke ***Erregung des Vestibularapparates*** geht wegen der Verbindungen des Systems mit dem ***Hypothalamus*** häufig mit Unwohlsein, Schwindel, Erbrechen, Schweißausbrüchen etc. einher. Man faßt diese Erscheinung mit dem Begriff ***Kinetosen*** (Bewegungskrankheiten) zusammen. Derartige Kinetosen entstehen besonders dann, wenn ungewohnte Reizkonstellationen (z.B. auf See) auf das Organ einwirken. Hierbei sind als Auslöser insbesondere Coriolisbeschleunigungen wirksam. Auch Diskrepanzen zwischen optischen Eindrücken und Meldungen von seiten des Vestibularorgans führen besonders leicht zu Kinetosen. (In der Kajüte wird einem schneller schlecht als auf Deck, wo der Horizont einen eindeutigen Bezugspunkt gibt).

Der ***akute Ausfall*** eines Labyrinths führt zu Übelkeit, Erbrechen, Schweißausbrüchen und zu einem Nystagmus auf die gesunde Seite.

Ferner tritt eine Fallneigung zur kranken Seite auf. Der ***chronische*** Ausfall eines Labyrinths kann relativ gut kompensiert werden, so lange der Patient sich optisch orientieren kann. Im Dunkeln macht sich der Ausfall aber wieder stark bemerkbar.

F 7.3 Bei ruhiger Haltung gewinnt der Organismus Informationen über die Stellung des Körpers im Raum durch folgende Sinnesorgane:
a) Augen
b) Halsreceptoren
c) Maculaorgane
d) Bogengangsorgane
e) Cortisches Organ

F 7.4 Wie lange dauert es etwa, bis bei Stop aus einer langdauernden, gleichförmigen Drehbewegung die Cupulae in ihre Ruhelage zurückkehren?
a) 100 ms
b) höchstens 1 s
c) 10–30 s
d) meist länger als 1 min

F 7.5 Der akute Ausfall eines Labyrinths macht folgende Symptome:
a) Übelkeit
b) Erbrechen
c) Schweißausbrüche
d) Nystagmus zur gesunden Seite
e) Nystagmus zur kranken Seite
f) Angstzustände
g) keine der genannten Symptome, die genannten treten vielmehr erst bei chronischem Ausfall auf

8 Physiologie des Geschmacks

H. Altner

Der Geschmackssinn dient beim Menschen der Nahorientierung; seine Organe liegen im Bereich der Mundhöhle, insbesondere auf der Zunge. Es erscheint zweckmäßig, bei einer Besprechung des Geschmackssinns zunächst die Struktur der Geschmacksorgane und ihre Verbindung mit dem Zentralnervensystem zu erläutern. Dabei wird gezeigt, daß drei verschieden gestaltete Typen von Schleimhautfalten, ***Papillen,*** als Trägerstrukturen für die Geschmacksorgane, die ***Geschmacksknospen,*** ausgebildet sind. Im Gegensatz zu den Papillen lassen sich die Geschmacksknospen und die in ihnen enthaltenen Sinneszellen nicht in morphologische Typen unterteilen. Von den Grunddimensionen der Geschmackswahrnehmung werden Qualität und Intensität eingehend besprochen (8.1). Die Geschmacksempfindungen können ***vier Grundempfindungen,*** süß, sauer, salzig und bitter zugeordnet werden. Im zweiten Abschnitt (8.2) wird erläutert, daß diese Fähigkeit zur Unterscheidung auf der Spezifität von Receptormolekülen beruhen dürfte. Es gibt aber keine qualitätsspezifischen Receptortypen; Qualität und Konzentration werden über abgestufte Reaktionen zahlreicher Receptoren verschlüsselt.

8.1 Die Morphologie der Geschmacksorgane; subjektive Geschmacksphysiologie

Lage und Bau der Geschmacksknospen. Die Oberfläche der menschlichen Zunge ist von einer Schleimhaut bedeckt, die feine Erhebungen ausbildet, die als ***Papillen*** bezeichnet werden. Abb. 8-1 zeigt schematisch drei Typen von Papillen auf der Zungenoberfläche, Wall-, Blätter- und Pilzpapillen.

Diese Papillentypen sind nicht gleichmäßig über die Zungenoberfläche verteilt. Nur die ***Pilzpapillen*** sind über die ganze Oberfläche verstreut. Die 1–3 mm großen, von oben gesehen runden ***Wallpapillen,*** beim Menschen nur 7–12, liegen an der Grenze zum Zungengrund. Der dritte Typ, die ***Blätterpapillen,*** finden sich als dicht hintereinanderliegende Falten am hinteren Seitenrand der Zunge; sie sind bei Kindern gut entwickelt, bei Erwachsenen jedoch meist weitgehend rückgebildet.

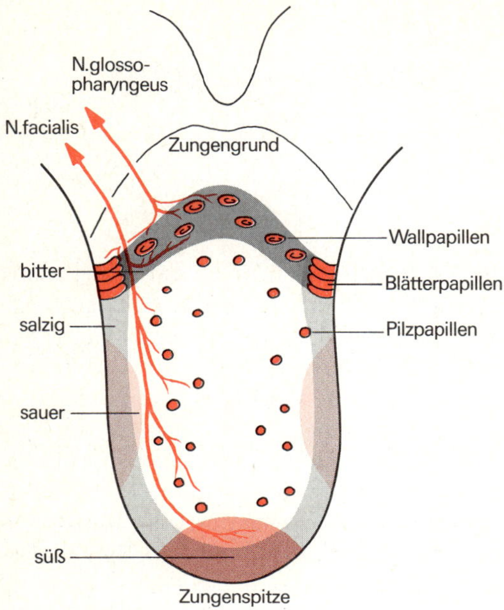

Abb. 8-1. Schematisierte Übersicht der Verteilung der Geschmackspapillen, der Innervation und der Bereiche maximaler Empfindlichkeit für die Geschmacksqualitäten auf der menschlichen Zunge. Die an Zungenrand und Zungenspitze besonders dicht stehenden Pilzpapillen sind zur Übersichtlichkeit weggelassen. Die Empfindlichkeit für salzig hat ihr Maximum im vorderen, seitlichen Zungendrittel, die für sauer erstreckt sich teilweise über die angezeigten Areale bis zum Zungengrund

Die ***Fadenpapillen***, die die übrige Zungenoberfläche bedecken, sind in Abb. 8-1 nicht eingetragen, denn nur auf den drei zuerst genannten Papillenformen finden sich die eigentlichen Geschmacksorgane, die wegen ihrer Form als ***Geschmacksknospen*** bezeichnet werden (in Abb. 8-2 rot eingezeichnet). Bei den Wall- und den Blätterpapillen liegen zahlreiche Geschmacksknospen in den Seitenwänden der Papillen, während sie bei den Pilzpapillen auf der Oberfläche des bis zu 1 mm breiten Pilzhuts liegen.

Die einzelnen Geschmacksknospen sind etwa 70 μm hoch und haben einen Durchmesser von etwa 40 μm. Der Mensch besitzt etwa 2000 Geschmacksknospen. Etwa die Hälfte davon findet sich auf den Wallpapillen. Jede Geschmacksknospe enthält 40–60 individuelle Zellen.

In das Bindegewebe unterhalb der Wall- und Blätterpapillen sind Drüsen eingebettet, deren Ausführungsgänge in den Vertiefungen zwischen Papille und Wall bzw. zwischen den Papillen ausmünden (Abb. 8-2). Sie werden als ***Spüldrüsen*** bezeichnet, denn ihr Sekret hat die Aufgabe,

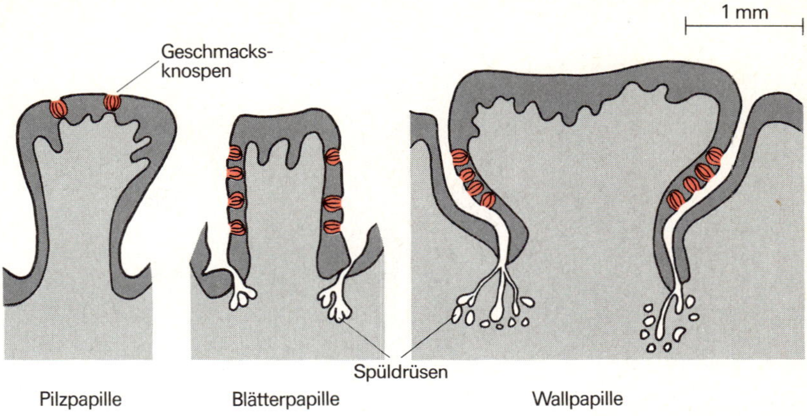

Abb. 8-2. Lage der Geschmacksknospen (rot) auf den drei Typen von Geschmackspapillen

Speiseteilchen und Mikroorganismen fortzuschwemmen. Außerdem wird durch das Sekret dieser Drüsen die Konzentration an Reizstoffen im Bereich der Geschmacksknospen herabgesetzt.

In den Geschmacksknospen lassen sich ***Sinneszellen, Stützzellen*** und ***Basalzellen*** unterscheiden (Abb. 8-3). Wasserlösliche Reizstoffe, die auf die Zungenoberfläche gelangen, können durch einen Porus (vgl. Abb. 8-3) in den mit Flüssigkeit gefüllten Raum über die Geschmacksknospe diffundieren und hier die Membran der Mikrovilli, die von den Sinneszellen ausgehen, erreichen. Als sekundäre Sinneszellen entsenden die Geschmackssinneszellen keine ableitenden Fortsätze; vielmehr enden afferente Fasern an ihnen unter Ausbildung von Synapsen. In Abb. 8-3 sind nur zwei Fasern eingetragen. In Wirklichkeit treten etwa 50 Fasern in jede Geschmacksknospe ein und verzweigen sich in ihr.

Die ***Lebensdauer der Sinneszellen*** in den Geschmacksknospen ist gering. Es findet ein dauernder ***Austausch von Sinneszellen*** statt. Die einzelne Sinneszelle wird im Durchschnitt bereits nach 10 Tagen durch eine nachrückende Zelle ersetzt. Der Ablauf dieser ***Zellmauser*** läßt sich dadurch verfolgen, daß man die Zellkerne mit radioaktivem H^3-Thymidin markiert und den Anteil der markierten Kerne zu einem späteren Zeitpunkt kontrolliert. Die ausscheidenden ***Sinneszellen*** werden durch ***Abkömmlinge von Basalzellen*** ersetzt. Dieser Austausch bringt es mit sich, daß die synaptischen Verknüpfungen mit den afferenten Fasern gelöst und mit anderen Zellen aufs neue hergestellt werden müssen. Eine solche Reorganisation wirft eine Reihe von Fragen auf, da die Empfindlichkeit der Sinneszellen für die verschiedenen Reizstoffe nicht gleich ist. Ein Austausch von Sinneszellen könnte somit zu einer ***Änderung der***

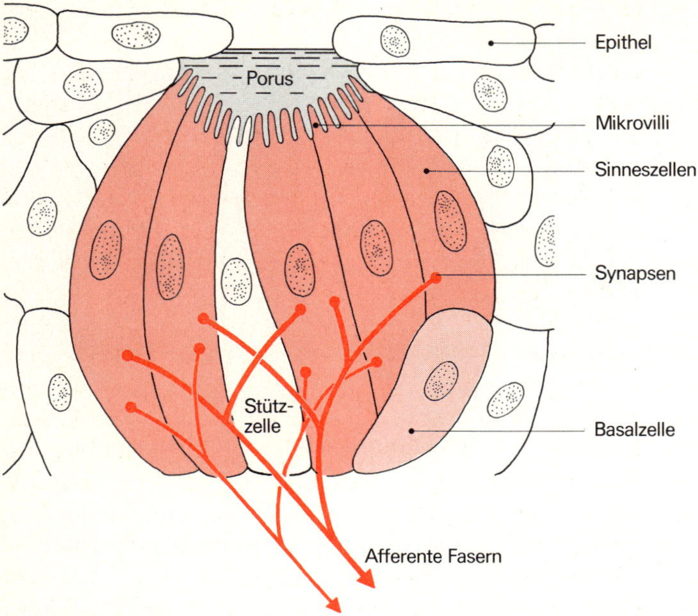

Abb. 8-3. Bau und Innervation einer Geschmacksknospe. Die Zellelemente des Geschmacksorgans, Sinneszellen, Stützzellen und Basalzellen sind knospenartig zusammengefaßt und gegenüber der Epitheloberfläche versenkt, so daß über ihnen ein flüssigkeitsgefüllter Raum entsteht, in den die Mikrovilli der Sinneszellen hineinragen. Es sind nur 2 afferente Fasern (rot) eingetragen; tatsächlich treten etwa 50 Fasern in eine Geschmacksknospe ein und verzweigen sich in ihr. Die Flüssigkeitsabdeckung der Knospe füllt den Porus meist völlig aus und erstreckt sich zum Teil auch über die Epitheloberfläche

Geschmacksprofile führen, d. h. der charakteristischen Antwortschemata der afferenten Fasern, die im folgenden Abschnitt eingehend besprochen werden.

Zentrale Verbindungen. Die von der Gesamtheit der Geschmacksknospen fortführenden afferenten Fasern verteilen sich auf zwei Hirnnerven, den ***Nervus facialis*** (VII) und den ***Nervus glossopharyngeus*** (IX). Die Einzugsbereiche der beiden Nerven lassen sich, wie Abb. 8-1 zeigt, weitgehend gegeneinander abgrenzen. Dabei sammeln sich die von den Wall- und Blätterpapillen kommenden Fasern überwiegend im Nervus glossopharyngeus, während die Fasern von den Pilzpapillen aus dem vorderen Teil der Zunge in die ***Chorda tympani***, einen Ast des Nervus facialis eintreten. Bei Kindern finden sich außerdem im Epithel des weichen Gaumens und in der hinteren Rachenwand bis zum Kehlkopf

Geschmacksorgane, die vor allem vom Nervus vagus (X) innerviert werden.

Im Gehirn werden beiderseits die Geschmacksfasern im ***Tractus solitarius*** gesammelt. Dieser Faserzug endet im Bereich des Nucleus tractus solitarii im verlängerten Mark, wo die über die afferenten Fasern einlaufenden Erregungen auf ein zweites Neuron übertragen werden. Deren Axone ziehen als Teil des Lemniscus medialis in den ***ventralen Thalamus***. Von hier wird über ein weiteres Neuron die Verbindung mit der Großhirnrinde hergestellt. Die corticalen Geschmacksfelder liegen im lateralen Bereich des ***Gyrus postcentralis***.

Die Grundempfindungen des Geschmacks. Unter natürlichen Bedingungen, z.B. bei der Nahrungsaufnahme, gelangen komplexe Reize, die mehrere Modalitäten übergreifen, in den Mundraum. Da die Mundhöhle offen mit dem Nasenraum in Verbindung steht, können Geruchsstoffe zu den Geruchsreceptoren der Nase diffundieren und entsprechende Empfindungen verursachen. Außerdem können die in der Schleimhaut der Zunge und des Mundraumes liegenden Thermoreceptoren, Mechanoreceptoren und Schmerzfasern gereizt werden. Die naive „Geschmacks"-empfindung ist somit in Wirklichkeit eine zusammengesetzte Empfindung: echte Geschmacksempfindungen werden überlagert von Geruchsempfindungen, sowie von Sinneseindrücken der Wärme bzw. Kälte, des Druckes und gegebenenfalls des Schmerzes.

Während es schwierig ist, die vielfältigen Geruchsreize in Gruppen verwandter Reizstoffe, die als Geruchsqualitäten gelten können, zu ordnen, lassen sich für den Geschmackssinn vier ***Grundempfindungen*** deutlich gegeneinander abgrenzen: ***süß, sauer, salzig, bitter***.

Außer diesen Grundqualitäten werden noch zwei ***Nebenqualitäten, alkalisch*** und ***metallisch,*** unterschieden. Die Empfindung alkalisch — oder auch seifig — wird bei Reizung mit Pottasche (Kaliumcarbonat) hervorgerufen. Manche Metalle und Metallsalze haben einen spezifischen „metallischen" Geschmack.

Tabelle 8-1. Einige Stoffe als Beispiele für die vier Grundqualitäten

süß	sauer	salzig	bitter
Glucose Saccharose Saccharin D-Leucin Berryllium-chlorid	Salzsäure Essigsäure Zitronensäure Weinsäure	Kochsalz Ammonium-chlorid Magnesium-chlorid Natriumfluorid	Chininsulfat Nicotin Coffein L-Leucin Magnesiumsulfat (= „Bittersalz")

Aus Tabelle 8-1 ist zu entnehmen, daß beim ***saueren*** Geschmack offensichtlich ***H^+-Ionen*** das Zustandekommen der Empfindung bedingen. Demgegenüber kann die Zugehörigkeit eines Stoffes zu einer der anderen Qualitäten auf Grund seiner physikalischen und chemischen Eigenschaften kaum vorausgesagt werden. Gleichartig schmeckende Substanzen können in der chemischen Struktur sehr verschieden sein; andererseits können sich optische Isomere geschmacklich deutlich unterscheiden: einige Aminosäuren schmecken in der D-Form süß, in der L-Form aber bitter. Es liegt auf der Hand, daß unter natürlichen Bedingungen komplexe Reize wirken, die mehrere Qualitäten umfassen und daß somit Mischgeschmäcke empfunden werden.

Die ***Wahrnehmungsschwellen*** für die einzelnen Qualitäten liegen bei unterschiedlichen Konzentrationen. Wie der Schwellenwert für Chininsulfat (Schwellenkonzentration 0,000008 molar = 0,006 g/l) erkennen läßt, werden ***bitter*** schmeckende Stoffe schon bei sehr niedrigen Konzentrationen wahrgenommen. Die Wahrnehmungsschwelle für Saccharin liegt bei 0,000023 Mol/l (= 0,0055 g/l), für Traubenzucker bei 0,08 Mol/l und für Rohrzucker bei 0,01 Mol/l (= 14,41 g/l bzw. 3,42 g/l). Diese Daten sind kennzeichnend; sie lassen erkennen, daß die Schwellen für Mono- und Disaccharide erheblich über denen für synthetische Süßstoffe liegen. Wie aus den Schwellenwerten für Essigsäure (0,0018 n = 0,108 g/l) und Kochsalz (0,01 Mol/l = 0,585 g/l) hervorgeht, liegen die Schwellen für ***sauer*** und ***salzig*** schmeckende Stoffe etwa in der gleichen Größenordnung wie für die genannten Saccharide. Die Lage der Schwelle bei Säuren spiegelt annähernd den Dissoziationsgrad wider. Aus den oben genannten Schwellenwerten für Traubenzucker und Rohrzucker folgt, daß eine Traubenzuckerlösung im Vergleich zu einer gleich süß empfundenen Rohrzuckerlösung stärker konzentriert sein muß. Ein Vergleich von überschwelligen Testlösungen verschiedener Konzentration bestätigt diese Voraussage.

Die Aussagekraft von genau angegebenen Schwellenwerten ist jedoch beschränkt, weil für die meisten Stoffe eine erhebliche individuelle Variabilität in den Schwellen festgestellt worden ist. Es entspräche den Gegebenheiten mehr, von ***Schwellenbereichen*** zu reden.

Empfindungsstärke. Aus dem Vergleich von Testlösungen verschiedener Konzentration läßt sich bereits ableiten, daß die Stärke der Geschmacksempfindung von der ***Konzentration*** des Reizstoffes abhängt. Untersucht man die Bedingungen, unter denen die Empfindungsschwelle überschritten wird, dann ergibt sich, daß der Effekt einer Verdünnung einer Reizstofflösung durch Reizung eines größeren ***Areals auf der Zungenoberfläche*** kompensiert werden kann, d.h. durch Reizung einer entsprechend größeren Zahl von Receptoren. Dieser Effekt dürfte auf räumliche Bahnung zurückzuführen sein. Eine entsprechende Beziehung gilt für ***Reizdauer*** und ***Reizkonzentration*** im Schwellenbereich. Die Ausdrücke $C \cdot A^n = k$ und $t \cdot C^n = k$ fassen die Befunde zusammen; dabei steht C für die Konzentration der Schmeckstofflösung, A für die Größe des gereizten Areals auf der Zunge und t für die Dauer der Reizwirkung. Die Exponenten n sind reizstoffspezifische Größen. Damit sind noch nicht alle Parameter, von denen die Stärke der Geschmacksempfindung abhängt, erfaßt; auch die ***Temperatur*** der Reizstofflösung spielt eine Rolle. Es ist weiter zu berücksichtigen, daß der Geschmackssinn eine deutliche ***Adaptation*** zeigt: Bei lang andauernden Reizen nimmt die Empfindungsstärke ab. Dabei darf aber nicht übersehen werden, daß durch die ***Sekretion der Spüldrüsen*** die Konzentration eines Reizstoffes an den Geschmacksknospen herabgesetzt und auf diese Weise eine Änderung der Empfindungsstärke verursacht werden kann.

Testet man Verdünnungsreihen von Salzlösungen in Schwellennähe, dann ergibt sich in vielen Fällen, daß sich die Empfindung in Abhängigkeit von der Konzentration auch hinsichtlich der Qualität ändert; 0,02–0,03 molare Kochsalzlösungen schmecken süß, 0,04 molare und stärker konzentrierte Lösungen salzig. Dieser ***Qualitätsumschlag*** wird verständlich, wenn man berücksichtigt, daß die Geschmacksfasern ein breites Spektrum von Empfindlichkeitsunterschieden für die einzelnen Qualitäten aufweisen (vgl. Abschnitt 8.2).

Wie Abb. 8-1 angibt, sind die verschiedenen Regionen der ***menschlichen Zunge*** für die vier Grundqualitäten ***unterschiedlich empfindlich:*** Die Empfindung süß wird von der Zungenspitze besonders empfindlich vermittelt. Der mittlere Bereich der äußeren Zungenränder spricht auf saure Reize am stärksten an. In einem Areal am Zungenrand, das diese beiden Bereiche zum Teil überlagert, sind salzige Reizstoffe besonders wirksam, bittere Substanzen hingegen am Zungengrund im Bereich der Wallpapillen. Dementsprechend wird bei ***Verletzungen des Nervus glossopharyngeus*** die Wahrnehmungsfähigkeit für bittere Stoffe vermindert; umgekehrt werden bei einem ***Ausfall des Nervus facialis*** nur mehr bittere Stoffe wahrgenommen.

Wie andere Sinnesorgane so steht auch das Geschmackssystem unter dem Einfluß von Hormonen. ***Glucocorticoide*** wirken sich auf das Qualitätsunterscheidungsvermögen aus.

Funktionsstörungen. Liegen die Wahrnehmungsschwellen über dem Normalbereich, spricht man von ***Hypogeusie.*** Bei ***Ageusien*** kommt keine Geschmacksempfindung zustande; gesättigte Kochsalz- oder Zuckerlösungen werden nicht von Wasser unterschieden. Am häufigsten ist die

Wahrnehmung bitterer Stoffe betroffen. Als ***Dysgeusien*** werden dem Reiz nicht entsprechende oder ohne Reiz auftretende und meist unangenehme Geschmacksempfindungen bezeichnet. Sie werden in verschiedenen Krankheitsbildern beobachtet, insbesondere bei Karzinomen. Da sie sich auf die Nahrungswahl und die Menge der aufgenommenen Nahrung auswirken, kann der Allgemeinzustand eines Patienten beeinflußt werden. Bei einem Teil der Dysgeusien haben sich ***Zink***-Gaben als hilfreich erwiesen.

F 8.1 Die von den Geschmacksknospen fortführenden afferenten Fasern sind
a) die Axone von Geschmackssinneszellen,
b) unverzweigte Fasern, die in Synapsen an Geschmackssinneszellen enden,
c) verzweigte Fasern, die in Synapsen an Geschmackssinneszellen enden,
d) sensible Fasern, die an der Epitheloberfläche zwischen den Geschmackssinneszellen enden.

F 8.2 Schreiben Sie aus dem Gedächtnis die von den Geschmacksorganen fortführenden Nerven und zwei nachgeordnete Stationen aus der Geschmacksbahn nieder.

F 8.3 Welche Qualitäten sind folgenden Reizstoffen zuzuordnen?
1. Coffein, 2. Magnesiumchlorid, 3. Citronensäure, 4. Glucose, 5. Nicotin, 6. Weinsäure und 7. Chininsulfat.
a) süß c) salzig
b) sauer d) bitter

F 8.4 Wie hoch muß die Konzentration einer Rohrzuckerlösung im Vergleich zu einer Traubenzuckerlösung einerseits und einer Saccharinlösung andererseits sein, um als gleich süß empfunden zu werden?
a) stärker bzw. schwächer
b) in beiden Fällen stärker
c) schwächer bzw. stärker
d) in beiden Fällen schwächer

F 8.5 Auf welche Reizqualität sprechen die Zungenspitze (1) bzw. das Areal vor dem Zungengrund (2) am stärksten an?
a) süße Reize c) salzige Reize
b) sauere Reize d) bittere Reize

Im folgenden Abschnitt wird erläutert, daß die Fähigkeit zur ***Unterscheidung von Geschmacksqualitäten*** auf der ***Spezifität von Receptormolekülen*** beruhen dürfte, die in der Membran der Sinneszellen liegen. Es überrascht zunächst, daß sich die Spezifität in der Antwort der einzelnen Sinneszelle und der einzelnen afferenten Faser nur sehr undeutlich oder überhaupt nicht wiederfindet, doch läßt sich die Frage, wie Qualität und Konzentration codiert werden, beantworten, wenn die Reaktionen zahlreicher Zellen bzw. Fasern berücksichtigt werden. Abschließend wird die biologische Bedeutung des Geschmackssinns umrissen.

Mit Mikroelektroden läßt sich die Aktivität einzelner Geschmackssinneszellen oder einzelner afferenter Fasern registrieren. Solche Ableitungen zeigen, daß weder die Sinneszellen noch die fortführenden Fasern qualitätsspezifisch empfindlich sind. Vielmehr werden in der Regel Reize aus mehr als einem Qualitätsbereich beantwortet. Abb. 8-4 zeigt für 4 afferente Fasern (A–D) die Veränderung der Entladungsfrequenz bei Reizung mit Substanzen, die die 4 Grundqualitäten vertreten. Der Abbildung ist zu entnehmen, daß die Fasern auf Reize aus mehr als einer Qualitätsklasse reagieren und daß sie insofern ***abgestuft spezifisch*** antworten, als bei Reizung mit einer Geschmacksstofflösung von bestimmter Konzentration die Frequenz der einzelnen Fasern ungleich stark zunimmt. Wir bezeichnen die jeweils typischen Muster der Erregungszunahme einzelner Fasern auch als die ***Geschmacksprofile***

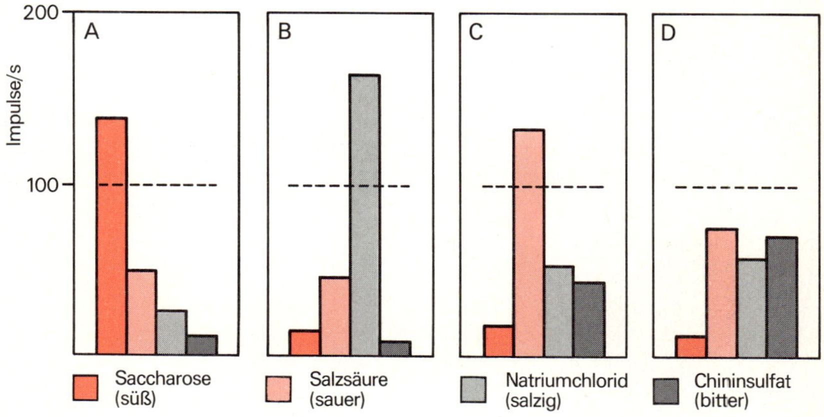

Abb. 8-4. Die Reaktionen von 4 Geschmacksfasern (A–D) auf Reizstofflösungen aus verschiedenen Qualitätsbereichen. Die typischen Muster der Erregungszunahme werden als Geschmacksprofile bezeichnet

dieser Fasern. Am ehesten kann man eine Spezifität bei Fasern erkennen, die bei Reizung mit Zuckerlösungen ihre Entladungsfrequenz erhöhen. Dies gilt, wie vergleichende Untersuchungen gezeigt haben, besonders für Affen.

Wie bereits erwähnt, haben Ableitungen von einzelnen Sinneszellen erwiesen, daß auch diese mit ***abgestufter relativer Spezifität*** reagieren. Die Antworten der Geschmacksfasern geben insofern die Reaktion der vorgeschalteten Sinneszellen wieder. Da sich aber die afferenten Fasern innerhalb der Geschmacksknospen aufzweigen (vgl. Abb. 8-3), können auf jede Faser die Erregungen zahlreicher Sinneszellen übertragen werden, von denen angenommen werden muß, daß sie sich hinsichtlich ihrer Spezifität unterscheiden. Man hat gefunden, daß darüber hinaus Sinneszellen aus verschiedenen Papillen mit Collateralen ein und derselben afferenten Faser verbunden sind. Die Geschmacksfasern haben also größere, sich überlappende Einzugsbereiche, die ***receptive Felder*** genannt werden (Abb. 8-5). Dabei können auch einzelne Sinneszellen von mehreren verschiedenen Fasern innerviert werden.

Die ***abgestufte, relative Spezifität*** der Geschmacksfasern beruht demnach 1. auf der abgestuften relativen Spezifität der Sinneszellen und 2. auf der Aufzweigung der Geschmacksfasern unter Ausbildung von receptiven Feldern. Die Impulsfrequenz einer einzelnen afferenten Faser (vgl. Abb. 8-4) ändert sich daher in Abhängigkeit von der Qualität eines Reizes und von der Konzentration eines Reizes. Außerdem ist es natürlich von Bedeutung, in welchem Umfang das gereizte Areal das

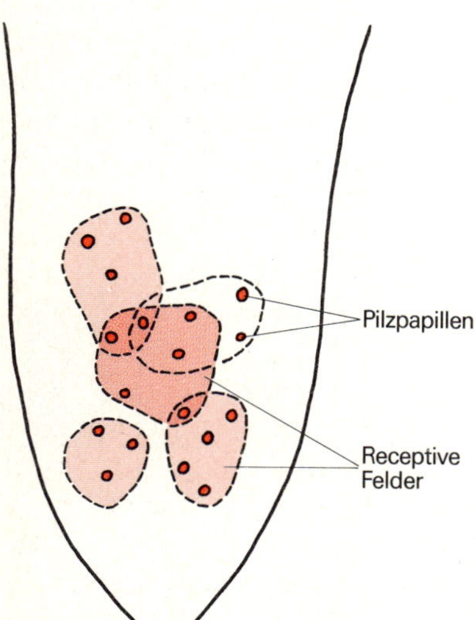

Abb. 8-5. Receptive Felder auf der Rattenzunge. Die einzelnen afferenten Fasern haben ausgedehnte, zum Teil mehrfach überlappende Einzugsbereiche, die mehrere Pilzpapillen umfassen

receptive Feld der Faser überdeckt. Im Hinblick auf die ***Codierung*** einer Reizsituation ergibt sich daraus, daß aus der Aktivität einer ***einzelnen*** Faser ***keine*** eindeutige Information über Qualität und Konzentration entnommen werden kann. Erst ein ***Vergleich des Erregungsniveaus*** mehrerer Fasern gibt über das Auftreten charakteristischer Entladungsmuster Auskunft über die Qualität. Bei gegebener Qualität ist die Impulsfrequenz jeder einzelnen Faser ein Maß für die Konzentration der Reizsubstanz. Die Merkmale einer Reizsubstanz werden also in der Weise codiert, daß sich jeweils komplexe, aber charakteristische ***Erregungsmuster*** über einer großen Zahl gleichzeitig aber unterschiedlich reagierender Neuronen ausbilden.

Primärprozeß. Voraussetzung für die Aktivierung eines Geschmacksreceptors ist, daß eine Wechselwirkung zwischen Molekülen eines Geschmacksstoffes und speziell differenzierten Stellen in der Membran der Sinneszelle, den ***Receptormolekülen,*** stattfindet. Es wird angenommen, daß dieser Vorgang, der Primärprozeß, mit einem ***Adsorptionsvorgang*** beginnt. Dabei dürfte das Receptormolekül, wahrscheinlich ein Proteinmolekül, seine Struktur ändern. Diese Strukturänderung oder ***Konformationsänderung*** des Receptors könnte wiederum zu ***Permeabilitätsänderungen*** der umliegenden Membranbereiche führen. Über einen cellulären Verstärkermechanismus kommt es schließlich zur Ausbildung eines ***Receptorpotentials.***

Für die ***Annahme spezifischer Receptoren*** spricht u. a. die Beobachtung, daß bestimmte Pflanzenstoffe und Pharmaka wie die Gymnemasäure aus der indischen Pflanze Gymnema sylvestre und z. B. Cocain die Geschmacksempfindungen für einzelne Qualitäten selektiv blockieren. Gymnemasäure besetzt offensichtlich die Receptormoleküle für süß schmeckende Substanzen, da diese nach einer Applikation von Gymnemasäure unwirksam sind. Der Primärprozeß in der Membran von Geschmackssinneszellen ist bisher noch nicht hinreichend geklärt, doch ist anzunehmen, daß er in den wesentlichen Zügen mit Prozessen übereinstimmt, bei denen, wie z. B. an der cholinergen Synapse, bestimmte Molekülarten die Permeabilität an speziellen Membranorten verändern.

Biologische Bedeutung des Geschmackssinns. Die auf der Zunge gelegenen Geschmacksknospen reagieren auf Reize, die von Quellen ausgehen, die innerhalb oder unmittelbar vor der Mundhöhle liegen. Somit dient der Geschmackssinn der ***Nahorientierung***. Das gilt generell für die höheren Wirbeltiere. Bei den Fischen hingegen kann der Geschmackssinn auch zur ***Fernorientierung*** beitragen. Geschmacksstoffe können im Wasser, das die Tiere umgibt, auch von weit entfernt gelegenen Ursprungsorten zu den Geschmacksknospen gelangen, die bei den Fischen auf der gesamten Körperoberfläche vorkommen können. Außer der Bedeutung für die Nahorientierung hat der Geschmackssinn beim Menschen die wichtige Funktion, Reflexe auszulösen.

Über Erregungen, die von den Geschmacksreceptoren ausgehen, werden mehrere ***Reflexe*** ausgelöst. So wird die bereits erwähnte Spülung der Zunge durch ***Sekretabgabe aus den Spüldrüsen*** reflektorisch unter dem Einfluß der Geschmacksknospen geregelt. Auch die ***Abgabe von Speichel*** wird bei entsprechender Reizung der Geschmacksreceptoren reflektorisch in Gang gesetzt. Dabei variiert die Zusammensetzung des Speichels in Abhängigkeit von dem Reizmuster, das auf die Sinneszellen einwirkt. Weiterhin wird auch die ***Sekretion des Magensaftes*** durch die Geschmacksreize beeinflußt. Schließlich läßt sich auch beim ***Erbrechen*** eine Mitwirkung des Geschmackssinns nachweisen.

F 8.6 In welcher Weise reagieren die von den Geschmacksknospen fortführenden afferenten Fasern?

a) Jeweils auf Substanzen der gleichen Qualität gleich stark.
b) Jeweils auf Substanzen der gleichen Qualität verschieden stark.
c) Jeweils auf Substanzen mehrerer Qualitäten gleich stark.
d) Jeweils auf Substanzen mehrerer Qualitäten verschieden stark.

F 8.7 Worauf beruht die abgestufte Spezifität einzelner Geschmacksfasern?

a) Auf der fehlenden absoluten Spezifität der Sinneszellen.
b) Auf der Verzweigung der Fasern und Ausbildung von receptiven Feldern.
c) Auf der Überlappung der receptiven Felder.

F 8.8 Welche von den folgenden Reaktionen können über Erregung von Geschmacksreceptoren reflektorisch ausgelöst werden?

a) Husten
b) Spüldrüsensekretion
c) Speichelsekretion
d) Tränenfluß
e) Würgen

9. Physiologie des Geruchs

H. Altner

Der Mensch ist in der Lage, tausende verschiedener Duftstoffe geruchlich zu unterscheiden. Dennoch ist die Leistungsfähigkeit des Geruchssinns beim Menschen, verglichen mit der anderer Lebewesen, eher bescheiden. War schon aus diesem Grund, sowie wegen der dominierenden Bedeutung anderer Sinnesorgane beim Menschen das Interesse an einer eingehenden Untersuchung des Geruchssinns eher gering, so kommt hinzu, daß sich solche Untersuchungen beim Menschen, ja generell bei Wirbeltieren schwierig gestalten. So hat bisher weder die subjektive noch die objektive Physiologie Geruchsqualitäten zu definieren und damit die Mannigfaltigkeit der Reize zu gliedern vermocht. Andererseits ist, wie das folgende Kapitel zeigt, die Riechbahn bei Säugetieren gut bekannt. Die strukturelle und physiologische Analyse hat u.a. gezeigt, daß die einlaufenden Erregungen unter efferenter Kontrolle stehen. Sie gibt weiter Aufschluß über die Bedeutung des Geruchssinns für vegetative Steuerungsprozesse und emotionelle Einstellungen.

9.1 Riechschleimhaut, periphere Mechanismen der Geruchsreception

In diesem Abschnitt werden zunächst die morphologischen Merkmale des Riechorgans und sein cellulärer Aufbau besprochen. Wir stellen dann fest, daß die Mannigfaltigkeit der Duftstoffe weder auf Grund der Sinneseindrücke, die sie auslösen, nach Qualitäten geordnet werden können noch nach der Reaktion einzelner Sinneszellen.

Lage und celluläre Organisation des Riechepithels. Die Nasenhöhle wird durch eine Scheidewand, das ***Nasenseptum,*** in einen linken und einen rechten Raum gegliedert. Die freie Oberfläche der beiden Räume wird durch Wülste, ***Conchen*** genannt, vergrößert, die von den Außenwänden in den Innenraum vorspringen. Wie Abb. 9-1 zeigt, sind beim erwachsenen Menschen jederseits drei übereinanderliegende Conchen ausgebildet. Die gesamte Nasenhöhle ist mit ***Schleimhaut*** ausgekleidet, doch

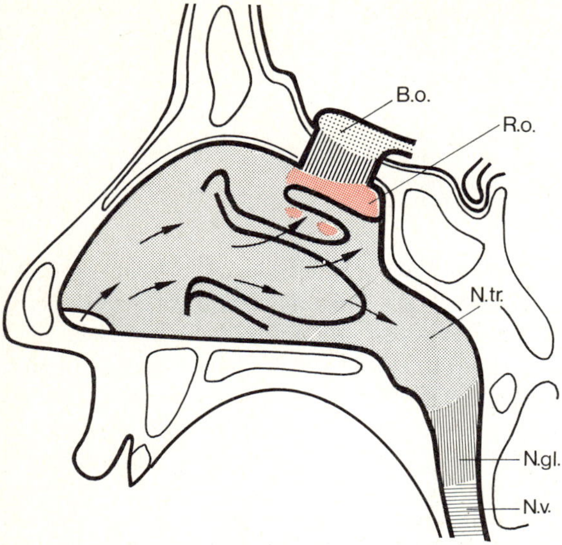

Abb. 9-1. Lage und Ventilation des Riechepithels in der menschlichen Nase in lateraler Sicht. Die Regio olfactoria (R. o., rot eingetragen) beschränkt sich auf die obere und mittlere Conche. Die von den Riechzellen der Regio olfactoria fortführenden Axone ziehen als schwarz gezeichnete Fila olfactoria zum Bulbus olfactorius (B. o.). Die Einzugsbereiche von Nervus trigeminus (N. tr.), Nervus glossopharyngeus (N. gl.) und Nervus vagus (N. v.) sind eingetragen

beschränkt sich das Vorkommen von Riechsinneszellen auf einen kleinen Bereich, die ***Regio olfactoria*** (in Abb. 9-1 rot eingetragen). Die Regio olfactoria erstreckt sich über die ganze obere Conche und bildet Inseln auf der mittleren Conche. Außerdem findet sich Riechepithel in den benachbarten Bereichen der Nasenscheidewand. Die ***Regio respiratoria,*** die übrige von Riechzellen freie Nasenschleimhaut, ist ein zweireihiges ***Flimmerepithel,*** in dem Schleim produzierende ***Becherzellen*** vorkommen.

In der Schleimhaut der Nasenscheidewand sind beim menschlichen Fetus blind endigende Schläuche zu beobachten. Es handelt sich dabei um Rudimente des ***Jacobsonschen Organs,*** das bei vielen Amphibien, Reptilien und Säugetieren ein zusätzliches, zum Teil sogar sehr wesentliches Riechorgan darstellt. Beim Menschen ist es zurückgebildet.

Abb. 9-2 zeigt, daß die ***Riechschleimhaut*** ein mehrreihiges Epithel ist, in dem zwei Zellformen vorherrschen, ***Riechzellen*** und ***Stützzellen***. Außerdem sind, ähnlich wie in den Geschmacksknospen (vgl. Kapitel 8) ***Basalzellen*** vorhanden, die zu Riechzellen auswachsen können, also ungereifte Riechzellen darstellen. Die Riechzellen sind durch ihren

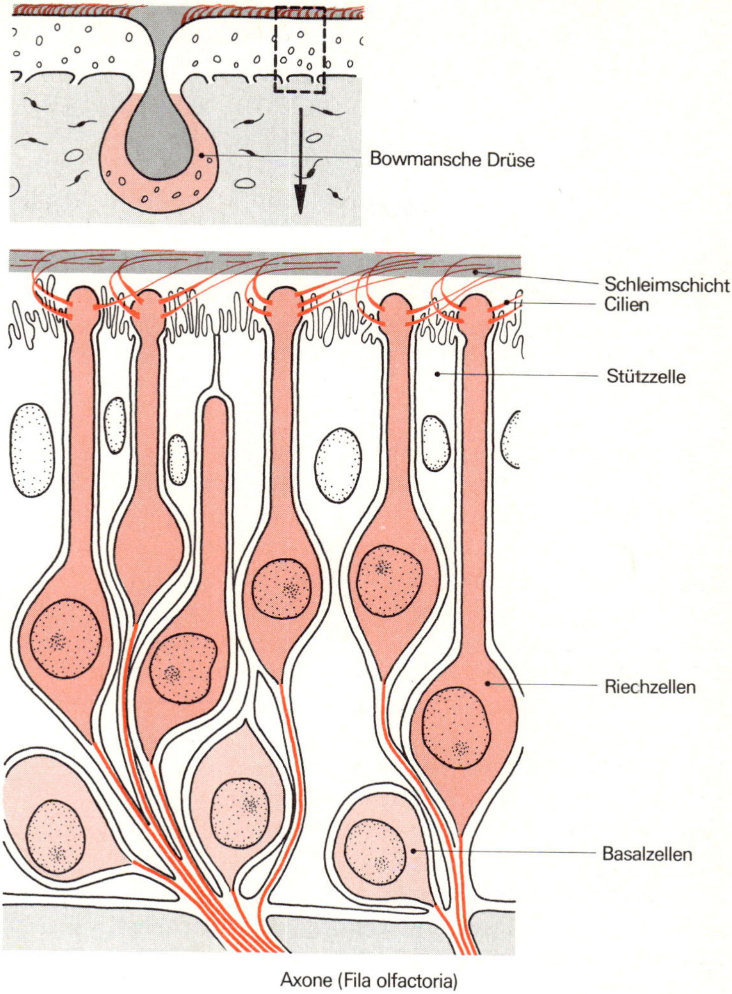

Abb. 9-2. Der celluläre Aufbau des Riechepithels: Schleimhaut im Bereich der Regio olfactoria (oben) und Übersicht über die Zellelemente in der Regio olfactoria (unten)

basalen ableitenden Fortsatz als ***primäre*** Sinneszellen gekennzeichnet. Die Axone der Sinneszellen, die sich unter dem Sinnesepithel in umfangreichen Bündeln sammeln, werden auch ***Fila olfactoria*** genannt.

Apical tragen die Riechzellen modifizierte ***Cilien***, die in einer Schleimschicht liegen, die das Riechepithel bedeckt. Die Moleküle eines Duftstoffes müssen durch einen Teil dieser Schleimschicht diffundieren, bevor sie an die Membran der Cilien als den am weitesten peripher gelegenen Teil der Riechzellen gelangen. Der Schleim stammt aus drei Quellen: 1. den ***Bowmanschen Drüsen,*** 2. den ***Becherzellen*** der Regio respiratoria und 3. aus den Stützzellen des Riechepithels, die ebenfalls zur Synthese von Schleimsubstanzen befähigt sind. Kinocilien von Zellen der Regio respiratoria sorgen für einen geregelten Schleimfluß.

Geruchsempfindungen werden allerdings nicht ausschließlich durch die Riechzellen der Regio olfactoria vermittelt. In der Regio respiratoria finden sich neben den genannten Zellelementen auch sensible Fasern des 5. Hirnnerven, des ***Nervus trigeminus***. Diese ***freien Nervenendigungen*** reagieren auch auf Duftstoffe. Daher bleibt auch nach völliger Durchtrennung der Fila olfactoria, z.B. nach Unfällen, ein gewisses Riechvermögen erhalten.

Geruchsqualitäten. Die tägliche Erfahrung zeigt, daß der Mensch tausende verschiedener Duftstoffe geruchlich unterscheiden kann. Im Unterschied zur Geschmacksphysiologie gelingt es der subjektiven Riechphysiologie nicht, Geruchsqualitäten scharf gegeneinander abzugrenzen. Allen Versuchen, solche Qualitäten zu definieren, haftet etwas Willkürliches an. Aus praktischen Erwägungen werden dennoch eine Reihe von Qualitäten als ***Duftklassen*** oder ***Primärgerüche*** definiert, von denen in der folgenden Zusammenstellung einige zusammen mit jeweils zwei chemisch reinen Duftstoffen als Beispiele genannt sind:

blumig:	α-Ionon, β-Phenyläthylalkohol,
ätherisch:	1,2-Dichloräthan, Benzylacetat,
moschusartig:	Ringketone (C_{15-17}), z.B. Zibeton, Muscon,
kampferartig:	1,8-Cineol, Kampfer,
schweißig:	Isovaleriansäure, Buttersäure,
faulig:	Schwefelwasserstoff, Äthylmercaptan,
stechend:	Ameisensäure, Essigsäure.

Bereits aus diesen wenigen Beispielen ist ersichtlich, daß einerseits chemisch verwandte Stoffe verschiedenen Duftklassen zugeordnet werden und sich andererseits Angehörige einer Klasse in der chemischen Struktur erheblich unterscheiden. Bei natürlich vorkommenden Düften, deren Geruch den Bezeichnungen für die genannten Primärgerüche entspricht, z.B. Blütendüften, Schweißgerüchen, dem Geruch faulenden Fleisches, handelt es sich in der Regel um ***Duftgemische,*** in denen entsprechende Komponenten vorherrschen.

In Europa werden bei 0,1–1% der Menschen ***spezifische Geruchsblindheiten*** festgestellt. Bei diesen ***partiellen Anosmien,*** die zum Teil erblich sind, wird jeweils eine kleinere Anzahl ähnlich riechender Substanzen, z. B. bestimmte Moschusdüfte, nicht mehr gerochen. Das Vorkommen von solchen partiellen Anosmien spricht dafür, daß eine Abgrenzung von Duftqualitäten in gewissem Umfang möglich ist.

Codierung. Ähnlich wie beim Geschmackssinn (vgl. Kapitel 8) wissen wir sehr wenig über den Primärprozeß beim Riechen, also die Wechselwirkung zwischen den Molekülen eines Duftstoffes und den dafür speziell ausgebildeten Molekülen in der Membran der Riechzelle, den ***Receptormolekülen.*** Schon angesichts der großen Zahl von Duftstoffen ist es äußerst unwahrscheinlich, daß für jeden Duftstoff in der Membran der Sinneszelle ein eigenes Receptormolekül vorhanden ist. Vielmehr ist anzunehmen, daß jeweils mehrere ***verwandte Duftstoffe*** mit einem ***gemeinsamen Receptormolekül*** reagieren. Für die Annahme von Receptormolekülen, die mit mehr als einem Duftstoff in Wechselwirkung treten können, spricht auch das oben erwähnte Phänomen der partiellen Anosmie. Dennoch muß die Codierung ein individuelles Erkennen der Duftstoffe gewährleisten.

Auskunft darüber, wie die Parameter der Reizsituation, insbesondere die Art des Duftstoffes und seine Konzentration, codiert werden, läßt sich am ehesten von der Registrierung der Antworten einzelner Riechzellen erwarten. Derartige Ableitungen zeigen, daß die Riechzellen ***individuelle Reaktionsspektren*** aufweisen. Jede einzelne Zelle reagiert also auf zahlreiche Stoffe; die Auswahl dieser Stoffe aber ist von Zelle zu Zelle verschieden. Die Stärke der Antwort einer Zelle auf die verschiedenen Stoffe ist bei gleicher Konzentration abgestuft. Offenbar werden Geruchsreize wie beim Geschmackssinn (s. Kapitel 8) in der Weise codiert, daß bei gegebener Konzentration ***jedem Duftstoff ein bestimmtes Erregungsmuster*** entspricht, das sich über einer großen Population von Sinneszellen ausbildet. Das ***relative Erregungsniveau zahlreicher Receptoren*** enthält demnach die Information über die Art des Duftstoffes. Mit ***zunehmender Konzentration*** steigt in den meisten Fällen die Impulsfrequenz; manche Duftstoffe führen aber auch zu einer Hemmung der spontanen Aktivität der Sinneszelle.

Die in der Regel an borstenförmigen Bildungen des Cuticulapanzers gelegenen ***Riechsinneszellen von Insekten*** lassen sich mit elektrophysiologischer Technik weit besser untersuchen als die Riechzellen von Wirbeltieren. An solchen Objekten sind auch, anders als bei Wirbeltieren, Receptoren gefunden worden, die auf bestimmte Duftstoffe höchst ***spezifisch*** reagieren. Außerdem ist es beim Seidenspinner, einem Schmetterling, gelungen, nachzuweisen, daß ein ***einzelnes*** auf die Membran einer Sinneszelle auftreffendes ***Molekül*** des von den Weibchen erzeugten Lockstoffes ausreicht, um ein ***fortgeleitetes Aktionspotential*** auszulösen.

Es besteht kein Grund, für die Riechzellen der Wirbeltiere und damit auch des Menschen grundsätzlich andere Verhältnisse anzunehmen.

F 9.1 Wieviele Conchen sind beim erwachsenen Menschen in jedem Nasenraum ausgebildet (A) und auf welche erstreckt sich die Regio olfactoria (B)?

A		B	
a)	drei bis vier	a)	auf alle
b)	drei	b)	auf die oberste
c)	mehr als drei	c)	auf die unterste
d)	zwei	d)	auf die beiden oberen
e)	ein bis zwei	e)	auf die beiden unteren

F 9.2 Welche von den folgenden Zelltypen finden sich in der Regio olfactoria der Nase?
a) Riechzellen
b) Becherzellen
c) Stützzellen
d) Basalzellen

F 9.3 Schreiben Sie aus dem Gedächtnis die Bezeichnungen für 4 Duftklassen nieder.

F 9.4 Was versteht man unter einer partiellen Anosmie?
a) Die Zerstörung der Regio olfactoria.
b) Eine Geruchsblindheit für eine kleinere Anzahl verwandter Düfte.
c) Eine generelle Schwellenerhöhung für Geruchsempfindungen.
d) Eine herabgesetzte Empfindlichkeit für Moschusdüfte.

F 9.5 Wie werden Duftstoffe in der Reaktion der Sinneszellen codiert?
a) Durch die Reaktion qualitätsspezifisch empfindlicher Sinneszellen.
b) Durch die Reaktion stoffspezifisch empfindlicher Sinneszellen.
c) Durch die Ausbildung spezifischer Erregungsmuster über einer großen Population von Sinneszellen.

9.2 Subjektive Riechphysiologie, zentrale Verbindungen

Im folgenden Abschnitt wird zunächst erläutert, daß bei der Geruchswahrnehmung zwischen einer Wahrnehmungsschwelle und einer Erkennungsschwelle unterschieden werden kann. Weiter wird gezeigt, daß für den Geruchssinn die Empfindungsstärke mit wachsender Reizintensität vergleichsweise langsam zunimmt. Die Analyse der Riechbahn hat ergeben, daß eine efferente Kontrolle des Erregungseingangs bereits nahe der Peripherie stattfindet. Sie hat weiter Hinweise darauf erbracht, daß der Geruchssinn keineswegs nur der Orientierung dient, sondern in den Ablauf vegetativer Prozesse eingreift und emotionale Einstellungen beeinflussen dürfte.

Wahrnehmungsschwelle, Erkennungsschwelle. Bei niedrigen Duftstoffkonzentrationen, die gerade noch eine Geruchsempfindung auslösen, können wir in der Regel keine Aussage über die Art des Duftstoffes machen. Es wird nur wahrgenommen, ***daß*** etwas riecht. Erst bei höherer Konzentration wird der typische Geruch des Stoffes erkennbar: der Duftstoff kann spezifisch angesprochen werden. Wir unterscheiden dementsprechend zwischen einer ***Wahrnehmungsschwelle*** und einer ***Erkennungsschwelle***.

Für viele Stoffe ist die menschliche Nase sehr empfindlich. Die schweißig riechende Buttersäure wird schon bei einer Konzentration von $2{,}4 \cdot 10^{12}$ Molekülen/l Luft, das entspricht einer Verdünnung von $1 : 10^{10}$, wahrgenommen. Die Wahrnehmungsschwelle für das unangenehm knoblauchartig-faulig riechende Butylmercaptan liegt bei 10^{10} Molekülen/l Luft ($1 : 2{,}7 \cdot 10^{12}$).

Ausgehend von den Werten für die Wahrnehmungsschwelle kann bei Kenntnis der Zahl der Receptoren ausgerechnet werden, wieviele Moleküle Duftstoff bei einem Atemzug pro Riechzelle vorhanden sein müssen, damit es zu einer Empfindung kommt. Für das genannte Butylmercaptan ergibt sich dabei ein Wert von höchstens 8 Molekülen.

Wesentlich ***niedrigere Schwellenwerte*** als beim Menschen sind bei zahlreichen Wirbeltieren festgestellt worden. Die erstaunliche ***Riechschärfe von Hunden*** ist allgemein bekannt. ***Aale*** sind sogar in der Lage, β-Phenyläthylalkohol bei einer Konzentration festzustellen, die einer Lösung von 1 ml dieses Duftstoffes in einer Wassermenge vom 58fachen Volumen des Bodensees entspricht.

Empfindungsstärke. Bei überschwelligen Reizen folgt die Empfindungsstärke der Reizintensität, also der Konzentration des Duftstoffes, gemäß der ***Stevensschen Potenzfunktion*** $E = k(C - C_0)^n$ (vgl. Kapitel 1). Bei doppelt logarithmischer Darstellung ergibt sich, wie Abb. 9-3 zeigt, eine Gerade, deren Steilheit, ein Maß für das Anwachsen der Empfindungsstärke im Vergleich zur Zunahme der Konzentration ist. Der Exponent n, der die Steilheit angibt, liegt für den Geruchssinn bei 0,5–0,6. Im Vergleich zu anderen Sinnesmodalitäten ist die Steigung

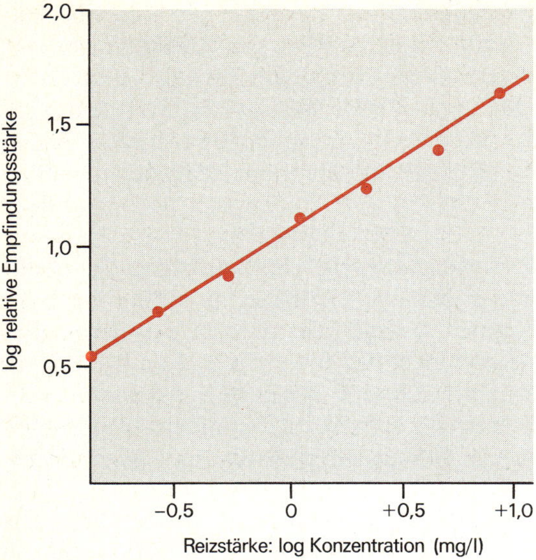

Abb. 9-3. Abhängigkeit der Geruchsempfindungsstärke von der Duftstoffkonzentration (Pentanol). Im Vergleich zu anderen Sinnesmodalitäten ist der Anstieg der Empfindungsstärke eher gering

der Gerade und entsprechend die Größe des Exponenten eher gering. Das bedeutet, daß die relative Empfindungsstärke beim Geruchssinn langsamer ansteigt als bei diesen Modalitäten.

Reize von längerer Dauer führen zu einer Minderung der Empfindungsstärke: es findet ***Adaptation*** statt. Bei lang anhaltenden Reizen hoher Intensität kann vollständige Adaptation eintreten, d.h. die Geruchsempfindung verschwindet vollständig. Die Adaptation ist meßbar an der Erhöhung der Schwelle nach einem vorangegangenen Reiz.

Reizung von Trigeminus-Fasern. Den Fasern des Nervus trigeminus wird eine bevorzugte Reaktion auf stechend oder brenzlig riechende Substanzen zugeschrieben. Im Tierversuch antworten sie aber auch auf Substanzen, die für den Menschen keineswegs stechend riechen. Auch lassen Beobachtungen an Patienten mit einseitiger Zerstörung dieses Nerven erkennen, daß die Trigeminuskomponente zum Zustandekommen einer einheitlichen Geruchsempfindung beiträgt.

Zentrale Verbindungen. Im vorigen Abschnitt war bereits erwähnt worden, daß die gebündelten Axone der Riechzellen als ***Fila olfactoria*** zum ***Bulbus olfactorius,*** dem Riechlappen, ziehen. Dabei durchsetzen die Fila olfactoria das Siebbein (Lamina cribosa). Abb. 9-4 zeigt, daß die cellulären Elemente im Bulbus olfactorius in Schichten angeordnet sind. Von der Peripherie zentralwärts fortschreitend werden unterschieden 1. die Schicht der ***Fila olfactoria***, 2. die Schicht der ***Glomeruli***, 3. die ***äußere plexiforme Schicht***, 4. die Schicht der ***Mitralzellen*** und 5. die Schicht der ***Körnerzellen***. Die auffallend großen ***Mitralzellen*** stellen das zweite Neuron in der Riechbahn dar. Sie entsenden einen Hauptdendriten, an dessen distaler Aufzweigung die Riechfasern mit Synapsen enden. In diesen kugeligen Kontaktzonen, den ***Glomeruli, konvergieren*** etwa 1000 Fasern auf eine Mitralzelle. Außerdem enden Axone von Riechzellen, unter Ausbildung von Synapsen, an den zwischen den Glomeruli gelegenen ***periglomerulären Zellen***.

Die Axone der Mitralzellen bilden den ***Tractus olfactorius***. Über Fasern des Tractus olfactorius direkt bzw. unter Vermittlung angeschlossener Bahnen werden Erregungen zahlreichen Gehirngebieten zu-

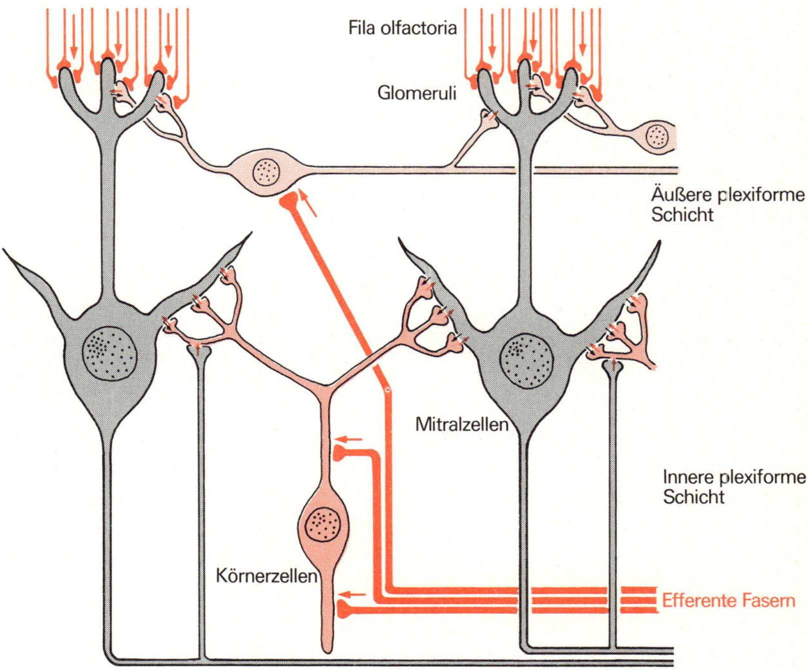

Abb. 9-4. Schema der Schichten und Verbindungen im Bulbus olfactorius. Zwischen den Glomeruli sind die periglomerulären Zellen eingetragen, die eine laterale Beeinflussung der Mitralzellen ermöglichen und — wie auch die Körnerzellen — eine efferente Kontrolle vermitteln. Fila olfactoria und efferente Fasern sind rot wiedergegeben. An den dendrodendritischen Synapsen symbolisieren rote Pfeile Hemmung, schwarze Pfeile Erregung

geführt, unter anderem dem Bulbus olfactorius der anderen Körperseite, der ***Area praepiriformis*** und dem ***Lobus piriformis*** sowie der ***Hippocampusformation*** und über den Mandelkernkomplex den vegetativen Kernen des ***Hypothalamus***.

Der Erregungseingang aus dem Bulbus olfactorius steht unter ***efferenter Kontrolle***, die nahe der Peripherie angreift. In Abb. 9-4 sind zentrifugale Fasern rot eingetragen. Diese Axone endigen an Körnerzellen und periglomerulären Zellen; sie sind dementsprechend in der Lage, die über die Fila olfactoria einlaufenden Erregungen auf dem Niveau der Mitralzellen zu modifizieren. Die schematische Darstellung der Abb. 9-4 gibt nur einen sehr vereinfachten Überblick über die komplizierten Verbindungen im Bulbus olfactorius. Sie läßt aber erkennen, daß zwischen Mitral- und Körnerzellen sowie zwischen Mitralzellen und periglomerulären Zellen ***dendro-dendritische*** Kontakte ausgebildet sind. Solche Kontakte vermitteln einen Informationsfluß in einander entgegenlaufende Richtungen: von den Mitralzellen zu den Körnerzellen bzw. den periglomerulären Zellen wie auch umgekehrt von diesen zu den Mitralzellen. Außerdem ist, wie das vereinfachte Schema der Abb. 9-4 zeigt, über die periglomerulären Zellen eine ***laterale Beeinflussung*** der Aktivität der Mitralzellen möglich.

Wie bereits erwähnt, werden vom Riechorgan kommende Erregungen den vegetativen Kernen des ***Hypothalamus*** zugeführt. Die Bedeutung dieser Verbindung ist noch nicht hinreichend untersucht. Für verschiedene Säugetiere ist gesichert, daß Erregungen, die über diese Bahnen einlaufen, zur Steuerung des ***Fortpflanzungsgeschehens*** beitragen. In diesem Zusammenhang ist der Befund wichtig, daß Sinneszellen und Neurone der Riechbahn von ***Steroidhormonen*** beeinflußt werden. Bei Nagetieren wirken Oestradiol, Testosteron und Aldosteron auf verschiedenen Ebenen des Systems. Dabei dürfte auch die Reaktionsfähigkeit auf ***Pheromone*** gesteigert werden, Duftstoffe, die vom Sexualpartner ausgehen und vor allem über das Jacobsonsche Organ wahrgenommen werden.

Die ***biologische Bedeutung des Geruchssinnes*** bei Säugetieren geht aber über die eben erwähnte Mitwirkung bei der Steuerung des ***Fortpflanzungsgeschehens*** und die offensichtliche Bedeutung für den ***Nahrungserwerb*** weit hinaus. So können Duftstoffe in den wechselseitigen Beziehungen von Gruppen und Individuen eine wichtige Funktion als ***Signale*** übernehmen. Die Gruppenzugehörigkeit eines Individuums kann durch ein ***Duftabzeichen*** ebenso mitgeteilt werden wie ein Revierinhaber das von ihm besetzte Territorium mit Hilfe von ***Duftmarken*** abgrenzen kann. Beim Menschen tritt der Geruchssinn gegenüber anderen Sinnen zurück, wird aber in der Regel hinsichtlich seiner Bedeutung eher unterschätzt. Die vertraute Redewendung, jemanden „nicht riechen können“ gibt einen Hinweis darauf, daß ***emotionale Einstellungen*** unter Einfluß des Geruchssinns stehen. Die erwähnten Verbindungen des Riechorgans mit dem ***limbischen System*** (Hippocampusformation) sprechen für die Richtigkeit einer solchen Annahme. Besser bekannt als diese noch zu wenig analysierten Zusammenhänge ist, daß beim Menschen durch manche unangenehme Gerüche ***Schutzreflexe*** wie z.B. Nies- und Würgereflexe ausgelöst werden können. Stechend riechende Substanzen, wie z.B. Ammoniak können reflektorisch Atemstillstand verursachen.

Funktionsstörungen. Bei ***Hyposmien*** sind Wahrnehmungs- und (oder) Erkennungsschwelle erhöht; bei ***Anosmien*** kommen keine Geruchsempfindungen zustande. ***Dysosmien*** liegen vor, wenn unangenehme Geruchsempfindungen von beliebigen Duftstoffen ausgelöst werden (Kakosmien) oder ohne Vorhandensein eines Reizstoffes entstehen (Phantosmien). Solche Geruchsstörungen können unterschiedliche Ursachen haben. Sie werden unter anderem bei allergischen Rhinitiden und nach Kopftraumata beobachtet. Manche partiellen Anosmien sind angeboren.

F 9.6 Welche Schwelle liegt bei höheren Konzentrationswerten:
die Wahrnehmungsschwelle (a) oder die Erkennungsschwelle (b)

F 9.7 Woran ist die Größe der Adaptation der Geruchsempfindung abzulesen?
a) Von einer höheren Empfindlichkeit gegenüber Duftstoffen.
b) An einem Ansteigen der Wahrnehmungsschwelle.
c) An einem Absinken der Erkennungsschwelle.

F 9.8 Über welche Elemente wird im Bulbus olfactorius eine efferente Kontrolle ausgeübt?
a) Fila olfactoria
b) Zentrifugale Fasern des Tractus olfactorius
c) Körnerzellen
d) Periglomeruläre Zellen

10 Durst und Hunger: Allgemeinempfindungen

R. F. Schmidt

Die Durstempfindungen bei Flüssigkeitsmangel und die Hungerempfindungen bei Nahrungsmangel können weder einem bestimmten Sinnesorgan noch einer bestimmten Körperstruktur zugeordnet werden. Sie werden deshalb als Allgemeinempfindungen (Synonyme: Allgemeingefühle, Gemeingefühle) bezeichnet. Als solche lassen sich beispielsweise auch Müdigkeit, Lufthunger (Atemnot) und sexuelle Appetenz auffassen. Sinnesphysiologisch ist ihnen gemeinsam, daß sie einen oder mehrere ***adäquate Reize*** besitzen, die ihren Ursprung ***im Organismus selbst,*** nicht in der Umwelt haben. Diese Reize werden von zum Teil noch unbekannten Receptoren registriert und führen damit zu den jeweiligen Allgemeinempfindungen (Abb. 10-1 A). So wird unten gezeigt werden, daß eine „Eindickung" (Hypertonizität) der Körperflüssigkeit bei Wassermangel über Osmoreceptoren erfaßt und dadurch eine Durstempfindung (Synonyme: Durst, Durstgefühl) ausgelöst wird (Abb. 10-1 B). Entsprechend läßt sich vorstellen, daß sich im Blut im Laufe des Tages „Abfallstoffe" anhäufen, die uns das Gefühl der Müdigkeit vermitteln (s. dazu Abschnitt 9.2 im Grundriß der Neurophysiologie), oder daß bestimmte Hormone, sobald sie in genügender Form im Organismus vorliegen, Empfindungen der sexuellen Appetenz auslösen oder deren Auslösung begünstigen.

Die adäquaten Reize der Allgemeinempfindungen lösen aber nicht nur diese aus, sondern bewirken auch Aktivitäten des Organismus, die darauf gerichtet sind, das Allgemeingefühl in seiner Intensität zu reduzieren oder auszulöschen. Die adäquaten Reize der Allgemeinempfindungen induzieren also ***Triebe*** oder ***Antriebe,*** die den Organismus dazu „treiben", den festgestellten Mangel zu beheben. Teils wird das Triebgeschehen über die Empfindungen gesteuert, teils ist es unabhängig davon (Abb. 10-1 A). Wassermangel des Organismus führt also nicht nur zur Durstempfindung, sondern auch zur Wassersuche und durch Trinken zur Behebung des Wassermangels (Abb. 10-1 B). Allgemein gesagt: ***Die Triebbefriedigung beseitigt den Auslöser des Allgemeingefühls*** (Abb. 10-1 A).

Die mit den Allgemeingefühlen verbundenen ***Triebe dienen der Sicherung des Überlebens*** des Individuums oder der Art. Sie müssen daher in der Regel auch gestillt werden. Sie sind angeboren und brauchen nicht

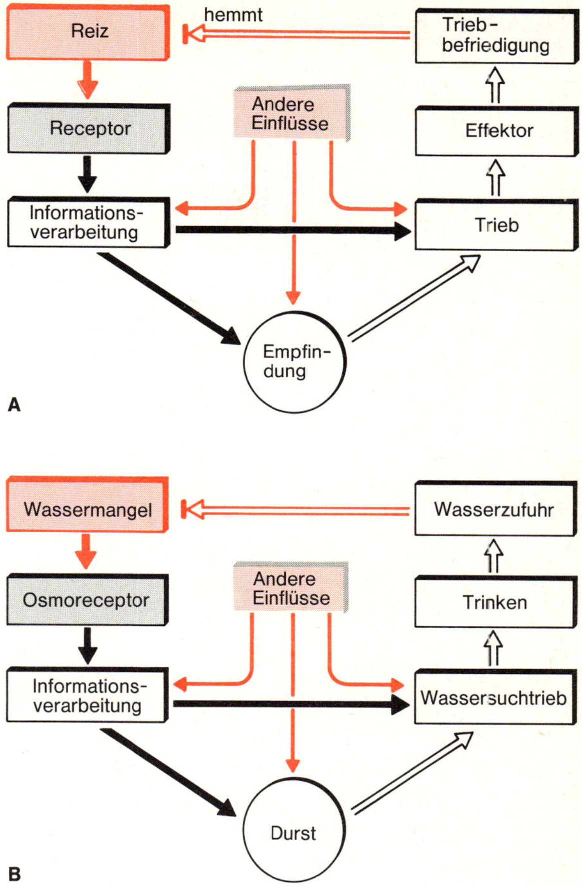

Abb. 10-1 A, B. Schematische Darstellung des Zusammenhangs zwischen Allgemeingefühlen und Trieben. **A** Allgemeine Darstellung der Entstehung von Allgemeingefühlen und Trieben. **B** Entstehung des Durstgefühls und des Wassersuchtriebes bei Wassermangel. Neben den Osmoreceptoren sind auch andere Receptoren für die Entstehung des Durstgefühls verantwortlich (s. Abb. 10-2). Die senkrechten roten Minuszeichen zeigen an, daß die Triebbefriedigung (Wasserzufuhr in **B**) zum Wegfall des Reizes (Wassermangel in **B**) führt

erlernt zu werden. Sie werden aber im Laufe des Lebens durch zahlreiche Einflüsse modifiziert, deren Bedeutung mit der stammesgeschichtlichen (phylogenetischen) Entwicklung stark zunimmt. Diese Einflüsse greifen an zahlreichen Stellen des Trieb- und Empfindungsgeschehens an (siehe Abb. 10-1 A, B). In diesem Buch werden weder die Triebe noch ihre Modifikation geschildert; es wird lediglich auf die sinnesphysiologischen Aspekte des Durstes und des Hungers eingegangen, die als Beispiele für Allgemeingefühle dargestellt werden sollen.

10.1 Durst

Bedingungen für das Auftreten einer Durstempfindung. Der erwachsene menschliche Körper besteht zu etwa 70–75% seines Gewichtes aus Wasser (Fettdepots unberücksichtigt). Mit großer Genauigkeit wird dieser ***hohe Wassergehalt des Körpers konstant*** gehalten: Er schwankt normalerweise nur um ± 0,22% des Körpergewichts, bei einem Mann von 70 kg also nur um rund ± 150 ml. Verliert der Körper mehr als 0,5% seines Gewichtes an Wasser (also etwa 350 ml bei 70 kg Körpergewicht), entsteht Durst. Wasser gibt der Körper physiologischerweise auf 4 Wegen ab: Durch Urinproduktion, durch Schweißsekretion, durch Befeuchten der Atemluft und, gewöhnlich in geringem Umfang, im Stuhl. Dieses Wasser muß ersetzt werden, um das sorgfältige, lebensnotwendige Gleichgewicht der zahlreichen im Körperwasser gelösten Stoffe nicht zu gefährden. Wie die ***Wasserbilanz*** der Tabelle 10-1 zeigt, geschieht dies

Tabelle 10-1. Tägliche Wasserbilanz beim Erwachsenen (nach Muntwyler, 1973)

Wasseraufnahme	ml	Wasserabgabe	ml
Trinken	1200	Urin	1400
Mit der festen Nahrung	900	Lungen und Haut	900
Oxidationswasser	300	Faeces (Stuhl)	100
Bilanzsumme	2400		2400

unter unseren klimatischen Bedingungen und bei üblicher Ernährungsweise in erster Linie durch Trinken, daneben aber auch durch die Wasserzufuhr mit der festen Nahrung und in geringerem Umfang durch das beim Verbrennen der Nahrungsmittel im Organismus (oxidativen Abbau) entstehende Wasser. Der tägliche Wasserumsatz beim Erwachsenen beträgt demnach etwa 3 bis 4% des Körpergewichts.

Für unsere Betrachtung müssen wir noch wissen, daß das Körperwasser in zwei Räumen mit unterschiedlichen Eigenschaften enthalten ist. Etwa zwei Drittel des Körperwassers findet sich in den Zellen des Körpers, also im ***Intracellulärraum,*** das restliche Drittel außerhalb der Zellen im ***Extracellulärraum.*** Das extracelluläre Wasser liegt zu etwa drei Vierteln in den Spalten zwischen den Zellen, dem interstitiellen

Raum oder ***Interstitium***, das übrige Viertel im ***Gefäßsystem***, wo es die wäßrige Phase des Blutplasmas (gleich Blut minus Blutkörperchen) bildet. Extra- und Intracellulärflüssigkeit sind durch die Zellmembran voneinander getrennt und haben eine unterschiedliche Zusammensetzung der in ihnen gelösten Stoffe, insbesondere der Kat- und Anionen. Hier ist nur wichtig, daß die Extracellulärflüssigkeit große Mengen an Na^+ enthält, während die Intracellulärflüssigkeit reich an K^+, aber arm an Na^+ ist (für Details s. Grundriß der Neurophysiologie, Tabelle 2-1). Innerhalb des Extracellulärraumes gibt es zwischen dem Blutplasma und der interstitiellen Flüssigkeit, die durch die Wände der Blutcapillaren miteinander in Austausch stehen, nur vernachlässigbar kleine Unterschiede im Salzgehalt, jedoch ist der Eiweißgehalt des Plasmas wesentlich höher als der der interstitiellen Flüssigkeit.

Die Zellmembranen, die den Intra- von dem Extracellulärraum trennen, sind für Wasser gut, für Salze nur mehr oder weniger gut durchlässig (permeabel). Wenn wir im folgenden vereinfachend davon ausgehen, daß die Membranen ***für Salze impermeabel*** (undurchlässig) sind, dann wird sich die ***Wasserdiffusion*** durch diese ***semipermeablen*** (halbdurchlässigen, nämlich für Wasser) Zellmembranen insgesamt immer ***in Richtung des Raumes mit der höheren Salz-Konzentration*** bewegen. Haben beide Räume gleiche Salzkonzentration, diffundiert Wasser in gleicher Menge in beiden Richtungen durch die Zellmembran, es findet also keine *Netto*-Verschiebung von Wasser statt. Wird jedoch einem Raum Wasser entzogen, d.h. steigt seine Salzkonzentration an, so tritt Wasser solange aus dem anderen Raum über, bis beide wieder die gleiche Salzkonzentration aufweisen. (Diese Vorgänge werden als ***Osmose*** bezeichnet; die Kraft, mit der Wasser durch eine semipermeable Membran zwischen zwei Flüssigkeitsräumen unterschiedlicher Salzkonzentration diffundiert, heißt ***osmotischer Druck***. Eine Salzlösung mit dem gleichen osmotischen Druck wie normale Körperflüssigkeit bezeichnen wir als ***isoton*** oder isotonisch. Entsprechend bezeichnen ***hyperton*** und ***hypoton*** Salzlösungen, die stärker bzw. geringer konzentriert sind als normale Körperflüssigkeit.) Wird also beispielsweise durch die Urinproduktion in der Niere dem Plasma Wasser entzogen, so diffundiert Wasser aus dem Interstitium in das Plasma und aus den Zellen in das Interstitium. Oder, scheidet eine Schweißdrüsenzelle Schweiß aus, verliert sie also Wasser, so führt dies zur Diffusion von Wasser aus dem Interstitium in die Drüsenzelle, und so weiter.

Die physiologischen Wasserverluste des Körpers (Harn, Schweiß, Atemluftfeuchtigkeit) führen also insgesamt zu ***Wasserverlusten im Extra- wie im Intracellulärraum***. Verbunden damit ist eine, wenn auch normalerweise geringe Zunahme der Salzkonzentration dieser Lösungen: sie werden hyperton. Ferner kommt es zu einer ***Verminderung der Speichelsekretion,*** wodurch das für den Durst so charakteristische Trockenheitsgefühl des Mund-Rachen-Raumes entsteht. Entsprechende Receptoren vorausgesetzt, könnte also Wassermangel des Körpers gemessen werden a) am Volumen oder osmotischen Druck der ***Zellen,*** b) am Volumen oder osmotischen Druck des ***Extracellulärraumes*** und c) indirekt über die Reduktion der ***Speichelsekretion*** und die daraus resultierende Trockenheit der Mund- und Rachenschleimhaut.

Adäquate Reize der Durstempfindung. Um zu entscheiden, welche der eben genannten Änderungen für die Auslösung der Durstempfindung verantwortlich ist oder sind, ist es notwendig, durch experimentelle Maßnahmen jeweils ***allein*** die Wasser- oder die Salzmenge des einen oder anderen Flüssigkeitsraumes zu ändern oder die Speichelsekretion zu modifizieren. Diese Experimente werden weitgehend an Tieren durchgeführt, wobei die von den Tieren getrunkene Wassermenge als Indiz für das Ausmaß des experimentell erzeugten Durstes gilt. Die wichtigsten Ergebnisse dieser Versuche werden im folgenden geschildert.

Intravenöse Infusion einer ***hypertonen NaCl-Lösung*** führt beim Hund zu einer doppelt so großen Wasseraufnahme wie die intravenöse Infusion einer osmotisch äquivalenten ***Harnstofflösung.*** Im ersten Fall kommt es wegen der Impermeabilität der Zellmembranen für Na^+-Ionen zu einem Wasseraustritt aus den Zellen. Dagegen sind die Zellmembranen für Harnstoff gut permeabel. Im zweiten Fall kommt es daher zu einem Ausgleich der Harnstoffkonzentrationen von Intra- und Extracellulärraum und damit nur zu einer deutlich geringeren Änderung des Zellvolumens und der Tonizität (Salzkonzentration) der Zelle. Dieser Befund, der sich bei zahlreichen Modifikationen und an verschiedensten Säugetieren insgesamt immer wieder bestätigt hat, läßt den Schluß zu, daß ***Abnahme des Zellvolumens*** (bei konstanter Salzmenge der Zellen) ***Durst auslöst.***

Wird experimentell die Na^+-Menge des Extracellulärraumes verringert (z.B. durch entsprechende Diät oder über eine künstliche Niere), so verliert der Extracellulärraum Wasser, teils durch Abgabe nach außen, teils durch Diffusion von Wasser in die Zellen. Trotz dieser Zunahme des Zellvolumens kommt es unter diesen Bedingungen zu Durst. (Daneben tritt auch Kochsalz-Hunger auf, über den hier nicht berichtet wird.) Auch läßt sich experimentell die Extracellulärflüssigkeit insgesamt, ohne Änderung der NaCl-Konzentration verringern, wobei sich auch das Zellvolumen nicht ändert: auch dabei tritt Durst auf. Wir können also folgern, daß die ***Abnahme des Volumens der Extracellulär-***

flüssigkeit Durst auslöst. Experimente haben gezeigt, daß beide Reize additiv wirken, gleichzeitige Abnahmen des Zellvolumens und des Volumens der Extracellulärflüssigkeit also besonders starken Durst auslösen.

Die bei praktisch allen Durstformen auftretende ***Trockenheit des Mundes*** ist, wie oben schon gezeigt, durch die Abnahme der Speichelsekretion bedingt. Sie reflektiert den Wassermangel und scheint entgegen früheren Annahmen nur ein ***Begleitsymptom des generellen Durstgefühls*** zu sein, wie folgende Befunde zeigen: Befeuchten des Mund-Rachenraumes stillt Durst nicht, wenn es ihn auch lindern kann. Auch durch Lokalanaesthesie der Mundschleimhaut oder durch eine komplette Denervierung des Mund-Rachenraumes kann Durst weder verhindert noch gestillt werden. Schließlich beeinflußt angeborenes Fehlen der Speicheldrüsen (Mensch) oder deren operative Entfernung (Tier) die normale Wasseraufnahme nicht wesentlich.

Receptoren und zentrale Mechanismen. Die neuralen Strukturen, die in erster Linie den Salz-Wasserhaushalt regeln, liegen im ***Zwischenhirn***, besonders im Hypothalamus und in seiner Umgebung (s. dazu Grundriß der Neurophysiologie, Abschnitt 8.8). Diese Hirnregion ist für die vegetativen Funktionen des Körpers ein besonders wichtiges Steuer- und Regelzentrum. Vor allem in Arealen vor dem Hypothalamus konnten experimentell zahlreiche ***Osmoreceptoren*** entdeckt werden, also Fühler, die auf ***Erhöhung der intracellulären Salzkonzentration*** bei Wasserverlust der Zelle ansprechen. Die Injektion kleinster Mengen (weniger als 0,2 ml) hypertoner Kochsalzlösung in bestimmte Stellen dieser Region führte beispielsweise bei der Ziege nach 30–60 s zum Trinken für 2–5 min, wobei 2–8 l Wasser aufgenommen wurden. Elektrische Reizung derselben neuralen Strukturen löste ebenfalls starkes Trinken aus. Bei Ausschaltungen hypothalamischer Strukturen durch Durchschneidung oder Coagulation fanden sich bei zahlreichen Versuchen Konstellationen, bei denen das Trinken, auch bei Wassermangel im Organismus, reduziert oder aufgehoben war. Insgesamt können wir daraus folgern, daß ***Osmoreceptoren des Zwischenhirns als Meßfühler des durch cellulären Wassermangel induzierten Durstes*** dienen (Abb. 10-2). Neuronale Strukturen des Hypothalamus sind an der Verarbeitung der von den Osmoreceptoren kommenden Information offenbar entscheidend beteiligt.

In bezug auf die ***Fühler für den durch Wassermangel im Extracellulärraum ausgelösten Durst*** gibt es nur Vermutungen und indirekte Hinweise. Am wahrscheinlichsten ist derzeit, daß die ***Dehnungsreceptoren in den Gefäßwänden*** der herznahen großen Venen, neben ihren Aufgaben im Kreislaufgeschehen, auch an dem Entstehen des Durstgefühls und

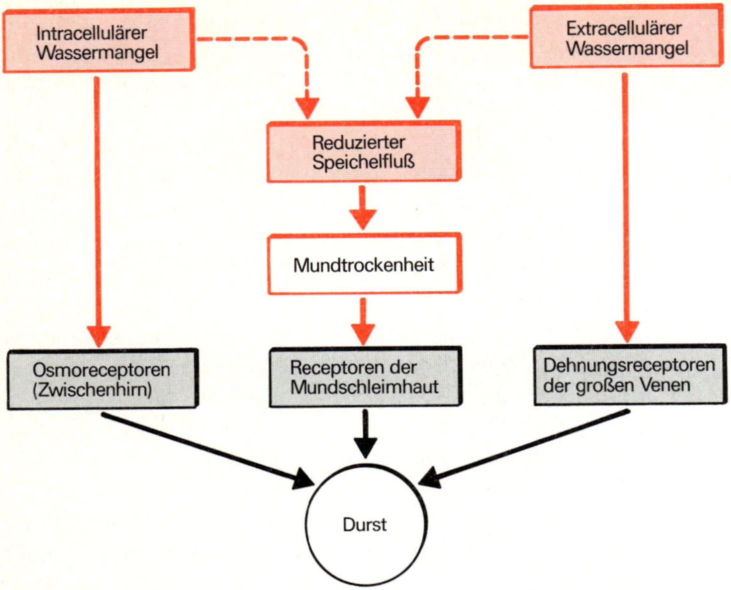

Abb. 10-2. Entstehung des Durstgefühls. Die an der Entstehung des Durstgefühls beteiligten Receptoren sind grau unterlegt. Darüber sind die ihnen adäquaten Reize angeordnet. Die Mundtrockenheit ist eine indirekte Folge des intra- und extracellulären Wassermangels

bei der Regulierung des Wasserhaushaltes beteiligt sind (Abb. 10-2). Der Hypothalamus ist auch für die von ihnen (über Vagusafferenzen) nach zentral gesandte Information eine wichtige Verarbeitungsstelle. Außerdem gibt es Hinweise, daß neben der neuralen Komponente auch ***hormonale Faktoren*** (vor allem das Renin/Angiotensin-System) bei der Auslösung des Durstes beteiligt sind. Im Augenblick läßt sich jedoch über Stellung und Bedeutung dieser Faktoren im Durstgeschehen noch nichts Näheres sagen.

Der bei Wassermangel des Organismus reduzierte Speichelfluß und die daraus resultierende ***Trockenheit des Mundes*** wird uns über ***Receptoren der Mund- und Rachenschleimhaut*** vermittelt (Abb. 10-2). In welchem Umfang die einzelnen aus Tierversuchen bekannten Receptortypen (Mechano-, Kälte-, Wärme-, Wasser(?)-Receptoren) am Zustandekommen dieses ***peripheren Anteils des Durstes*** beteiligt sind, ist uns nicht bekannt. Werden diese Receptoren gereizt, ohne daß ein Wassermangel des Organismus vorliegt, z. B. durch Sprechen, Rauchen, Mundatmung, sehr trockene Kost, so wird bei diesem ***falschen Durst*** durch Befeuchten der Mundschleimhaut das Durstgefühl beseitigt, während, wie oben schon gezeigt, dies bei echtem Durst höchstens das Durstgefühl lindert, es aber nicht stillt.

Durst ist also ein Allgemeingefühl, das durch die ***Mitwirkung zahlreicher Receptortypen*** entsteht, die teils in der Peripherie, teils im Zentralnervensystem selbst lokalisiert sind. Das Zwischenhirn, insbesondere der Hypothalamus, scheint bei der Integration dieser vielfachen afferenten Zuflüsse eine dominierende Rolle zu spielen. Wieweit die im Tierversuch gewonnenen Befunde auf den Menschen übertragen werden können, ist nicht im einzelnen bekannt, auch nicht, welche zentralen Strukturen am Zustandekommen des Durstes beteiligt sind. Es darf aber angenommen werden, daß die in Abb. 10-2 gezeigten Zusammenhänge auch beim Menschen im wesentlichen zutreffen.

Die ***Durstempfindung adaptiert nicht.*** Dies konnte auch im Tierversuch bestätigt werden: Die nach i. v. Injektion von hypertoner Kochsalzlösung aufgenommene Wassermenge war unabhängig von der Geschwindigkeit der Infusion. Mit anderen Worten, der durch die Kochsalzinfusion ausgelöste Durst war bei sehr langsamem Anstieg der NaCl-Konzentration genauso groß wie bei sehr schnellem. Da der Durst nicht adaptiert, ist eine Durststillung daher in aller Regel nur durch Wasseraufnahme möglich (s. Abb. 10-1 B).

Durststillung. Vom Beginn des Trinkens bis zur Beseitigung eines Wassermangels vergeht geraume Zeit, da das in Magen und Darm aufgenommene Wasser zunächst, vor allem im Dünndarm, ***resorbiert,*** d.h. in den Blutkreislauf überführt werden muß. Es ist aber eine alltägliche und im Tierexperiment vielfach bestätigte Beobachtung, daß das Durstgefühl erlischt, d.h. das Trinken aufhört, lange bevor der Wassermangel im Extra- und Intracellulärraum beseitigt ist. Der ***resorptiven Durststillung*** geht also eine ***präresorptive Durststillung*** voraus, die eine übermäßige Aufnahme von Wasser verhindert und die die Zeit bis zur resorptiven Durststillung überbrückt (Abb. 10-3). In Tierversuchen hat es sich gezeigt, daß diese präresorptive Durststillung mit großer Präzision arbeitet: Die getrunkene Wassermenge entspricht in engsten Grenzen der benötigten.

Die ***Receptoren und Mechanismen der präresorptiven Durststillung*** sind uns nicht bekannt. Ein Hund mit einer Oesophagusfistel trinkt etwa doppelt soviel Wasser wie ein normaler Hund mit dem gleichen Wasserdefizit. Danach unterbricht er das Trinken für 20 bis 60 min. Also bewirkt das Trinken selbst, beziehungsweise die mit ihm verbundenen motorischen und sensiblen Vorgänge eine gewisse, vorübergehende Durststillung. Auch die Dehnung des Magens durch die aufgenommene Flüssigkeit scheint wichtig: Bei Ratten und anderen Tieren reduziert

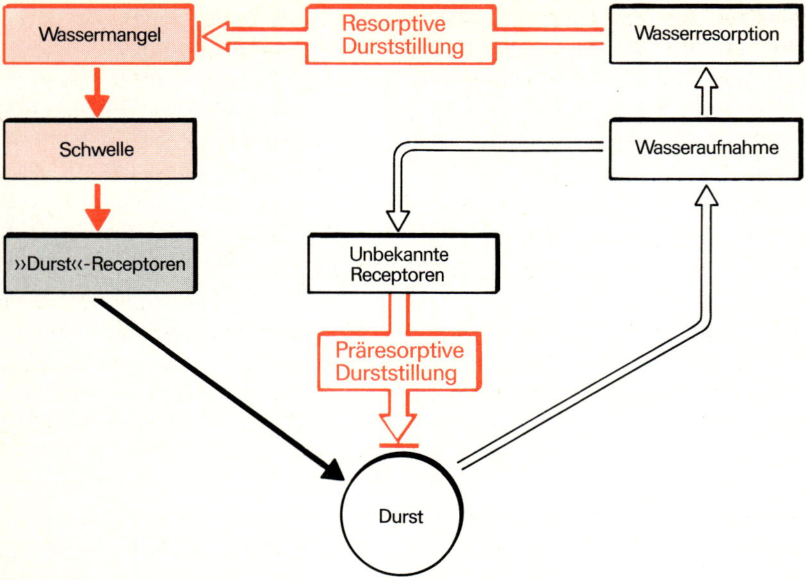

Abb. 10-3. Schema der präresorptiven und resorptiven Durststillung durch Wasseraufnahme. Die in Abb. 10-2 eingetragenen Receptoren sind hier als „Durst"-Receptoren zusammengefaßt

direkt in den Magen eingefülltes Wasser das Trinken genau um die eingefüllte Menge. Die meisten Fragen sind aber noch offen.

Ist der Durst endgültig gestillt ***(resorptive Durststillung)***, das relative (bei Aufnahme von zuviel Kochsalz) oder absolute Wasserdefizit also beseitigt, so vergeht, auch bei stetigem, wenn auch langsamem physiologischem Wasserverlust (siehe oben) eine gewisse Zeit, bis erneut Durst auftritt. Es gibt also eine ***Schwelle*** für den Durst. Sie liegt, wie eingangs gesagt, beim Menschen bei einem Wasserverlust von etwa 0,5% des Körpergewichtes. Durch diese Durstschwelle wird verhindert, daß triviale Wasserverluste schon zum Auftreten von Durst führen, was bedeuten würde, daß wir praktisch immer durstig wären oder dauernd trinken müßten. Physiologischerweise ***schwankt der Wassergehalt*** des menschlichen Körpers also zumindest zwischen einem ***Maximum nach resorptiver Durststillung*** und einem ***Minimum***, das im Idealfall gerade ***etwas unterhalb der Durstschwelle*** liegt. Die normalen Schwankungen des Wassergehaltes des menschlichen Körpers sind jedoch oft größer: Einerseits nehmen wir häufig mehr Flüssigkeit auf als zur Deckung der Wasserverluste notwendig, andererseits ist es nicht immer möglich, Durst sofort nachdem er sich bemerkbar macht, zu löschen.

Primäres und sekundäres Trinken. Trinken als Folge eines absoluten oder relativen Wassermangels in einem der Flüssigkeitsräume des Körpers bezeichnen wir als ***primäres Trinken,*** Trinken ohne offensichtliche Notwendigkeit der Wasserzufuhr als ***sekundäres Trinken.*** Sekundäres Trinken ist normalerweise die ***übliche Form der Flüssigkeitszufuhr!*** Im allgemeinen nehmen wir (das gilt auch für andere Säuger), meist schon ***im voraus*** das physiologischerweise benötigte Wasser auf. Zum Beispiel wird mit und nach dem Essen Flüssigkeit getrunken, wobei wir anscheinend gelernt haben, die Flüssigkeitsmenge an die Art der Speisen anzupassen, bei salzhaltiger Kost also mehr zu trinken, selbst wenn noch kein Durstgefühl aufgetreten ist. Auch ***Gewohnheiten*** scheinen eine Rolle zu spielen, doch sind wir über die Mechanismen der Vorausabschätzung unseres Wasserbedarfs noch sehr unvollkommen informiert. Jedenfalls ist ***primäres Trinken*** im Grunde eine ***Notfallreaktion,*** die bei regelmäßiger Lebensweise nur selten auftritt.

Klinischer Durst. Vermehrter Durst im Verlaufe von Erkrankungen kann einmal die Folge eines ***abnorm hohen Wasserverlustes*** sein, bei ansonsten normal funktionierenden Durstmechanismen, zum anderen kann er ***Störungen der Durstmechanismen*** oder allgemein, der Regelung des ***Salz-Wasserhaushaltes*** anzeigen. Eklatante Beispiele für den ersten Fall sind die Wasserverluste bei anhaltendem Erbrechen oder bei schweren Durchfällen, wie z.B. bei der Cholera. Das Paradebeispiel des zweiten Falles ist der ***Diabetes insipidus,*** bei dem der Körper durch eine hormonelle Störung täglich viele Liter hypotonen Urin ausscheidet. Diese Patienten leiden unter unersättlichem Durst und ihr ganzer Tagesablauf ist durch die ständige Notwendigkeit zu trinken bestimmt. — Für nähere Einzelheiten über die zahlreichen Aspekte des klinischen Durstes wird auf die pathophysiologischen und klinischen Lehrbücher verwiesen.

F 10.1 Das Körperwasser ist in zwei großen Räumen enthalten, dem Intracellulärraum und dem Extracellulärraum. In ihrem Volumen verhalten sich Intracellulärraum : Extracellulärraum wie

a) 5 : 1
b) 2 : 1
c) 1 : 1
d) 1 : 3
e) 1 : 10

F 10.2 Der menschliche Körper besteht zu etwa 70–75% seines Gewichts aus Wasser. Die Schwelle für das Auftreten einer Durst-

empfindung liegt bei einem Wasserverlust von (% des Körpergewichtes)
a) 0,05%
b) 0,1 %
c) 0,5 %
d) 5,0 %
e) 10,0%

F 10.3 Welche(r) der folgenden Faktoren ist/sind an der Entstehung des Durstgefühls beteiligt?
a) Erhöhung der Tonizität der Intracellulärflüssigkeit,
b) Erniedrigung der Tonizität der Intracellulärflüssigkeit,
c) Zunahme des Zellvolumens,
d) Abnahme des Volumens der Extracellulärflüssigkeit,
e) Erniedrigung der Tonizität der Extracellulärflüssigkeit.

F 10.4 Welche Receptoren sind an der Feststellung eines Wassermangels des Organismus beteiligt?
a) Chemoreceptoren des Glomus caroticum,
b) Osmoreceptoren des Zwischenhirns,
c) Dehnungsreceptoren des Magens,
d) Dehnungsreceptoren der Schluckmuskulatur,
e) Dehnungsreceptoren der großen Venen.

F 10.5 Welche der folgenden Formen des Trinkens ist die häufigere Form der Flüssigkeitszufuhr beim Menschen?
a) Primäres Trinken,
b) Sekundäres Trinken,
c) Primäres und sekundäres Trinken sind gleich häufig.

10.2 Hunger

Die Notwendigkeit der Nahrungsaufnahme. Die Energiebilanz des menschlichen und tierischen Körpers bleibt im Gleichgewicht, wenn der Energiegehalt der Nahrung dem Energiebedarf entspricht, der durch Muskelarbeit, chemische Prozeße (Wachstum, Umbau) und Wärmeverluste des Körpers entsteht. Überschüssige Nahrungsaufnahme führt zur Anlage von Fettdepots und damit zur Gewichtszunahme, Nahrungsmangel zum Verbrauch der Fettdepots, zu Gewichtsverlust, eventuell zur Leistungseinschränkung und im Extremfall zum Tode.

Mensch und Tier passen ihre Nahrungsaufnahme normalerweise rasch den wechselnden Bedürfnissen des Alltags (Art und Umfang der Arbeit, Klima) und dem Nährwert (Energiegehalt) der Nahrung an. Diese ***Kurzzeit-Regulierung der Nahrungsaufnahme*** wird ergänzt und überlagert durch eine ***Langzeit-Regulierung***, die Diätfehler ausgleicht und für die Wiederherstellung des normalen Körpergewichtes sorgt. Wenn beispielsweise Tiere durch Zwangsfütterung übergewichtig werden, dann fressen diese Tiere anschließend unter Normalbedingungen deutlich weniger als Tiere der Kontrollgruppe. Die Nahrungsaufnahme nimmt langsam wieder zu, sobald die Tiere sich wieder ihrem ursprünglichen Kontrollgewicht nähern. Umgekehrt wird nach einer Fastenzeit das ursprüngliche Körpergewicht durch vorübergehend vermehrte Nahrungsaufnahme wieder eingestellt.

Nahrungsmangel bewirkt ***Hunger*** (Synonyme: ***Hungerempfindung***, ***Hungergefühl***), und der mit dem Hunger verbundene Nahrungstrieb führt zur Nahrungsaufnahme und damit zur ***Sättigung*** (vgl. Abb. 10-1 A). Es stellt sich die Frage, welche Mechanismen für die Auslösung des Hungers und für den Eintritt der Sättigung verantwortlich sind, wobei zusätzlich zu fragen ist, ob Kurzzeit- und Langzeit-Regulierung der Nahrungsaufnahme über identische oder verschiedene Mechanismen erfolgen. Trotz umfangreicher wissenschaftlicher Bearbeitung sind diese Mechanismen noch nicht voll geklärt. Die folgende Darstellung muß deshalb ergänzungsbedürftig bleiben. Die Analyse der für die Entstehung des Hungergefühls verantwortlichen Mechanismen hat jedenfalls eindeutig gezeigt, daß mehrere Faktoren beteiligt sind. Die relative Wichtigkeit der einzelnen Faktoren ist jedoch noch keineswegs in allen Einzelheiten geklärt, noch steht bisher fest, ob bereits alle Faktoren erkannt wurden. Dies gilt auch für diejenigen Faktoren, die zum Gefühl der Sattheit führen (s. weiter unten).

Die Auslösung des Hungers. Nach subjektiver Erfahrung ist ***Hunger*** ein in der Magengegend lokalisiertes (oder dorthin projiziertes) ***Allgemeingefühl***, das bei leerem Magen auftritt und nach Füllen des Magens mit Nahrung wieder verschwindet, bzw. dem ***Gefühl der Sattheit*** Platz macht. Entsprechend ist von einigen Seiten schon früh postuliert worden, daß der ***Hunger durch Leerkontraktionen des Magens*** ausgelöst wird. Gestützt wird diese Ansicht durch Befunde, die zeigen, daß der Magen neben den üblichen Kontraktionen, die dem Transport und der Verarbeitung des Speisebreies dienen, im leeren Zustand besonders kräftige Kontraktionen ausführt, die gut mit dem Auftreten von Hunger korreliert sind. Leerkontraktionen des Magens tragen also allem Anschein nach zu der Hungerempfindung bei. Sie werden möglicherweise über ***Mechanoreceptoren der Magenwand*** registriert und nach zentral gemeldet (links in Abb. 10-4). Der von den Leerkontraktionen ausgehende Einfluß auf den Hunger darf jedoch nicht überschätzt werden: Im Tierversuch lassen ***Denervation des Magens*** oder seine völlige operative Entfernung das Freßverhalten im wesentlichen unbeeinflußt. Die Leerkontraktionen des Magens sind also ein, allerdings entbehrlicher, Faktor bei der Entstehung des Hungergefühls.

Eine entscheidende Rolle bei der Auslösung des Hungers scheint die im Blut gelöste ***Glucose*** (Traubenzucker, „Blutzucker") zu spielen, die die wichtigste Energiequelle der Körperzellen ist. Der Glucosespiegel des Blutes und die Verfügbarkeit von Glucose für die einzelne Zelle sind hormonell gesteuert. Es konnte experimentell gezeigt werden, daß ***abnehmende Verfügbarkeit von Glucose*** (nicht die Höhe des Blutzuckerspiegels selbst) sehr gut korreliert ist mit Hungergefühlen und Leer-

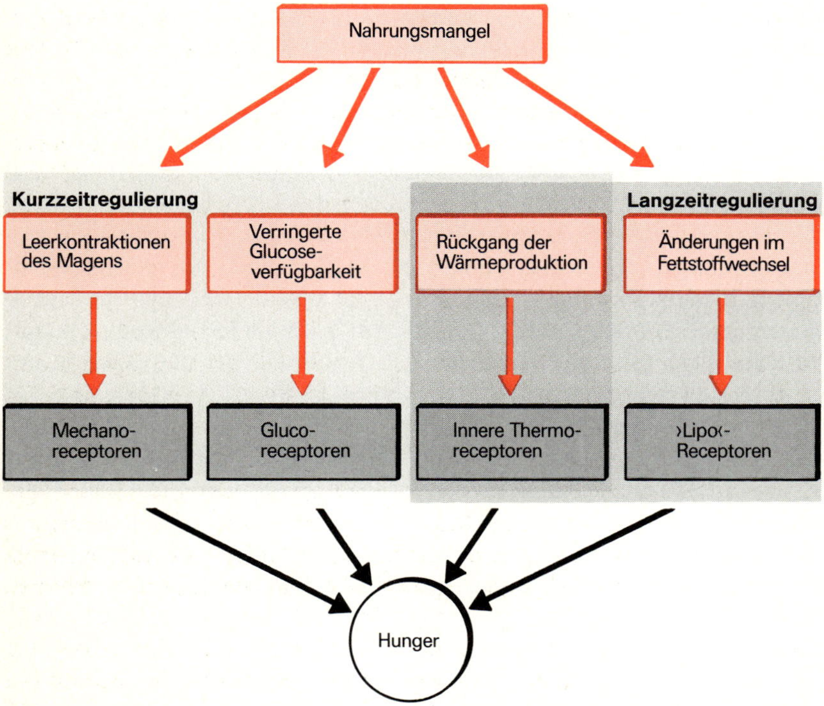

Abb. 10-4. Entstehung des Hungergefühls. Die an der Entstehung des Hungergefühls beteiligten Receptoren sind unterhalb der ihnen adäquaten Reize angeordnet. Die an der Kurzzeit- bzw. Langzeit-Regulierung der Nahrungsaufnahme beteiligten Faktoren und Receptoren sind durch graue Unterlegungen zusammengefaßt.

kontraktionen des Magens. Daraus wurde geschlossen, daß dieser Faktor „Verfügbarkeit von Glucose“ ein entscheidender Parameter für die Entstehung des Hungers ist.

Weiter gestützt wird diese ***glucostatische Hypothese des Hungers*** durch verschiedene experimentelle Befunde, die in Zwischenhirn, Leber, Magen und Dünndarm die Existenz von entsprechenden ***Glucoreceptoren*** wahrscheinlich machen. So zerstört bei Mäusen die Injektion von Goldthioglucose (Gold ist ein Zellgift) zahlreiche Zellen im Zwischenhirn, die anscheinend Glucose besonders stark aufnehmen, und diese Zerstörungen lösen schwere Störungen der Nahrungsaufnahme aus. Diese Glucoreceptoren registrieren also eine verringerte Verfügbarkeit von Glucose und tragen damit zur Auslösung von Hungergefühlen bei (Abb. 10-4).

Weniger gut experimentell gestützt als die glucostatische Hypothese der Hungerauslösung ist die ***thermostatische Hypothese***. Sie geht von der Beobachtung aus, daß die Nahrungsaufnahme von Warmblütern umgekehrt proportional der Umgebungstemperatur ist: Je kälter die Umgebungstemperatur, desto mehr Nahrung wird aufgenommen und umgekehrt. Die inneren (zentralen) Thermoreceptoren des Körpers (s. Abschnitt 2.3) könnten dabei als Fühler für eine Integration der Gesamtenergiebilanz dienen. ***Rückgang der Gesamtwärmeproduktion*** würde also über die ***inneren Thermoreceptoren*** Hungergefühle auslösen (Abb. 10-4). Experimentell läßt sich zeigen, daß durch lokales Kühlen und Erwärmen im Zwischenhirn, dem Sitz zentraler Thermoreceptoren, Änderungen im Freßverhalten entsprechend dieser Hypothese bewirkt werden können, doch sind andere, mehr unspezifische Deutungsmöglichkeiten nicht ausgeschlossen.

Überschüssige Nahrungsaufnahme führt zur Anlage von Fettdepots im Organismus, Nahrungsmangel zu deren Auflösung. Entsprechende ***Liporeceptoren*** vorausgesetzt, könnten solche Abweichungen vom Sollgewicht des Körpers an Hand der jeweils auftretenden Zwischenprodukte des Fettstoffwechsels registriert und als Hunger- bzw. Sättigungssignale verwertet werden (rechts in Abb. 10-4). Es gibt einige gute experimentelle Hinweise für diese ***lipostatische Hypothese***, vor allem die bereits oben erwähnte Beobachtung, daß zwangsgemästete Tiere anschließend bis zum Abbau der Fettdepots weniger Nahrung als unter Kontrollbedingungen aufnehmen.

Der lipostatische Hungermechanismus dient, wie das erwähnte Experiment zeigt, vor allem der ***Langzeit-Regulierung*** der Nahrungsaufnahme, während die Leerkontraktionen des Magens und der glucostatische Mechanismus vor allem der ***Kurzzeit-Regulierung*** dienen. Der thermostatische Mechanismus ist möglicherweise bei der Kurzzeit- wie bei der Langzeit-Regulierung beteiligt (s. entsprechende graue Unterlegungen in Abb. 10-4). Insgesamt sorgt die Vielfalt der für den Hunger verantwortlichen physiologischen Mechanismen dafür, daß selbst unter den komplexesten Lebensbedingungen Hungergefühl und Nahrungstrieb eine angemessene Nahrungsaufnahme sicherstellen.

Sättigung. Ähnlich wie bei der Durststillung wird die Nahrungsaufnahme bei Mensch und Tier in der Regel beendet, lange bevor durch Resorption der Nährstoffe aus dem Verdauungstrakt das Energiedefizit abgedeckt wird, das ursprünglich zum Hunger und damit zur Nahrungsaufnahme führte. Wir bezeichnen die Vorgänge, die den Organismus zum Beenden der Mahlzeit anhalten, insgesamt als Sättigung. Das ***Gefühl der Sattheit*** ist, wie jeder aus Erfahrung weiß, nicht nur ein Verschwinden des Hungergefühls, sondern hat durchaus eigene, teilweise lustbetonte Aspekte („wohlig satt sein"), zu denen bei übermäßiger Nahrungsaufnahme deutliche Gefühle der ***Völle*** treten. Das Gefühl der Sattheit läßt bei zunehmendem zeitlichen Abstand von der letzten Mahlzeit langsam nach und macht, nach einer mehr oder minder langen neutralen Periode, erneutem Hunger Platz. In Analogie zu den Vorgängen bei der Durststillung können wir demnach davon ausgehen, daß die ***Sättigung zunächst präresorptiv*** ist, d.h. durch Vorgänge erfolgt, die mit der Nahrungsaufnahme selbst in Verbindung stehen, während anschließend die Resorption der Nahrungsstoffe für ***die resorptive Sättigung*** sorgt, so daß kein erneuter Hunger auftritt. Es ist jetzt zu fragen, welche Vorgänge die präresorptive und die resorptive Sättigung auslösen.

Für die ***präresorptive Sättigung*** sind sehr wahrscheinlich eine Reihe von Faktoren verantwortlich. Tiere mit einer Fistel der Speiseröhre, bei denen die Speise also nicht in den Magen gelangt, sondern wieder nach außen geleitet wird, fressen wesentlich länger als vor der Operation und wiederholen ihre Mahlzeiten in kurzen Abständen. Die mit dem Fressen verbundene ***Reizung der Geruchs-, Geschmacks- und Mechanoreceptoren*** des Nasen-, Mund- und Rachenraumes und der Speiseröhre sowie möglicherweise der ***Kauakt*** selbst (links in Abb. 10-5) tragen also anscheinend zur präresorptiven Sättigung bei, wenn auch nach den bisher vorliegenden Ergebnissen ihr Einfluß auf Einleitung und Aufrechterhaltung der Sättigung nur gering ist. Ein weiterer Faktor scheint die ***Dehnung des Magens*** durch die eingebrachte Nahrung zu sein (Mitte in Abb. 10-5): Wird im Tierversuch der Magen vor der Mahlzeit über eine Fistel oder Sonde gefüllt, so wird die Füllung in gewissem Umfang durch eine verminderte orale Nahrungsaufnahme kompensiert. Das Ausmaß der Kompensation hängt dabei nicht vom Nährwert der Nahrung, sondern von Volumen und Zeitpunkt der Zufuhr ab. Im Extremfall

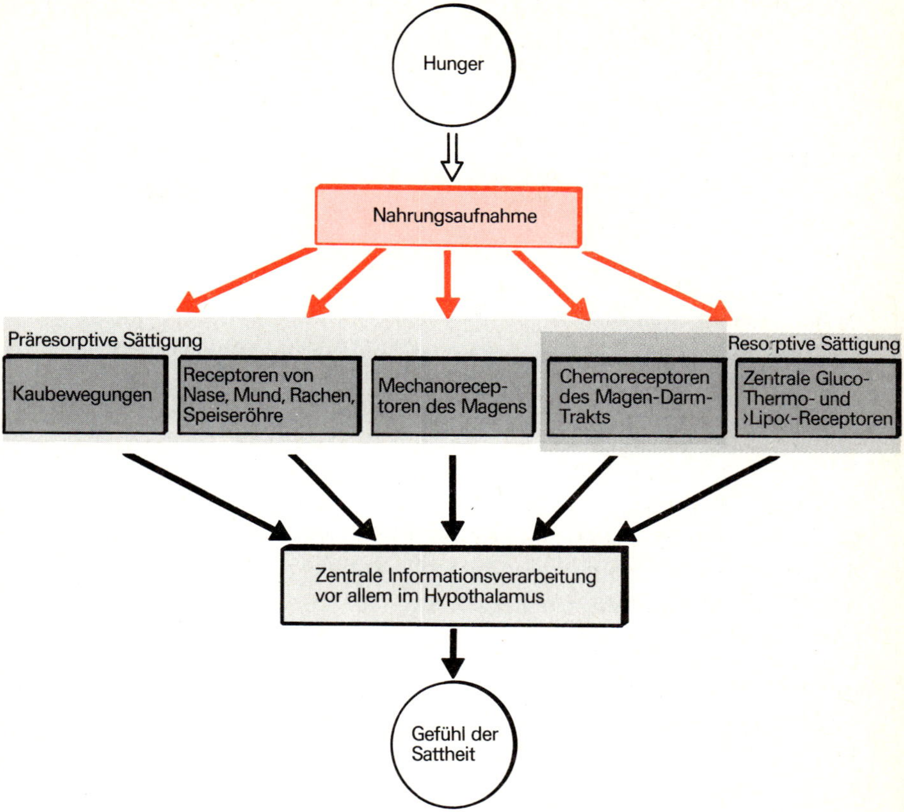

Abb. 10-5. Entstehung des Gefühls der Sattheit bei Nahrungsaufnahme. Die an der präresorptiven bzw. resorptiven Sättigung beteiligten Faktoren und Receptoren sind durch graue Unterlegungen zusammengefaßt. Die Kaubewegungen können entweder über eine direkte zentrale Efferenzkopie der Kaumotorik oder über die beim Kauen aktivierten Receptoren (z. B. Muskelspindeln, Sehnenorgane) oder über beides zur präresorptiven Sättigung beitragen

läßt sich über Wochen eine orale Nahrungsaufnahme völlig hemmen, indem regelmäßig kurz vor den Mahlzeiten große Mengen Nahrung in den Magen gegeben werden. Dehnung des Magens (und vielleicht auch der anschließenden Darmabschnitte) ist also sicher ein weiterer wichtiger Faktor für die präresorptive Sättigung. Ergänzt werden schließlich die bisher genannten Faktoren der präresorptiven Sättigung durch die Reaktionen von ***Chemoreceptoren*** des Magens und der oberen Dünndarmabschnitte (Abb. 10-5), die anscheinend auf den ***Glucose- und Aminosäure-***

gehalt der Nahrung empfindlich sind. Elektrophysiologisch sind dafür geeignete ***Gluco-*** und ***„Aminosäure"-Receptoren*** der Darmwand nachgewiesen worden.

Bei der ***resorptiven Sättigung*** sind möglicherweise die letztgenannten ***Chemoreceptoren des Verdauungstraktes*** (Abb. 10-5) ebenfalls beteiligt, da sie den Organismus über die noch im Darm vorhandene Konzentration an verwertbaren Nahrungsstoffen informieren können. Dazu treten aber alle enteroceptiven sensorischen Prozesse, die wir bei der Besprechung der Kurzzeit- und Langzeit-Regulierung des Hungers kennengelernt haben. Die ***vermehrte Verfügbarkeit von Glucose,*** die ***erhöhte Wärmeproduktion*** durch die Aufbereitung der Nahrungsmittel und die ***Änderungen im Fettstoffwechsel*** haben auf die entsprechenden zentralen Receptoren (rechts in Abb. 10-5) den umgekehrten Effekt wie die in Abb. 10-4 rot unterlegten Vorgänge. ***Hunger und Sattheit*** sind also in gewissem Umfang die beiden Seiten derselben Medaille: Das (Kurzzeit-)Hungergefühl regt die Nahrungsaufnahme an (go-Signal), das Gefühl der (präresorptiven) Sattheit beendet sie (stop-Signal). Das Ausmaß der Nahrungsaufnahme und die Länge der Pausen zwischen den Mahlzeiten wird dagegen durch diejenigen Vorgänge bestimmt, die wir ***„Langzeit-Regulierung der Nahrungsaufnahme"*** und ***„resorptive Sättigung"*** genannt haben und die sich, wie wir jetzt erkennen (vgl. Abb. 10-4 u. 10-5), mehr oder weniger weitgehend überlappen.

Psychische Faktoren, die an der Regelung der Nahrungsaufnahme beteiligt sind. Neben den in diesem Kapitel entsprechend den Zielen dieses Buches im Vordergrund stehenden ***physischen*** Faktoren, die zu den Gefühlen des Hungers und der Sattheit beitragen und damit der Erhaltung des Gleichgewichts zwischen aufgenommener und abgegebener Energie des Körpers dienen, sind an der Regelung der Nahrungsaufnahme noch zahlreiche ***psychische*** Faktoren beteiligt, auf die hier nur kurz hingewiesen werden soll. So wird Zeitpunkt und Umfang der Nahrungsaufnahme nicht nur vom Hungergefühl bestimmt, sondern auch von vielen anderen Lebensumständen, wie die Gewöhnung an Mahl-***„zeiten"***, oder der Menge und der Schmackhaftigkeit der angebotenen Nahrungsmittel. Nicht nur beim Menschen, sondern auch bei anderen Warmblütern hängt der Umfang der Nahrungsaufnahme außerdem davon ab, wann voraussichtlich die nächste Mahlzeit stattfindet und wieviel Energie in der Zwischenzeit wahrscheinlich verbraucht wird. Es handelt sich hier also um eine ***vorausplanende Nahrungsaufnahme,*** bei der nicht (wie oben besprochen) ein bereits entstandenes Defizit ausgeglichen, sondern der ***erwartete Energieaufwand vorwegnehmend abgedeckt*** wird. Dieses Verhalten entspricht dem beim Trinken, bei dem ebenfalls die vorausplanende Wasseraufnahme (sekundäres Trinken, s. S. 319) die normale Form der Flüssigkeitszufuhr ist.

Unser Verlangen nach bestimmten Speisen bezeichnen wir als ***Appetit***. Er kann Teil des Hungergefühls sein oder auch unabhängig davon auftreten (z.B. beim Anblick oder bei der Vorstellung besonders leckerer Speisen). Der Appetit hat oft eine somatische Grundlage, wie z.B. das Verlangen nach salzigen Nahrungsmitteln bei Salzverlusten des Körpers, er ist aber häufig davon unabhängig und spiegelt dann die angeborene oder erworbene individuelle Bevorzugung bestimmter Speisen wider. Letztere hinwiederum, ebenso wie die oft sehr konsequente Ablehnung anderer Speisen, ist geformt von der Art der regional verfügbaren Nahrungsmittel und geprägt von den Normen des jeweiligen Kulturkreises, deren Ursprünge oft religiöser Natur sind, auch wenn sie anschließend rationalisiert wurden. So gesehen hängt die ***„Schmackhaftigkeit"*** einer Speise, die sich vordergründig zusammensetzt aus Geruch, Geschmack, Konsistenz, Temperatur, Zubereitung, Darbietungsform und anderen Faktoren, vor allem ab von unserer ***affektiven Einstellung*** zu der Speise. Beispiele dafür lassen sich leicht und zahlreich auf regionaler, nationaler und übernationaler Ebene finden.

Unter dem Einfluß starker äußerer Anreize (z.B. bei einem besonders verlockenden, reichhaltigen Nahrungsangebot) kommt es bei praktisch allen Menschen gelegentlich zu einer über dem Energiebedarf liegenden Nahrungsaufnahme, also zu einem ***Überspielen der biologischen Mechanismen der Kurzzeit-Regulierung***. Dies wird oder besser sollte anschließend durch entsprechend verminderte Nahrungszufuhr wieder ausgeglichen werden. Offensichtlich gelingt dies vielen Menschen in Wohlstandsgesellschaften wie der unsrigen nicht. Die Gründe für dieses ***Versagen der biologischen Langzeit-Regulierung*** gegenüber den äußeren Anreizen zur Nahrungsaufnahme sind leider noch kaum bekannt. Entsprechend schwierig und über weite Strecken ergebnislos ist die vorbeugende und therapeutische Bekämpfung der mit großen ***gesundheitlichen Risiken behafteten Fettsucht***, die bei uns und in anderen westlichen Ländern mittlerweile epidemische Ausmaße angenommen hat.

Abschließend sei nur kurz auf den häufig großen Stellenwert der Nahrungsaufnahme bei ***Neurosen*** und ***Psychosen*** hingewiesen. Vermehrtes Essen oder Nahrungsverweigerung wird häufig als Ersatzbefriedigung oder Protest bei Störungen in anderen Triebbereichen benutzt. Das bekannteste Beispiel ist die ***Anorexia nervosa*** (Magersucht), eine Form der Nahrungsverweigerung, die als psychische Entwicklungsstörung in der Pubertät von Mädchen manchmal zum Hungertode führt.

Zentrale Mechanismen des Hungers und der Sättigung. Der ***Hypothalamus*** ist, wie für andere vegetative Funktionen auch (s. zentrale Mechanismen des Durstes), anscheinend die wichtigste zentrale ***Schalt- und Integrationsstruktur für Hunger und Sattheit***. Beidseitige umschriebene ***Zerstörungen*** in bestimmten ventromedialen Regionen des Hypothalamus lösen im Tierversuch extreme ***Fettsucht*** aus, die durch vermehrte Nahrungsaufnahme hervorgerufen wird, während durch Zerstörung weiter lateral gelegener Stellen Verweigerung der Nahrungsaufnahme bis zum Tod durch ***Verhungern*** hervorgerufen werden kann. Diese eindrucksvollen Befunde und vergleichbare Ergebnisse bei lokalen elektrischen Reizungen über in den Hypothalamus eingepflanzte Elektroden, sowie die bereits erwähnten Versuche mit Goldthioglucose haben lange Zeit die Aufmerksamkeit der Forschung so stark auf den Hypothalamus konzentriert, daß über die ***Bedeutung anderer Hirnstrukturen*** für die Regelung der Nahrungsaufnahme noch sehr wenig bekannt ist. Sicher ist es eine zu starke Vereinfachung, auf Grund der oben geschilderten Versuche die gesamte zentrale Informationsverarbeitung in zwei hypothalamische „Zentren" zu lokalisieren, deren eines als ***„Sättigungszentrum"*** agiert und dessen Zerstörung zu einer Enthemmung des ***„Hungerzentrums"*** und damit zur Freßsucht führt, während umgekehrt bei Zerstörung des ***„Hungerzentrums"*** ein permanentes Gefühl der Sattheit auftritt, wodurch jede weitere Nahrungsaufnahme verweigert wird. So erfordert beispielsweise die oben angesprochene vorausschauende Nahrungs- und Flüssigkeitszufuhr die Beteiligung höherer Hirnabschnitte (limbisches System, assoziative Hirnrinde). Daneben sollte nicht übersehen werden, daß Nahrungs- und Flüssigkeitsaufnahme komplexe motorische Akte sind, die eine entsprechende Teilnahme des motorischen Systems verlangen.

F 10.6 Welche(r) der folgenden Vorgänge ist/sind wahrscheinlich an der Entstehung des Hungergefühls beteiligt?
a) Vermehrtes Auftreten von Stoffwechselzwischenprodukten beim Abbau von Fettdepots
b) Rückgang der Wärmeproduktion
c) Leerkontraktion des Magens
d) Trockenheit im Mund/Rachenraum
e) Vermehrte Glucose-Verfügbarkeit

F 10.7 Welche der folgenden Receptoren sind an der Kurzzeit-Regulierung, welche an der Langzeit-Regulierung der Nahrungsaufnahme beteiligt (Überlappungen möglich)?
a) Innere Thermoreceptoren
b) Mechanoreceptoren der Magenwand

c) „Lipo"-Receptoren
d) Glucoreceptoren

F 10.8 Welche der folgenden Receptoren sind an der präresorptiven, welche an der resorptiven Sättigung beteiligt (Überlappungen möglich)?
a) Glucoreceptoren im Zwischenhirn
b) Mechanoreceptoren des Magens
c) Aminosäurereceptoren des Magen-Darmtraktes
d) Geruchs- und Geschmacksreceptoren
e) Zentrale Thermo- und Lipo-Receptoren
f) Glucoreceptoren des Magen-Darmtraktes

11 Literaturhinweise

Die folgenden Literaturzitate sollen dem Leser Hinweise für weiterführende Studien geben. Entsprechend dem Charakter dieses Buches werden vorwiegend größere Lehrbücher, Monografien und Übersichtsartikel aufgeführt. Die Auswahl der Zitate lag bei den Autoren der einzelnen Kapitel. Weitere Literatur findet sich in den entsprechenden Kapiteln von Schmidt, R. F., Thews, G. (Hrsg.): Physiologie des Menschen, 22. Aufl., Berlin–Heidelberg–New York–Tokyo: Springer 1985.

Literatur zu Kapitel 1

Allgemeine Neurophysiologie. In: Physiologie des Menschen, (Hrsg. O. H. Gauer, K. Kramer, R. Jung), Bd. 10. München: Urban & Schwarzenberg 1971.

Angermeier, W. F.: Kontrolle des Verhaltens. Berlin–Heidelberg–New York: Springer 1972.

Handbook of Physiology. I The Nervous System. Vol. III Sensory Processes, Part I. (Sect. Ed. J. M. Brookhart, V. B. Mountcastle). Bethesda, Md.: American Physiological Society 1984.

Handbook of Sensory Physiology. Vol. I: Principles of Receptor Physiology (Ed. W. R. Loewenstein). Vol. IV: Olfaction (Ed. L. M. Beidler). Vol. VII/4: Visual Psychophysics (Eds. D. Jameson, L. M. Hurvich). Berlin–Heidelberg–New York: Springer 1971.

Hensel, H.: Allgemeine Sinnesphysiologie, Hautsinne, Geschmack, Geruch. Berlin–Heidelberg–New York: Springer 1966.

Marks, L. E.: Sensory Processes. New York–London:Academic Press 1974.

Stevens, S. S.: Psychophysics. New York–London–Sydney–Toronto: John Wiley 1975.

Zimbardo, P. G.: Psychologie, 4. Aufl. Berlin–Heidelberg–New York–Tokyo: Springer 1983.

Literatur zu Kapitel 2

Cacioppo, J. T., Petty, R. E. (Eds.): Social Psychophysiology. New York: Guilford 1983.

De Reuck, A. V. S., Knight, J. (Eds.): Touch, Heat and Pain. London: Churchill 1969.

Hensel, H.: Physiologie der Thermoreception. Ergebn. Physiol. ***47,*** 166–368, 1952.

Hensel, H.: Allgemeine Sinnesphysiologie. Hautsinne, Geschmack, Geruch, 1–345, Berlin–Heidelberg–New York: Springer 1966.

Hölzl, R., Whitehead, W. E. (Eds.): Psychophysiology of the Gastrointestinal Tract. New York: Plenum Press 1983.

Iggo, A. (Ed.): Handbook of Sensory Physiology, Vol. II: Somatosensory System. Berlin–Heidelberg–New York: Springer 1973.

Kenshalo, D. R. (Ed.): Sensory Functions of the Skin of Humans. New York: Plenum Press 1979.

Kornhuber, H. H., Aschoff, J. C. (Hrsg.): Somato-Sensory Systems. Stuttgart: Thieme 1976.
Schmidt, R. F.: Medizinische Biologie des Menschen. München: Piper 1983.
Schmidt, R. F., Thews, G. (Hrsg.): Physiologie des Menschen, 22. Aufl., Berlin–Heidelberg–New York: Springer 1985.
Schwartz, G. E., Shapiro, D. (Eds.): Consciousness and Selfregulation. Vol. I: New York: Wiley 1976.
Sherrington, C. S.: The muscular sense. In: Schäfer's Textbook of Physiology, Vol. **2**, 1002–1025. London, Edinburgh: Pentland 1900.
Torebjörk, H. E., Schady, W., Ochoa, J.: Sensory correlates of somatic afferent fibre activation. Human Neurobiol. **3**, 15–20, 1984.
Vallbo, A. B., Johansson, R. S.: Properties of cutaneous mechanoreceptors in the human hand related to touch sensation. Human Neurobiol. **3**, 3–14, 1984.
Zotterman, Y. (Ed.): Sensory Functions of the Skin in Primates. Oxford: Pergamon Press 1976.

Literatur zu Kapitel 3

Brodal, A.: Neurological anatomy in relation to clinical medicine, 3. Aufl. New York–Oxford: Oxford University Press 1981.
Darian-Smith, I.: Touch in primates. Ann. Rev. Psychol. **33**, 155 (1982).
Gauer, O. H., Kramer, K., Jung, R. (Hrsg.): Physiologie des Menschen, Bd. 10 und 11. München- Urban & Schwarzenberg 1971, 1972.
Grüsser, O.-J.: Informationstheorie und die Signalverarbeitung in den Sinnesorganen und im Nervensystem. Naturwissenschaften **59**, 436 (1972).
Iggo, A. (Ed.): Somatosensory System. Handbook of Sensory Physiology, Vol. 2. Berlin–Heidelberg–New York: Springer 1973.
Loewenstein, W. R. (Ed.): Principles of Receptor Physiology. Handbook of Sensory Physiology, Vol. 1. Berlin–Heidelberg–New York: Springer 1971.
Lullies, H., Trincker, D.: Taschenbuch der Physiologie. Bd. III/1 und III/2. Stuttgart: G. Fischer 1975, 1977.
Merzenich, M. M., Kaas, J. H.: Principles of organization of sensory-perceptual systems in mammals. Progress in Psychobiology and Physiological Psychology, Vol. 9, 1 (1980).
Milner, P. M.: Physiological Psychology. London–New York–Sydney–Toronto: Holt, Rinehart & Winston, 1970.
Mountcastle, V. B. (Ed.): Medical Physiology, Vol. 1, 14th Ed. St. Louis: Mosby 1980.
Wiener, N.: Kybernetik, Düsseldorf: Econ-Verlag 1963. (Deutsche Übersetzung; Originalausgabe in Englisch 1948.)
Zemanek, A.: Elementare Informationstheorie. Wien–München: Oldenburg 1959.

Literatur zu Kapitel 4

Bond, M. R.: Pain. Its Nature, Analysis and Treatment. Second Edition. Edinburgh: Churchill Livingstone 1984.
Fordyce, W. E.: Behavioral Methods of Chronic Pain and Illness. Saint Louis: Mosby 1976.
Janzen, R., Keidel, W. D., Herz, A., Steichele, C. (Hrsg.): Schmerz. Stuttgart: Thieme 1972.
Kosterlitz, H. W., Terenius, L. Y. (Eds.): Pain and Society. Weinheim: Verlag Chemie 1980.
Lewis, Th.: Pain, London: Macmillan 1942. Faksimile edition 1981.
Livingston, W. K.: Pain Mechanisms. New York: Plenum Press 1943. Republication 1976.
Melzack, R., Wall, P. D.: The Challenge of Pain. New York: Basic Books 1983.
Schmidt, R. F., Struppler, A.: Der Schmerz. Ursachen, Diagnose, Therapie. 2. Aufl. München: Piper 1983.

Schmidt, R. F., Thews, G. (Hrsg.): Physiologie des Menschen, 22. Aufl., Berlin–Heidelberg–New York: Springer 1985.
Sternbach, R. A.: Schmerzpatienten. Heidelberg: Verlag für Medizin Fischer 1983.
Wall, P. D., Melzack, R. (Eds.): Textbook of Pain. London: Churchill Livingstone 1984.
Willis, W. D.: Descending control of nociceptive transmission in the spinal cord. Progress in Sensory Physiology *3* Heidelberg: Springer 1982.
Zimmermann, M., Handwerker, H. O. (Hrsgb.): Schmerz. Konzepte und ärztliches Handeln. Heidelberg: Springer Verlag 1984.

Literatur zu Kapitel 5

Baker, R., Berthoz, A. (Hrsg.): Control of gaze by brain stem neurons. Amsterdam–New York: Elsevier 1977.
Desmedt, J. E.: Visual evoked potentials in man: new developments. Oxford: Clarendon Press 1977.
Fuchs, A. F., Becker, W. (Hrsg.) Progress in oculomotor research. Amsterdam–New York–Oxford: Elsevier 1981.
Graham, C. H. (Hrsg.): Vision and visual perception. New York–London–Sidney: J. Wiley 1965.
Granit, R.: Receptors and sensory perception. New Haven, Yale University Press 1955.
Grüsser, O.-J.: Die funktionelle Organisation der Säugetiernetzhaut. Physiologische und pathophysiologische Aspekte. Fortschr. Ophthalmol. ***80,*** 502–515 (1983).
Helmholtz, H. von: Handbuch der physiologischen Optik. 2. Aufl. Hamburg–Leipzig: L. Voss 1896.
Hein, A., Jeannerod, M. (Hrsg.): Spatially oriented behavior. New York–Berlin–Heidelberg–Tokio: Springer 1983.
Hering, E.: Grundzüge der Lehre vom Lichtsinn. Berlin: Springer 1920.
Howard, I. P.: Human visual orientation. Chichester–New York: John Wiley 1982.
Jung, R. (Hrsg.): Handbook of sensory physiology. Band VII/3a und 3b Berlin–Heidelberg–New York: Springer 1973.
Maffei, L. (Hrsg.): Pathophysiology of the visual system. Den Haag–Boston–London: Junk 1981.
Orban, G. A.: Neuronal operations in the visual cortex. Berlin–Heidelberg–New York: Springer 1984.
Walls, G. L.: The vertebrate eye and its adaptive radiation. New York–London: Hafner 1963.
Wright, W. D.: The measurement of colour. 3. Aufl. London: Hilger & Watts 1964.

Literatur zu Kapitel 6

Cremer, L.: Vorlesungen über Technische Akustik. Berlin–Heidelberg–New York: Springer 1971.
Dallos, P.: The Auditory Periphery. New York, London: Academic Press 1973.
Gauer, O.-H., Kramer, K., Jung, R. (Hrsg.): Physiologie des Menschen. Bd. 12: Hören, Stimme, Gleichgewicht. München: Urban & Schwarzenberg 1972.
Keidel, W. D., Neff, W. D. (Eds.): Handbook of Sensory Physiology, Vol. V, 1, Vol. V, 2, Vol. V, 3. Berlin–Heidelberg–New York: Springer, 1974, 1975, 1976.
Klinke, R.: Physiologie des Gleichgewichtssinnes, des Hörens und des Sprechens. In: Physiologie des Menschen, 22. Aufl. (Hrsg. R. F. Schmidt, G. Thews). Berlin–Heidelberg–New York: Springer 1985.
Moore, B. C. J.: An Introduction to the Psychology of Hearing. London: Academic Press 1982.
Pickles, J. O. An Introduction to the Physiology of Hearing. London, Academic Press 1982.

Roederer, J. G.: Physikalische und psychoakustische Grundlagen der Musik. Berlin–Heidelberg–New York: Springer 1977.
Zwicker, E.: Psychoakustik. Berlin: Springer 1982.

Literatur zu Kapitel 7

Brodal, A., Pompeiano, O. (Eds.): Basic Aspects of Central Vestibular Mechanisms. Amsterdam: Elsevier Publishing 1972.
Gauer, O.-H., Kramer, K., Jung, R. (Hrsg.): Physiologie des Menschen. Bd. 12: Hören, Stimme, Gleichgewicht. München: Urban & Schwarzenberg 1972.
Klinke, R.: Physiologie des Gleichgewichtssinnes, des Hörens und des Sprechens. In: Physiologie des Menschen, 22. Aufl. (Hrsg. R. F. Schmidt, G. Thews). Berlin–Heidelberg–New York: Springer 1985.
Kornhuber, H. H. (Ed.): Handbook of Sensory Physiology, Vol VI, 1, Vol VI, 2, Berlin–Heidelberg–New York, Springer 1974.
Scherer, H.: Das Gleichgewicht. Berlin–Heidelberg–New York–Tokyo: Springer 1984.

Literatur zu Kapitel 8 und 9

Serie: Olfaction and Taste.
V Denton, D. A., Coghlan, J. P. (Hrsg.):
New York–San Francisco–London: Academic Press 1975.
VI LeMagnen, J., MacLeod, P. (Hrsg.):
London–Washington: IRL Press 1977.
VII van der Starre, H. (Hrsg.):
London–Washington: IRL Press 1980.
Beidler, L. M. (Hrsg.): Taste. In: Handbook of Sensory Physiology. Vol. IV/1. Berlin–Heidelberg–New York: Springer 1971.
Beidler, L. M. (Hrsg.): Olfaction. In: Handbook of Sensory Physiology. Vol. IV/2. Berlin–Heidelberg–New York: Springer 1971.
Breipohl, W. (Hrsg.): Olfaction and Endocrine Regulation. London: IRL Press 1982.
Cain, W. S. (Hrsg.): Odors: Evaluation, Utilization, and Control. Ann. N. Y. Acad. Sci. ***237***, 1–439 (1974).
Kare, M. R., Maller, O. (Hrsg.): The Chemical Senses and Nutrition. New York–San Francisco–London: Academic Press 1977.
Norris, D. M. (Hrsg.): Perception of Behavioral Chemicals. Amsterdam–New York–Oxford: Elsevier/North Holland 1981.
Shepherd, G. M.: The Olfactory Bulb as a Simple Cortical System: Experimental Analysis and Functional Implications. In: Schmitt, F. O. (Hrsg.): The Neurosciences; Second Study Program, p. 539–552. New York: Rockefeller University Press 1970.
Shepherd, G. M.: Synaptic Organization of the Mammalian Olfactory Bulb. Physiol. Rev. ***52***, 864–917 (1972).
Shepherd, G. M.: The Synaptic Organization of the Brain. New York–London–Toronto: Oxford University Press 1974.

Literatur zu Kapitel 10

Andersson, B.: Receptors subserving hunger and thirst. In: Handbook of Sensory Physiology, Vol. III/I (Hrsg. E. Neil), p. 187. Berlin–Heidelberg–New York: Springer 1972.

Andersson, B.: Regulation of Water Intake. Physiol. Rev. ***58,*** 582, 1978.

Code, C. F. (Ed.): Handbook of Physiology. Section 6: Alimentary Canal, Vol. I: Control of Food and Water Intake. Washington: American Physiological Society 1967.

Fitzsimons, J. T.: The Physiology of Thirst and Sodium Appetite (Monographs of the Physilogical Society, No. 35). Cambridge, England: Cambridge University Press 1979.

Glatzel, H.: Verhaltensphysiologie der Ernährung. München, Berlin, Wien: Urban & Schwarzenberg 1973.

Hayward, J. N.: Functional and Morphological Aspects of Hypothalamic Neurons. Physiol. Rev. ***57,*** 574, 1977

Leibowitz, S. F.: Neurochemical systems of the hypothalamus. Control of feeding and drinking behavior and water-electrolyte excretion. In: P. J. Morgane, J. Panksepp (Eds.): Handbook of the Hypothalamus, Vol. 3, Part A, Behavioral Studies of the Hypothalamus. New York, Basel: Marcel Dekker 1980.

Mayer, J.: Regulation of Energy Intake and Body Weight: Glucostatic Theory and Lipostatic Hypothesis. Ann. N. Y. Acad. Sci. ***63,*** 15, 1955.

Novin, D., Wyrwicka, W., Bray, G. A. (Eds.): Hunger. Basic Mechanisms and Clinical Implications. New York: Raven Press 1976.

Peters, G., Fitzsimons, J. T., Peters-Haefeli, L.: Control Mechanisms of Drinking. Berlin–Heidelberg–New York: Springer 1975.

Pilgrim, F. J.: Human food attitudes and consumption. In: Handbook of Physiology. Sect. 6: Alimentary Canal, Vol. I: Control of Food and Water Intake (Ed. C. F. Code), p. 139. Washington: American Physiological Society 1967.

Rolls, B. J., Wood, R. J., Rolls, E. T.: Thirst: The initiation, maintenance, and termination of drinking. In J. M. Sprague and A. N. Epstein (Eds.), Progress in Psychobiology and Physiological Psychology, Vol. 9. New York: Academic Press 1980.

Stunkard, A. J. (Ed.): Obesity. Philadelphia: Saunders 1980.

Thompson, C. I.: Controls of eating. Jamaica, New York: Spectrum 1980.

Wolf, A. V.: Thirst: Physiology of the urge to drink and problems of water lack. Springfield/Ill.: Ch. C. Thomas 1958.

12 Antwortschlüssel

Kapitel 1

F 1.1: Modalität (Sinn), Qualitäten
F 1.2: a) M; b) I; c) Q; d) M; e) M; f) Q; g) Q; h) I; i) M.
F 1.3: c
F 1.4: Erlernte oder erworbene Reflexe, bei denen ein bestimmter Reiz regelmäßig mit einer bestimmten Aktivität beantwortet wird
F 1.5: a, d
F 1.6: b, d
F 1.7: a, b
F 1.8: Zeitlichkeit, Räumlichkeit, Qualität, Intensität (Quantität) (Reihenfolge beliebig)
F 1.9: a, c, d
F 1.10: 5
F 1.11: c
F 1.12: e

Kapitel 2

F 2.1: c, b, a, d, f, e
F 2.2: b
F 2.3: c, e
F 2.4: c
F 2.5: c, d
F 2.6: e
F 2.7: a
F 2.8: f
F 2.9: Stellungssinn, Bewegungssinn, Kraftsinn
F 2.10: b, c, e
F 2.11: e
F 2.12: b, e, f, g, i
F 2.13: e, f
F 2.14: d
F 2.15: a, b, d
F 2.16: b, e
F 2.17: a
F 2.18: c
F 2.19: d
F 2.20: a
F 2.21: d

Kapitel 3

F 3.1: Mechano-, Thermo-, Chemo- und Photoreceptoren
F 3.2: b, c
F 3.3: a, c, d
F 3.4: c
F 3.5: b, d
F 3.6: b, e
F 3.7: d
F 3.8: Die 7 Hauptbereiche sind: Rückenmark, verlängertes Mark,

	Brückenhirn, Mittelhirn, Zwischenhirn, Endhirn, Kleinhirn. Verlängertes Mark, Brückenhirn und Mittelhirn werden unter der Bezeichnung Hirnstamm zusammengefaßt
F 3.9:	a, d
F 3.10:	b, c, d
F 3.11:	Die Unterschiedsschwelle für ein Neuron ist die Änderung eines Reizparameters, die eine meßbare Änderung der Entladungsfrequenz hervorruft
F 3.12:	b, c, d
F 3.13:	entsprechend Abb. 3-10
F 3.14:	b, c, d
F 3.15:	c
F 3.16:	b, c
F 3.17:	d
F 3.18:	b
F 3.19:	a, c
F 3.20:	c
F 3.21:	a, c
F 3.22:	d

Kapitel 4

F 4.1:	b
F 4.2:	d
F 4.3:	sensorische, affektive, vegetative und motorische Komponente
F 4.4:	Depression
F 4.5:	c
F 4.6:	a
F 4.7:	d
F 4.8:	c
F 4.9:	d, e
F 4.10:	e
F 4.11:	a
F 4.12:	b
F 4.13:	b
F 4.14:	e
F 4.15:	I: b, c, d, e, II: a, f
F 4.16:	a
F 4.17:	b
F 4.18:	d
F 4.19:	b
F 4.20:	c

Kapitel 5

F 5.1:	c
F 5.2:	Lesen, kurzsichtig, zerstreuende
F 5.3:	a, b, c, d, f
F 5.4:	1 f+g, 2d, 3b, 4e, 5b, 6h
F 5.5:	b, d
F 5.6:	d
F 5.7:	a, b, c, d, e, f
F 5.8:	1,25 Winkelminuten^{-1}
F 5.9:	a, d, e
F 5.10:	b
F 5.11:	c
F 5.12:	a, c, e
F 5.13:	b, f
F 5.14:	a, d, f
F 5.15:	Aktivierung, Hemmung, Hemmung, Aktivierung, antagonistisch, kleiner
F 5.16:	a, c, e
F 5.17:	b, c
F 5.18:	a

F 5.19: c, e
F 5.20: c, d
F 5.21: b

Kapitel 6

F 6.1: b, a, d, c
F 6.2: d
F 6.3: c
F 6.4: a, c
F 6.5: a, c, f
F 6.6: b
F 6.7: b
F 6.8: c
F 6.9: c
F 6.10: b
F 6.11: b
F 6.12: c
F 6.13: b
F 6.14: a
F 6.15: a, d, f, g
F 6.16: a

Kapitel 7

F 7.1: a, b, d, e, f
F 7.2: b
F 7.3: a, b, c
F 7.4: c
F 7.5: a, b, c, d

Kapitel 8

F 8.1: c
F 8.2: Nervus facialis, Nervus glossopharyngeus, Nucleus tractus solitarii, ventraler Thalamus, Gyrus postcentralis
F 8.3: 1 = d, 2 = c, 3 = b, 4 = a, 5 = d, 6 = b, 7 = d
F 8.4: c
F 8.5: (1)a, (2)d
F 8.6: d
F 8.7: a, b
F 8.8: b, c, e

Kapitel 9

F 9.1: A : b, B : d
F 9.2: a, c, d
F 9.3: z. B. blumig, ätherisch, moschusartig, kampferartig, schweißig, faulig, stechend
F 9.4: b
F 9.5: c
F 9.6: b
F 9.7: b
F 9.8: b, c, d

Kapitel 10

F 10.1: b
F 10.2: c
F 10.3: a, d
F 10.4: b, e
F 10.5: b
F 10.6: a, b, c
F 10.7: Kurzzeit-Regulierung: a, b, d; Langzeit-Regulierung: a, c
F 10.8: Präresorptive Sättigung: b, c, d, f; Resorptive Sättigung a, c, e, f

13 Sachverzeichnis

Titel des Buches: **Heidelberger Taschenbücher, Band 136,**
Grundriß der Sinnesphysiologie, 5. Auflage
Herausgegeben von R. F. Schmidt

Was können wir bei der nächsten Auflage besser machen?

Zur inhaltlichen und formalen Verbesserung unserer Lehrbücher bitten wir um Ihre Mithilfe. Wir würden uns deshalb freuen, wenn Sie uns die nachstehenden Fragen beantworten könnten.

---

1. Finden Sie ein Kapitel besonders gut dargestellt? Wenn ja, welches und warum? ...

...

...

2. Welches Kapitel hat Ihnen am wenigsten gefallen. Warum? ...

...

...

3. Bringen Sie bitte dort ein X an, wo Sie es für angebracht halten.

	Vorteilhaft	Angemessen	Nicht angemessen
Preis des Buches	...	...	...
Umfang	...	...	...
Papier	...	...	...
Aufmachung	...	...	...
Abbildungen	...	...	...
Tabellen und Schemata	...	...	...
Register	...	...	...

	Sehr wenige	Wenige	Viele	Sehr viele
Druckfehler	...	...	...	...
Sachfehler	...	...	...	...

4. Spezielle Vorschläge zur Verbesserung dieses Textes (u. a. auch zur Vermeidung von Druck- und Sachfehlern) ...

...

...

...

...

...

...

bitte wenden!

5. Bitte teilen Sie uns mit, auf welchen Fachgebieten Ihrer Meinung nach moderne Lehrbücher fehlen. Dazu folgende kurze Charakterisierung unserer eigenen Werke:

Fragensammlungen	=	Examensfragen zur Vorbereitung auf Prüfungen
Basistexte	=	vermitteln nach der neuen Approbationsordnung das für das Examen wichtige Stoffgebiet
Kurzlehrbücher	=	zur Vertiefung des Basiswissens gedacht; für den sorgfältigen Studenten
Lehrbücher	=	Umfassende Darstellungen eines Fachgebietes; zum Nachschlagen spezieller Informationen

Fachgebiet	Fragen-sammlungen	Basistexte	Kurz-lehrbücher	Lehrbücher
....	....	....	....	....
....	....	....	....	....
....	....	....	....	....
....	....	....	....	....
....	....	....	....	....
....	....	....	....	....
....	....	....	....	....
....	....	....	....	....
....	....	....	....	....
....	....	....	....	....

Bei Rücksendung werden Sie automatisch in unsere Adressenliste aufgenommen.

Name ....

Adresse ....

....

Fachstudium ....

Semester ....

Ärztliche Vorprüfung ....

Datum / Unterschrift ....

Wir danken Ihnen für die Beantwortung der Fragen und bitten um Einsendung des Blattes an:

Frau M. Kalow
Springer-Verlag
Tiergartenstraße 17
6900 Heidelberg 1